陈潮祖医学传承书系

陈潮祖

常用方剂解析及应用发挥

陈 逸 ◇ 主编

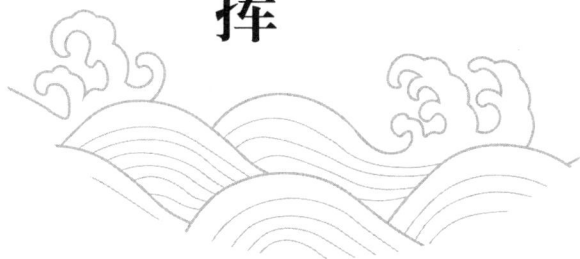

中国健康传媒集团

中国医药科技出版社 · 北京

内 容 提 要

　　陈潮祖教授是全国首批老中医药专家之一，原成都中医学院方剂学教研室主任。本书筛选总结了陈老临床常用方剂和自拟方，并配以案例应用解读。全书分三篇，上篇介绍陈老学术主张及临床用方特色，中篇介绍常用的经典方剂，并附方剂组成、病机治法、适应证候、方解、临床应用等，下篇介绍陈老自制方剂，将方剂组成、病机治法、适应证候和方解向读者详细展现，以期将陈老临床经验尽献读者，令后学得精奥。本书可供中医相关从业者及中医爱好者阅读参考。

图书在版编目（CIP）数据

　　陈潮祖常用方剂解析及应用发挥 / 陈逸主编 .
北京 : 中国医药科技出版社 , 2025.7. -- （陈潮祖医学
传承书系）. -- ISBN 978-7-5214-5316-4

　　Ⅰ . R289

中国国家版本馆 CIP 数据核字第 202533FK54 号

美术编辑　陈君杞
版式设计　也　在

出版　**中国健康传媒集团** | 中国医药科技出版社
地址　北京市海淀区文慧园北路甲 22 号
邮编　100082
电话　发行：010-62227427　邮购：010-62236938
网址　www.cmstp.com
规格　787 × 1092mm $\frac{1}{16}$
印张　17 $\frac{1}{4}$
字数　403 千字
版次　2025 年 7 月第 1 版
印次　2025 年 7 月第 1 次印刷
印刷　北京盛通印刷股份有限公司
经销　全国各地新华书店
书号　ISBN 978-7-5214-5316-4
定价　**79.00 元**

获取新书信息、投稿、
为图书纠错，请扫码
联系我们。

编委会

前　言

陈潮祖教授生前数十年，教学不怠，笔耕不歇，临床不辍，理论与实践紧密结合；正是这种结合，赋予了他极其生动活泼的临证思维。当他用这样的思维去解决那些疑、难、顽、怪临床问题时，创造了不少拯危济困、起疾救死的奇迹。今收录陈老临床常用的一些方剂，奉献读者，望斧正。

本书分为上、中、下三篇。上篇介绍陈老中医药学术思想及临床用方特色；中篇收录了陈老生前临床常用的古代经典方剂及对这些方剂的见解和案例，这些案例部分是陈老的，更多的是其他医家对此方的应用案例，目的是佐证该方剂的制方思路和应用范围；部分病案紧跟的原按为该病案的按语；病案大多用中医病名定病案标题，若西医病名更准确者则用西医病名。下篇为陈老临床用之有效的自拟方剂，有的附带了陈老医案，但较多方剂没有医案，以期更多医者去临床验证和发挥。

中篇收录的每首方剂从来源、药物组成、制剂用法、病机治法、适应证候、证析方解、临床运用、临证提要等方面进行论述。其中【病机治法】【适应证候】【证析方解】【临证提要】四部分主要引用了陈老《中医治法与方剂》一书的学术内容。部分案例论述较详细，未对原作者的见解进行删减，是为让初学者知其然更应知其所以然。如，陈老的学术传承人宋兴老师在分析"暴厥"一案中，对心阳痹阻进行归纳："不通则痛，临床以心胸憋闷疼痛，甚至绞痛、唇舌青紫、四肢冰冷为主要见症。导致这一病理机制形成的原因主要为心阳虚损、情志激变、瘀血阻滞、痰浊凝聚四端。治疗之要在宣通心阳。宣通之法，虚而无力者当补其虚，桂枝人参汤主之；情激而结者当疏其郁，枳实薤白桂枝汤主之；血瘀而滞者当化其瘀，血府逐瘀汤主之；痰凝而塞者当涤其浊，瓜蒌薤白半夏汤主之。"又如，陈老的另一学术继承人贾波老师在"头晕"案中分析："①本案辨证为风邪上扰、阳气上升、浊阴不降的依据是眩晕、头胀，头顶眼眶鼻梁均涨，舌淡胖，苔薄，脉浮。②患者自觉天旋地转为眩，头内瞬息不觉为晕。病在厥阴心包膜络，属于肝系筋脉弛张失常。筋膜弛张失常，则与外感内伤导致气血水津升降虚滞相关，其中尤以筋膜受津气阻滞最为常见。所谓无痰不作眩，则因此证痰饮水湿上干清阳，蒙蔽心包机制最为多见，就其病性而言，寒热虚实皆有。临床所见，肝经湿热上壅，头痛晕胀，有之，龙胆泻肝汤、温胆汤、蒿芩清胆汤、滚痰丸等，即为此设；水饮上逆，成为眩晕，有之，五苓散、泽泻汤和真武汤类，即为此设。上述两种机制，均为痰饮水湿从其少阳三焦腠理上干脑膜所致。除此之外，肾水亏损，肝经膜络失濡，阴虚阳亢，气血升多于降，肝风内动，血充于脑，头目眩晕，有之，镇肝熄风汤、羚角钩藤汤等，特为此设；阳气下陷，脉中血随气降，气血无以上荣膜络，成为眩晕，亦常有之，补中益气汤、益气升压汤即为此设。综上所述，眩晕机制，病变本质均为气血津液升降虚滞异常以致脑外膜络弛张异常。此案患者，属于外感风邪，筋脉挛急，水湿阻滞，乃变法也。"这些分析归纳为初学者理清思路，临床遇见相同病症时不至于模棱两可、不知所措。

也有许多临床研究案例是近年研究的最新成果，目的是言于古，验于今，以期初学者能快速提高临床实践能力。宋兴是陈老的指定学术传承人，贾波是陈老的第一个研究生，本书收录他们的应用按语较多，因为他们最能体现陈老的学术思想。

因水平所限，疏漏难免，恳请同仁指正。

编者
甲辰年夏写于蓉城浣花溪畔

目 录

陈潮祖学术特色

陈潮祖临床常用方剂

陈潮祖自拟方

附录

陈潮祖学术特色

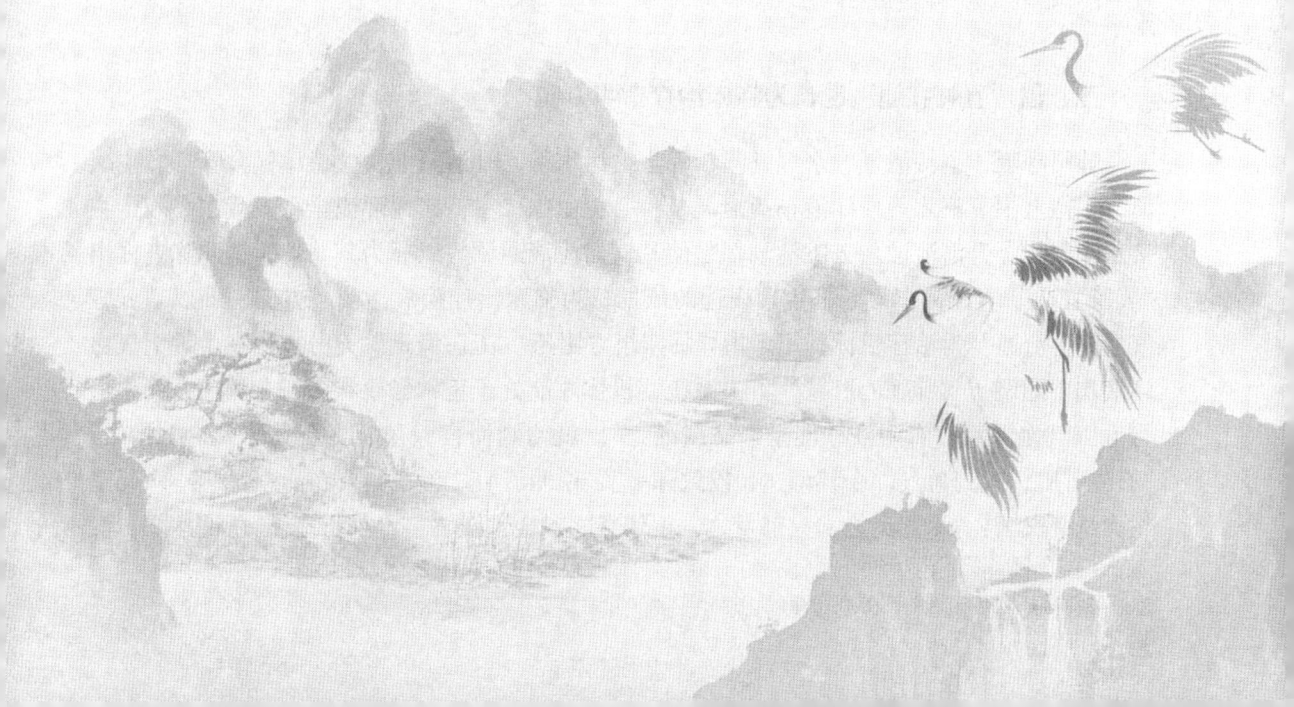

陈潮祖学术主张

一、基于脏腑病机，首创以五脏为核心的辨证体系

陈老首次提出了以五脏为核心的病机分类模式，并系统论述了五大系统病变的辨证和治法及方药，使诸多疾病的病理变化和辨证论治规律系统化。如在《中医治法与方剂》的"肾系病机治法与方剂"一章中指出："肾系是由肾脏、命门、膀胱、骨髓、耳窍、所属经络，以及男子睾丸、精室，女子卵巢、胞宫组成……肾系的生理功能虽多，概括起来不外两类，一是藏精，一是主水。"引起肾系病变的原因，有三条外邪侵袭途径（体表受寒，由表入里；温热之邪，自上而下；菌毒之邪，从下而上），也有内伤之因；有本脏自病，也有他脏累及，即"五脏之伤，穷必及肾"。由于肾系藏精主水两大功能均以藏化为其生理特点，故发生病理改变时自然是以藏化失常为其病理特征，所以肾系疾病以肾藏化失常和精水虚滞为其基本病理改变。这些病变，不外虚实两类。虚证常为阴精亏损，阳气虚衰；实证则为功能障碍，水液停滞，故肾系病变，常分为功能障碍、低下与基础物质亏损或藏化失常两类。功能不足称为阳虚，法当补阳以恢复肾功；基础物质亏损称为阴虚，法当补阴充其精髓；基础物质藏化失常，又宜以固精敛气、化气行水、泻火通淋等法恢复藏化之常。所以，肾脏治法包括补阴、补阳、涩精、敛气、化气行水、泻火通淋等基本大法。其后根据治法分别选用六味地黄丸、左归饮等补阴；肾气丸、十补丸等补阳；龟鹿二仙胶、赞化血余丹等滋阴补阳；内补丸、固精丸等补肾固精；金锁固精丸、玉锁丹等固肾涩精；寿胎丸、加减断下汤等补肾固冲；人参胡桃汤、都气丸等补肾纳气；阳和汤、趁痛散等和阳通滞；缩泉丸、菟丝子丸等补肾固堤；五苓散、真武汤等温阳行水；五淋散、八正散等泻火通淋；凉血散、石韦散等化石通淋等。该章不但将肾系病因病机与治法方药融为一体，令肾系疾病证治得到系统化阐释，更有提纲挈领、以简驭繁之妙，令读者熟读后对肾系疾病的辨证论治了然于心，提高了临床诊治肾系疾病的水平。

二、倡"五脏宜通"说，为临床治疗指明方向

肺司呼吸，主持清气、水气宣降；脾主纳运水谷，升清降浊，主持津气升降；肝主疏泄，主持上中下三焦气血津液精疏泄调节；心主血脉，主持营血环流全身；肾主水液，主持水津气化、升清泄浊。五脏活动都是使其气血津液通调，以通为其共性，据此陈老提出"五脏宜通"学说，作为五脏生理病理的依据，为临床治疗疾病指明了方向，即以"五脏气血充盈流通"为治疗目标，用于指导临床组方用药。"五脏宜通"充分表明在生理上气血津液均要通调于"肺脾心肝肾"五大系统，机体才能处于正常健康状态；在病理方面"运行五脏气血津液一有阻滞，即呈病态或死亡"。就治则而言，《素问·至真要大论》指出："必先五脏，疏其血气，令其调达，以致和平。"说明五脏之治，其要在通。《素问·六元正纪大论》又云："木郁达之，火郁发之，土郁夺之，金郁泄之，水郁折之。"所谓达之、发

之、夺之、泄之、折之，其实都是通的治疗措施，说明疏通五脏气血津液，才是治病要领。而在气血津液的"郁滞、外泄、亏损"三种病理改变中郁滞者居十之七八，而其他病变中亦多夹有郁滞。"五脏宜通"，既指五脏之间应当通调，不应障碍，还指五脏精气既需充盈，又应无滞。

"五脏宜通"是一切健康机体都必须保持的生理状态，在生理范围内有普遍的意义。在病理学范围内，则透过"五脏宜通"这一五脏生理活动状态特点，深刻揭示出一切原因导致的阻滞性病证，其内在本质都是五脏不通。"五脏宜通"学说的提出不仅对中医基础理论的发展具有重要学术价值，对深刻而透彻地分析方剂组方原理，利于学者把握方剂配伍特点和临床应用要点、提高方剂学习的能力亦有重大意义。如真武汤辨析时指出："水津能在体内升降出入，必须具备两个基本条件：一须五脏协同配合，一须少阳三焦为其通路……肾系小便不利，小便不通，体表酸、软、重、痛；肝系胁肋胀痛，肢体痿废；心系心悸、怔忡，精神异常；肺系喘咳；七窍闭塞，都是津液变生痰饮阻于各部的证象……肾阳为五脏阳气根本，肾阳一虚，五脏均可受其影响。肾病及脾，可呈中焦虚寒腹痛之症；肾病及心，可呈心阳虚衰心悸怔忡之症；肾病及肝，可呈筋脉失温筋惕肉瞤之症；影响肺系，可呈表卫不固、易于感冒、形寒怯冷、体常自汗等症。"该证为少阴阳虚不能化气，水湿停蓄体内影响五脏通调水液功能所致，故根据"五脏宜通"的生理特性，法当温肾阳以助气化，调五脏以复功能，利水道以疏壅滞，令已虚阳气得温，已障碍功能复常，已停滞水湿得行。方中"附子温少阴，复肾命门气化之常；白术运脾除湿，复脾胃运化之职；生姜宣降肺气以布散水津，茯苓淡渗利湿以通调水道，芍药柔肝缓急以调理肝的疏泄。五药同用，兼及肾阳气化、心阳温煦、脾气转输、肺气宣降、肝气疏泄，三焦通调，反映了体内水液运行有赖于五脏协同的整体观念。通过此方协调五脏功能，可以恢复水液的正常疏泄"。

三、倡"膜腠三焦"，阐明三焦实质令人耳目一新

少阳三焦是否具有形质，一直是中医学术界争论的焦点。陈老从理论沿革、功能、病变规律、治法规律等方面阐明了少阳三焦的实质，提出"少阳三焦是由膜腠组成的有形有质之腑"等创新性论说，尤为可贵的是他将少阳三焦的理论实质落实到具体的病理改变和治疗上，从流通的气血津液及固定的筋膜组织两方面论述少阳三焦的病变规律，并提出相应的治法，为临床辨治少阳三焦疾病提供了有力依据及行之有效的方法，由此形成了独具特色的"膜腠三焦"说。如其在论述三焦津气与其脏腑形骸关系时指出："脏腑形骸均由肝系筋膜连为一体；五脏经隧均由筋膜构成，是其气血津精摄纳、生化、输泄之所；三焦膜腠是由筋膜延展而来，是其津气运行之路。一旦外感风寒或情志异常，经脉挛急，即会妨碍津气运行，阻于三焦之腠。若不及时消除病因，舒缓经脉，通调津气，时日稍久，脏腑经络即从正常弛张变成异常状态；从功能失调变成器质变形。意欲治愈，难矣！"通调少阳三焦津气也可治疗血液病变。其理何在？在于三焦是其气血津液精升降出入之枢，新陈代谢、吐故纳新之所。血中所需能源，所留废物均需从此出入。脉外津气通调，新陈代谢无碍，能使血中所有病变成分逐渐复常故耳。这一理论的提出，不仅继承和发展了唐容

川和张锡纯对三焦的认识，统一了《内经》与《难经》对三焦问题的不同提法，而且将这一理论用于解析方剂组方原理，见解独特，令读者耳目一新。如分析小柴胡汤时指出：三焦由膜原和腠理组成，是阳气升降出入之所，水液运行之区。若平素正气不足，腠理不密，风寒由表入里，居于少阳，必然影响卫气之升降出入，水液之运行输布，胆汁之输泄流通，筋膜之和柔活利，成为病态。邪犯少阳，运行于三焦，卫气欲祛邪出表，外入之风寒欲胜正入里，邪胜正负，阳气内郁则恶寒；正胜邪负，阳气外达则发热，正邪分争，相持不下，遂呈往来寒热、口苦、咽干、心烦、发热等症，是阳气为邪所郁，不能疏达于外，气郁化热所致，这是卫气病变。邪居少阳，津液流通受阻，三焦湿郁，升降失司，以致小便不利，凌心而悸，犯肺而咳，上干清阳而眩晕，内侵胃肠而食减、呕吐，这是水津病变。邪从三焦内归胆腑，胆经气郁，胆道不利，胆汁流通受阻，遂呈胁下痞硬、胀满、疼痛，这是胆系病变。膜原是三焦的组成部分，邪犯少阳，气郁津凝，亦将影响筋膜和柔而呈目眩、干呕、项强、疼痛等症，这是组织结构病变……此方有柴胡疏散半表之邪，有黄芩清泄里热，生姜、半夏燥湿行津，是表里同治法；有柴胡、黄芩之凉清解气郁所化之火，有半夏、生姜之温辛燥津凝之湿，是寒温共用之法；有柴胡、黄芩、生姜、半夏等药祛其邪，有人参、甘草、大枣等药扶其正，是扶正祛邪法；有柴胡升发清阳，有生姜、半夏降泄浊阴，是升清降浊法；有柴胡、黄芩、生姜、半夏调其津气，有甘草、大枣缓和膜络，是膜络津气同治法。将和解表里、平调寒热、升清降浊、通利三焦、扶正祛邪、膜络津气同治融为一体，其结构可以兼顾表、里、寒、热、虚、实、升、降、津、气、膜、络各个方面。

四、重视肝主筋膜，拓展"从肝论治"的临床思路

陈老提出的"肝主筋膜论"，认为"心系血管，肺系气管，脾胃肠管，肝系胆管，肾系输尿管、输精管、输卵管等皆是由肝系筋膜构成""五脏都由肝系筋膜构成的经脉管道将其连为一体，经隧发生病变，常见痉挛、松弛、破损、硬化、增生五类病变"。上述理论的明确提出，不仅大大丰富了《素问·痿论》所述"肝主身之筋膜"的内容，同时将其用于解析方剂也为临床辨证用药提供了一定的理论依据与临床思路。如陈老在分析葛根汤之白芍、甘草、大枣的作用时指出："其实此方用三药柔肝缓急。盖'肝主身之筋膜'，全身经隧都由筋膜构成，故经隧病变当从肝治。白芍之酸可以柔肝，甘草、大枣之甘可以缓急，用于此证，最为惬意。"又如分析四逆散时指出："是方所治证象，病本虽在肝经，证象可以见于五脏，究其证象能够见于五脏之理，则与肝系筋膜痉挛引起气血津液流通不利有关。五脏六腑及肢体上下，均由大小不同的经隧联成一体，经隧是由肝系筋膜构成……肝气郁结，经隧挛急，影响血液流通，阳气不能随血达于四末，则四肢逆冷；脉络紧张，血运不利，遂致心悸不宁，这是肝病及心见证。肝病及肺，肺系挛急，肺气不利，则咳嗽气急；肝病及肾，肾系挛急，水道失修，则见小便不利；肝胆自病，胆道痉挛，胆汁壅阻，则腹中急痛。肝木克土，传导失常，则下利后重……"，柴胡、枳实舒畅气机，使其气液流通有利于经隧和柔，芍药、甘草柔肝缓急，使经隧和柔又有利于气津流畅，故调畅气机与柔和筋脉两组药就成为治疗肝气郁结的基本方。可见，这些内容不仅揭示了组方之

奥妙，丰富了中医方剂学的内容，更为临床处方用药提供了"从肝论治"的思路，具有重要的理论意义和临床参考价值。[《成都中医药大学名老中医药专家学术经验选编》]

（贾波　刘兴隆　陈逸）

陈潮祖临床用方特色

陈老学验俱丰，临床活泼灵动，思维宽泛，其临证还表现出以下特色。

一、临证强调辨证论治

他说，辨证论治是指导中医临床工作的灵魂，没有这样一具活的灵魂，中医整体观、恒动观思想就无法在医疗实践中得到生动体现。而辨证的关键是捕捉病机，根据病机拟定治法，再进行遣方用药。陈老选方，均不以经方、时方论尊卑，不以古方、新方分贵贱，而以切合病机为准则，进行灵活化裁。

二、治实须开张邪路

"实"指邪气伤犯机体，或机体内生实邪所致的实证及虚实夹杂之证的邪实一面。对于这类病症的治疗，陈老强调须给实邪找出路。他说：金代攻邪专家张从正所论"诸风寒之邪，结搏皮肤之间，藏于经络之内，留而不去，或发疼痛走注，麻木不仁，及四肢肿痒拘挛，可汗而出之。风痰宿食，在膈或上脘，可涌而出之。寒湿固冷，热客下焦，在下之病，可泄而出之"所强调的，也正是治实当以开张邪路为先。只有邪路畅通，才能使病邪迅速排出体外。倘若邪无出路，则必导致闭而生变，如湿郁而黄、寒凝而痛、气郁而胀、痰结而肿、血瘀而坚等，都是邪机闭阻而生出的种种病状。因此，在治疗邪实之证时，或通大便，或利小便，或开肌腠，或宣肺气，遣方用药，都应事先考虑到邪气的出路，才是科学有效的治疗方案。

三、治杂病重在调理气血津液的盈、虚、通、滞

陈老指出：气、血、津、液是脏腑功能活动的物质基础，其摄纳、生化、贮藏、调节、输泄，又有赖五脏六腑协同配合。二者之间有着不可分割的联系。因此，无论何种原因引起的脏腑功能失调，都会导致气血津液发生病理改变，出现盈、虚、通、滞的不同证象。而气血津液一旦发生盈、虚、通、滞的病理改变，也同样可以导致脏腑功能失调。以气血津液之盈虚通滞改变为中心病理环节的，以杂病尤为多见。故治杂病当重视调理气血津液的盈、虚、通、滞。临床实践证明，这一治疗学思想的正确运用，确能收到很好的疗效。如一女性患者汤某，因情志刺激而精神异常，月经停闭，经西医镇静、中医养血安神治疗数月无效，陈老从调气行津论治，疏肝气、涤痰荡浊两法并施，不期月而愈。

四、重肾命之阳，助益元之火

陈老在研治内伤杂病时，重视肾命。他言：当今内伤杂病中，阳虚者过半，造成这

种病理倾向的原因有三,一是生活,二是医药,三是疾病本身。世人常"以酒为浆,以妄为常,醉以入房,以欲竭其精,以耗散其真",而令真阳亏损,此养生不慎所致也;或时尚爱美达人,寒冬腊月露脐亮腿,致寒气入侵,阳气渐损,可谓"失其所则折寿而不彰"。自明清,热病之说昌行,本有羽翼伤寒之功,孰料当今临证,多偏执一端,以为炎者火上之火,抗生素、清热解毒之品滥用,致虚寒病患者,又历三九日跌入冰潭之不幸,久而伤及真阳,此医误药误所致也。杂病多虚实相兼,矛盾交织,病程较长,五脏之伤,穷必及肾,无论所衰在何脏何腑或何种基础物质,日久必累及肾阴肾阳。阴亏者阳无由生,阳亏者阴无从化,阴阳互根,故盈虚亦总是紧密联系,此杂病病理特点所致也。

阳气虚衰,人体气血津液必然气化不及,布运迟缓,甚至潴留停积而生痰浊瘀滞之变,成为内伤杂病的重要成因,也是内伤杂病的重要病机。欲有效治疗,当纠正这一病机是本。最佳纠正措施,是益火培元。命火旺则三焦真元充沛,气血流转,阴凝自散;元阳盛则脏腑强健,形骸坚劲,化育无穷,生机勃然;不化痰而痰自化,不蠲饮而饮自蠲,不行气而气自行,不散瘀而瘀自散。

益火培元可以重新激活并最大限度地调动机体的排污去废和自我修复能力,所以,陈老临床特别重视并擅长补火益元。

（宋兴　陈逸）

陈潮祖临床常用方剂

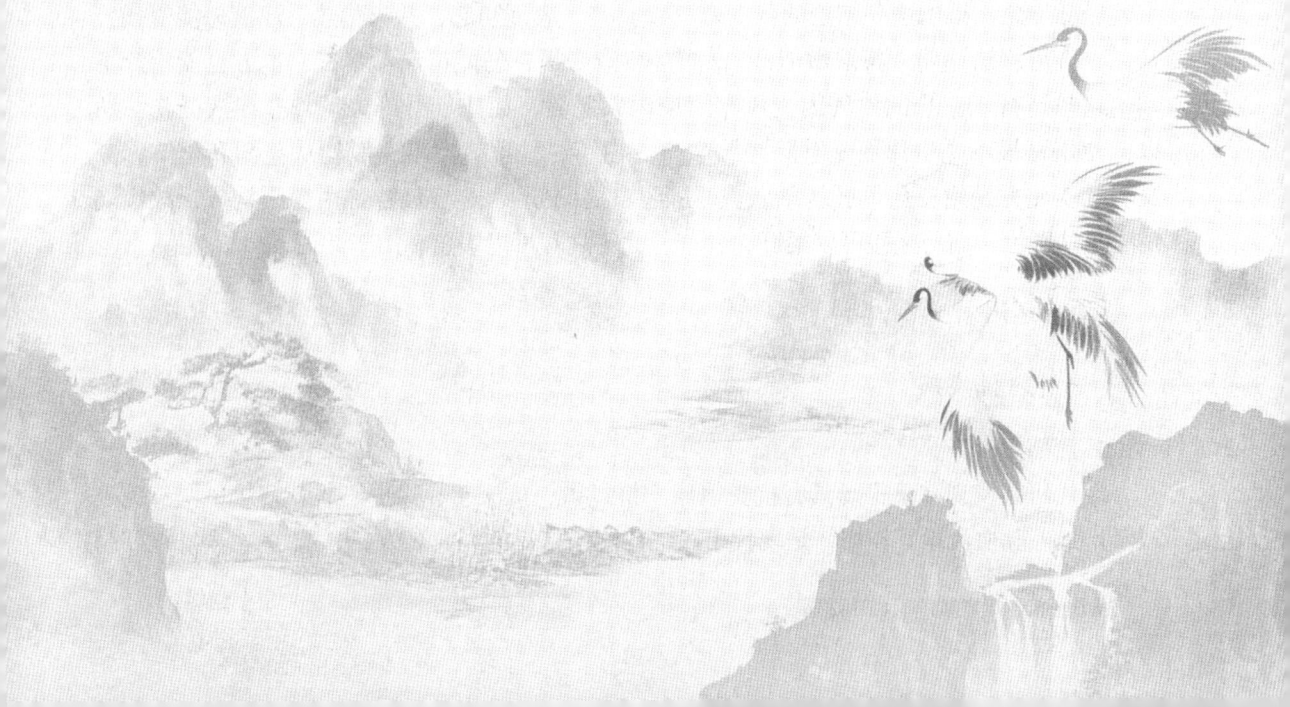

葛根汤 (《伤寒论》)

【药物组成】葛根 40g　麻黄 10g　桂枝 10g　生姜 15g　白芍 10g　炙甘草 10g　大枣 12 枚

【制剂用法】水煎，温服，覆取微汗。

【病机治法】外感风寒，经脉挛急。辛温解表、柔肝缓急法。

【适应证候】

（1）太阳病，项背强几几，无汗恶风。

（2）太阳与阳明合病，必自下利。

（3）太阳病，无汗而小便反少，气上冲胸，口噤不得语，欲作刚痉。

【证析方解】所治 3 条，前两条见于《伤寒论》，后一条见于《金匮要略》。项背强直与口噤难开都是外感风寒、经脉受寒而呈的挛急之象；下利则因平素脾胃虚弱，一受风寒，表卫闭郁，津气不能正常输于皮毛，反归肠胃，使其肠道蠕动增快，清阳下陷，浊阴下流所致。

本方由桂枝汤加麻黄、葛根而成。葛根有解肌升阳功效，药理实验证明此药有较强的解痉作用，重用此药，可祛束表之邪，可解经脉之挛。麻黄、桂枝、生姜辛温解表，辅助葛根疏散风寒，消除病因；白芍、甘草、大枣柔肝缓急，辅助葛根舒缓经脉。七药合用，能呈辛温解表，柔肝缓急之效。

治疗表里同病的下利，是用葛根升举清阳，使下陷的清阳得以上升；麻黄、桂枝、生姜发散风寒，宣通毛窍，使内陷的津气仍然出表；白芍、甘草、大枣调理脾胃，缓解肠道蠕动，不仅是表里同治法的先驱，也是逆流挽舟法的先河。

使用本方，要注意两个问题。①葛根的作用。②白芍、甘草、大枣的作用。《伤寒论》及《金匮要略》注家，咸谓项背强急、口噤难开，是因阴津受损，不能濡养经脉所致，故用葛根"起阴气而生津液"（柯琴）。其实此证不是阴津受损引起经脉失濡，而是感受风寒引起经脉拘急。得出这一结论的依据有三：其一，表证初起，并未化热，津液怎能受伤？其二，方后服法注明"覆取微似汗"，如是津液受损，怎能再汗？其三，本方也能治疗下利，这是运行于三焦的津气因受风寒闭束内归肠胃，而津气升降失调，非津液受伤。所以，使用葛根不是生津而是解除经脉挛急。白芍、甘草、大枣一般均从益阴和里解释其义。其实此方是用三药柔肝缓急。盖"肝主身之筋膜"，全身经隧都由筋膜构成，故经隧病变当从肝治。白芍之酸可以柔肝，甘草、大枣之甘可以缓急，用于此证，最为惬意。

【临床运用】

（一）内科疾病

1. 流感

现代研究发现，葛根汤具有抗炎镇痛、抗过敏、抗流感、保护心肌、解热、调节免疫以及增加冠脉血流量等作用，是现代中医临床应用广泛的经典名方。

王新汝等实验结果显示，葛根汤可有效降低甲型流感感染小鼠模型肺组织病毒滴度，可以显著减轻甲型流感病毒诱导的肺组织损害。由此可见，葛根汤具有多靶点抗流病毒作用潜力，并有显著的抗炎和免疫调节作用；与奥司他韦联合用药，可能产生抗病毒靶点、抗病毒谱、抗炎、免疫调节、药动学等多方面协同效应，并在临床观察中得以证实。[王新汝.中药葛根汤及其制剂抗流感治疗研究进展.现代中西医结合杂志，2023，32（2）]

2. 头痛

某男，31岁。病起去年冬，骑车冒雨。病初畏寒怕冷，此后反复头痛3个月。前额痛及眉棱骨、头皮发紧，颈项及后背僵硬拘急感，近1周头痛频发并加重，伴恶心欲吐。平时腰酸乏力，手足麻木，耳鸣少寐，二便正常，面色少华，舌质淡胖伴齿痕、苔薄白腻，脉浮紧。证属外感风寒，邪客太阳经脉，经络不畅，气血失和，故头项僵痛。治以疏风祛寒，通太阳经气。处方：葛根、薏苡仁各30g，桂枝、生麻黄、大腹皮各10g，白芍15g，荜茇3g，干姜、甘草各6g，红枣8枚。7剂。二诊：自诉5剂药后头痛明显减轻，精神转好，其他症状得缓。上方加郁金10g。7剂。三诊：头痛、手足麻木消失，睡眠改善，唯耳鸣如前。上方去薏苡仁，加石菖蒲10g。7剂。病遂告愈。[郭铁军.葛根汤脑科疾病应用拾零.浙江中医杂志，2023，58（10）]

原按：头为诸阳之会，太阳经脉上额交颠。外感风寒，寒邪客留太阳经脉，经气不利，气血失于和顺，故反复不愈，头项僵痛。初诊时节为早春二月，气候乍暖还寒，寒邪再伤，阳气无以释放则为害，病遂加重。依据病证部位、病性病证特点辨证，属太阳实证，治而应效。后续方中加用郁金、石菖蒲取行气开窍之效。

3. 抽动症

某男，35岁。从事快递工作多年，奔波熬夜。病初晚上睡觉时肩膀、腰背不自主抽动，近五年病渐进，只要取卧位即可诱发抽动，每逢冬春季节症状加重，夜重于昼。查头颅、脊髓、颈椎MRI未见异常，血生化指标正常，1个月来夜间平躺后肩背抽动，肌肉跳动影响入睡。平素怕寒，肢冷，时常腹泻，胃纳可，患者面色㿠白，形体消瘦，舌质淡、苔白，脉紧有力。处方：葛根30g，桂枝、生麻黄各10g，白芍15g，荜茇5g，干姜、甘草各6g，红枣8枚，全蝎粉（冲服）3g。7剂。再诊：抽动症略轻，有效守方，葛根加量至50g，再进7剂。药后抽动程度减轻，发作时间减少，然大便次数尚多，溏薄泡沫便，加茯苓、白术调理月余便溏止，又加用附子、高良姜助阳温中，抽动得愈。[郭铁军.葛根汤脑科疾病应用拾零.浙江中医杂志，2023，58（10）]

原按：以抽动、寒证、便溏下利、怕冷、舌质淡、苔白、脉紧有力为主，应属寒证，虚实夹杂。病发太阳经循行部位，为感受风寒，积久不除，致经络不通，气血逆乱，则见肩膀、腰背不自主抽动；便溏下利是胃肠道气机紊乱。本病既不是典型的太阳病，也不是典型的阳明病，但具有太阳病和阳明病的某些症状，考虑为太阳与阳明合病之变证，寒邪客于太阳经，阳明气机失调，腠理闭实，里气不和是其病机要点，处以葛根汤加味解肌和里，得以收效。一味葛根，在外可开太阳之腠理，在内可升阳明下迫之津液，依仲景之法需重用。此患者病程较长，病邪入络，中阳受损，故配全蝎以通络，加附子、干姜助阳温中，后以茯苓、白术补中健脾月余善后。

4. 失眠

某女，14岁。近期自觉疲惫，困乏不适，但难以入睡，自觉焦虑不安。医院相关检查未见明显异常。诊断为失眠，予以西药，服药后症状缓解，但停药后，症状较前加重。初诊：患者前额及肩背部散在痤疮，色暗；面色淡白，少气懒言，语声低微，自觉颈背部僵硬疼痛不适，头闷胀，怕冷，易受凉，平素不易出汗；白天困乏，精神萎靡，夜间烦躁，难以入睡；既往有"心脏瓣膜缺损"病史，偶有心慌；大便干，小便可；经期正常；舌质淡有齿痕，苔白腻，脉沉。诊断：失眠。予以葛根汤加味：葛根30g，蜜麻黄6g，桂枝20g，白芍20g，甘草10g，生姜10g，大枣20g，香园叶10g，白术15g，茯苓15g，泽泻15g，当归10g，川芎10g。5剂，每日1剂，水煎，分三餐饭后温服。二诊：患者白天精神好转，夜间入睡较前容易，痤疮明显消退，继服7剂。疗程结束后患者失眠症状明显改善。［袁媛.葛根汤加减临床经验述要.中国民间疗法，2023，31（17）］

原按：该患者失眠，心神难安，气血运行至头面部而受阻，阳气郁结于上，则面部易生痤疮，据"其在皮者，汗而发之"的治法，予以透邪发表，使面部阳气升发，达到阴平阳秘、阴阳调和，则失眠解、痤疮消。本患者太阳阳明经络瘀滞不畅，使阳难以入阴，致失眠。张元素提出"风升生"之论，葛根味辛、气淡，质清易上行，故本方中葛根的作用有二，一为升阳，脾气运化失常，则水湿困阻，升阳可使湿气上行，由肌表发散；二为醒神，其性上行至头面部，可开窍醒神。

5. 久泄

某男，42岁。述两年前患感冒，愈后大便每日5~6次，每当晨起、食后、活动量较大时即欲如厕，急不可待。但便虽溏而不如稀水，舌质淡，苔薄白，脉弦不数。此证继发于感冒之后，时日虽久而津气升降功能未复，以致晨起、食后或运动之时，阳气欲上升外越，鼓动肠道蠕动增强，始呈泄泻，其基本病理应是：表为寒闭→津气出入受阻→从少阳三焦内归胃肠→津随气陷，肠道蠕动增强→泄泻。法当辛温解表，逆流挽舟，柔肝缓急，恢复津气升降出入之常，庶能见效，书此方（葛根汤）3剂。自述药后每日大便已减至2次。效不更方，继服3剂，2日1剂。两年腹泻，半月而愈。《伤寒论》所载之方，并非只为外感疾病而设，只要病机相符，即可使用。［贾波，沈涛《陈潮祖医案精解》］

原按：久泄便溏，世医多从虚证辨治，或从脾虚湿盛立论，或依脾肾阳虚辨治，抑或认为久泄伤阴耗气，故以气阴两虚为病机。但陈老细询患者，发现其大便次数虽多但不清稀，不是脾不运湿、清浊不分的理苓汤证；急欲如厕但不后重、大便不稀，故非肠滑失禁的真人养脏汤证；久泄而便无黏液，腹亦不痛，亦不是久泄阳气亏虚而湿热未尽的乌梅丸证。若从外感辨治，泄泻多从湿犯肠胃辨治，但陈老虑其脘腹不胀，故不是湿滞中焦升降失调的藿香正气散证；舌苔薄白不黄不腻，更非协热下利的葛根芩连汤证，或湿热蕴肠的芍药汤证。［贾波，沈涛《陈潮祖医案精解》］

此案用逆流挽舟法的依据有二，一是泄泻始于感冒之后，二是泄泻2年，舌苔仍薄白，自不属"湿胜则濡泄"之病变。综上，此案病机为外邪内陷，清阳不升，传导失司，故投葛根汤，一方面使内陷之外邪从表而解，另一方面升举脾胃之阳。①葛根汤出自《伤寒论》，特为"太阳与阳明合病，必自下利"而设，本案患者虽无表证可征，但继发于表证之后，陈老以此为辨证要点，揭出病机实质，以此方愈之，由此可以窥见，陈老学术经验多扎根《伤寒论》中。也进一步证实了治伤寒方亦可治杂病，其运用要点总在病机相符。②诊治疾病要细审津气出入升降，且须知出入与升降密不可分，出入不行，升降亦必废。因出入障碍而致升降紊乱者，调其出入则升降自复。③陈老以减缓肠道蠕动解释白芍、大枣、甘草功效，不仅考虑到了津气升降出入，而且虑及了组织结构的弛张运动，可谓缜密无遗。④仲景葛根汤治寒郁伤阳，津气不升之腹泻，与喻昌之人参败毒散有异曲同工之妙。喻氏之方在散寒解郁，提气升津方面确能体现仲景学旨，且于益气扶正方面有卓越发挥，但柔肝缓急一端，却未及仲景方布局周密。⑤感冒继发腹泻，历月经年，久久不愈而成痼疾顽症者，并不少见，究其因，则一在患者正气虚衰，二在医者治疗不当。或清热利湿，或芳香化浊，或健脾行水，都丝毫没有触及问题的本质。此类泄泻是以寒郁气滞，表卫阳气不能伸张为矛盾焦点。人体津气升降与出入密不可分，表卫阳气不伸则出入功能障碍，出入障碍则体内清阳不能布张而升降亦必紊乱，主要是升之不及。升不及则降必过，清浊并走于下，发为泄泻。寒郁气滞，表卫阳气不能伸张的病机一日不解，正常升降一日不能恢复，泄泻终不可止。治此散寒开郁，升阳达表，调其出入则升降自复，不利湿而湿自利，不止泻而泻自止。立意之奇，奇在人求其似，我求其真。[宋兴《临证解惑－陈潮祖教授学术经验研究》]

6. 肩痹

某男，55 岁。1 个月前因晨起锻炼见恶寒、鼻塞、流涕、周身酸痛，服西药，迁延几周，自觉症状减轻，唯颈、肩、腰、背沉重疼痛，两肩上抬困难，项强硬不适，医院颈肩部 X 线未见异常。又行针灸、膏药贴敷，其症仍不见好转。诊时纳差，二便尚调，舌质淡胖，苔薄白，脉浮紧。陈老曰：脉浮为在表，当汗之，葛根汤 3 剂，水煎服，日 1 剂。二诊：患者颈项部疼痛明显减轻，切其脉涩不浮，舌质淡胖，苔白滑，陈老谓表已解，合当归芍药散以调其气血津液。连服 4 剂后，颈项、肩背疼痛痊愈。[贾波，沈涛《陈潮祖医案精解》]

原按：颈项强硬不适，两肩沉重疼痛，虽已 1 个月，然就诊时切其脉浮而紧，是邪仍在表之征，此即仲景所谓："太阳之为病，脉浮，头项强痛而恶寒。"治疗当从汗法入手，以葛根汤发汗散寒，祛除在表风寒之邪；升津舒津以濡润经脉，缓解经脉挛急疼痛。二诊时切其脉涩而不浮，观其舌质淡胖，苔白而滑，是表邪已解，气血津液涩滞之象，故合当归芍药散以行气活血利水。方中川芎、当归行气活血补血，麻黄、桂枝宣通，贵在使气血畅达，此为气血不畅而配；白术、茯苓、泽泻健脾祛湿，生姜宣散水气，此为水湿停聚而设；葛根、白芍、甘草缓急止痛，是针对经脉拘挛而用。二方相合，气血水同调，肌腠经脉同治，则颈肩强硬重痛可愈。

当归芍药散原治妇人腹中绞痛之疾，陈老拓展其应用范围，与葛根汤相合，治疗因风寒邪气或气血津液阻滞所致的疼痛、挛急，如肩周炎、颈椎病、三叉神经痛、面神经麻痹等，常获良效。运用中尤喜用麻黄。《神农本草经》云麻黄"破癥瘕积聚"，张锡纯解释"以其能透出皮肤毛孔之外，又能探入积痰凝血之中，而消坚化瘀之药可偕之以奏效也"。故不可不谓麻黄专为解表之药也。

7. 类风湿关节炎

某男，38岁，确诊为类风湿关节炎多年。每于气候变化时发作，以冬春为甚，下雨前1天疼痛症状加重，严重时难以入睡。于医院完善风湿免疫检查提示类风湿因子明显升高；红细胞沉降率、超敏C反应蛋白升高；血常规、尿常规、肝肾功能未见异常。西药予以抗风湿药物治疗后，无明显好转。初诊：患者双手指间关节明显变形，屈伸活动不利，指关节肿胀，晨僵明显，不易汗出。足跟肿胀，双膝关节胀痛。体瘦，面黄，手足冷，腰部怕冷，不易出汗，乏力。睡眠差，易醒，醒后难以入睡。大便质稀，每日2~3次。舌质暗红，苔腻，脉沉。中医诊断：痹证（风寒湿痹）。予以葛根汤加味：葛根30g，薏苡仁30g，麻黄10g，桂枝20g，白芍20g，甘草10g，干姜6g，大枣10g，茯苓30g，白术30g，防己10g，黄芩10g。5剂，每日1剂，水煎分3次饭后温服。二诊：关节疼痛缓解，精神较前好转，指关节屈伸仍不利，夜间易醒，醒后难以入睡。大便如前。舌质暗，苔厚腻，脉沉。上方葛根加至60g，加蜈蚣1条，香园叶10g，8剂。服药结束后，各症状明显改善。
[袁媛. 葛根汤加减临床经验述要. 中国民间疗法，2023，31（17）]

（二）皮肤科疾病

1. 丹毒

某男，48岁，3天前左侧鼻唇沟处起一化脓性小丘疹，患者自行挤破后次日出现头痛、恶寒发热及周身不适，继而左侧面部皮肤突然发红，色如涂丹，焮热肿胀，迅速扩大，自觉灼热疼痛前来就诊，查血常规示白细胞 13.8×10^9/L，中性粒细胞百分比为79.6%。患者对头孢类药物过敏，邀中药治疗。现见左侧面部皮肤肿胀发红，边界清楚，灼热疼痛，头痛、恶寒发热、不汗出、颈项部肌肉紧张不舒服，舌淡红苔薄黄，脉浮滑数有力，诊断为丹毒。方用葛根汤加味：桂枝10g，炙麻黄12g，赤芍10g，葛根20g，金银花15g，野菊花15g，蒲公英15g，大枣20g，炙甘草6g，生姜3片，2剂。外涂夫西地酸乳膏，每天3次。服2剂后患者热退，全身症状完全缓解，肿胀红斑消退大半，疼痛大减。前方略作调整，麻黄减至6g，加用丹参15g，继服4剂，肿胀红斑完全消退而痊愈停药。[贺爱平. 葛根汤皮肤科临床运用举隅. 江西中医药大学学报，2022，34（6）]

原按： 丹毒曾称为流火，发于头面部的叫"抱头火丹"。火邪侵犯，血分有热，郁于肌肤而发丹毒，或由于皮肤黏膜损伤（如鼻腔黏膜破损、皮肤擦破、脚湿气糜烂、毒虫咬伤等）毒邪乘隙侵入而成。本例乃由于挤破鼻唇沟处小丘疹，毒邪乘隙侵入而成，因出现头痛、恶寒发热、不汗出、颈项部肌肉紧张之太阳病葛根汤证而采用葛根汤治疗，获痊愈，这正如《黄帝内经》所说"汗之则疮已"之意。

2. 痤疮

某男，17岁，2年来面、背部痤疮反复发作，时多时少，多则由两颊波及胸背部，偶感瘙痒，抓破则有脓液流出，伴有疼痛，数日不愈，在外院多种西药和方法治疗不愈。诊见患者形体壮实，肤色偏暗，平素汗少，口不干，面、背见红斑及丘疹、脓疱、部分暗红色结节，以两颊部为多，有的破溃结痂，面油腻，舌暗，苔淡黄厚腻，脉弦数。综观脉证，治当疏解肌表，开通玄府，方用葛根汤加减：炙麻黄12g，桂枝10g，葛根30g，大枣

20g，赤芍 10g，苍术 15g，茵陈 30g，薏苡仁 30g，生姜 10g，炙甘草 6g，7 剂。外涂阿达帕林凝胶，每晚 1 次，夫西地酸乳膏，每天 3 次。前方服用 7 剂后，明显好转，皮疹减轻，脓疱消退，未再新发，面部油腻减轻，黄厚腻苔明显消退。前方麻黄减至 8g，加用丹参 15g，继服 7 剂后面颊仅留有愈合之痕，其余无不适而告痊愈。[贺爱平. 葛根汤皮肤科临床运用举隅. 江西中医药大学学报，2022，34（6）]

原按：痤疮是一种常见的发生于毛囊皮脂腺的慢性炎症性皮肤病。痤疮治疗不是一方专治，一方到底，而是依据症状反应，辨证论治。阳明、太阳之经循于面颊，风寒之邪侵入，不得散解，郁而化热，日久郁结成毒而成痤疮。多见运动型男性，他们体格壮实，肌肉健壮，而平素少汗或无汗，肤色偏暗，此类型不可一味清热解毒，当解表开玄府，故葛根汤常用。

3. 荨麻疹

临床报道葛根汤治荨麻疹 46 例，均愈。此证亦称风丹，是风寒客于皮下腠理，外不得疏，内不得泄，津气出入受阻，郁于少阳三焦之膜，影响少阳三焦之膜以及脉络挛急不通的病理改变。此方有麻黄、桂枝、生姜宣通腠理毛窍，泄卫透营，令邪从表出；亦有葛根、白芍、甘草、大枣解痉缓急，令膜原仍趋柔和，用治此症是善用古方的典范。[陈潮祖《中医治法与方剂》]

某女，54 岁，7 天前无明显诱因出现全身泛发大片红斑、风团，伴瘙痒。外院给予西药治疗未效。昨日查血示白细胞 14.2×10^9/L，中性粒细胞百分比为 85.4%。今日症状加重，且出现恶寒发热、颈项部肌肉紧张，体温 38.3℃，寻中医治疗。现遍身红斑、风团，肌肤灼热，胸、背及腰臀部部分呈现暗红色斑，瘙痒剧烈，发热，恶寒，头痛，无汗，口干，胃纳尚可，舌淡红，苔白润中间稍黄，脉浮紧数。西医诊为急性荨麻疹，中医为瘾疹。方用葛根汤加味：桂枝 10g，炙麻黄 12g，赤芍 10g，葛根 20g，丹参 15g，生石膏 30g，大枣 20g，炙甘草 6g，生姜 3 片，2 剂。外用炉甘石洗剂，每天 4 次。服 2 剂后患者汗出热退，红斑、风团消退大半，瘙痒大减。前方略作调整，麻黄减至 6g，继服 3 剂，风团瘙痒消失而痊愈停药。[贺爱平. 葛根汤皮肤科临床运用举隅. 江西中医药大学学报，2022，34（6）]

原按：根据胡希恕研究伤寒论的理论体系，该患者头痛发热、恶寒无汗，即使遍体红斑风团、肌肤灼热，仍应辨为太阳表证，而非纯里证。如一见斑红肤热即清热解毒凉血，则引邪深入，致病迁延不愈，无不误事。皮肤科中风疹、麻疹、水痘、带状疱疹等病毒感染性皮肤病初起发热、恶寒，荨麻疹急性发作符合本方证者，用本方治疗疗效甚佳。

4. 湿疹

某女，50 岁，确诊湿疹 5 年，经中西药物久治而乏效。患者每于季节交替时发作，以秋冬为甚，瘙痒剧烈，严重时抓破流黄色脓水，皮肤破溃，范围不断扩大，夜间瘙痒程度加重，反复结痂、破溃，遇热后瘙痒、疼痛症状加重。初诊：患者颈部及双下肢瘙痒难忍，皮损处有脱屑，色暗，可见明显抓痕。患者面色黄，体瘦，颈部僵痛，怕冷，白天困倦，精神较差，纳食、睡眠欠佳，大便溏，每日 2 次，小便可，舌质淡红，苔白腻，脉沉。西医诊断：过敏性皮炎。中医诊断：湿疹（脾湿运阻证）。予以葛根汤加味：葛根 30g，麻黄 10g，桂枝 15g，白芍 15g，甘草 10g，生姜 10g，大枣 15g，白术 15g，茯苓 15g。5 剂，每日 1 剂，水煎分 3 次饭后温服。二诊：患者服药后微出汗，瘙痒明显改善，其他症状减轻，大便仍溏，舌质淡红，苔薄，脉沉。予以葛根汤合四物汤加减：葛根 30g，麻黄 10g，桂枝 10g，赤芍 10g，熟地 15g，当归 15g，川芎 10g，防风 12g，蝉蜕 9g，刺蒺藜 12g，白鲜皮 20g，制首乌 20g。5 剂，服法同前。后电话告知皮肤瘙痒基本消失。[袁媛. 葛根汤加减临床经验述要. 中国民间疗法，2023，31（17）]

原按：《素问·至真要大论》认为"诸痛痒疮皆属于心"，故许多医家在治疗此类反复发作、瘙痒的皮肤疾病时，皆考虑为脏腑热盛，治疗立足点集中于清泄脏腑内热，临床多使用五味消毒饮、当归饮子、消风散等，临床有时效果并不理想。本患者以瘙痒为主症，其特点为瘙痒反复发作，且以秋冬季为甚。患者颈僵痛、无汗、恶寒、精神困倦，正如条文所述"项背强，无汗恶风"，故选用葛根汤为基础方。

【临证提要】 项背强直，兼见恶寒无汗，舌质正常，苔薄而白，脉象浮紧，可用此方。表证兼见下利、腹不胀、无热象者，可用此方。本方一无燥湿运脾药物，二无分利湿浊之品，而是通过升发津气出表以达止利目的，此即所谓逆流挽舟之法。[陈潮祖《中医治法与方剂》]

从历史文献研究中发现，葛根汤不仅可祛风解表，升津舒经，成为治风寒湿痉主方，也可祛风解痉，内补气血，达到邪去正安的目的。葛根汤所治疗的疾病已不仅仅局限于《伤寒杂病论》中的太阳阳明证，后世逐步扩展到鼻干、目痛、唇焦等头面症状，烦躁、不得眠等神志症状，头目眩、胸胁满、鼻流清涕、头痛、身痛、口渴等症状，痘疹、麻疹、破伤风等传染病，痒极难忍、烂弦风、眼皮红肿痛等眼病，子晕、两乳红肿发热等妇科病，面疔、霉疮、急惊风、猩红热、百日咳、流行性腮腺炎、痢疾、脑膜炎等其他疾病。现代临床应用于外感表证、五官疾病、内外妇儿等各科疾病，还用于治疗老年尿失禁、小儿遗尿、失眠、便秘、高血压病、老年认知功能障碍、局限性硬皮病、胃脘痛等多种疾病。葛根汤具有祛邪和扶正的双重疗效，葛根汤颗粒亦有此功效，具有潜在治疗其他疾病的可能。[董立国. 葛根汤颗粒改善风寒感冒患者 100 例. 光明中医，2023，38（18）]

人参败毒散（《小儿药证直诀》）

【药物组成】 羌活 10g 独活 10g 柴胡 10g 前胡 10g 枳壳 10g 桔梗 10g 川芎 10g 人参 10g 茯苓 10g 甘草 6g

【制剂用法】 加薄荷（后下）、生姜少许，水煎，分 3 次，温服。

【病机治法】 气虚感冒。益气解表法。

【适应证候】 体虚外感风寒湿邪，恶寒发热，头痛无汗，肢体酸疼，咳嗽有痰。

【证析方解】 禀赋不足，素体虚弱；或年老体衰，正气已虚，复感风寒，即成此证。风寒束表，毛窍闭塞，脉络痉挛，阻碍营卫升降出入之机，故恶寒发热、头痛无汗；寒主收引，血络痉挛，津凝为湿，湿滞体表，故肢体酸痛；肺合皮毛主表，表为寒闭，肺气郁而不宣，津液凝聚不布，故咳嗽有痰。

表证当发汗解表,方中羌活、独活祛风解痉,得宣发气机而疏散表邪的柴胡、薄荷、生姜相助,力能消除病因,祛邪外出;二活不仅能够散表之风寒,且能除湿解痉,得能散能行、活血调营的川芎助之,对因外感引起营卫运行不利,津液留滞而生的寒热无汗、头痛肢酸等症,可收较好疗效。枳壳、桔梗、前胡开宣肺气,调理肺系功能,使肺气能够正常宣降,津液能够正常敷布,肺脏气道舒缓,则咳嗽有痰等症可愈。上述药物都是祛邪药物,能够消除致病原因,调理肺脏功能,通调气血津液。此证虽然属于邪实,但因患者素体虚弱,若只祛邪而不扶正,不仅无力鼓邪外出,而且,即使表邪暂解,亦恐表卫不固而反复感冒,唯有祛邪扶正,双管齐下,才是两全之策。故配人参、茯苓、甘草补气以匡其正,俾气充自能鼓邪外出,表固自无反复感冒之忧。两组药物合用,构成祛邪扶正的配伍形式。扶正药得祛邪药则补不滞邪,无闭门留寇之患;祛邪药得扶正药则表不伤正,无内顾之忧。两组药分看各有用途,合看又相辅相成,相得益彰,是一首配伍较好的古方。

【临床运用】

(一)内科疾病

1.气虚感冒

气虚感冒常以恶寒、发热、无汗、头痛身楚、鼻塞、咳嗽痰白、咳嗽无力、气短懒言、缠绵难愈、反复不已、舌淡、苔薄白、脉浮无力为主要表现。血常规检查:白细胞总数正常或偏低。观察人参败毒散治疗气虚感冒的临床疗效。方法:65 例患者均予人参败毒散加减治疗,6 天为 1 个疗程,2 个疗程后判定疗效。结果:治愈 53 例,有效 9 例,无效 3 例,总有效率 95.4%。结论:人参败毒散治疗气虚感冒疗效确切。现代药理研究证明该方具有抗炎、解热、镇痛作用,故不失为治气虚外感有效良方。[高洁,张冬利,杨红群. 人参败毒散治疗气虚感冒疗效观察. 山西中医,2019,35(9)]

某男,37 岁,头晕、低热 1 天,昨日受凉后出现低热,体温最高 37.6℃,头晕,颈肩酸痛,咽喉不适感,恶风寒,无汗,鼻塞,鼻中灼热感。无咳嗽、无咽痛。食纳稍差,大小便正常。舌淡暗,苔薄白,脉浮数。诊断:感冒,辨证属外感风寒。处以人参败毒散加减:党参 10g,茯苓 10g,川芎 10g,羌活 10g,独活 10g,柴胡 10g,前胡 10g,枳壳 10g,桔梗 10g,淡豆豉 20g,连翘 10g,3 剂。经电话随访,服药 1 剂即有微汗,颈肩酸痛、头晕、低热均已愈,服 3 剂后鼻塞等症亦消失。[张李兴. 刘立昌运用人参败毒散经验. 山东中医杂志,2014,33(10)]

原按: 虚人所含范围较广,老人、小儿、产后、久病后均为虚人,易感外邪,而"邪之所凑,其气必虚",故凡外感之证,除非体质壮实,出现恶寒、壮热等一派实象等其他外感疾病,论文中刘立昌老师均以败毒散加减,人参(党参)为必用,如无人参,则失去了败毒散的特点。他常不用薄荷,除非郁热较重,一般不加黄芩等各种清里药,认为会减弱败毒散的解表作用。败毒散中原有风药外散,风寒风热均可从表而出,郁热亦可解除。如以呼吸道症状为主,则不用独活,加苦杏仁、百部、侧柏叶等。患者腠理疏松,多无须麻黄等峻剂。《南阳活人书》败毒散条下云:"又烟瘴之地,山岚瘴气,或温疫时行,或人多风痰，或处卑湿脚弱，此药不可阙也。""烟瘴之地"地处卑湿，特别适合败毒散的使用。

2. 产后畏寒案

某女，31岁，诉3年前产后出现畏寒，无论冬夏，手足冰凉，夏季亦须穿长袖，很少出汗。无其他不适，食纳尚可，大小便正常。多处求医，多认为产后气血亏虚，长期服用八珍汤、十全大补汤，可有暂时改善；又附子、干姜、肉桂等温阳药杂投，且逐渐加大剂量使用，但毫无改善。就诊时嘴唇暗，舌质紫暗，苔薄白润，脉沉细。诊断：畏寒；辨证属产后外感风寒，留滞经络。处以人参败毒散加减。药用党参20g，茯苓10g，川芎10g，羌活10g，独活10g，柴胡10g，前胡10g，枳壳10g，桔梗10g，桂枝10g，7剂，每剂加生姜30g。二诊：寒气逐渐散去，无明显畏寒，但仍不敢穿短袖。嘴唇、舌质淡红，苔薄白，脉细。原方加黄芪15g、当归10g，5剂。[张李兴.刘立昌运用人参败毒散经验.山东中医杂志，2014，33（10）]

原按： 产后出现的畏寒，因有产后气血亏虚的先入之见，治疗易走入"产后宜补""产后宜温"的窠臼。岂知固然是产后体虚，然而因风寒外感，早期即用纯补，难免"闭门留寇"，风寒之邪长期停留于体内，就会出现畏寒之症。患者年轻，既往体质较好，并无阳虚、血虚，故温补、养血均无效。患者感受风寒虽在3年前，而其邪未出，仍可从表散而出，故生姜须多用，其舌质紫暗并非血瘀所致，而是寒邪郁滞，散其寒则气血运行顺畅，诸症皆愈。

3. 痢疾

某男，27岁，2004年9月12日就诊。诉半年前与朋友聚会，食小龙虾、腌卤、冰啤酒等后腹痛、腹泻、每日排黏液便7~10次，时有恶心、呕吐等症状，体温37~38℃，未做认真治疗；一周前收割谷子时冒雨，各种症状加重。外院诊断为慢性痢疾，治疗效果不佳。刻诊：面蜡黄，恶寒发热，胸脘痞，里急后重，舌尖红，苔白脉浮缓而濡，体温38.5℃等。陈老说：湿热蕴于内，新凉外感于后。命书败毒散加减：羌活10g，独活10g，柴胡12g，前胡10g，桔梗10g，黄连10g，枳壳10g，厚朴15g，豆蔻10g，川芎10g，人参9g，茯苓15g，生姜10g，3剂，水煎，日1剂。1剂热退，2剂痢止，3剂尽诸症去。

侍诊心得： 小龙虾、腌卤及冰啤酒等裹湿热蕴于二肠为痢，冒雨感凉袭于表加重寒热，腹痛后重，便10数次。考古陈老每以败毒散治夏秋之痢，为阳邪陷入阴分，提其下陷之邪仍从表分而出，故痢止寒热胸脘痞解。（陈逸）

某男，1岁。患白痢近3个月，大便日二三行，带白冻。久治少效，现大便次数增多，白冻更多，面白无华，肢凉，小便短少，尿流点滴断续，指纹青过气关。投活人败毒散：党参30g，茯苓15g，甘草10g，枳壳10g，桔梗10g，柴胡5g，前胡10g，羌活10g，独活10g，川芎3g，薄荷3g，生姜3片。3剂，水煎，少量频服。复诊：药后显效，白冻已无，大便转黄，日一二行，呈稀糊状，指纹退至气关以下。守上方再进3剂而愈。[《万友生医案选》]

原按： 本案患痢已近3个月，只有里证而无表证，似不宜用逆挽之法。然本案白痢日久，寒湿困脾，以致气虚下陷，清阳不升，故现下痢纯白、四肢冰凉等症，而活人败毒散方不仅能解散风寒湿邪，且能升发脾气以举清阳之故。由此可见，活人败毒散治痢无论新久，有无表证，只要证属寒湿而脾气虚陷的，用之均有良效。

4. 小儿发热

发热是小儿常见症状，多为病原体侵入，是身体免疫系统产生保护性反应抵抗感染的过程，但体温过高将影响机体调节功能，长期发热可损伤脏器，影响消化系统，加重身体负担，发热持续 2 周以上即为长期发热。张素玲等用人参败毒散对 25 例小儿长期发热之风寒束表证进行治疗。方用人参 5g，茯苓、前胡、独活、大枣、紫苏叶各 10g，柴胡 12g，羌活、川芎、薄荷、枳壳各 6g，炙甘草 3g。中药颗粒剂，1 剂混匀为 4 份，日 2 份，服用 2 天。降热后去紫苏叶，服 1 剂。治疗倦怠、恶寒、喷嚏、咳嗽、鼻塞症状，总有效率100%。[张素玲，韩雷，孙凤平. 人参败毒散治疗小儿长期发热风寒束表证疗效观察. 实用中医药杂志，2020，36（3）]

5. 风咳

某女，30 岁，2013 年 3 月 6 日初诊。咳嗽 1 周。开始有发热，体温最高38.3℃，咽痛，用抗生素后咽痛减轻，发热消退，但咳嗽无力，夜间重，有少许白痰，夜间有寒气上冲感。食纳尚可，大小便正常。舌淡苔白稍黄，脉细。查体：咽充血，双侧扁桃体不大，心肺（-）。诊断：咳嗽。辨证为外感风寒，内有轻微郁热。处以人参败毒散加减：党参 10g，茯苓 10g，川芎 10g，羌活 10g，柴胡 10g，前胡 10g，枳壳 10g，桔梗 10g，苦杏仁 10g，百部 10g，侧柏叶 20g。水煎服，日 1 剂，4 剂。1 周后前来诉咳嗽愈，要求调养身体。舌淡苔薄白，脉细。以陈夏六君子汤加减善后。[张李兴. 刘立昌运用人参败毒散经验. 山东中医杂志，2014，33（10）]

原按： 外感风寒风热均可导致咳嗽，临床上感冒数日不愈，大多患者会出现咳嗽等症状，此时如用止咳药，如镇咳宁、止咳糖浆等，易敛肺而留邪，使咳嗽迁延难愈。败毒散全方以祛风为主，祛除表邪，以其治咳则肺气之宣降功能恢复正常，咳嗽易愈。故《齐氏医案》称"人参败毒散一方，药味皆辛平升散，为咳嗽门中第一神方"。该案中刘立昌老师用治咳嗽，常减去独活、薄荷，加苦杏仁、百部降气润肺止咳，而侧柏叶为治咳之特殊用药。夜咳甚者，多属寒包火证，多用散而兼清之法，如吴澄《不居集·咳嗽纲目》治夜咳以三拗汤加知母。刘立昌认为以夜咳为主者，多有瘀热，故用侧柏叶凉血止咳。而发热病后，皆有循环障碍，须加活血药，或清热凉血药。

6. 溃疡性结肠炎

逆流挽舟法始于汉代张仲景，至清初喻嘉言在《医门法律·痢疾》中提出"逆挽"之名，原意鼓舞少阳生气，提领下陷之邪气，逆挽下陷之阳气，别离清浊，托邪外出，复清阳之机，于临床治法独树一帜，为治痢开创了新的方法和思路。熊珮宇等对该法的代表方人参败毒散干预溃疡性结肠炎大鼠肠黏膜损伤的效应与作用机制进行了初步探索。

熊珮宇等实验发现人参败毒散能有效改善溃疡性结肠炎（UC）大鼠胃肠功能及肠黏膜屏障的通透性，进一步探索人参败毒散对肠黏膜屏障的作用机制。实验表明，人参败毒散能有效改善溃疡性结肠炎大鼠症状，其肉眼血便、黏液便明显减轻，而饮食、活动增加；且能有效改善肠黏膜充血水肿，减轻黏膜溃疡坏死程度，具有一定程度抗炎及黏膜修复功能。在进一步的可能机制研究中，她们发现 Model 组结肠组织 Occludin、Claudin-5 与 ZO-

1mRNA 及蛋白表达水平均明显降低；同时，大鼠血清 IL-1β、IL-6、TNF-α、IFN-γ 含量则显著升高，说明紧密连接蛋白表达水平与 UC 的炎症程度负向相关；说明促炎性细胞因子的释放，能干预紧密连接蛋白于肠上皮细胞的分布和表达，使肠黏膜屏障的通透性改变，导致肠道溃疡面反复损伤和功能损害。而经人参败毒散干预溃疡性结肠炎大鼠后，其血清 IL-1β、IL-6、TNF-α、IFN-γ 含量明显降低；其结肠组织 Occludin、Claudin-5、ZO-1mRNA 及蛋白表达水平均有上调，说明"逆流挽舟"法代表方人参败毒散在溃疡性结肠炎的治疗中，能下调促炎性细胞因子水平，发挥抗炎作用；通过人参败毒散可调节紧密蛋白结构功能，促进肠黏膜通透性改善，从而修复其"孔道"开/闭功能，亦使血管内皮组织得到修复，达到保护肠黏膜屏障功能的作用。[熊珮宇，陈岗，陈旭，等．基于"逆流挽舟"法探索人参败毒散对溃疡性结肠炎大鼠肠黏膜屏障的干预作用．世界科学技术 - 中医药现代化，2021，23（7）]

原按：现行《方剂学》十版教材将人参败毒散归为解表方剂，对其治痢功效鲜有阐述，对方义剖析深度不够。今据人参败毒散配伍特点提出"风药"创论，认为"风性无微不至"，故风药善入肠络膜窍之隐曲；"风胜湿"，故风药苦辛透络；"风药壮气"，能流通五脏元真，促黏膜微组织修复；"风药解痉"，能舒缓筋膜急劲，从而缓肠止泻；"风性升"，能升宣托化，继而逆挽清阳，托邪还表。当代临床、实验研究证明风药能有效缓解溃疡性结肠炎出血、溃疡等症状，减轻结肠黏膜组织的炎症反应，促进肠道黏膜修复，为风药干预溃疡性结肠炎病提供了科学依据。

7. 肠风泄泻

某女，25 岁，反复腹泻 3 年，再发 1 周。诉 3 年前自外地到深圳后即出现腹泻，均为凌晨腹泻，为水样，白天亦大便二三次，成形。伴耳鸣，咽中有痰，平时闻异味则呕吐。舌略红，苔薄白，脉弦滑。诊断：泄泻，辨证属清阳不升，浊阴不降，予人参败毒散加减：党参 10g，茯苓 15g，川芎 10g，羌活 10g，独活 10g，柴胡 10g，前胡 10g，枳壳 10g，桔梗 10g，姜半夏 10g，陈皮 10g，白芍 15g，炙甘草 5g。5 剂。二诊，服药后效显，仍有腹泻，再加黄连 10g，服 5 剂后腹泻治愈。[张李兴．刘立昌运用人参败毒散经验．山东中医杂志，2014，33（10）]

原按：腹泻的病机，《内经》云"清气在下，则生飧泄；浊气在上，则生膜胀"。故清气不升为腹泻的基本病机。风药轻清可升清，他药可降浊、健运中州，共使清浊复其常位。二诊腹泻未痊愈，为泄湿热浊之力不足，加黄连腹泻即愈。值得注意的是，凌晨腹泻为五更泻，多被认为肾虚，常用四神丸治疗。实际上，五更泻病机并非单一，此仅为一端。

8. 肺癌胸痛

某男，51 岁，5 个月前无明显诱因出现咳嗽、咳痰，于当地医院确诊肺癌，并行"肺癌根治术"，术后病理：右肺下叶腺癌。术后化疗时出现右胸腔包裹性积液。现症见左右胸胁部活动后疼痛，右侧胸腔中等量积液，轻微胸闷，咳嗽，少量白痰，纳眠一般，二便调。舌淡苔白有裂纹。西医诊断：右肺腺癌术后。中医诊断：胸痛（肺气亏虚，痰瘀阻络型）。用人参败毒散加味：人参 15g，茯苓 30g，柴胡 9g，前胡 15g，枳壳 12g，桔梗 15g，川芎12g，葶苈子15g，延胡索30g，桂枝15g，羌活15g，独活12g，石菖蒲15g，麦芽15g，炙甘草6g，山楂15g，神曲15g。7剂，水煎服，每日1剂，早晚分服。二诊：右胁肋部疼痛减轻、胸闷好转，但仍感左胁肋部有疼痛感，时有咳嗽及胃胀，脉弦细，舌淡，苔白腻。上方炙甘草加至9g，加党参30g、炙麻黄9g、杏仁12g、黄芪30g。15剂，煎服法同上。三诊：左侧胸胁痛及咳嗽等症状均消失，余可。脉弦细，舌质淡，苔白稍腻，复查CT示右胸腔包裹性积液。效不更方，仍以人参败毒散为基础方加减治疗1个月。后定期随访，患者病情基本稳定。[朱燃培. 郑玉玲运用人参败毒散治疗肺癌胸痛经验. 河南中医，2021，41（11）]

原按： 人参败毒散用于肺癌胸痛治疗者甚少。郑玉玲教授认为，肺癌胸痛大多是在正气亏虚、肺气不足的基础上，邪气侵袭，潜于肺络，因虚不能驱散，久之伏藏致肺络受损而成，乃本虚标实之证，运用人参败毒散治疗肺癌胸痛，以益气通络为治疗大法，以气虚络阻为辨证要点，常获显效。此外，郑教授认为，恶性肿瘤为慢性消耗性疾病，久之必会消耗正气，故应重视患者的饮食调适，注重扶正祛邪，以固护患者正气为主。现代药理学研究表明，人参败毒散有解热、抗感染、镇痛、抗肿瘤等作用。方中人参、独活、川芎、柴胡、茯苓、枳壳、桔梗所含主要成分具有多种抗肿瘤作用。

（二）皮肤科疾病

1. 疮疖顽癣

某男，39岁。患皮肤病，遍体生疮疖，终年此愈彼起，并患顽癣。于1970年春季就诊。视其疮疖，项部为多，顽癣则腰、腹部及大腿部丛生，粘连成片如掌大，时出黄水，奇痒难熬，久治不愈。诸药内服、外擦无果。诊其脉虽稍数而中露虚象，舌边有齿痕，予人参败毒散：党参9g，茯苓9g，甘草6g，枳壳6g，桔梗4.5g，柴胡6g，前胡6g，羌活9g，独活6g，川芎6g，薄荷1.5g，生姜6g，数剂，水煎服。半月后复诊，察顽癣有收敛现象，嘱再服半月后，察大腿部顽癣痂皮脱落，露出鲜红嫩肉，腰腹部者脓汁亦减少。因令他长期服用，3个月后，只腰部之癣疾未愈，而频年惯发之疮疖未再发生。1972年冬季追询，腰部顽癣仍存在，而疮疖则终未再发。人参败毒散，是主治风寒湿热不正之气发为时疫之剂，并治发于皮肤致生瘾疹疮疖者。方意是疏导经络，表散邪滞，故名之曰"败毒"。治瘾疹加入蝉蜕更妙。[《岳美中医案集》]

2. 风疹

某女，50岁，反复皮疹发作2年余，为散在红色皮疹，部分联合成片，在皮肤科诊断"慢性荨麻疹"。昨日皮疹再发，颈部、手臂密集红色皮疹，部分融合成风团状，瘙痒明显。伴头晕，咳嗽痰多，手足乏力，口干，饮水多。舌淡暗，苔薄白黏，脉沉细。查体：皮肤划痕症阳性。既往有长期关节痛、晨僵病史。诊断：瘾疹（慢性荨麻疹），辨证属风寒夹痰湿。处以荆防败毒散加减：蝉蜕10g，僵蚕10g，荆芥10g，防风10g，党参10g，茯苓15g，川芎10g，羌活15g，独活10g，柴胡10g，前胡15g，枳壳10g，桔梗10g，白前15g，连翘15g，炙甘草5g。4剂，加生姜10g煎服。复诊诉皮疹、瘙痒次日即消，晨起双手僵硬感好转，咳嗽减轻。舌略暗，苔薄白黏，脉沉细。处以原方减蝉蜕、僵蚕、荆芥，加薏苡仁30g、当归10g，7剂，以资巩固。[张李兴. 刘立昌运用人参败毒散经验. 山东中医杂志，2014，33（10）]

原按： 对于瘾疹的发生，《金匮要略》云"邪气中经，则身痒而瘾疹"，尤在泾注"经不足而风入之，血为风动，则身痒而瘾疹"。经络中正气不足，易为风邪所乘，血为风动，而见瘾疹。扶助经络正气，祛除经中风邪，用人参败毒散加荆芥、防风、蝉蜕、僵蚕以加强祛风止痒之力，有消风败毒散之意。不用消风败毒散中陈皮、厚朴、藿香，因里无呕恶、胸满等邪滞之象也。二诊瘾疹已除，双手晨僵明显，故减荆芥、防风、蝉蜕、僵蚕，加薏苡仁祛湿除痹、当归养血通经。

（三）其他疾病

1. 狂犬病

清末，有医家将人参败毒散发展用于治疗狂犬病，如《急救应验良方》载："用大剂人参败毒散，加生地榆、紫竹根浓煎，如患者牙关紧闭（照前法）擦之自开，急灌一剂尽，而神识清醒，两剂尽，其病若失。"其后，地方志、笔记小说、报刊等多载此治疗方案。如清代《柳弧》载："瘈狗……被咬者……唯以大剂人参败毒散加紫竹根一大握，如无紫竹，即竹根亦可，加生姜、地榆服之可救。"《粟香随笔》记载用大剂量人参败毒散加生地榆、紫竹根治癫狗咬伤"一剂而神识清，两剂而病若失……即孕妇亦可服，或常犬被咬，亦用此方，另加乌药一两，浓煎和饭与食，即愈"。《光绪大宁县志》《民国醴陵县志》《申报》等也多次刊登、宣传了此治疗方案。[陈瑞欣. 人参败毒散在古代疫病防治中的运用. 中华中医药杂志，2022，37（11）]

2. 疫病防治

《寓意草》载："嘉靖己未（1559年）五六七月间，江南淮北，在处患时行瘟热病，沿门阖境，传染相似。用本方（人参败毒散）倍人参，去前胡、独活，服者尽效，全无过失。万历戊子（1588年）、己丑（1589年）年，时疫盛行，凡服本方发表者，无不全活"。《治疫全书》载："万历丙戌春（1586年），大梁地方瘟疫大作，士民多毙，间巷相染，甚至灭门。其症头疼身痛，憎寒壮热，头面颈项赤肿，昏愦谵狂等证……其虚弱者，先以人参败毒散，轻者即愈。"《乾隆保德州志》记载了明万历八年（1580年），大疫流行，造成"舁枢出城者，踵相接"的惨状，及在万历三十九年（1611年）、四十年（1612年），"疫疬甚行，大人小儿多患疹，俗号'谷'，知州胡柟设局延医，施'人参败毒散'及'二圣救苦丹'，全活者甚众。建药王庙礼祀之"。

在大疫中的效验，使人参败毒散获得了社会认可，成为治疫的常用方剂，也成为药店常备的"熟药"，如《嘉庆白河县志》多处载有民众捐款"制造人参败毒"，民国时期陕西宝鸡石刻《海上方》也载"治疯狗咬：人参败毒散一付，此方各药店均有"，说明了该方被认可和应用的普遍性。[陈瑞欣. 人参败毒散在古代疫病防治中的运用. 中华中医药杂志 2022，37（11）]

人参败毒散作为扶正祛邪、益气解表、散风祛湿于一体的经典方剂，药物温和，在此次疫情中多被用于新型冠状病毒感染轻型、普通型，或老、幼、妇等体质虚弱者的治疗与预防中，均取得较好的效果。王辉等应用人参败毒散（太子参20g，茯苓、柴胡、川芎、前胡各15g，枳壳、独活、生姜、桔梗、防风、荆芥、羌活各10g，炙甘草6g）治疗一名63岁女性新型冠状病毒感染患者，结合西医相关对症治疗后，复查新型冠状病毒核酸检测由阳性转为阴性，咳嗽、咳痰、咽痛、乏力等症状较入院时明显好转而出院。李光熙用人参败毒散加减（人参叶、柴胡、川芎各15g，茯苓、鸡内金、海螵蛸各20g，独活、羌活各12g，黄连8g，枳壳、前胡、桔梗、黄芩各10g，甘草、薄荷各6g，半夏9g，生姜3片）治疗一名确诊新型冠状病毒感染患者，服半剂发热退，服药两天，不适症状消失大半，各项指标好转。光山县人民医院用人参败毒散加减方治疗22例有发热、咳嗽的新型冠状病毒感染疑似患者，结果显示，22例患者服中药后发热消退，体温恢复正常，19例咳嗽消失，3例咳嗽好转，17例乏力和饮食症状改善。以上案例均提示人参败毒散在新型冠状病毒感染中发挥了较好疗效。［魏岩. 人参败毒散治疫探微. 长春中医药大学学报，2021，37（5）］

在人参败毒散应用中，有医家认为其适于"虚证"，适于虚人染疫。方中人参，益气以扶正，不仅可以助正气以祛邪外出，寓防邪复入之义，亦令全方散中有补，不致耗伤真元，尤其适用于素体本虚者。如陶华言："疫疠者，皆时行不正之气……正气既虚，邪得趁机而入，与前温暑治又不同。表证见者，人参败毒散。"又如，喻昌提出"温疫病，阳脉濡弱，正虚也；阴脉弦紧，邪实也……所以发表药中宜用人参，以领出其邪"；同时，喻昌还认为人参败毒散倍加人参，是"以瘟气易染之人，体必素虚也"。戴天章认为脾虚染疫者难治，治此应"汗勿强汗，发表必兼养正，人参败毒散是也"，还提出四损（大劳、大欲、大病、久病后）复受疫邪，疫病夹虚，治疗应该"补泻合用"，用以人参败毒散。此外，吴瑭、蒋宝素、李铎、熊立品等医家对正虚感染麻疹、痢疾等疫病都有相关论述。［陈瑞欣. 人参败毒散在古代疫病防治中的运用. 中华中医药杂志，2022，37（11）］

原按：对于人参败毒散，除了认为可以通用于疫病，或在疫病中进行辨证应用，一些医家还进行了辨病用方，如认为其可用于疫痢、白喉、痘疹、麻疹、大头瘟、狂犬病等疫病的治疗；并在辨病的同时，结合辨证来应用人参败毒散。

某男，33岁，埃及回国人员。以"反复新冠病毒核酸检测阳性4个月余"为主诉于2021年9月21日入院治疗。初诊：患者神清，身体困重，稍感畏冷，倦怠乏力，纳差。舌淡、苔白厚腻，脉沉细无力。西医诊断：无症状新型冠状病毒感染复阳（境外输入）。中医诊断：疫病（脾肺气虚、寒湿郁肺型）。治法：益气解表，散寒祛湿。予以人参败毒散加减治疗：党参15g，茯苓15g，枳壳10g，桔梗10g，柴胡6g，前胡10g，羌活15g，独活15g，川芎10g，桂枝10g，黄芪30g，建曲15g，陈皮6g，法半夏10g，甘草3g。5剂，水煎，早晚分服。9月26日二诊：患者身体困重、倦怠乏力、纳差等症状明显改善，无畏冷，二便调，夜寐仍欠佳。舌淡红、苔白微厚，脉稍弱。将初诊方中黄芪剂量减半，去羌活、独活、川芎、建曲，茯苓改茯神，加防风6g，紫苏叶10g。5剂，水煎，早晚分服。后核酸结果均为阴性，出院后随访无复发。［吴添沐. 人参败毒散加减治疗脾肺气虚、寒湿郁肺型新型冠状病毒感染（或肺炎）28例. 湖南中医杂志，2022，38（10）］

原按：本案患者素体亏虚，反复复阳，隔离日久，疾病耗气，正虚之体易感寒湿，湿困肌表，故全身困重，寒邪束表，出现畏冷；寒湿困阻中焦，加之脾胃虚弱，运化不及，故纳差、肢体倦怠乏力。舌淡苔白厚，脉沉细无力，皆为脾肺气虚、寒湿郁肺之象，故选用人参败毒散加减治之。全方方证相应，标本兼顾，扶正祛邪，收效颇佳。

【临证提要】对于人参败毒散中"人参补虚"用于"虚人染疫"的观点，医家提出了不同的看法。如马印麟认为："（活人败毒散）人参为补元气养神之圣药，用于发散队中，并非补元之意，得其大力主持，俾邪气从表散也。"喻昌认为人参是方中"逆流挽舟"法的关键："活人此方，全不因病痢而出。但昌所为逆挽之法，推重此方，盖借人参之大力，而后能逆挽之耳。"提出"方中所用皆辛平，更以人参大力者，负荷其正，驱逐其邪，所以活人百千万亿。奈何庸医俗子，往往减去人参不用，曾与众方有别而能活人耶"。吴瑭认为："立方之法，以人参为君，坐镇中州，为督战之帅；以二活、二胡合芎从半表半里之际领邪出外。"由此可见，古代医家亦有认为人参用意不全在"补虚"，而是通过配伍可发挥更大的"祛邪"效力；且认为人参配伍风药、发散药是配伍中的精华，可发挥"逆挽"之效。[陈瑞欣. 人参败毒散在古代疫病防治中的运用. 中华中医药杂志，2022，37（11）]

使用本方的辨证要点：①禀赋不足，年老体弱。②外有风寒夹湿，肢体酸疼的表证，内有肺气不宣的痰嗽。有此两点，即可使用。本方为扶正解表之剂，主要用于感冒、支气管炎、过敏性皮炎、荨麻疹、皮肤瘙痒、带状疱疹等病症。用本方加减亦可治时疫、痢疾、疟疾、疮疡初起之有表证者。方意是疏导经络，表散邪滞，故名之曰"败毒"。

麻黄细辛附子汤 (《伤寒论》)

【药物组成】麻黄 9g　细辛 6g　附子 15g

【制剂用法】附子先煮约 1 小时，以不麻口为度，余药后下，汤成，分 3 次，温服。

【病机治法】阳虚外感。助阳解表法。

【适应证候】阳虚外感，恶寒较甚，精神疲倦，脉象沉弱。

【证析方解】素体阳虚，又感风寒，即成阳虚外感证候。恶寒是寒伤于表，其脉当浮，此证脉不浮而现沉弱，并见神倦欲寐，自是阳虚于里之征。所以神倦欲寐，脉象沉弱，是诊断本证为阳虚外感的依据。其基本病理是：素体阳虚，复感风寒→表里俱寒。

阳虚复感风寒，法当助阳解表，表里同治。方中麻黄辛温解表，是治疗表寒证的主药。此证如只解表而不顾里，有可能导致阳气更虚而成亡阳之变。故在使用麻黄解表同时，配伍附子振奋阳气，共呈助阳解表之效。细辛辛温，既助麻黄辛散在表寒邪，又助附子以去内寒，有辛通内外之功，麻、附得此，使表里之寒得以尽去，阳气得以振奋，而其病若失矣。以上是从太阳与少阴为表里析其方义，体现表里同治法则。

【临床运用】

（一）内科疾病

1. 中风

某男，85 岁，2022 年 1 月 3 日初诊。主诉：右侧肢体乏力 2 周。西医诊断为脑梗死恢复期。初诊精神疲乏，反应迟缓，无发热，终日倦怠欲寐，四肢乏力，右侧明显，口角歪斜，不自主流涎而不自知，言语尚清晰，饮水无呛咳，恶风寒，无汗，手足不温，纳差，舌淡暗，苔白滑，脉沉细。处方：麻黄 3g，附子 10g（先煎），细辛 3g，炙甘草 5g，当归 15g，党参 20g，干姜 10g，杏仁 10g，桂枝 10g，石膏 30g，川芎 10g。共 10 剂，每日 1 剂，水煎服。二诊：患者精神好转，手足不温、恶风寒、口角流涎改善，右侧肢体乏力好转，白天睡眠仍较多，胃纳一般，舌淡暗，苔白，脉沉细。处方：麻黄 10g，附子 10g（先煎），细辛 3g，桃仁 10g，三七 5g，赤芍 10g，黄芪 50g，全蝎 5g，当归 10g，川芎 10g。共 14 剂，煎服同上。服药后患者精神好转，肢体乏力好转，可拄杖行走，已无恶风寒，手足不温、纳差改善。［梁政娆. 梁如镜主任医师运用麻黄附子细辛汤病案举隅. 亚太传统医药，2023，19（9）］

原按：患者本虚风入，发为中风，阳虚寒凝，气虚血瘀。正虚为本，内伤为标，脏腑气血逆乱导致脑脉痹阻或血溢脑脉之外，脉证合参，此乃"太少两感证"，可表里同治，予麻黄细辛附子汤治之，起温阳解表之效。初诊麻黄细辛附子汤合古今录验续命汤，取附子、细辛以温少阴之阳，驱散阴寒，麻黄、桂枝行其营卫、祛邪散寒，干姜、石膏调其寒热，川芎、当归、人参、甘草以养其虚，石膏合杏仁助散邪之力，两方合用乃攻补兼施之法，扶正祛邪也。二诊补气活血通络以祛瘀。

2. 头疼

张小健对 30 例寒凝血瘀型偏头痛患者予麻黄细辛附子汤加味：麻黄 9~15g，附子 12~30g，细辛 6~10g，川芎 12g，当归 10g，红花 10g，蜈蚣 3 条。根据头痛部位加减，偏于前额痛加白芷 10g；两侧痛加柴胡 10g；颠顶痛加藁本 10g，吴茱萸 6g；枕部痛加葛根 15g，羌活 19g。结果：总有效率 80.00%。李树君等以本方合桂枝茯苓丸治疗偏头痛 32 例，处方：麻黄 6g，附子 9g，细辛 3g，桂枝 6g，茯苓 12g，丹皮 12g，桃仁 12g，白芍 10g。头痛严重者加川芎 20g，蔓荆子 10g；头痛日久者加地龙 10g，土鳖虫 6g；烦躁易怒者加夏枯草 10g，石决明 20g；恶心呕吐者加半夏 6g，旋覆花 10g；月经紊乱者加红花 10g，益母草 10g，发作后疲乏无力者加太子参 15g，黄芪 15g。结果：治愈 17 例，显效 4 例，有效 7 例，无效 4 例。黄煌以本方合柴胡加龙骨牡蛎汤治疗子宫内膜癌术后失眠头痛 1 例。［陈明. 麻黄细辛附子汤应用近况. 辽宁中医药大学学报，2013，15（2）］

杨某，男，36 岁。头痛，呈隐痛，伴有耳鸣，无头晕，无发热恶寒，舌淡少苔，脉细无力。处方：麻黄 6g，制附子 10g（先煎），细辛 10g，补骨脂 10g，枸杞 10g，患者服 7 剂后头痛减轻，耳鸣消失，再服半月，头痛消失，随访半年，未再反复。［闫安平. 浅析麻黄附子细辛汤及其临床运用. 基层中医药，2023，2（8）］

原按：患者头痛隐隐，舌红少苔，脉细无力，属太阳表虚证，从八纲辨证来说，病属虚寒性头痛；耳鸣，属足少阴肾经，故给予麻黄细辛附子汤合补骨脂、枸杞，采取补虚的方法，获得了良好的效果。

3. 颠顶部冷痛

某女，42岁。患者于10余年前出现颠顶部冷痛，畏风，用力按揉后缓解，后渐出现枕部冷痛，汗出后冷甚。1天前开始头晕，视物晃动，恶心欲吐，欲大便，大便后恶心感缓解。现症见颠顶部及后枕部冷痛，眠后改善，头痛渐退后头部发胀，平素怕风，腰凉，双足足跟及足外侧站立久时疼痛，足跟干，白皮多，纳可，晨起后出汗且量大，排便略困难、日1~2行，小便可，舌淡胖、苔少，脉沉细。BP：138/90mmHg。诊断：头痛。药用麻黄、羌活、独活、干姜、炙甘草各10g，炮附子（先煎）、苍术各15g，细辛3g，川芎、茯苓各20g。每日1剂，水煎服。二诊：颠顶部冷痛明显缓解。原方基础上加桂枝汤，继续巩固治疗。[张旭，孙西庆.麻黄附子细辛汤治验2则.山西中医，2017，33（7）]

原按：患者头部冷痛，病程较久，日久肾阳亏耗，又有畏风、头痛、头胀，此为外感风寒之表证，故亦当祛风散寒，温补肾阳，方选麻黄细辛附子汤，佐以川芎活血止痛，另合祛风、利水渗湿诸药，方药对症，故能药到病除。

4. 眩晕（高血压病）

某男，53岁，2012年9月15日初诊，眩晕、恶心、头胀2年余，服他药无效。初诊：精神萎靡，每至傍晚时畏寒肢冷，眩晕尤甚，头疼头胀，失眠，注意力不集中，记忆力减退，烦躁易怒，大便溏薄，夜尿反多；舌淡，苔薄白，脉沉细。测血压：160/90mmHg。处方：麻黄、白术各6g，细辛3g，炮附片（先煎）、山茱萸各10g，5剂，水煎服。服药3天后四肢变暖，精神振，饮食增加。BP：140/90mmHg，守原方继续服用5剂，症状消失，血压恢复正常。后以苓桂术甘汤加减调理一周而愈。随访半年，血压正常，眩晕尽除。[杨勤龙.麻黄附子细辛汤证治体会.光明中医，2014，29（10）]

原按：现代药理学研究证明，麻黄能收缩血管升高血压，作用缓慢而持久，细辛煎剂可升高血压，附子则有强心作用。本案说明，事物都有双重性，对高血压的用药不能一味投以镇肝潜阳之品，而忽视同药异治，即能升压又能降压的双面调节作用。重要的是要辨证施治。少阴阳虚之眩晕，尽管其血压偏高，仍然可以用温阳散寒之麻黄细辛附子汤以"疏其气血，令其条达，以致和平"，加山茱萸滋养肝肾之阴，与附子配伍，达到阴中求阳之功，温补肝肾之元阳；加白术健脾益气以固表，即可痊愈。

5. 心悸

某女，61岁。患者诉20年前无明显诱因始出现胸前区憋闷、头晕、时有心悸，自觉脉律不调，每次持续数秒，后反复发作。初诊：阵发性胸闷、头晕，时有心悸，自觉脉律不调，活动后气促，稍汗出，乏力，纳差，眠差，便溏，小便调，舌质淡，苔薄白，脉弦细迟，参伍不调。既往史：高脂血症数年，未治疗。诊断：缓慢性心律失常，窦性停搏。中医诊断：心悸（阳气虚衰证）。治法：温阳散寒，宁心安神。处方：蜜麻黄5g，附片5g，细辛3g，桂枝10g，茯苓15g，白术10g，蜜远志10g，酸枣仁15g，首乌藤30g，炙甘草5g，14剂，水煎服，1日1剂，早晚温服。二诊：偶有胸闷、头晕症状，程度较前减轻，频次较前减少，纳欠调，寐欠佳，小便调，大便偏稀。舌质淡，苔薄白，脉弦细缓。处方：前方麻黄改 10g，附片改 10g，桂枝改 20g，细辛改 8g，酸枣仁改 20g，加百合20g，14 剂，煎服法同前。三诊：患者诉服药后胸闷、头晕症状未再发作，夜寐好转，仍易醒，醒后不易入睡，二便调。BP：140/80mmHg。HR：68 次 / 分，律齐，余无异常。舌质淡，苔薄白，脉弦细。前方细辛改 10g，桂枝改 25g，百合改 30g，加油松节 15g，14 剂，煎服法同前。此方随症调理 3 个月，心悸、胸闷未再发作，心电图检查提示正常。[聂咏欣. 谢海波运用麻黄附子细辛汤治疗缓慢性心律失常经验. 亚太传统医药，2023，19（4）]

原按：本患者初诊时心悸，属缓慢性心律失常，中医诊断为阳虚心悸。《素问·举痛论》云："惊则心无所寄，神无所归，虑无所定，故气乱也。"患者素体心、脾、肾三阳俱虚，不能温养脏腑及经脉，又因脾阳虚衰无法温化水饮，致水饮积聚于内，胸阳被遏而不展，致心悸乏力、胸闷气促、头晕等症；心脾阳虚，失于温煦，阳不入阴，故纳差便溏，睡眠欠佳；《素问·举痛论》云："寒气入经而稽迟，泣而不行，客于脉外则血少，客于脉中则气不通。"阴寒内盛致寒邪阻遏经脉，气机痹阻致心气推动无力，心搏次数减少，血脉瘀滞，脉率短少，脉行参伍不调。治疗当温阳散寒，方用麻黄细辛附子汤加味治疗。

某男，65 岁。有"冠心病"史。每遇入冬，天气严寒之时，出现心动过缓，不满 40次，心悸不安，胸中憋闷，后背恶寒。视其舌淡嫩、苔白，切其脉沉迟无力。辨证：脉沉迟为阴为寒，寒则血脉不温，阴霾用事；背为阳府，而虚其护，则心肺功能失其正常，故见胸满背寒之变。为疏：附子 12g（先煎），麻黄 3g，细辛 3g，红人参 12g，麦冬 20g，五味子 10g。服尽 3 剂，脉增至一息四至。又服 3 剂，则心悸、气短、胸满、背寒等症消除，脉搏增至一息五至而愈。[《刘渡舟临证验案精选》]

病窦综合征，又称窦房结功能不全，是由窦房结及其邻近组织病变引起窦房结起搏功能或窦房结传导功能障碍，从而产生多种心律失常和临床症状的一组综合征。

某女，74 岁，于 2012 年 6 月 3 日偶尔出现头昏，初起测量血压正常，未在意，7 月15 日"头昏加重伴发晕厥，心悸"去医院检查提示窦房结功能不全。住院治疗后头昏困乏心慌有所减轻，但心率 43 次 / 分，出院求中医药治疗。初诊：颜面淡白，舌质淡，苔薄白，脉结。结合时令、脉症辨证为心悸，证型属心阳不振，推动无力。处方：麻黄 3g，附子5g，细辛 3g，黄芪 30g，三七 3g，白术 10g，柏子仁 10g，淫羊藿 6g。每日 1 剂，开水煎，饭后服，5 剂为 1 个疗程。8 月 15 日复诊，不适症状减轻，脉结而有力，阳气渐充，效不更方，继续服 10 剂。后改散剂冲服，日 2 次，每次 2g，经治疗 3 月余，未再发。[马贵平. 麻黄附子细辛汤加减治疗病窦综合征启示. 内蒙古中医药，2017，36（17）]

6. 坐骨神经痛

坐骨神经痛属中医"痛痹"范畴。多因外邪侵袭肢体，经络闭阻，不通则痛。井庆彦用麻黄细辛附子汤配合补益肝肾强筋健骨的独活寄生汤治疗痛痹，效果良好。苏绍华治疗60 例坐骨神经痛属表里俱寒者，于该方中加入制川乌、黄芪、当归、续断、杜仲、独活、苍术、地龙等除湿通络、益气养血之品，总有效率达到 86.6%。[张子涵. 麻黄附子细辛汤治疗痛证之探究. 湖北民族学院学报（医学版），2018，35（4）]

7. 麻木

某女，40岁，腰以下麻木半年。现症：腰以下麻木，影响行走，晨起较轻，下午及夜间加重，与天气无关，按揉可缓解；自觉双下肢乏力沉重，右侧更甚；右手掌及尺侧麻木；纳眠可，畏寒；大便日一行，质可，排便费力；小便可，舌淡、齿痕、苔薄白、有裂纹，脉沉。颈椎 MRI：C3~4、C4~5、C5~6、C6~7 椎间盘突出。药用麻黄、炮附子、炙甘草、干姜各10g，苍术、川芎、桑寄生、威灵仙、僵蚕、天麻、川牛膝各20g，独活、茯苓各15g，细辛3g。每日1剂，水煎服。患者服药7剂，自觉下肢麻木症状减轻，仍有乏力，原方续服7剂。[张旭，孙西庆.麻黄附子细辛汤治验2则.山西中医，2017，33（7）]

原按：本例患者因下肢麻木就诊，患者畏寒，下肢乏力，排便费力此为里虚；肢体麻木，夜间加重，此为表寒，故当祛风散寒，温补肾阳，方选麻黄细辛附子汤加减，加干姜补火助阳，佐以祛风、淡渗之品。全方表里同治，攻补兼施，共奏温经散寒之功。

8. 咳嗽

某女，50岁，2019年3月7日初诊。主诉：反复发作性咳嗽3个月，加剧1周。现病史：咳嗽频繁，干咳无痰，咽中痒，入睡前咳嗽剧烈，怕冷明显，纳少，胃胀不舒。舌质红略带青暗，苔薄白，脉沉细。X线检查：肺纹理增粗、紊乱。血常规：白细胞计数 10.9×10^9/L，中性粒细胞百分比 0.677%，淋巴细胞百分比 0.043%。西医诊断：慢性支气管炎。中医诊断：咳嗽。处方：麻黄9g，细辛9g，制川乌12g（先煎1.5小时），五味子18g，干姜18g。6剂，每日1剂，水煎服。二诊：诉服药后两小时许，背部冷感大失，当晚咳嗽减轻。服完余药，自配原方4剂，再服，咳嗽基本消失。再进6剂，诸症除。[张生金.麻黄附子细辛汤治疗阳虚寒凝病证验案举隅.中国民族民间医药，2023，32（21）]

9. 哮喘

某女，57岁，成都浣花小区人。2003年5月29日初诊。形寒肢冷，哮喘十余年，原冬季发病，现夏季亦发；咳嗽，痰不多，鼻塞流涕，头痛，口干不思饮，背恶寒，但欲寐，舌淡，苔粉白带蓝，脉沉弦细。余以小青龙汤加肺经草7剂，效果不理想。二诊请陈老平脉，处麻黄9g，附片9g（先煎），细辛4g，桂枝9g，五味子9g，款冬花9g，紫菀9g，炙甘草5g。6剂，水煎，日1剂。疗效满意，继续巩固。后以玉屏风散与肾气丸交替善后。

侍诊心得：本案哮喘十多年，为沉痼之疾，缠绵反复，正气溃散，精气内伤，症状错综出现，寒痰阴凝于内，用附子偕麻黄、细辛，俾日照当空，阴霾自散，使喘平痰减。以桂枝解表，佐五味子、款冬花、紫菀敛肺平久喘之气逆，炙甘草缓急护脾土防燥。（陈逸）

潘月玲对39例有反复气道炎症、气道痉挛和黏液过多、呼吸急促、咳嗽和咽痒等症状的老年支气管哮喘患者，采取麻黄细辛附子汤加减治疗：麻黄6g，细辛3g，五味子10g，制附片10g（先煎），干姜5g，射干10g，制南星5g，款冬花10g，桔梗10g，桂枝5g，甘草3g，水煎，每日1剂，分2次温服，持续治疗10天。提升哮喘控制效果，恢复肺功能等。总有效率94.87%。[潘月玲.麻黄附子细辛汤加减治疗老年支气管哮喘的效果观察.内蒙古中医药，2024，43（2）]

10. 外感发热

李赛美以本方与小柴胡汤合方治愈反复发热 2 个月 1 例。沈玉棠等以本方加藿香、佩兰、厚朴、神曲治疗太少两感夹湿 1 例。戴丽三以本方重用附子 60g 治疗伤寒太阳少阴两感 1 例，服 1 剂热退，后以四逆汤合白通汤专司扶阳以善后。孙宏新等以本方合桔梗汤加牛蒡子、玄参、浮小麦、霜桑叶治疗流感 1 例，服 1 剂流感症状消失，以三拗汤 2 剂善后。杨永海以麻黄细辛附子汤为主治疗房劳外感 30 例，处方：麻黄 15g，熟附片 10g，细辛 5g。加减：汗出者加桂枝 10g，白芍 15g，炙甘草 5g；恶寒甚加桂枝 10~15g，藿香 15g，炙甘草 5~10g；兼见气虚者加党参 20~30g，黄芪 15~30g；肢体酸痛加苍术 10g，独活 10g。结果：痊愈 28 例，显效 2 例。[陈明. 麻黄细辛附子汤应用近况. 辽宁中医药大学学报，2013，15（2）]

蒋尚宾妻，年 62 岁，住宁海东路。严冬之时，肾阳衰弱，不能御寒，致寒深入骨髓。证候：头痛腰疼，身发热，恶寒甚剧，虽厚衣重被，其寒不减，舌苔黑润。诊断：六脉沉细而紧，此古人名肾伤寒。伤寒论所谓"热在皮肤，寒在骨髓"也。疗法：宜麻黄细辛附子汤，以温下散寒。处方：生麻黄一钱，淡附片一钱，北细辛七分。效果：一剂汗出至足，诸症即愈。昔医圣仲景，作此方以治"少阴病始得之，反发热脉沉者"。予屡治如前之脉症，非用此方不能瘳，故赘述之。[《重订全国名医验案类编·王经邦治案》]

原按： 少阴伤寒，始得病即脉沉发热，略一蹉跎，势必至吐利厥逆，故乘其外有发热，一用麻黄治其外，一用附子治其内，然必佐细辛，从阴精中提出寒邪，使寒在骨髓者直从外解，有是病竟用是药，非精研《伤寒论》者不办。

某女，28 岁。发热十余天，曾到地方门诊部输液、西药未奏效。现发热（38℃左右）恶寒，头身无汗，全身及骨节疼痛不已，乏力，纳差，面色晦暗，舌淡，苔白薄腻，脉沉细，左脉无力。属阳虚感寒。方药：麻黄 6g，炮附子 15g，细辛 5g。5 剂后发热去，诸症平，眠安饭香。[闫安平. 浅析麻黄附子细辛汤及其临床运用. 基层中医药，2023，2（8）]

原按： 患者为青壮年女性，以反复发热不退为主要症状，全身乏力、脉沉细无力均为阳虚之象，发热恶寒、无汗、全身及骨节疼痛不已为太阳证邪正交争所致。病机切合太阳病无汗用麻黄之论，此病属阳虚外感，方选麻黄细辛附子汤用之无疑。

11. 虚人感冒

某男，阳虚之人，重受风寒而咳，身半以下其痛如刺；热不高，合目有迷蒙状。夫实则谵语，虚则郑声，而脉沉细，虚象也，柯氏有"太阳虚便是少阴"之说，予麻黄细辛附子汤加味。蜜炙麻黄 3g，炮附块 9g，北细辛 3g，全当归 9g，杭白芍 9g，炙紫菀 9g，炙远志 5g，旋覆花 9g（包），炙款冬 9g，清炙草 3g。[《章次公医术经验集》]

原按： 素体阳虚，复感风寒，表散则伤正，温补则留邪，唯麻黄细辛附子汤标本兼顾，两全其美。先生化裁古方，以麻黄辛温散表邪，附子温阳强心，炙甘草益气扶正，当归、白芍和营养血而缓麻黄、附子之辛燥，再加紫菀、款冬、远志以化痰止咳。处方照顾周到，值得效法。

某女，27 岁，2019 年 4 月 11 日初诊。主诉：感冒头痛 3 天，加重 1 天，伴发热。现病史：咳嗽，发热（38.2℃），头痛，乏力甚，舌质暗淡，苔淡黄而腻，脉沉细而紧。结合实验室检查，西医诊断：急性上呼吸道感染。中医诊断：感冒（阳虚寒凝证）。处方：麻黄9g，制川乌9g（先煎1.5小时），细辛10g，炙甘草6g，桂枝12g。3剂，每日1剂，水煎服。4月14日二诊：患者自诉上方服1剂后，头身微汗出，热势遂减，体温降至36.8℃。3剂服毕，感冒症状完全消失，唯觉纳呆，腹中时冷痛，查其脉沉。外邪已尽，脾阳不足，以附子理中汤善后治疗巩固。[张生金. 麻黄附子细辛汤治疗阳虚寒凝病证验案举隅. 中国民族民间医药，2023，32（21）]

12. 水肿

某女，50岁，患慢性肾功能衰竭，以浮肿住院，月余不消。初诊：面色㿠白，舌淡苔滑，脉微欲绝。诊断：水肿。处方：麻黄10g，细辛10g，制附片30g（先煎60分钟去麻味），生姜皮15g，茯苓皮30g。水煎服，2剂。二诊：上方服2剂后，日腹泻清稀便3次，肿势消去十之七八。陈老将原方去二皮加川牛膝、桃仁以去旧生新，改为麻黄10g，细辛10g，制附片30g（先煎），川牛膝15g，桃仁10g。水煎服，4剂。服后二便通调，水肿尽消。此后，病情一有反复，便以此方化裁治之，均收到良好效果。[宋兴《临证解惑 - 陈潮祖教授学术经验研究》]

原按：水肿治疗，《金匮要略》有示："诸有水者，腰以下肿，当利小便；腰以上肿，当发汗乃愈。"历来为医家之绳理。仲景强调发汗，意在启上以开下，利小便者，意在因势而利导，为示人以法，而非圉人之思。

陈老常教导，病机同则治法同。本证面色㿠白，舌淡苔滑，脉微欲绝，为阳虚里寒的典型表现，加之水肿月余，故仍以麻黄细辛附子汤为基础，加茯苓皮、生姜皮，构成酷似陈老的治水名方"泄洪饮"。此饮是积他多年研究所得的理论为指导，仿仲景治水之法，效仲景组方之意，以麻黄细辛附子汤、五皮饮为基础，加减化裁而成。用大辛大热之品，配合治水三法，以温通为主，治大阴大寒之证，能获"阴霾速去，寒谷回春"之效。医理何在？宣通肺者提壶揭盖，开腠理即"开鬼门"；温肾者补阳也，肾者胃之关也，肾司开阖，肾气从阳则开，阳太盛则关门大开，水直下而为消。肾气从阴则阖，阴太盛则关门常阖，水不通而为肿。此饮正如离照当空，阴霾不驱自散，水等阴邪，得阳则化。故用于治疗多类水肿，无不应手取效。

回到本案，方中麻黄宣肺气，通毛窍，开膜理以启上焦之闭而助水津布散；附子壮元阳以助三焦气化流行而复脏腑清浊排废之功；生姜皮、茯苓皮利尿消肿，内略有温胃运脾之效，外专走皮里膜腠而导浊阴下行；细辛走窜三焦，深入命门，最能拨动肾中机窍，附子得之而命门真火立壮，麻黄得之而表卫毛窍顿开，二皮得之而膜腠气液流行。通观全方，肺脾肾三脏并治，发汗与利水同施，充分体现宣上温下调中思路。俾肺气开宣，表郁开解，肾阳得温，气化正常，脾运得司，津行有度，则三焦通畅而水肿易消。由于水肿表实，服后日腹泻清稀便3次，知肺的宣降功能、脾的运化功能及肾的气化功能恢复，即《素问·经脉别论》所谓"水精四布，五经并行"之象。恐肿势反复，且虑久病必瘀，二诊时原方去二皮加川牛膝、桃仁，以引血入肾去旧生新，巩固4剂，后二便通调，水肿尽消，收获良效。

某女，78岁。2012年5月15日初诊。诉全身肿胀1年，面部及上半身尤甚，下肢午后微肿，舌淡红，苔白，右脉沉微。眼睑及面部肿胀，尿常规化验正常。无心脏病，有高血压病史。处方：生黄芪、茯苓各30g，附子、猪苓、泽泻、苍术、白术各20g，怀牛膝15g，肉桂、细辛、干姜、桂枝各10g，红枣10枚，生姜3片。5剂，水煎服。5月21日二诊：诉水肿略好转，舌脉同前，用上方加麻黄10g，5剂，水煎服。5月31日三诊：水肿好转明显，眼周已松，眼裂变大。舌脉同前，仍用上方，改干姜为20g，生姜10片，大枣12枚，5剂，水煎服。1个月后随访，水肿基本已愈。[莫宁．麻黄附子细辛汤应用验案举例．中医文献杂志，2015，33（6）]

13. 水肿、瘾疹

某男，85岁，2型糖尿病史多年，3个月前双下肢重度烧伤后，全身浮肿，以双下肢明显，腰臀以下双下肢皮肤烧伤后瘢痕改变，双下肢皮肤见泛发皮疹并伴瘙痒，部分皮疹并见渗液，恶风寒，无汗，倦怠乏力，欲寐，晨起气紧，难以平卧，大便干燥，纳眠欠佳，舌淡，苔白，脉沉而细。中医诊断：水肿并瘾疹病。处方：麻黄5g，附子10g（先煎），细辛3g，花椒3g，薏苡仁20g，当归12g，防风10g，荆芥10g，赤小豆20g，败酱草20g，白蒺藜10g。每日1剂，水煎服。服20剂后，患者全身浮肿消退，可以平躺，晨起无气紧，倦怠乏力改善，纳眠改善，双下肢皮疹及瘙痒逐渐消退。[梁政娆．梁如镜主任医师运用麻黄附子细辛汤病案举隅．亚太传统医药，2023，19（9）]

14. 慢性肾病

某男，33岁，初诊：2019年2月14日。患者发现蛋白尿3年，肾穿结果示乙肝相关膜性肾病，24小时尿蛋白定量最多时至21g。刻下乏力、多汗、口干、上热下寒、大便溏日1次。舌暗，苔白厚腻满布，少津。处方：杏仁15g，豆蔻15g，赤小豆30g，薏苡仁30g，白术30g，半边莲15g，茵陈30g，穿山龙30g，茯苓25g，桂枝15g，白芍25g，柴胡30g，黄芩9g，法半夏10g，厚朴10g，通草10g，7剂，水煎服。二诊：3月28日。咽干、咽痛较前明显好转，仍有乏力、多汗、上热下寒，下肢凉，偶咳少量黄痰，复查尿蛋白定量2.99g。诉既往胆囊息肉病史，胁下隐痛。苔白腻、少津，脉沉细。处方：炙麻黄10g，黑顺片10g（先煎），细辛6g，杏仁15g，白术30g，半边莲15g，茵陈30g，穿山龙30g，茯苓25g，肉桂15g，生黄芪30g，柴胡30g，郁金15g，黄芩9g，法半夏10g，当归25g，14剂，水煎服。三诊：4月11日。仍有乏力、多汗、上热下寒、下肢凉，复查24小时尿蛋白定量2.79g，苔白少津，脉沉细。在二诊处方上，去细辛，改肉桂30g，加桂枝15g，鬼箭羽20g，地龙15g，14剂，水煎服。后患者规律复诊，复查尿蛋白明显减少。[武曦蔼．李平教授运用麻黄附子细辛汤治疗慢性肾病经验采撷．中国中西医结合肾病杂志，2023，24（8）]

15. 畏寒肢冷

某女，48岁，2021年6月25日初诊。患者10年前感寒后出现畏寒，手足发凉，经中西医治疗效果欠佳。刻诊：畏寒，手足发凉，汗少，倦怠，伴口苦不欲饮水，全身乏力，时有心慌，善饥饿，时有反酸，进食后减轻，腰部酸痛连及下肢，左侧尤甚，纳可，眠差，二便调。舌淡胖，有齿痕，苔白，脉沉。月经量少，色淡，无血块，行经前腰痛，小腹凉。西医诊断：睡眠障碍。中医诊断：少阴病。处方：蜜麻黄6g，炮附片6g（先煎），细辛 3g，桂枝 9g，茯苓 30g，通草 6g，酸枣仁 30g，香附 12g，当归 9g，白术 30g，独活 15g，羌活 9g，甘草 6g。水煎，每日 1 剂，早晚温服，共 7 剂。7 月 2 日二诊：患者畏寒减轻，经行基本正常，但胃部稍嘈杂，余无明显不适，舌淡，苔白，脉沉。上方加佩兰 9g、黄精 15g，继服 14 剂。1 个月后畏寒愈，诸症明显减轻。[陈瑜.《伤寒论》麻黄类方验案 3 则. 中国民间疗法，2024，32（5）]

某男，55 岁，2012 年 4 月 1 日首诊。述 10 多天前似感冒，医院诊断为"肺炎"，予抗生素治疗 10 余天。现觉双下肢奇冷，穿 3 条裤子，用热水袋，再盖被仍感如置冰中，但上半身不觉冷，伴有两颞部胀痛。舌暗红，苔薄白，左脉沉细，右脉沉微。考虑为外感风寒，郁闭少阴。用麻黄细辛附子汤合桂枝汤加味：麻黄、附子、细辛、桂枝、防风、炙甘草各 10g，葛根 30g，白芍、羌活各 15g，荆芥 20g，生姜 3 片，大枣 10 枚。水煎 3 剂，服药后盖被发汗。4 月 5 日二诊：下肢冷感十去八九，仍感两太阳穴处发胀，觉咽部有热气上冲，口鼻发干。舌暗红，苔略白，两脉浮数。用柴胡、半夏、防风、牛蒡子、生甘草各 10g，黄芩 15g，红枣 5 枚，生姜 3 片。2 剂水煎服。[莫宁. 麻黄细辛附子汤应用验案举例. 中医文献杂志，2015，33]

原按：本例患者因外感治疗不当，邪入少阳少阴。一诊时忽略了"两颞部胀痛"这一症状，当时已经少阳少阴合病，重在少阴，用麻黄细辛附子汤加味治疗后，"咽部热气上冲，口鼻发干，脉浮数"是邪气已出，阳气未复的表现，如果一诊加和解少阳的小柴胡汤或可 1 剂愈。

（二）五官科疾病

1. 暴盲

某女，24 岁。2002 年 2 月 6 日，以两眼视力骤降数日，前来就诊。自述因春节前搞家庭环境卫生，脱去羽绒服，身着单薄毛衣，以冷水擦洗门窗桌凳地板后，当晚即觉恶寒，半夜加重，伴全身肌肉酸痛，次日晨起觉开目无力，视物不清，初以为蒙眬未醒，遂用力挣扎坐起，顿觉头晕身痛难忍，目盲不能睹物。经西医检查，眼内、颅内均无任何异常发现，住院治疗 5 天，未见寸功，投中医治疗。问诊：素无眼病，家族无暴盲病史，平日较易患感冒，余无特殊，今大便溏薄，小便量少，纳呆厌食。望诊：面色略苍白，鼻夹青灰，舌质稍淡，苔薄白如霜。切诊：六脉细而沉紧。诊断：暴盲。处方：麻黄细辛附子汤化裁。制附子 30g（先煎 60 分钟去除麻味），麻黄 15g，细辛 5g，上方水煎服，1 日 1 剂，暂服 1 剂。二诊：患者述，药未尽剂，全身汗出，视力恢复，然身尚倦怠，眼觉沉重，口尚乏味。处方：制附子 30g（先煎 60 分钟去除麻味），麻黄 9g，细辛 3g，生姜 20g，再进 1 剂，诸症尽解。三诊时嘱改服真武汤 2 剂以善后。[宋兴《临证解惑 - 陈潮祖教授学术经验研究》]

原按：患者虽正值青春年华，但其"易患感冒"，推知其素体弱，表虚，腠理疏；"冷水浸渍劳作"知寒可由手循经传入深达脏腑；"身着单薄毛衣"知寒邪易犯表卫；"当晚即觉恶寒，伴全身肌肉酸痛，次日晨起觉开目无力，视物不清，头晕身痛难忍"为寒邪犯太阳和阳明，致恶寒、头晕及经隧挛痹，营卫阻滞致身痛难忍；"今大便溏，小便少，纳呆厌食；面色苍白，夹鼻青灰，舌质淡，苔薄白如霜，脉细而沉紧"，脉不浮而细沉，非纯太阳表证，为少阴虚寒重证。寒邪由手经入脏，由太阳入少阴，伤脾阳，伐肾阳，阻肾气。肾为元气之根，藏五脏六腑之精；脾主运化。肾气闭阻，脾运失司，致元气不能正常通行，五脏六腑之精不能上承，视力首先出现障碍，继而暴盲。治疗此暴盲，禁升散清利，犯之或阳气散亡，或精气脱竭；此也非经血亏虚所致，故不可滥用滋腻填精补血药物，若用之，反增真气闭塞，使病情迁延。其核心同样是寒凝津停窍闭，唯温阳散寒通窍，即陈老所说的宣上温下肺肾同治之法才是正道，麻黄细辛附子汤最能体现本法，也最具代表性。故，照搬仲景原方，方中麻黄辛温解表，是治表寒证主药。六脉细而沉紧、鼻夹青灰等为阳虚里寒之重证，若单纯解表，不仅表不能解，且有可能因阳气耗散而成亡阳剧变。故本方在用麻黄解表同时，配大温大热、守而不走的附子以暖命门而振奋已衰之元阳，意在调动机体自身的抗邪能力，使阳无散亡之变，邪无容留之所。寒邪深入，致经俞闭塞，非辛通不能启其闭，故配大辛大热之品最能入髓透骨，走经窜络；沟通上下的细辛，既助麻黄表散风寒，开通表卫毛窍、经俞隧窍及上焦清窍，又助附子温暖命门，拨动肾中机窍，使由表而入之寒邪，仍循经由表而出；令闭阻滞塞之精气，泛溢不化之水湿，仍蒸腾气化，布散流行，环周不休。全方药仅3味，却具强大的宣肺温肾散寒之力，对于这类太阳表证兼少阴里寒证，至寒滞少阴，精气闭阻，窒塞清窍，障碍水液气化而引起的暴盲，必迎刃而解。

本方所治暴盲，特指寒邪袭虚，闭滞少阴肾气和目系经俞之证，其他原因所致暴盲不得纳入本汤证范围论治。

2. 暴聋

某女，39岁，1996年1月15日初诊。患者半年前外出突遇暴雨而全身淋透，未能及时更衣，隔日醒来突然发现双耳失聪，住院1月余，查无器质性病变，吃西药、输液、中药无效。刻下，现患暴聋，双耳无闻其声，书写交流。查其面色较白，舌体胖大，有齿痕，苔白水滑，脉沉弦而涩。陈老辨为寒湿蒙蔽清窍，久病入络。诊断：暴聋。药物：麻黄10g，细辛10g，白术15g，制附片30g（先煎60分钟），赤芍15g，茯苓30g，生姜30g，石菖蒲30g，川芎15g，桃仁15g，红花10g，麝香0.3g（兑服）。水煎服，3剂。1月19日二诊：患者自诉用完第2剂药后，双耳巨响一声，似耳闻鞭炮，头目豁然开朗，听力大增。舌脉变化不大，上方再进4剂。[宋兴《临证解惑-陈潮祖教授学术经验研究》]

原按：暴聋即现代医学的突发性耳聋，系指耳内骤感胀闷堵塞，听力急剧下降的急性耳病。常以为其病因病机多因风热邪毒由口鼻而入，侵袭胆经，阻滞经气，致耳窍闭塞不通而听力剧降；亦有因情志过极，肝失疏泄，郁而化火，循肝胆经脉上窜耳窍，发为暴聋。

成无己《注解伤寒论》云："耳聋者，阳气虚，精气不得上通于耳故也。"本病发生虽在炎夏，然患者突遇暴雨而全身淋透，未能及时更衣，寒湿之邪由太阳之表直入少阴，致经隧挛痹，营卫阻滞，机窍闭阻，精气不通而双耳失聪。今"双耳无闻其声，面色白，舌胖大，有齿痕，苔白水滑，脉沉弦而涩"，知脾肾阳虚，肺卫郁闭，水饮内停，窍络瘀阻，非大辛大温之品不能搜逐其至深之寒湿邪气，非芳香雄烈走窜之剂不能开通其闭塞之机窍。《兰室秘藏·卷上》运用活血通窍法治疗暴聋，久病必瘀，《卫生宝鉴·卷十》外治卒聋，多运用芳香走窜通窍的药物。麻黄细辛附子汤合真武汤、通窍活血汤化裁以达到补脾益气、温阳化浊、活血通窍之目的，故能奏效。

本方所治暴聋，特指寒邪阻闭少阴肾气和膜腠三焦所致之证，其他原因所致暴聋不得纳入本方证论治。

3. 喑哑

某女，43岁，2009年5月15日初诊。声音嘶哑1年，说话吃力，久说喉咙干痛，西医诊断为"声带小节"。现病史：不咳嗽，平素怕冷，常口苦，疲倦，舌体淡胖，苔黄腻中有裂纹，脉沉细。陈老诊断为"声嘶失音"，病机为阳虚外感，肺气失宣，治宜助阳解表，以麻黄细辛附子汤加桔梗。处方：麻黄10g，细辛6g，桔梗20g，制附子15g（先煎60分钟）。煎服，日1剂，连服6剂。二诊：服5剂后乏力减轻，声哑减轻。原方续服5剂，声音趋于正常。[贾波，沈涛《陈潮祖医案精解》]

侍诊心得：本案之声音嘶哑系水湿阻滞所致。苔黄腻易从湿热阻滞论治，然平素怕冷，舌体淡胖，脉沉而细，证明苔黄是其假象，素体阳虚、外感风寒才是此案病变机制。喉为肺系所属，足三阴皆过喉中。嘶哑乃少阴虚寒，气不化水；肺气郁闭，津液不布，津聚为湿，湿滞咽脉，声带变厚使然。方用麻黄开宣肺气，通调水道；附子温壮元阳，化气行水；细辛通经活络，启闭开窍，合麻黄宣通上焦的津气，合附子温暖命门，针对少阴虚寒，肺气郁闭。叶天士指出："金实则无声，金破亦无声。"实者乃邪气阻滞，肺气失宣，金实则不鸣，治以宣肃散邪为主，邪去则金鸣。加入桔梗，宣肺利咽。合而成方，宣上温下，使其肺气开宣，津气宣降无阻，声带恢复正常，声哑可愈。

原按：此案所见证象，既有平素怕冷、舌体淡胖、脉沉而细之阳虚证象，又有口苦、苔黄、舌体中线呈现裂纹之热象证象，仔细分析，口苦、苔黄、舌体沟纹是假象，平素怕冷、舌体淡胖、脉沉细是真，属于真寒假热证候。患者平素怕冷、脉象沉细，是其阳气虚损之象；舌体淡胖，是其阳虚不能化气行水，水湿内停少阳三焦腠理于肌肉间隙所致。具体而言，血中水分增多，则舌淡；湿停于舌则舌胖；阻于咽喉，声带变厚，则嘶哑。身体之内只有胆汁才色黄、味苦，从肠道进入管壁间隙，跟随水津运行三焦。现因湿阻少阳三焦，妨碍胆液随津下行外出，逆而上行，故从其咽喉渗出则口苦渗于舌面则苔黄，因此成为假热证象。至于舌体中线呈沟纹，则因湿停于舌；舌体中线有筋脉制约，所以只有两侧肌肉向上突出呈现类似裂纹状。综上所述，诊断此证属于阳虚不能化水为气，水湿内停，确有其理在焉。

4. 暴哑

某男，53岁。主诉：声嘶3年。自述3年前因采割饲料时遇雨湿衣，当晚发热，咳嗽，声音嘶哑，经中、西药治疗后咳止、热退，但声音嘶哑加重，后经西医及中医清热利咽、养阴润燥等法多次治疗，均无寸功。闻其声嘶近绝，低不可闻，纳眠可，小便可，大便偏稀溏。诊查：面色苍白，舌质淡暗，苔灰滑腐厚，脉沉细无力。诊断：暴哑。处方：麻黄20g，北细辛8g，桂枝15g，苍术20g，草果15g，茯苓30g，制附片50g（另包先煎2小时去除麻味），4剂，水煎，日3次，温服。上方连服4剂后来告，药后汗出，苔退，声音

恢复正常。[宋兴《临证解惑-陈潮祖教授学术经验研究》]

原按："闻其声嘶近绝，低不可闻"，古谓之喑，有音无字曰喑，音字俱无曰哑。《灵枢·忧恚无言》："人卒然无音者，寒气客于厌，则厌不能发，发不能下，至其开阖不致，故无音。"此为暴喑。《黄帝内经》："五邪所乱，邪入于阳则狂，邪入于阴则痹，搏阳则为颠疾，搏阴则为瘖，阳入之阴则静，阴出之阳则怒，是谓五乱。"此瘖即"哑"意。康熙字典，瘖同"喑"。瘖、喑、哑实为同义，故此证为暴哑。

喉主通气与发音，为肺系组成部分，足三阴经皆过喉中。发生病变时，常见肿痛、呼吸不利、自觉梗阻、失音声嘶等症。究其成因，或因风寒犯肺，肺气不宣；或因温邪上受，久郁不散；或因少阳三焦湿热阻滞；或因少阴阳虚，气化不及，痰水上壅。本案从"遇雨湿衣，当晚即发热，咳嗽，声音嘶哑""后经西医及中医清热利咽，养阴润燥等法多次治疗，均无寸功，声嘶3年"推断，患者年过半百，阳本渐衰。采割饲料焉有不热？正所谓："炅则腠理开，荣卫通，汗大泄。"阳气空虚，时遇雨湿衣，寒从肺卫腠理直入少阴，遂成肺气闭郁，宣降失常，气化不利，水湿寒滞少阴经脉。或初为热证，3年来过用寒凉之品致"声嘶近绝，面色苍白，舌质淡暗，大便偏稀溏，脉沉细无力"等寒闭太少二阴，湿阻膜腠三焦之寒、湿、瘀、滞等象。

审脉度证，阳虚湿滞之证尽显，一如寒风萧瑟，霜叶萧森。病至于此，急需温阳燥湿，发散寒邪，方可别有洞天。若漫不加察，再投寒凉，无疑雪夜遇霜，令邪气愈陷而肾气愈闭，叵测之证，恐将至焉！遵尤在泾"少阴咽痛，甘不能缓者，必以辛散之；寒不能除者，必以温发之"之说，急投麻黄细辛附子汤为基础剂，方可击中病机。麻黄宣郁闭之肺气，行壅滞之水饮；附子温肾，以助气化，振心阳以畅血运；细辛专通少阴经脉，行三焦气闭，助麻、附开通上下；桂枝温通五脏，调全身血脉经络，平冲（温化）下焦寒湿；草果辛燥，善除寒湿而温燥中宫；苍术燥湿尤甚，善治寒湿滞中焦；茯苓运脾利水渗湿，让湿邪从下焦而出。整方配伍，相须相使，相得益彰，使肺气得宣，肾气得暖，湿浊得化，血运流畅，津行无碍，正所谓水精四布，五津并行。舌暗、苔腐、暴哑、声嘶等症焉有不愈？

本方所治暴哑，特指寒邪下闭少阴肾气，上闭太阴肺气所致之证，其他原因所致暴哑不得纳入本方证论治。

5.鼻渊

某女，3岁。2018年11月15日初诊。患儿素患鼻炎，2周前受凉后出现鼻塞症状，近3天呼吸不畅，喷嚏连连，流清质黄色鼻涕，痰白清稀量少，怕冷，纳可，二便正常，舌质淡红，舌苔中部略厚，色灰而质润，脉沉细。X线胸片示肺纹理增强。西医诊断：鼻炎。中医诊断：鼻渊(阳虚寒凝证)。治法：温阳散寒。处方：麻黄6g，制川乌9g(先煎1.5小时)，细辛9g，花椒3g。3剂，每日1剂，水煎服。11月18日二诊：患者现鼻塞明显缓解，喷嚏已无，饮凉水后，自觉腹中胀满，发热恶寒，出汗，口渴欲饮水，小便短少。此为外感风寒兼水饮内蓄。治疗：外解表寒，内利水饮。处方：茯苓10g，猪苓10g，泽泻15g，生白术10g，桂枝15g。3剂，打粉，每日3次，每次10g。米汤送服。药尽症平。[张生金.麻黄附子细辛汤治疗阳虚寒凝病证验案举隅.中国民族民间医药，2023，32（21）]

原按：五官诸窍位居阳会之地，空灵洁净，不容纤尘，若体虚受邪，则清窍闭阻，官窍失其空灵洁净而病。本案中患者初诊之时先以麻黄发表出汗，使浊阴寒凝经汗而去，再辅以细辛、附子，辛温通阳，畅达气机。二诊时服用散剂，散者散也，可外散风寒，内散水饮，故可奏散邪气、和胃气、通小便、致津液、止口渴之功。

6. 口疮

某女，26岁，1个月前无明显诱因出现口腔溃疡，疼痛难忍，伴见咽痛，口渴而少饮。昨日腹泻3次，昨夜手脚心热，自诉怕冷，浑身疼痛。溃疡色淡不鲜，舌质淡青，舌苔薄白润，脉沉弱。西医诊断：白塞氏病。中医诊断：口疮（阳虚寒凝证）。治法：温阳散寒。处方：麻黄9g，细辛6g，制川乌15g（先煎1.5小时），吴茱萸9g，干姜18g。6剂，每日1剂，水煎服。患者服药后反馈：服3剂后溃疡疼痛明显缓解，腹泻停，手脚心热消失，6剂服毕诸症愈。[张生金. 麻黄附子细辛汤治疗阳虚寒凝病证验案举隅. 中国民族民间医药，2023，32（21）]

原按：《黄帝内经》言"凡阴阳之要，阳密乃固"，又言"阴平阳秘，精神乃治"。由此可知阳气固密闭守，方可"精则养神，柔则养筋"。患者阳气虚损，难能秘守于内，故而上越以成虚火上冲之状，因此出现口疮咽痛症状；又中阳不足，清阳下陷导致腹泻病症。治用《伤寒论》麻黄细辛附子汤，温壮阳气使其充旺，通畅阳气使其流通，俾阳气恢复正常状态，药证相符，故6剂而愈。

7. 牙痛

《证治准绳》治寒邪犯脑齿，致脑齿痛，急用之，缓则不救。清代名医薛己、张璐等用其治疗肾咳及寒邪直中于肾所致的齿痛。张广政等治疗2例老年患者，素体阳气较弱，感受风寒之邪而致牙齿疼痛、牙龈肿、不红而痛等属于少阴经络属的部位，用麻黄细辛附子汤温少阴之阳，使少阴之寒从太阳表散。此类牙痛多红肿热痛不显，兼见恶寒清涕、困倦无神、舌苔白滑等少阴寒化之征，阳虚寒凝经络，致虚火上攻发为牙痛。[张子涵等. 麻黄附子细辛汤治疗痛证之探究. 湖北民族学院学报（医学版），2018，35（4）]

（三）妇科疾病

1. 多囊卵巢综合征之月经后期

某女，44岁，因"月经后期10年余"就诊。患者有多囊卵巢病史，月经后期，长年服用中药未愈。刻下：患者形体壮实，身高167cm，体重100kg，皮肤粗糙，肤色黄暗，月经后期、量少，白天嗜睡，困重乏力，入睡难，下肢轻度浮肿，唇舌暗淡，苔白腻，脉沉。既往有腰椎间盘突出症。处方：麻黄10g，制附片10g（先煎），细辛6g，甘草3g，干姜10g，葛根30g，川芎12g，白术20g，茯苓20g，桂枝15g，赤芍15g，桃仁15g，丹皮15g。水煎，每日1剂，分2次服。1周后复诊，精神状况好转，体重减轻。嘱原方续服。后月经正常，疲劳感减轻。[眭冬蕾. 黄煌运用麻黄附子细辛汤治疗妇科病经验举隅. 中国中医药信息杂志，2010，17（2）]

原按：多囊卵巢综合征是近年来逐渐增多的难治性疾病之一，是一种以长期不排卵或稀发排卵、卵巢多囊性增大、高雄激素血症为基本特征的临床综合征，患者多表现为体毛增多、肥胖、好发痤疮、闭经等。本案患者多囊卵巢综合征病史多年，长期内分泌紊乱，下丘脑 - 垂体 - 卵巢功能失调。患者唇色淡、面黄暗、嗜睡、脉沉，为一派阳虚证象；而皮肤粗糙、月经不调、周期紊乱、有腰椎间盘突出病史，说明患者有瘀血证存在，故以麻黄细辛附子汤合桂枝茯苓丸调整体质而显效。

2. 子宫内膜癌术后

某女，50岁，行子宫内膜癌术6次化疗后，目前各项检查指标正常。刻下：面色黄暗，浮肿貌，精神萎靡，语言声低，手足冰冷，失眠头痛，肌肉酸痛入睡难，白天困重，头两侧连及后项背强痛，唇暗红，舌暗淡胖、有齿痕，苔白，脉沉。处方：麻黄10g，制附片10g（先煎），甘草10g，细辛6g，柴胡20g，黄芩6g，制半夏20g，党参12g，茯苓20g，肉桂6g，桂枝6g，制大黄6g，龙骨12g，牡蛎12g，干姜10g，红枣20g。水煎，每日1剂，日服2次。患者服药3剂后，自我感觉精神明显好转。8剂后，脸部浮肿明显减轻，食欲改善。续服此方，并逐渐减量。食香眠熟，精神好转。[眭冬蕾. 黄煌运用麻黄附子细辛汤治疗妇科病经验举隅. 中国中医药信息杂志，2010，（2）]

3. 痛经

周丽娟选38例子宫腺肌病痛经患者用麻黄细辛附子汤加减治疗，观察治疗前后疼痛症状变化。经前5天开始服用麻黄细辛附子汤加味：麻黄6g，细辛6g，附子9g（先煎1小时），三七粉6g，猪苓10g，莪术20g，炮姜10g，炙甘草3g。阳虚明显者，加巴戟天15g；神疲乏力、气短者，加黄芪20g、黄精10g；月经量多伴肛门坠胀者，加乌梅20g、升麻10g、仙鹤草30g。水煎，日1剂，分早晚服。连用3个月为一疗程。结果：麻黄细辛附子汤加减对于缓解子宫腺肌病痛经有良好的临床疗效。[周丽娟. 麻黄附子细辛汤加减治疗子宫腺肌病痛经38例. 实用中医药杂志，2016，32（1）]

（四）儿科疾病

刘小凡以本方合陈皮、苏子、前胡、射干、五味子、茯苓、炙紫菀等治疗婴幼儿早期喘息，服药5剂，诸症减，后以新制六安煎善后。郑启仲以本方加艾叶、苏子、枇杷叶、元明粉、炙甘草治疗小儿冷积便秘1例。秦颖以本方加苍术、白术、防风、川黄连、黄芪治愈少阴阳虚风寒外束之小儿慢性荨麻疹。脾肺气虚者加党参9g、黄芪9g；素体肥胖、痰湿内盛者，加陈皮6g、半夏6g；下焦湿热者加苍术9g、黄柏9g。都修波以本方加味治疗儿童原发性遗尿36例，处方：麻黄6g，细辛3g，附子9g，金樱子9g，芡实9g，茯苓12g。尿频不禁者加桑螵蛸9g、益智仁9g；纳差者加麦芽15g、神曲15g。结果：治愈25例，总有效率86.11%。[陈明. 麻黄细辛附子汤应用近况. 辽宁中医药大学学报，2013，15（2）]

（五）皮肤科疾病

1. 荨麻疹

某男，21岁，1年前有一天早晨因剧烈活动汗出，经冷水擦洗全身，约20分钟后，全身奇痒，疹起如点状或团状，遍及四肢，用药后症状有好转，但1年来反复。初诊：疹起如团状且奇痒，其色白，并突出皮肤，部分且连成片状，恶寒，四肢不温，舌淡苔薄白，脉沉弱。辨证为风寒性荨麻疹，其治当解表散寒止痒，以麻黄细辛附子汤加味：麻黄10g，附子6g（先煎），细辛9g，桂枝6g，杏仁12g，炙甘草10g，蛇床子10g。6剂，水煎2次3服。二诊：身痒及疹基本消失，余症除，巩固前方6剂。未再复发。[《经方实践论》]

2.七窍奇痒

某男，35岁，2012年7月初诊。七窍奇痒一年余。秋冬加重，春夏缓解，多方求治不效，上月感受风寒复发。诊见患者围巾裹头，面色㿠白，时有涕泪，清稀量少，不时用手搔抓口、鼻、耳、目。形寒肢冷，七窍奇痒，遇寒加重，遇温则减，舌淡，苔白，脉沉迟。此乃七窍奇痒证。治宜温补元阳，疏散风寒，祛风止痒。处方：炮附片（先煎）、防风各10g，麻黄、细辛、川芎各5g。5剂，水煎服。药后痒止症减。再投5剂，并以右归丸和防风通圣丸调理1个月。随访一年未复发。[杨勤龙. 麻黄附子细辛汤证治体会. 光明中医，2014，29（10）]

（六）其他疾病

1.瘰核

某女，32岁，2000年4月24日初诊。患者半月前受凉后，出现左颏下淋巴结肿大，伴咽痛、鼻塞，经西医局部穿刺检查后诊断为"左颏下淋巴结炎"。当地中医投清热解毒、软坚散结之品，效果不明显。初诊：左颏下淋巴结肿大约5cm×4cm大小，按之痛，质地硬，活动度小，边界清晰，伴头痛、咽痛、声嘶、鼻塞。望其咽部其色淡红，咽后壁有少许淋巴滤泡增生，舌尖稍红，舌体偏胖，苔薄白水滑，切六脉沉细弦缓。辨证属寒湿凝滞，阳郁失宣。治以散寒除湿，温阳开郁，方投麻黄细辛附子汤加味。处方：麻黄10g，法半夏20g，生姜10g，竹茹10g，茯苓20g，小茴香10g，北细辛5g，制附片20g（先煎60分钟）。煎服，每日1剂，进2剂后，左颏下淋巴结明显缩小，已无触痛，头痛、声嘶、鼻塞明显好转，舌体偏胖，苔薄白润，脉沉细滑。原方再进3剂，后续电话联系告知，3剂后病告痊愈。[贾波，沈涛《陈潮祖医案精解》]

原按：瘰核，瘰，肿也；核，硬节也。其是咽喉部发生痈疡并发感染，下颌部、腋窝或腹股沟等部位出现的大小不同的硬结，按之作痛，为一些肿大的淋巴结。

《经方应用》："寒邪外袭，初见寒热咽痛，继则声嘶失音，咽微红不肿，舌质淡，脉沉细者麻黄细辛附子汤主之。"阳虚之体，卫外不固，外寒邪侵，最易深入；阳虚之体，托邪无力，精气布运不力，寒邪最易凝滞为痰。本证虽是现代医学的"淋巴结炎"，但其中心病机仍然是阳虚寒侵。治病求本，紧扣病机，异病同治的基础是"病机同则治亦同"。

患者"颏下淋巴结肿大，按之痛，质地硬，活动度小，边界清晰，伴头痛、咽痛、声嘶、鼻塞。舌体偏胖，苔薄白水滑，六脉沉细弦缓"，仍属寒邪犯太阳入少阴致凝滞及阳郁失宣，治以散寒除湿，温阳开郁。

患者因外感风寒起病，头痛、鼻塞、声嘶为表证之征，其虽咽痛声嘶，但咽部望诊其色淡红，可知其非热毒所致咽痛，而为阳气郁滞、津阻不润所致；其舌淡胖水滑，脉沉细弦缓可知少阴病湿寒证；舌尖稍红为湿郁阳气、成痰化热之象。包块虽硬，但边界清晰，推之可动，且未现红肿，加以舌脉，可断定为痰湿凝滞所致，"病痰饮者当以温药和之"。然前医妄投清热解毒之品，非但无效，反而更令患者雪上加霜。

《金匮要略》（简称《金匮》）有训：治邪当随其所得而攻之。此邪由外入，故因势利导，用麻黄细辛附子汤辛散与温化相佐，透邪外达。方中麻黄辛温发越，表散风寒，开宣肺气；附子辛热，温壮元阳，补命火，搜逐深寒邪；麻黄、附子配伍解表同时振奋阳气，共呈助阳解表之效。细辛大辛温，入髓透骨，走经窜络，启闭开窍，既助麻黄表散风寒、开通上焦清窍，又助附子温暖命门、激发肾之功能。生姜"走而不守"，辛温而助麻黄、附子、细辛散寒祛湿。其包块虽硬，但边界清晰，推之可动，舌体胖苔水滑，故陈老云其属"痰核"，配半夏、茯苓以化痰除湿，《本草经解》言"小茴香辛温，通三焦之真气"，小茴香行气散寒，助麻黄、附子、细辛、开少阳三焦之路，再入竹茹以清郁热而化痰。不消炎而炎自消，不软坚而坚自去，体现了治病求本的原则。

2. 脱疽

某女，58岁，2021年12月6日初诊。诉左下肢冷痛1周。西医诊断为动脉硬化闭塞症。症见患者左下肢疼痛，足背局部皮肤潮红灼热，周边皮肤泛白，左足麻木疼痛，跛行，步履不利，乍寒乍热，间中低热，无汗，不欲饮食，倦怠欲寐，舌质淡苔薄白，脉沉弦。中医诊断：脱疽病。予麻黄细辛附子汤、小柴胡汤加减化裁：麻黄5g，附子10g（先煎），细辛3g，柴胡15g，黄芩10g，法半夏10g，党参10g，炙甘草8g，大枣10g，青蒿15g，秦艽10g。共10剂，每日1剂，水煎服。二诊：乍寒乍热消失，胃纳改善，仍有左足冷痛，乏力，舌质淡苔薄白，脉沉。处方：麻黄5g，附子10g（先煎），细辛3g，桃仁20g，赤芍10g，丹皮10g，桂枝10g，茯苓20g，防己10g，党参30g，生石膏15g。每日1剂，水煎服。服10剂后患者左下肢冷痛缓解，行走如常。[梁政娆. 梁如镜主任医师运用麻黄附子细辛汤病案举隅. 亚太传统医药，2023，19（9）]

原按：脱疽病，为阳虚寒凝脉络。患者初诊，乍寒乍热，不欲饮食，脉弦，见少阳半表半里证；左下肢冷痛，倦怠欲寐，舌质淡苔薄白，脉沉，属阳虚寒化，气血凝滞，经络痹阻。治法当以温经散寒、活血通络。初诊用小柴胡汤和解少阳，麻黄细辛附子汤扶正助阳，秦艽、青蒿退虚热。二诊用麻黄细辛附子汤扶正温经助阳，桂枝茯苓丸温经散寒、活血通络，木防己汤行气散结、通痹止痛。

3. 脱肛

某女，47岁，因"反复脱肛1年余，加重半月"就诊。刻下：患者脸色黄暗，两目暗，两颊色素沉着，眼睛轻度浮肿，精神欠佳，乏力倦怠，嗜睡，手肿，受凉后呕吐清黏涎沫，时反酸咽痛，腰部如冷水浇，全身怕冷，下肢轻度浮肿，月经正常，小便少，大便稍溏，舌淡胖嫩，脉沉。处方：麻黄6g，制附片6g（先煎），细辛6g，干姜12g，白术12g，茯苓12g，甘草6g，红枣20g。水煎，每日1剂，日服2次。1周后复诊：患者精神可，脱肛改善，嗳气、口吐清水均有所好转，仍有疲劳感，嗜睡，舌暗淡，苔薄。原方续服1个月。脱肛情况已大为好转，嗜睡减少，浮肿已消，疲劳感减轻。[眭冬蕾. 黄煌运用麻黄附子细辛汤治疗妇科病经验举隅. 中国中医药信息杂志，2010（2）]

【临证提要】

（1）宣上温下肺肾同治

麻黄细辛附子汤特为阳虚外感而设，其所体现的治法为助阳解表法，表里同治，以此治疗阳虚外感、身发热、恶寒甚、脉沉细、但欲寐之症。故后世伤寒注家及方书均从阳虚外感及表里同治作解。而陈老从宣上温下肺肾同治作释，他认为，寒邪侵犯太少二阴，会导致肺气闭郁、腠理不开、表气失宣、经隧敛急、肾阳受困、水气不化等诸多临床表现，有"少阴病，始得之，反发热，脉沉者"之证、有寒凝窍闭的清窍功能障碍之证、有寒阻气化之水肿之证等。在治疗这些五官七窍与咽喉、心肺诸疾时，其效验非凡，经历代医家实践所证实。

素体阳虚，复感寒邪，往往长驱而入，直中三阴。伤太阴则吐、利不止，伤厥阴则挛痹、寒疝，伤少阴则目盲、耳聋、失音。以寒性收引凝固，闭入机窍使然，致精不能上输，水津不能布散，因而暴盲、暴聋、暴哑证中，属大寒直中少阴，伤伐肾阳等病机者多。当卫阳郁而不宣，肾阳衰而不振时，为太阳少阴同病，还可成肺肾同病的水肿。治此，当以开宣肺卫、温肾阳通肾气为基本法则。肺气宣通则表里透达、窍隧顿开，肾气温通则真阳鼓动，阴寒自散，阳气振奋而其病若失。能充分体现以上治法者当首推本方。麻黄辛温发越，最能表散风寒，开宣郁闭之肺气，行壅滞之水饮；附子辛热，最能壮元阳，补命火，助气化，振心阳，畅血运，逐深陷之寒邪；细辛大辛大温，最能入髓透骨，走经窜络，启闭、辛通表里九窍，助麻黄、附子开通上下，使肺气得宣，血运流畅，津行无碍。宣上、温下、畅中、开郁，以肺肾同治为法，以恢复功能正常为度。

若仅从表里同治释方，并不能概其全效，窥其真谛，初学者也如临云雾不知所以。若从宣上温下、肺肾同治解释，则另辟蹊径，能豁然开朗，更能广泛应用此方，发挥其临床作用。

陈老提出"宣上温下，肺肾同治"，是源于临床，总结前贤之法，并非标新立异，学者识之。

（2）病机相同则治法相同（异病同治）

①外感。《伤寒论》："少阴病，始得之，反发热，脉沉者。"即阳虚外感、身发热、恶寒甚、脉沉细、但欲寐之证。

②眼科疾患，审属阳虚，亦可酌用本方。瞳子属肾，目能视物以明察秋毫，有赖肾精充足。若突然失精，可致暴盲。有患年逾半百，素体阳虚，时值初冬而用冷水濯足，寒伤少阴，当晚遗精，次日目盲不能睹物，就医于陈达夫老师，师谓此为寒犯少阴所致，与本方数服而愈。此证是因寒导致瞳神紧小所致。

③鼻鼽、鼻痒、喷嚏、流清涕、鼻塞，经久不愈，畏寒怕冷，或见便溏、身倦，或见腰膝冷痛，夜尿多，鼻黏膜苍白水肿，舌淡胖或有齿印，苔白，脉沉细。多属肺气宣降失常，肾阳虚气化不及，气郁津凝，壅阻鼻窍而成。此方麻黄宣肺行水，附子温阳化气，细辛辛通气机，与此若合符节，审其流清涕，鼻塞，鼻甲肥大，舌淡而胖，即可投此。

④喘咳胸闷。《证治准绳》："治肾脏发咳，咳则腰背相引而痛，甚则咳涎；又治寒邪犯脑齿，致脑齿痛，宜急用之，缓则不救。"肺为清虚之府，津气流通之所。一旦肺失宣降

之常，津气痹阻于肺而咳喘胸闷等症成矣！此方麻黄、细辛宣降肺气，附子温阳化气，津气运行无阻，肺功恢复正常，则咳喘胸闷等症可以缓解。故用于肺气肿或气胸均有效。与真武汤合用，治肺病及心的咳喘、心悸，亦有一定疗效。

⑤心疾。《上海中医药杂志》："症见心悸、胸闷、胸痛、头晕、头痛、昏厥、乏力、畏冷、健忘、脉迟之病态窦房结综合征。"心肌梗死，如有房室传导阻滞，常于所用方中加麻黄细辛附子汤。此方麻黄、细辛开肺气，行津液，能通三焦津气之滞；附子能温阳化气，助心行血，三药同用，令少阳三焦津气通畅，少阴心系血运流通，则传导无阻而趋正常，是从气血津液宜通着眼。方中细辛有解痉作用，可使经隧和调，气津无阻。

⑥脑疾。《当代医家论经方》中"脑垂体微腺瘤、脑垂体前叶功能减退、脑垂体侏儒症、脑垂体消瘦综合征，见舌胖大苔厚腻、脉沉细涩"可用之。

⑦水肿。《经方实验录》："手足厥，但欲寐，全是少阴寒证，宜麻黄细辛附子汤，而于水肿一症尤宜。"发汗、利水是治疗水肿两大法门，本方则兼而有之。少阴阳虚，气化失常而肿者，宜用真武汤、五苓散之类温阳化气，行水消肿；肺失宣降，水道失调而肿者，宜用越婢汤、越婢加术汤等宣肺行水，开源导流。若卫阳郁而不宣，肾阳衰而不振，则既属太阳少阴同病，也属肺肾同病的水肿宜使用本方。方中麻黄宣降肺气，可散在外的阴邪；附子壮其肾阳，可化内停的水气。俾肺气开宣，卫阳不郁，肾阳得温，气化正常，则三焦通畅而水肿易消。复配细辛辛通表里，沟通上下，体现宣上温下，肺肾同治之法。水肿较甚，单用利水法难于获效，即可投以此方。与真武汤、五苓散合用尤佳。由于水肿表实，服用此方以后很少出汗，多见小便通畅。若见大便稀水亦绝非药误，而是肺的宣降功能和肾的气化功能开始恢复，即《素问·经脉别论》所谓"水精四布，五经并行"之象，是好转的征兆。

⑧其他。《古方临床之运用》："衰弱患者之感冒、老年性肺炎、衰老者慢性支气管炎，痰喘咳嗽，有畏风恶寒，身体痛或头痛者。"

内而阳气虚衰，外而寒邪侵袭，阳虚之体，卫外不固，寒邪最易深入；阳虚之体，托邪无力，邪气又最易滞着，这决定了本方证的中心病机为阳虚寒侵。阳虚者，精气布运本已不力，如再加寒邪凝滞，则最易导致膜腠挛缩，经输闭塞，精气不能达于清窍，水湿不能运化，而致清窍功能障碍，三焦水饮壅滞等临床诸证。这些证候虽外在表现形式各异，但其内在病因却基本相同，因而均属麻黄细辛附子汤的适应证。

少阴病，脉沉，为肾阳本虚之象，此时反发热者，属少阴病兼变证之类，乃风寒郁遏太阳经脉所致，属少阴病兼太阳表证。素体肾阳虚，又感风寒，里阳不能协应，故有脉沉发热之症；若暴感寒邪，致令精气闭阻，清窍窒塞而成的暴盲、暴哑、暴聋及肺气失宣、肾气失煦、水气不化、泛溢而成的水肿等症，首选麻黄细辛附子汤。表象百千，病机一面，治法一面，即症不同，但证同，病机同，则治法同。以神倦、舌淡、苔白、脉沉弱等为辨证要点，无论其为何种表现，均为本方证候。大寒伤人多为重证，仅从表治，阳气随汗外泄，可至亡阳；仅从里治，恐表邪郁内；且一般辛温解表剂，多呈病深治浅之态，断难奏效！唯本方从整体出发，宣上温下，为振阳祛寒、温肾宣肺之要剂。此方此证，若用之得当，如矢中的，可救治危难。临床报道本方加减对面瘫、三叉神经痛、窦性心动过缓、房室传导阻滞、痤疮、湿疹、癌性疼痛、银屑病、变应性皮肤血管炎、晚期肿瘤发热、脑梗后低热、食管炎、结膜炎、火疳、干燥综合征、顽固性嗜睡等症有较好疗效。（宋兴，陈逸）

【禁忌】①口干、口苦、思饮、喜冷者，忌之。②自汗出者，忌之。

川芎茶调散（《太平惠民和剂局方》）

【药物组成】川芎、荆芥各 12g　羌活、防风、白芷、甘草各 6g　细辛 3g　薄荷 24g

【制剂用法】为细末，每次服 3g，食后清茶送下。亦可作汤剂，水煎服，薄荷后下。

【病机治法】外感风邪，上犯头目。疏风散邪，宣通营卫法。

【适应证候】

（1）外感风邪，日久不去，而成偏正头痛，或颠顶作痛。

（2）外感风邪，恶寒发热，头重头痛，目眩，鼻塞，声重，舌苔薄白，脉浮者。

【证析方解】头痛原因甚多，有外感亦有内伤。本方所治，无论新久，均为外感风邪所致。风邪外袭，上犯头目，故见头痛，所谓"伤于风者，上先受之"，即是此意。风邪在表，阻碍气血正常运行，营卫之气与邪相争，故见头痛、恶寒、发热、鼻塞、目眩、脉浮等症。若风邪留而不去，头痛日久不愈，其痛或偏或正，作止无时，即为头风。头痛何以有偏有正？是因受邪部位不同故也。某部受邪，某部脉络即呈挛急；阻碍气血运行，即呈挛急不通而痛。

外感风邪所致头痛，因邪从外入，即应祛之使其外出，故宜疏散风邪、通调气血，使邪去而脉络得舒，脉络既舒而营卫通调，则头痛可愈。本方用羌活、防风、荆芥散太阳之风寒，白芷、薄荷散阳明之风热，细辛辛散而治少阴头痛，川芎辛温香窜擅治少阳、厥阴头痛，数药合用，则太阳、阳明、少阳、少阴、厥阴诸经皆能全面照顾，对因外感风邪所致的血络痉挛头痛适宜。

以上仅就疏风散邪而言，若从通调气血津液角度分析，羌活、白芷、细辛、薄荷等药有宣发卫气之功，川芎有活血调营之力，羌活、白芷、细辛本来就有胜湿作用，再以清利头目的清茶调服，更能利水行津、引湿下行，使气血津液流通无阻，头痛自然向愈。配伍甘草，有甘以缓急作用，协助羌活、细辛解痉，为脉络挛急而痛者设。

本方所用药物都是擅长祛风解表的风药，这是根据"高巅之上，非风药不能上达"的指导思想立方遣药的。所谓祛风，是指此类药物能解肝系筋脉痉挛。

方中薄荷辛凉而用量独重，古人据此遂谓此系疏散风热之方。综观本方温药多于凉药，谓其疏散风热似欠公允，若谓不偏寒热，则较符合实际。若减薄荷之量，则偏温矣！

【临床运用】

（一）内科疾病

1.头痛

某男，59 岁，2019 年 2 月 18 日初诊。头痛 3 年，头痛头胀难以忍受，上午精神差，头重如裹，头部怕冷，冷热变化或者情绪波动头痛加重，高血压病史，血压不稳，眠差，噩梦，睡眠中下肢有不自主抖动。大便溏。舌胖大边尖红、苔白腻，脉细弦。辨为肝肾阴虚，虚火上扰，伴有脾虚气虚湿阻，风邪湿邪上扰清窍。处方：当归10g，白芍15g，川芎6g，荆芥10g，防风10g，藁本10g，白芷10g，细辛3g，羌活5g，蔓荆子10g，薏苡仁30g，远志10g，天麻10g，牛膝12g，琥珀粉1.5g（冲服）。14剂水煎服。3月4日二诊：患者药后诸症有明显改善，头痛一直未作，不自主抽动减轻。舌胖、苔薄白，脉弦细。上方去薏苡仁、远志，加桑寄生12g，首乌藤30g。14剂，水煎服。[张军领. 尉中民教授川芎茶调散治疗头痛经验. 中国中医药现代远程教育，2020，18（24）]

2. 眩晕

某女，65岁，2009年5月6日初诊。患者头晕2个月余，每于下午2点左右发作，眩晕，头胀，头顶、眼眶、鼻梁均胀，有"高血压"病史，胃纳可，二便调，下肢冷，舌淡胖，苔薄，脉浮，睡眠差，不喜冷饮。陈老诊断为眩晕，病机为风邪上扰，阳气上升，浊阴不降。治宜疏风散邪，柔肝缓急，利水泄浊，取川芎茶调散与桂枝加葛根汤加减。处方：川芎20g，荆芥15g，防风15g，白芷10g，细辛6g，羌活10g，生甘草10g，桂枝10g，白芍10g，泽泻20g，滑石15g，法半夏15g，葛根30g，白术20g，辛夷20g，生姜15g，大枣15g，川木通10g。水煎服，日1剂，6剂。5月15日二诊：服6剂后眩晕大减，继续服用上方，减辛夷加白晒参20g。服5剂后，病获痊愈。[贾波，沈涛《陈潮祖医案精解》]

侍诊心得：风邪外袭，上犯头目，风邪稽留，入于经隧而脉络挛急，障碍头部气血运行，以致头晕头胀，头顶、眼眶、鼻梁均胀。头为诸阳之会，阳气上升，津随气升，阻于头部脉络亦致头晕头胀。阳气升多于降，阳气不达下肢则下肢冷。平素失眠而胃口好，非胃不和引起，而是湿浊阻于三焦，阳不入阴的缘故。长期血压高乃是阳气上升太过，气机升降失调所致。头晕无论内外因素皆可用川芎茶调散加减，能使风邪散，津血通，筋脉舒，则头胀、眩晕可除。本案乃外邪侵袭太阳经脉，头面受邪，津血不利，筋脉收引痉挛导致头晕目眩等症，治须祛风通络解痉，故合桂枝加葛根汤以柔肝缓急。加木通、滑石和泽泻兼顾湿滞之患，导湿下行，给邪以出路以消头目眩晕肿胀。取三药渗利下行之药势，既控制阳气之上升，又制诸风药之过于升散，使升中有降。

原按：①本案辨证风邪上扰，阳气上升，浊阴不降的依据是眩晕、头胀、头顶眼眶鼻梁均胀，舌淡胖，苔薄，脉浮。②患者自觉天旋地转为眩，头内瞬息不觉为晕。病在厥阴心包膜络，属于肝系筋脉弛张失常。筋膜弛张失常，则与外感内伤导致气血水津升降虚滞相关，其中尤以筋膜受津气阻滞最为常见。所谓无痰不作眩，则因痰饮水湿上干清阳，蒙蔽心包机制最为多见；就其病性而言，寒热虚实皆有。临床所见肝经湿热上壅，头痛晕胀，有之，龙胆泻肝汤、温胆汤、蒿芩清胆汤、滚痰丸等，即为此设；水饮上逆，成为眩晕，有之，五苓散、泽泻汤和真武汤类，即为此设。上述两种机制，均为痰饮水湿从其少阳三焦腠理上干脑膜所致。除此之外，肾水亏损，肝经膜络失濡，阴虚阳亢，气血升多于降，肝风内动，血充于脑，头目眩晕，有之，镇肝熄风汤、羚角钩藤汤等，特为此设；阳气下陷，脉中血随气降，气血无以上荣膜络，成为眩晕，亦常有之，补中益气汤、益气升压汤即为此设。综上所述，眩晕机制，病变本质均为气血津液升降虚滞异常致脑外膜络弛张失常。此案患者，属于外感风邪，筋脉挛急，水湿阻滞，乃变法也。

（二）五官科疾病

1. 过敏性结膜炎

钱丽君等将138例过敏性结膜炎患者随机分为对照组和观察组。对照组予0.1%盐酸奥洛他定滴眼液；观察组在对照组治疗方案的基础上加用川芎茶调散治疗。疗程均为14天。比较两组临床疗效，治疗前后主要症状、体征评分变化及安全性评价。结果：观察组总有效率为92.75%，对照组为76.81%。治疗后，观察组患者眼痒、流泪、眼异物感评分均低于对照组，观察组患者上睑结膜乳头、下睑结膜乳头、分泌物评分均低于对照组。[钱丽君. 川芎茶调散治疗过敏性结膜炎临床疗效. 新中医，2017，49（11）]

2. 耳带状疱疹

某女，63岁，2020年8月14日以"左耳疼痛2天，加重半天"为主诉来诊。检查见左耳甲腔皮肤轻度肿胀，可见数个水疱疹及黄色渗出液，局部敏感伴有压痛。二便可，舌质紫暗、苔薄白、脉沉涩。方用川芎茶调散加减：川芎15g，荆芥15g，细辛3g，薄荷10g，羌活15g，防风15g，地龙10g，丹皮15g，延胡索15g，茯苓15g，柴胡15g，白芷15g，炙甘草6g。水煎服，日1剂，分3次服，7剂。服上药后，耳痛大减，疼痛时间缩短。但大便稍干，纳欠佳，上方延胡索减至10g，加陈皮15g，继服10剂，诸症渐除。[牟珊. 川芎茶调散治疗耳鼻喉科疾病举隅. 中医眼耳鼻喉杂志，2021，11（2）]

原按：耳带状疱疹常属于中医之"耳带疮"范畴，临床医家多用清热解毒利湿，行气活血止痛之法治之。本例因有"左耳疼痛"，遇风寒后发病，辨证属风寒阻络、血脉瘀滞，故亦予川芎茶调散加减治之。

3. 鼻鼽

某男，16岁，7天前无明显诱因出现鼻塞、喷嚏连连的症状。初诊：鼻塞不通，呈持续性，伴晨起打喷嚏、流少量清涕，睡觉打鼾，纳眠可，二便调。双侧中下鼻甲黏膜淡白水肿，中鼻道及总鼻道见少量清稀透明分泌物，余未见异常。变应原检测提示花粉过敏。西医诊断为变应性鼻炎。中医诊断为鼻鼽，方选川芎茶调散加减：川芎10g，荆芥10g，白芷15g，羌活10g，甘草片5g，防风10g，薄荷10g（后下），白术15g，茯苓10g，陈皮10g，山药10g，薏苡仁15g，麻黄10g，桂枝10g，辛夷15g，黄芪10g。水煎，每日1剂，12剂后病情基本得以控制。[周雨灿. 张勤修运用川芎茶调散治疗儿童及青少年鼻鼽经验. 中国民间疗法，2023，31（7）]

原按：变应性鼻炎属中医"鼻鼽"范畴。肺开窍于鼻，肺气虚，卫外不固是发病之本，风邪乘袭，滞留鼻窍是其标，按"急则治其标，缓则治其本"的原则，投以川芎茶调散祛风止痒，宣肺通窍。

4. 变应性咽炎

某女，49岁，咳嗽近半年，诊断为"变应性咽炎"，中西医疗效不显。刻诊：阵发性咳嗽，咳声不扬，咳白色泡沫痰，量少不易咳出，伴有恶寒、鼻塞，舌质淡红，苔薄白，脉细。辨证为风寒束肺，肺气不宣。拟以宣肺祛风、化痰止咳，方用川芎茶调散合止嗽散加减：川芎 15g，荆芥 15g，防风 15g，细辛 3g，杏仁 10g，紫苏叶 15g，白芷 15g，薄荷 5g，陈皮 15g，茯苓 15g，紫菀 15g，桔梗 30g，生姜 3 片。服 5 剂后症状明显改善，继服 3 剂巩固。[牟珊. 川芎茶调散治疗耳鼻喉科疾病举隅. 中医眼耳鼻喉杂志，2021，11（2）]

原按： 临床上治疗咳嗽，多喜用银翘散、桑菊饮等清肺泄热剂，使肺气闭郁，不得宣发，邪气不出，故而迁延难愈。肺为娇脏，身之华盖，主一身之气，主宣发和肃降。咳嗽，无论是外感还是内伤，病机终为肺气宣发肃降的功能失常，而在宣发和肃降二者中，以宣发尤为重要，宣发失常则肃降失调。故治疗上用川芎茶调散以宣发肺气。

5. 颞颌关节功能紊乱综合征

某男，35 岁，主诉"右耳前颞下颌关节处疼痛不适 2 天"，张口时加重，伴同侧头痛，舌质粉红，苔薄白。西医诊断为颞下颌关节紊乱综合征。处方：川芎 9g，荆芥穗 9g，防风 9g，细辛 3g，白芷 9g，薄荷 6g（后下），羌活 9g，甘草 9g，柴胡 9g，桂枝 9g。水煎服，每日 1 剂。另外，用此方煎汤，小毛巾蘸药液局部热敷，每日 2 次。用药 4 天后，患者局部疼痛症状明显减轻，又照此法治疗，5 天后疼痛消失，口已能正常开合。[牟珊. 川芎茶调散治疗耳鼻喉科疾病举隅. 中医眼耳鼻喉杂志，2021，11（2）]

原按： 颞下颌关节紊乱综合征，中医称之为"颌痹"。多因风寒湿邪留滞关节，致气血不通所致。本方中荆芥、防风、细辛、白芷、羌活等一批具有祛风散寒、除湿痹功能的药物，可直驱风寒湿邪。川芎活血行气止痛，又加桂枝温通经脉，增强散寒祛风湿之力，柴胡引药到病所。另用此方煎汤作局部湿热敷，使其药力渗透至筋骨，内治与外治相结合，药专力雄，故收效快捷。

【临证提要】 川芎茶调散原为外感风邪头痛所设，主治偏正头痛或颠顶头痛，伴恶寒发热、鼻塞目眩。风者，上行数变，《素问·太阴阳明论》"伤于风者，上先受之"，李东垣指出："凡头痛皆以风药治之者巅高之上，唯风可到。"风盛则痒，风盛在耳鼻喉科的具体表现则多是鼻痒喷嚏，咽痒咳嗽，耳内瘙痒，局部运动不协调等。该方大队风药，直达病所，根据不同情况，佐以散寒、活血、通络等效果均佳。川芎茶调散临床应用较广，临证时根据患者的不同情况，辨证施治，随症化裁，均能收到比较满意的效果。

感受风邪而成头昏重痛是使用此方的依据。若因其他原因引起的头痛，不可妄投此方。

小续命汤（《备急千金要方》）

【药物组成】 麻黄 10g　杏仁 10g　甘草 10g　桂枝 10g　白芍 10g　生姜 50g　防风 15g　防己 10g　川芎 10g　黄芩 10g　人参 10g　附子 15g

【制剂用法】 水煎，先煮附子，以不麻口为度，余药后下，汤成，分 3 次，温服。

【病机治法】 风邪中经。温经通阳，扶正祛风法。

【适应证候】 风邪中经，经脉拘急，半身不遂，口眼㖞斜，语言謇涩。亦治风湿痹痛。

【证析方解】 肝主筋膜，经脉拘急，半身不遂，病在肝系。上述证象，称为中风。风中的原因有内外之别，此证病前并无任何征兆，结合其他诊查分析，不是肝风内动，而是外中风邪，这种中风，称为真中，属于风邪中经机制。所谓风邪中经，就是风中腠理，引起经脉挛急和营卫运行障碍的病理改变。再究风邪之所以能够中于经脉，则因其人腠理空疏使然。故《灵枢·五变》谓："肉不坚，腠理疏，则善病风。"风邪不能独伤人，唯夹寒之风，为祸始烈。卫阳不足，腠理空疏，寒风侵袭，经脉受寒而挛急，营卫受寒而凝滞，遂见上述证象。

风寒引起经脉痉挛，营卫凝滞，法当温经通阳，祛邪外出，只有使拘挛的经脉舒缓，凝滞的营卫通调，半身不遂的证象才可消失。风邪中人，实由腠理不密，而腠理不密，实由卫阳已衰，若只祛邪而不扶正，仍然百密一疏。祛邪之中兼助正气，才使治法臻于完善。此方是由麻黄汤、桂枝汤、参附汤三方加味而成，展示以祛邪为主、扶正为辅的配伍形式。方中麻黄、桂枝、杏仁、甘草四味即麻黄汤，再配祛风的防风、散寒的生姜，长于开表泄闭，祛邪外出。麻黄、杏仁宣通肺气；桂枝、川芎温通血脉；防己通调水道，有疏散风邪出表，调理脏腑功能，流通气血津液作用，这一组药重在祛邪。人参与附子同用，即参附汤。人参大补元气，附子温经散寒，二味益气温阳，可使阳气旺盛；与桂枝、生姜、芍药、甘草协同，可以调和营卫。俾营卫调则腠理密，腠理密则藩篱固，藩篱巩固才能抵御相侵风邪，杜绝风邪复至，这一组药重在扶正。三方合用，能呈扶正祛邪功效。芍药、甘草有柔肝缓急之功，配入方中，有针对经脉挛急施治之意；诸药皆温而用一味苦寒的黄芩，又有制约诸药而具反佐之意。

【临床运用】

（一）内科疾病

1.特发性面神经炎

某男，67岁，2021年3月2日初诊。5天前出现右侧嘴角歪斜，鼻唇沟变浅，泪腺分泌减少，耳后轻微疼痛，左侧眼睑不能完全闭合，额纹消失。刻下：神志清，精神可，嘴角歪斜，纳差，夜寐可，二便通畅。舌质淡红，苔白，脉左寸弱关沉弦尺沉滑，右寸浮弱关弦滑尺沉弦。既往史：甲状腺功能减退症5年余。处方：防风10g，僵蚕10g，蝉蜕10g，炙甘草15g，陈皮10g，砂仁15g，石膏30g，党参30g，干姜15g，附子30g（先煎），当归15g，白芍15g，川芎10g，黄芩10g，淫羊藿30g，柏子仁60g，生姜30g，大枣30g。10剂。水煎，1日1剂。分3次服。二诊：嘴角歪斜好转，余可。上方微调个别剂量，再进10剂。患者右侧嘴角歪斜明显好转，余症消失。[石铎.赵杰教授应用小续命汤加减治疗特发性面神经炎经验.中医临床研究，2022，14（13）]

原按：赵杰认为特发性面神经炎的病机本质是虚，在本虚的基础上风、寒、热等邪气侵袭，上扰面部，而致发病，因此针对本病的治疗要标本兼治，扶助阳气，抓住阳气就有生命力。重视患者脾胃功能，有利于疾病的恢复。根据疾病的发生发展情况，以及患者自身的体质因素，审证辨因，辨证论治，祛除外在邪气。

2. 中风后遗症

某男，72 岁，2016 年 12 月就诊。中风后左侧肢体活动欠利 1 个月。症见形体中等，面略㿠白，左侧肢体不利，伴肢体麻木，颈部板滞，神疲乏力，腰酸，夜眠不安，记忆力略减退，情绪低落，言语清楚，大便略干，口干，怕冷，左上肢肌力 4 级，左下肢肌力 4 级（-）。舌质淡红，苔薄白，脉弦涩尺弱。证属肾虚血瘀，风寒痹阻。治以疏风散寒，补肾活血。方以小续命汤加减：炙麻黄 5g，桂枝 10g，白芍 10g，杏仁 10g，葛根 15g，附片（先煎）5g，党参 15g，防风 10g，鸡血藤 15g，牛膝 15g，当归 15g，大枣 15g，伸筋草 10g，百合 15 g，熟地 15 g，巴戟天 15g，炙甘草 5g。煎加生姜 6 片。7 剂。服药 1 周后肢体麻木症状有所缓解，仍乏力，加黄芪 30g，坚持服用 2 个月，结合针灸曲池、足三里、太溪、三阴交、手三里等穴位，腰酸等症逐步减轻，左侧肢体活动不利改善，颈部板滞好转，左侧肢体肌力恢复正常。[肖静. 小续命汤化裁临床应用心得. 辽宁中医杂志，2019，10]

原按：左侧中风多气血、右侧多风痰所致，故临床本方一般用于治疗左侧肢体及上肢病变疗效较好。本方以温升为主，其中麻黄为"青龙"，主升发。本例病患以麻黄汤散寒通络治其标；桂枝、白芍、当归、川芎活血通脉；百合补天门，熟地填地户，百合地黄汤养阴安神；冬季加附子散寒温阳，与熟地配合补肾填精，巴戟天温阳补肾通便；随证加葛根解除项背不舒，鸡血藤、牛膝活血通脉，黄芪益气通脉，结合针灸补肾活血，故而取效。

3. 面肌痉挛

某男，67 岁，2021 年 1 月 27 日初诊。主诉：左侧眼睑抽动 1 月余。患者长期值夜班，左侧面部伴嘴角抽动，伴左眼压痛，无怕冷怕风，出汗不多，饮水不多，喜饮冷，纳眠可，腹胀，大便可，尿黄。初诊：下眼睑色淡边红，手潮湿，微凉，舌紫红苔白腻，右脉沉，左脉浮，下肢血络甲错，可见袜痕。西医诊断：面肌痉挛。中医诊断：面痉病。辨证：风邪袭表、虚实夹杂、寒热错杂。治法：扶正祛风、燮理寒热。予千金小续命汤：麻黄（先煎）、桂枝、杏仁、炙甘草、川芎、防己、防风、黄芩、赤芍、党参、附子（先煎）各 6g，生姜 30g。共 7 剂，水煎，早晚温服。2 月 4 日二诊：左侧眼睑面部伴嘴角抽动减少，左眼压痛减轻，时有口干，腹胀消失，手微温，右脉浮数，伴疲乏、足麻、身痒、流涕，余症同上。原方续服 14 剂。后随访，患者左侧眼睑抽动已愈，未再复发。[陈坤飞. 千金小续命汤治疗面肌痉挛浅析. 浙江中医药大学学报，2023，47（1）]

（二）五官科疾病

1. 视神经脊髓炎

某男，30 岁，1 个月前以逐渐出现四肢麻木、躯干束带感、视物模糊，住院治疗，考虑为视神经脊髓炎谱系疾病，经激素等治疗无效。初诊：四肢麻木，纳眠可，便秘，舌质稍红、有齿痕，苔薄白，脉弦细。治以祛风化痰、补肝益肾，以小续命汤加减：桃仁 10g，白芍 15g，当归 15g，党参 15g，地龙 10g，附片（先煎）15g，桂枝 15g，红花 6g，川芎 20g，黄芩 15g，麻黄 6g，丹皮 15g，山茱萸 15g，地黄 15g，细辛 6g，车前子 15g，茯苓 15g。7 剂，水煎，另每天口服泼尼松 12 片。二诊：诉症状较前好转，但四肢仍麻木，纳眠可，便秘。舌质淡，苔薄黄，脉滑数。上方加石膏 30g，继服 7 剂。西药同前。后以小续命汤加减继续调理，逐渐减轻激素用量。半年后，泼尼松每天 2 片，面部及舌头未感麻木，四肢麻木明显好转，余症可。[傅泽锋. 小续命汤加减治疗视神经脊髓炎 1 例. 湖南中医杂志，2020，36（3）]

2. 颞下颌关节紊乱

颞下颌关节紊乱症（TMD）是以机体躯体轴和心理轴受损为主要病机，以颞下颌关节区疼痛、弹响及功能障碍为临床表现的证候群，好发于 20~50 岁青壮年，女性较多。樊继康研究团队基于"仲景小续命汤"理论，结合经络辨证，给予小续命汤配合针刺运动疗法治疗 TMD，获得满意临床疗效，且患者依从性高，为经方配合针刺治疗该病提供临床依据。[樊继康. 小续命汤联合针刺治疗颞颌关节功能紊乱临床研究. 陕西中医，2019，40（11）]

（三）儿科疾病

1. 过敏性鼻炎 – 哮喘综合征

某女，8 岁，2019 年 11 月 16 日初诊。9 个月前医院据相关检查及症状诊断为过敏性鼻炎，未根治，2 周前受凉后症状明显加重。现症见鼻塞，流清涕，喷嚏，间断鼻痒，畏风寒，咳嗽，喘息，腰酸乏力，时有自汗，纳呆，夜寐可，便溏每日 1~2 次，小便调，舌质淡红，舌边齿痕，苔薄白，脉沉细滑。双侧鼻腔黏膜苍白水肿，双肺呼吸音粗，可闻及以呼气相为主的哮鸣音。中医诊断：鼻鼽，哮病。属肺气不足，脾肾阳虚，兼宿痰伏肺，风寒袭表。治则：益肺健脾，温肾纳气，温阳化饮，解表散寒。拟小续命汤加减：蜜麻黄、防风、白芍、党参、杏仁、桂枝、川芎、黄芩、五味子各 9g，制附子（先煎）、干姜、甘草各 6g，细辛 3g。7 剂，每天 1 剂，水煎，分早中晚温服。11 月 23 日二诊：服药 7 剂后，喘息、腰酸乏力症状基本消失，咳嗽、鼻塞、流清涕、鼻痒、喷嚏等症状明显减轻，畏风寒、自汗症状好转。舌质淡红、苔薄白，脉细滑。前方去川芎，加黄芪 9g、白术 15g、15剂。后以上方为基础加减合六君子汤定制为膏方连续服用 2 个月，停药后随访 1 年，未再出现鼻炎及哮喘发作。[吴文先. 小续命汤治疗儿童过敏性鼻炎 - 哮喘综合征临证体会. 新中医，2021，53（24）]

2. 小儿抽动障碍

某男，9 岁，2020 年 9 月 13 日首诊。患儿挤眼两年，日渐加重，诊断为小儿抽动障碍。初诊：患儿精神、气色良好，仔细观察发现其频繁挤眼睛，时撇嘴，脾气急躁，常抓耳挠腮，纳食可，二便正常，汗可，舌红苔薄白，脉缓。处方：麻黄 10g，防己 10g，党参片10g，黄芩片 10g，桂枝 15g，炮附片 10g（先煎），防风 10g，杏仁 15g，川芎 15g，白芍15g，炙甘草 10g，生姜 6 片。7 剂，日 1 剂，水煎服，日 3 次。9 月 24 日二诊：患儿挤眼明显改善，偶尔抽动，撇嘴仍有，但脾气明显改善，抓耳挠腮动作基本消失，余无不适，舌红苔薄白，脉缓。效不更方，共服用 30 剂。患儿挤眼、撇嘴症状均消失，脾气明显改善。但汗出较多，善后处方：桂枝 15g，白芍 15g，炙甘草 10g，黄芪 30g，生姜 6 片，大枣 3 枚。7 剂，煎服同前。随访至今未再反复。[李亚飞. 基于"九窍相通"理论运用小续命汤论治小儿抽动障碍. 中国民间疗法，2022，30（3）]

3. 儿童自身免疫性脑炎

某女，12岁，2021年8月30日初诊。患儿1个月前无明显诱因出现走路姿势不协调、手抖动，行走100米左右明显乏力，抓物体时手抖动更明显，怕冷，咳嗽，余无不适。口稍干苦，舌质暗红，苔白厚，脉沉而尺脉略弱。头颅MRI：大脑丘脑、脑桥、脑干存在明显异常信号。西医诊断：脑炎（免疫性）。中医诊断：中风病，阳虚寒凝痰湿证。治则：宣阳升清，祛痰化湿。选小续命汤加减：麻黄12g，杏仁10g，桂枝12g，生姜6g，川芎10g，白附片9g，炒白芍10g，人参20g，黄芩10g，大枣10g，酒大黄3g，陈皮12g，苍术、白术各10g，当归10g，甘草6g。14剂，免煎颗粒，每日1剂，分2次，水冲服。9月14日二诊：病情好转，怕冷症状基本消失，未诉咳嗽，舌质暗红，苔薄白腻，脉沉。原方桂枝改为15g，继续服用。后头颅MRI异常信号消失，患儿行走、说话正常。[李团结. 韩雪教授小续命汤加减对儿童自身免疫性脑炎的验案分析. 中医临床研究，2022，14（34）]

原按： 小续命汤对自身免疫性脑炎疗效确切，可显著缩短患儿病程。韩雪教授临床上辨证施治，坚持"有是证用是方"，小续命汤作为六经之统方，其适应证广泛，疗效显著。宣阳升清，祛痰化湿，通达表里，标本兼治，效如桴鼓。

（四）皮肤科疾病

蛇串疮

某女，31岁，2007年8月10日初诊。半年前患带状疱疹（蛇串疮），后经西医住院治疗，疱疹得以消解，但至今左侧肩臂仍为疼痛所苦。初诊：患者左手肩臂痛甚，兼吞咽时咽喉疼痛，视其两侧锁骨头不对称，左锁骨头因同侧胸锁乳突肌痉挛牵扯而明显隆起，余无他苦，舌体胖大，舌质微暗红，苔薄白罩黄，脉平。陈老曰：此余毒未尽，可用小续命汤透达余邪，解痉止痛，以观其效。令疏方如下：麻黄10g，桂枝15g，杏仁15g，白芍15g，防己15g，晒参15g，大枣15g，防风15g，川芎15g，黄芩10g，炙甘草10g，威灵仙20g，生姜15g，法半夏20g，制附片15g（先煎）。水煎服，每日1剂，3剂。8月13日复诊：药后病无明显进退，陈老认为舌体质虽无变化但苔有渐退之势，守法守方，原方去威灵仙、法半夏，加羌活10g、北细辛6g。4剂。8月17日三诊：疼痛大减，舌淡红少苔，脉反微缓，陈老曰：此为欲愈也，上方加独活10g、法半夏15g，继服3剂，巩固疗效。数月后患者因他病就诊，询知病痛痊愈。[贾波，沈涛《陈潮祖医案精解》]

原按： 带状疱疹后遗神经痛（PHN）是指皮损消退后（通常4周后）神经痛持续存在。其疼痛持续时间短则数月，长则数年，患者受疼痛折磨而苦不堪言。中医在治疗蛇串疮方面积累了丰富的经验，本案的病理改变为余毒未尽，滞于经脉，致使经脉挛急和营卫运行障碍。经脉痉挛而牵扯，加之气阻津凝，血行不利，故见锁骨头隆起，肩臂疼痛，咽喉疼痛，舌胖质暗红。治当祛邪外出，缓急止痉，通调气血津液，方用千金小续命汤加减。方中麻黄汤、防风、生姜，开表泄闭，意在透邪外出；麻黄、杏仁宣通肺气，桂枝、川芎行血通脉，麻黄、防己利水祛湿，意在流通气血津液；白芍、甘草柔肝解痉，防风祛风解痉，三药重在解痉止痛。人参、附子益气温阳，使阳气旺盛，偕桂枝汤能使卫阳固密，则风邪无所入也。二诊时患者病情无明显进退，系风毒久羁，经脉痉挛，故加羌活、细辛增强祛风解痉之功。陈老在临床诊疗中，尤重视经脉弛张所导致的病变，常据经脉弛张的病因病理，分别配用祛风解痉药、柔肝解痉药、息风解痉药等。擅用祛风药以解痉是其特点，认为肝、目、筋等皆为厥阴风木所化，治风就是治肝，指出痛泻要方之防风泻肝，乃缓解肠道痉挛也；治风就是治目，石决明散伍荆芥、羌活，旨在祛风解痉以治疗角膜因痉急重叠而生翳；治风就是治筋，则本案于二三诊中增入独活、羌活、细辛等祛风药以缓经脉的痉急。三诊时患者舌苔趋于正常，脉反显微缓，似有迷惑，但经陈老一提，恍悟《伤寒论·辨太阳病脉证并治》第23条述，"脉微缓者，为欲愈也"。经言：大则邪至，小则平。言邪甚则脉大，邪少则脉微。同时本案初诊时脉平，正可用《伤寒论·辨太阳病脉证并治》第4条之"伤寒一日，太阳受之，脉若静者，为不传"来解释。患者疱疹愈后一直为肩臂疼痛所苦，余无不适，表明其正气尚能与邪气抗争，仍在体表未内传脏腑，故见"脉静"。

【临证提要】 治疗外感疾病的方剂常由消除致病原因、调理脏腑功能、通调气血津液三类药物组成，此方全俱，且有柔肝缓急之品针对组织结构痉急、扶助正气之品照顾卫虚。

（1）此方长于疏散风寒，温通气血，由外风引起的半身不遂，可以使用本方。若属肝风内动的脑出血，则非所宜，误用有抱薪救火之失。脑血栓引起的半身不遂，疗效也差。

（2）口眼歪斜，审其确因局部受邪，本方加蜈蚣3条，连服数剂。

（3）此方有开泄腠理、散寒除湿、调营通滞的作用，风寒湿三气杂至合而为痹，或但臂不遂，投此亦可获效。

（4）此方加减对缺血性脑卒中、阿尔茨海默病、脑梗死偏瘫、面瘫、大面积脑梗死后脑水肿、中风后轻度认知障碍、基底节区出血、中风后疲劳、大动脉粥样硬化性脑卒中、大动脉粥样硬化性脑卒中、产后痹证、急性肺损伤也有效。

消风散 （《太平惠民和剂局方》）

【药物组成】 羌活 9g 防风 9g 荆芥 9g 薄荷 9g 僵蚕 9g 蝉蜕（炒）9g 川芎 9g 茯苓 9g 陈皮 6g 厚朴 6g 人参 10g

【制剂用法】 为细末，每次服 5~10g，清茶送服。疮癣温酒下。也可汤剂。

【病机治法】 风客腠理，津气不利，膜络痉急。疏风散邪，息风解痉，利气行津法。

【适应证候】 风邪上攻，头目昏眩，鼻塞耳鸣；风湿在络，皮肤顽麻，瘾疹，瘙痒。

【证析方解】 此方所治有四：一是头昏、目眩、鼻塞耳鸣；二是皮肤顽麻；三是风丹瘾疹；四是瘙痒，病位在少阳三焦。少阳三焦包括膜原和腠理两个部分，是外通肌表与内联五脏的一种组织，是津气升降出入的通路。风邪羁留腠理，外不得疏，内不得泄，影响津气运行，气郁湿阻，攻于皮肤，即呈风丹；湿郁腠理，即呈瘾疹；客于血络，即呈瘙痒；风湿郁于肤表，卫气为其所痹，即呈顽麻；上攻颠顶，闭阻清空，即呈头昏、目眩、鼻塞、耳鸣。综合上述，此证是风中腠理，气郁津凝，膜络痉急病变。

治疗上述诸症，法当疏散风邪，消除致病原因；利气行津，通调三焦津气；祛风解痉，缓解膜络挛急。方中羌活、防风、荆芥、薄荷都是祛风解痉药，治疗风丹，能收疏风、散邪、解痉功效；治风湿在表之瘾疹、顽麻，发挥风能胜湿之功；治湿闭清阳之昏眩，有高巅之上唯风药可达之义。僵蚕、蝉蜕有息风解痉作用，可解膜络挛急，使其恢复正常。陈皮、厚朴能畅三焦之气，其芳化作用又可配合茯苓治疗湿滞，三药调理三焦津气。复配川芎活血调营，通血络而宣痹着，仅此一味，足以说明古人制方，时刻不忘营血宜通。人参扶助正气，鼓邪外出，督阵之师，尤不可少。故《张氏医通》谓：此方妙用，全在厚朴、人参。当知肌表之疾，无不由胃而发，故用厚朴清理其内，即以人参助诸风药消解风邪于外，则羌活、防风、荆芥辈方始得力耳。

【临床运用】

（一）内科疾病

1. 末梢神经炎（血痹）

某女，45 岁，因辛劳，加之病前产育频多，致体质虚弱。自 1981 年春季起，渐有四肢末梢感觉障碍，麻木不适，时作刺痛，犹如虫行，每遇阴冷加重，少事活动仅觉暂安，但过劳则麻木更重。曾用较大量维生素 B 族口服、肌内注射乏效。转中医诊治，症见面㿠不泽，气短乏力，纳呆便溏，舌淡、苔白滑，脉弦细而涩。血压 110/70mmHg。揆度病情，缘于气虚血滞，风痰壅阻，肢体失养。法宜益气活血，疏风化痰蠲痹。拟消风散加减：党参 15g，黄芪 30g，茯苓 12g，炙甘草 6g，川芎 10g，羌活、防风、藿香、僵蚕、蝉蜕各 8g，厚朴、陈皮、白芥子、苏木、鸡血藤各 9g。10 剂。药后病情明显好转，再服原方 20 剂，麻木大减，仅在寒冷时稍感不适。拟原方 5 剂加当归 60g 为丸服用，以善其后。后信访，病愈体健。[余惠民.《太平惠民和剂局方》消风散临床应用举隅. 湖南中医杂志，1989（5）]

原按：末梢型感觉障碍，与中医"血痹"见症类同。盖"气主煦之""血主濡之"，气血充旺畅行，则肢体得养，痹安生焉？本案罹病之由当责之素体营卫气血皆虚。卫气不御，招致风寒湿邪长驱直入，而内脏馁弱，又最易变生痰浊瘀血，外邪与痰瘀互结，阻于经隧，障碍营卫流行，因虚致实而成肢体麻木。本方以人参、黄芪、茯苓、甘草益气助卫为主，气壮则血行；以川芎、苏木、鸡血藤调畅血运而又兼养营之功；然风痰湿浊阻于经隧，非疏通无以去其邪，又用羌活、防风、僵蚕、蝉蜕、白芥子疏风化痰，通络散结；更有藿香、厚朴、陈皮苦温燥湿，扶脾助运，冀表里两邪各有出路。全方共奏补虚泻实之功，故收效颇为迅捷。

2. 神经性头痛

某男，17 岁，诉上月中旬篮球比赛，赛中汗出如雨，赛毕随即沐浴，浴后当窗学习，遂感头颈疼痛，呵欠频作，流泪嗜睡，医院经脑电图和 CT 检查未发现异常，确诊为神经性头痛。西药、中药治疗效微。刻下症见头痛，头皮麻木，头昏嗜睡，项背拘急，舌淡红、脉浮略数。辨证：头痛（风湿阻络，津气失调）。治则：祛风通络，利湿行津。投消风散：羌活 15g，防风 15g，荆芥 15g，川芎 15g，厚朴 15g，陈皮 15g，茯苓 30g，党参

30g，蝉蜕 15g，僵蚕 15g，薄荷 15g，茶叶 6g。3 剂内服，患者告诸症痊愈。[王成波.《和剂局方》消风散治疗头面诸疾举隅. 四川中医，2009，27（11）]

原按：患者球场搏击后大汗，肌腠疏松，赛后即沐浴，风邪挟水湿乘虚入侵，上犯头目，脉络阻滞，水湿停留，津气失调，清阳闭阻，则见头痛、头皮麻木、头昏嗜睡、呵欠、流泪；项背拘急、脉浮略数为风湿束表，营卫阻滞之证。治当疏风通络、利湿行津，消风散恰中病机，故能药到病除。

3. 下丘脑性肥胖

某女，34 岁，1983 年 3 月 12 日初诊。患者因上班时操作不慎，从高处跌下，致脑部着地受伤，其后形体渐趋丰肥，体重达 82kg，伴肢体重滞，碍于行动，神情抑郁不乐，时有头眩气短，胸脘满闷。下肢浮肿，平素痰多，大便较稀。医院诊断为"下丘脑性肥胖"（水潴留性）。脉濡细，舌淡暗、苔薄白。辨为脾失健运，痰浊不化，脉络瘀凝。拟升清健脾，化痰燥湿，佐活血通络为治。消风散加味：羌活、防风、荆芥穗、陈皮、僵蚕、川芎各 10g，藿香 8g，党参、茯苓、泽泻、川朴各 15g，炙甘草 6g，决明子、丹参、炒莱菔子各 30g，干荷叶 9g。上方随症加减治疗 3 月许，病情好转，下肢浮肿消退，体重减轻 10kg，体形呈正常丰腴之态。又拟荷叶、焦山楂、决明子各 500g，共研为末，每天用 30g 微煎作饮料常服，以巩固疗效。[余惠民.《太平惠民和剂局方》消风散临床应用举隅. 湖南中医杂志，1989（5）]

4. 梅尼埃病

某女，40 岁，2008 年 9 月 1 日就诊。自诉 10 余天前沐浴后即感头晕欲呕，自觉室内四壁晃动如地震，汗出周身，被急送入医院，被诊为梅尼埃病，予以西药及中药治疗，疗效甚微。刻诊：眩晕，时欲呕，耳鸣，疲乏，全身汗出，舌质淡胖，苔白腻，脉细弦。辨证：眩晕（气虚痰阻）。治则：益气升阳，祛风化痰。处方用泽泻汤加味：泽泻 30g，白术 20g，天麻 20g，黄芪 30g，石菖蒲 10g，荷叶 6g。两剂水煎服。9 月 4 日二诊：欲呕消失，腻苔转为薄白苔，余症如故。重新辨证：眩晕（风邪上犯，津气失调）。投消风散合泽泻汤：荆芥 15g，防风 15g，羌活 15g，川芎 15g，厚朴 15g，陈皮 15g，茯苓 30g，党参 30g，蝉蜕 15g，僵蚕 15g，薄荷 10g，泽泻 30g，白术 20g。9 月 7 日三诊：患者诉诸症大减，续进二诊处方 2 剂，疾病痊愈。[王成波.《和剂局方》消风散治疗头面诸疾举隅. 四川中医，2009，27（11）]

原按：患者素体脾阳不足，水湿内停（舌质胖大为佐证），淋浴后，肌腠疏松，风邪乘虚入侵，激荡水饮，上犯脑络、袭于肌表、内迫胃腑。邪侵于脑络，闭阻清窍，即呈眩晕；袭于肌表，表卫失和，则全身汗出；迫于胃腑，胃失和降，则呕吐。先投泽泻汤加味，未能针对风邪入侵之主要矛盾，故效不佳；后与消风散疏风散邪、解痉利湿，与泽泻汤健脾利水，两方合用，则能使脑络津气运行正常，风邪由表而祛，水湿由小便而去，故诸症消失而疾病得瘳。

5. 便血

某男，10 岁，1995 年 5 月 17 日以大便下血 3 个月就诊。家长代述：患儿肠道下血已 3 个多月，经某省级医院诊断为过敏性紫癜，住院西药治疗 1 个月，疗效欠佳，今仍便中带血，每日 2~3 次。询知身形恶寒，腹中时有微弱隐痛；观其面白无华，舌淡而润；察六脉弦细。中医诊断：肠风便血。辨证：风邪伤络，气虚邪恋。治法：祛风佐以益气。予局方消风散：羌活 10g，防风 10g，荆芥 10g，薄荷 10g，川芎 10g，僵蚕 10g，蝉蜕 10g，厚朴 15g，陈皮 10g，茯苓 15g，人参 10g。水煎服，每日 1 剂。连服 3 剂，便血即止。效不更方，二诊时，嘱原方续服 6 剂，2 周后患儿父亲来告，便血未再复发。[宋兴《临证解惑 - 陈潮祖教授学术经验研究》]

原按：①以消风散治风邪内陷所致下血，扩大了本方应用范围。②以此方治过敏性紫癜之肠道出血，其辨证要点在形寒恶风，舌淡而润。③此方并无止血药，而反有活血之品，却能收止血效果，究其治疗原理，则在针对"风邪内郁"这一中心病机，亦即西说之"过敏"施治，以开张邪路为基本原则，不计其余。邪气外达，则无内迫之患，不止血而血自止，不抗"敏"而"敏"自消。体现了治病求本的原则。陈老分析指出，此患儿面色无华又兼舌淡，显然不是血热妄行，而属气不摄血之象。由于乃过敏所致，故又非一般益气摄血方药所能胜任。西医之过敏性紫癜与中医之"肠风下血"颇似，此证为风邪郁于半表半里，外不得疏，内不得泄，从三焦内陷肠道，干及血络所致。局方消风散为治过敏性疾病的优秀代表方，诸如风丹、瘾疹、瘙痒、眩晕，投之皆能获效。方中羌活、防风、荆芥、薄荷能散外入之风邪；僵蚕、蝉蜕息风解痉，可解膜腠挛急；陈皮、厚朴燥湿运脾而畅三焦气机；川芎活血调营以搜络中贼邪；人参益气以扶正托邪。全方共奏疏风益气止血之功，因而对本证有良好治疗效果。

6. 胃肠型荨麻疹（瘾疹）

某女，38 岁，1981 年 9 月 21 日初诊。平素喜进肥甘厚味。逸而少劳，致形躯日渐肥胖。2 年前，因食鱼虾腥味，泛发风团，周身瘙痒，吐泻腹痛，经西医抗过敏治疗缓解。后风团骤发骤退，或持续半月不消。今年元月起，未忌口自养，又食鱼虾蛋类，致频发无度。初诊：周身风团扁平隆起，色红赤，视之斑斑如锦纹，瘙痒抓之难忍，入夜尤甚，脘腹疼痛、吐利交作，胸闷气短，喉有堵塞感，苦闷欲死，舌偏红、苔黄腻，脉弦滑略数。综合脉症，乃由饮食不慎，致风湿热内蕴肠胃，通降失司，搏于血分，内不得疏泄，外不得透达，怫郁于肌腠而成瘾疹。治宜清热利湿祛风，调和肠胃。拟消风散加味：羌活、防风、荆芥穗、僵蚕、藿香、川芎、赤芍各 10g，厚朴、陈皮、苍术、茯苓、黄芩、党参各 12g，甘草 6g。3 剂。服药后风团消，腹痛吐利止。又拟上方加减服 5 剂。嘱忌荤腥，规律作息。停药后 2 个月有小发，复服上方 3 剂。病告痊愈，追访 1 年，未见复发。[余惠民.《太平惠民和剂局方》消风散临床应用举隅. 湖南中医杂志，1989（5）]

原按：本例祸在饮食不慎，过食甘美脂酯之品，致中焦升降失序，清浊反作，风湿热交搏血分，逆于肌肤而发瘾疹。故用消风散攘外安内，平调气血见功。俾风消湿除热清，肠胃升降复常，则诸症渐愈。

（二）五官科疾病

1. 过敏性结膜炎

胡龙予消风散加减联合富马酸依美斯汀滴眼液治疗过敏性结膜炎，临床效果显著。对照组在治疗基础上给予消风散加减治疗，组方蝉蜕、荆芥、羌活、防风、当归各15g，生地黄、茯苓、陈皮、党参、藿香各12g，川芎、僵蚕、苍术、炙甘草各9g。若瘙痒较重，加桑叶、菊花各15g；若白睛灼热明显，加用丹皮、赤芍各12g。总有效率为89.79%。[胡龙. 消风散加减联合富马酸依美斯汀滴眼液治疗过敏性结膜炎临床研究. 浙江中西医结合杂志，2023，33（11）]

某女，32岁，2002年3月因眼痒难忍、灼热羞明、流泪2年就诊。曾多次到医院就诊，诊断为过敏性结膜炎，予以长期西药治疗，疗效不显。寻中医药治疗。该患者双眼奇痒，疲乏无力，面色少华，舌淡苔白，脉细弱。辨证为外有风邪，内有气虚，虚实夹杂，予消风散：羌活、防风、荆芥各15g，薄荷10g，僵蚕15g，蝉蜕10g，川芎15g，茯苓20g，陈皮、厚朴各15g，人参10g。水煎服，日1剂。第1剂服用后，眼部自觉症状明显改善，为巩固疗效，嘱其坚持服用1周，随访至今，未再复发。[陈西平.《和剂局方》消风散治疗过敏性疾病探要. 中医药学刊，2005（7）]

2. 耳鸣

某女，27岁，2003年12月16日初诊。患者因耳鸣7天就诊，一周前，因不慎受凉后，出现耳鸣，伴头痛眩晕、恶寒发热、咽痒咳嗽，自服"通宣理肺丸"和"感冒清"等药物后，恶寒发热、咽痒咳嗽、头痛眩晕消失，但耳鸣如初，经西医诊治，予以肌内注射"青霉素"3天后，病情无明显改善，寻中医诊治。初诊：耳鸣，耳痒，时有喷嚏，舌苔薄白，脉浮紧。陈老曰：风寒闭阻，邪蒙耳窍，当用《太平惠民和剂局方》消风散加蔓荆子祛风散寒，宣肺通窍。处方：羌活10g，防风10g，荆芥10g，薄荷10g，蝉蜕10g，僵蚕10g，川芎15g，茯苓15g，陈皮10g，厚朴15g，党参15g，蔓荆子30g。水煎服，每日1剂，3剂。12月19日复诊：患者诉服1剂后，耳鸣明显改善。服3剂。后偶感轻微耳鸣，余无不适。继服2剂而愈。[贾波，沈涛《陈潮祖医案精解》]

侍诊心得： 耳鸣是指患者自觉耳内鸣响，而周围环境并无相应的声源。通常伴有烦躁、失眠、注意力不集中，严重者可影响工作生活。耳鸣属于西医耳科三大难题之一，目前尚无医学界公认的有确切疗效的治疗方法，今选耳鸣验案1例，展现中医辨证论治耳鸣具有独到之处。

"实则泻肝，虚则补肾"为中医治疗耳鸣的基本治疗原则，临床治疗耳鸣，无论新旧，概从肝肾论治。新病耳鸣，多急性起病，病因多与外感风邪有关，《太平圣惠方》曰："风邪所乘于耳脉，正气痞塞，不能宣通，邪正相击，故令耳鸣也。"本案患者耳鸣的发病时间仅为7天，舌苔薄白，脉浮紧，病初伴见恶寒发热，咽痒咳嗽，头痛眩晕，均为风邪上攻所致，治当祛风散寒，缓急解痉。

本案为何选用《太平惠民和剂局方》消风散为主？陈老在《中医治法与方剂》一书中指出："《太平惠民和剂局方》消风散所治有四：一是头昏、目眩、鼻塞耳鸣……"本案耳鸣之治，遣药当从祛风、解痉、补气与流通气血津液构思，本方组成正合此思路。①祛风解痉药：外感风邪与耳鸣有何关系？风邪是从肌肤侵入肺卫，影响肝系少阳三焦、头颅内外膜络痉挛，使营卫不和，出现了耳鸣、头痛、眩晕、恶寒发热、咽痒咳嗽。现代研究认为，耳鸣的发生，多数存在着不同程度的耳部微循环障碍，是因耳部微血管痉挛，血流受阻。故西药常用山莨菪碱、盐酸氟桂利嗪等解除痉挛，本方之羌活、防风、荆芥、薄荷既可祛邪外出，又可缓解膜络痉挛；僵蚕、蝉蜕息风解痉，解膜原之挛急。遣较多祛风药，一则消除致病之因，二则兼顾组织结构，缓解痉挛，恢复耳部正常的血液运行。②补气药：党参助正祛邪。《诸病源候论》曰："血气不足，宗脉则虚，风邪乘虚，随脉入耳，气与之搏，故为耳鸣。"本案患者耳鸣的发生，不能仅仅考虑到外因是感受外风，而忽视其内在的肺气不足这一重要内因。肺合皮毛主表。肺气不足，表卫不固，才易感受外风，故用党参益气以扶助正气，祛邪外出。③流通气血津液药：陈皮、厚朴畅通三焦之气，茯苓淡渗利湿，川芎活血通络。现代医学认为，利水消肿、行气活血药能解除内耳前庭、迷路水肿，减轻神经压迫，促进局部淋巴回流，从而改善耳鸣。陈老临证用药发现，大剂量蔓荆子可有效缓解耳鸣、脑鸣等症，故本案重至30g。

此证是因脉络痉挛，导致营卫运行不利。膜络属于肝系筋膜，膜络挛急，属于实证，实则泻肝，其言不谬。

原按：关于方中羌活、防风、荆芥、薄荷、蔓荆子、僵蚕、蝉蜕七药，古人称为风药。大气升降不息，动而不静，动则成风。肝系筋膜将其五系连成一体，上接心包。全身筋脉张弛运动，均由心包主宰。筋膜发生病变，脉络挛急，成疼痛者居多。颅内膜络挛急，发为眩晕、眼花、脑响、耳鸣，都称其为风证。凡属外邪所致，都以这类药物治疗，因此称为风药。陈老认为风药既可祛散外邪，又擅长解痉，如谓这类药物只能解表，误矣。

3.卡他性中耳炎

某男，28岁，2008年1月10日就诊。自诉月余前发热，咳嗽，头晕，双耳有堵塞感，听力下降，医院静脉滴注利巴韦林，头孢类抗生素1周后，发热、咳嗽、头痛消失，但双耳堵塞感、听力下降加重，诊为卡他性中耳炎。中医刻诊：自觉两耳如有水注，听力减退，头晕重，舌淡红，脉浮滑。辨证：耳鸣（风寒阻滞）。治则：祛风散寒，利湿通络。方用消风散：羌活15g，荆芥15g，防风15g，川芎15g，厚朴15g，陈皮15g，茯苓30g，党参30g，蝉蜕15g，僵蚕15g，薄荷15g，茶叶6g。2剂内服，患者诸症痊愈。[王成波.《和剂局方》消风散治疗头面诸疾举隅．四川中医，2009年，27（11）]

原按：卡他性中耳炎是咽鼓管阻塞，通气及引流障碍而引起的非化脓性炎症。而中医则认为本案为外感风寒，袭于耳窍，因寒主收引，使膜络挛急，津气阻滞，从而自感双耳堵塞，听力下降。消风散能疏风散寒，解痉通津，恰中病机，投之，自能药到病除。

（三）皮肤科疾病

风丹

某女，21岁，1993年4月2日风丹反复发作2年就诊。今晨骑自行车外出办事，约1小时后返家，即全身起"风疙瘩"，成块成团，灼热瘙痒难忍。每次发作，均在受风遇冷之后，如月经期遭遇风冷则其发最剧，查视其头面四肢散在顶部苍白、四周淡红之团块，舌红，苔微黄、滑腻。审其六脉浮滑。诊断：风丹。辨证：气血不足，风寒郁表。治法：祛风散寒，佐益气养血。予消风散化裁：羌活10g，防风15g，荆芥15g，紫苏15g，川芎15g，生姜10g，藿香15g，厚朴10g，陈皮10g，茯苓15g，人参5g，大枣15g。服前方1剂即块散痒消，但仍谨遵医嘱，服完3剂。服药期间小便清长，大便畅解呈条状，观其舌上腻苔已退，审六脉浮细无力，吾师判断其邪气已尽，表郁已解，但气血不足，表卫不固，故遇风冷则发。拟归脾汤化裁以善其后。人参10g，黄芪30g，白术15g，当归5g，龙眼肉20g，大枣15g，白芍15g，桂枝10g，川芎15g，生姜10g，炙甘草5g。水煎服，2天1剂，连服5~10剂。患者坚持服药12剂，至今未再复发。[宋兴《临证解惑-陈潮祖教授学术经验研究》]

原按：①风丹色淡红，苔滑润，无口渴，尿黄、便结是本案辨证要点。遇风冷则发，经期发作尤甚，也是重要的辨证依据。②丹块灼热瘙痒是风寒外束，表气闭郁，营卫壅遏，邪正相争之象，不可误为风热温毒，更不可误为血热。风热当见口渴气热、苔黄乏津之征；血热当见唇舌绛红、丹色深红、心烦易怒之象。③风丹反复发作，历时数载，是正虚邪凑之象，故风丹退净后当益气养血，佐调和营卫以善其后，才能使气血充盛，营固于内，卫守于外，而邪无可乘之机，容留之所。④不可一见风丹、痒疹，便谓温毒、血热，妄投清热解毒、凉血滋阴之品，误用则更伤其正，更滞其邪。更不可把"治风先治血"孤立地理解为"凉血"一法，活血、补血、温血皆在其中。

某男，35岁，2003年11月18日初诊。患者因周身皮肤瘙痒1年余，加重2个月就诊，曾在某西医院诊为"荨麻疹"，先后用氯雷他定、葡萄糖酸钙、维生素C等治疗，病情缓解不明显，皮肤瘙痒多因遇风后加重，且搔抓后皮肤出现条索状风团，皮肤划痕症（＋）。初诊：全身皮肤未见疹子和血痂，舌淡苔白微腻，脉细弱。陈老认为此属风中腠理，气郁津凝，应选用《太平惠民和剂局方》消风散：羌活10g，防风10g，荆芥10g，薄荷10g，僵蚕10g，蝉蜕10g，川芎15g，茯苓15g，陈皮10g，厚朴15g，人参10g，炙甘草6g。水煎服，每日1剂，连服4剂。11月21日复诊：服药后症状明显好转，偶感遇风稍痒，无其他不适，舌脉同前，继服7剂而愈。[贾波，沈涛《陈潮祖医案精解》]

侍诊心得：荨麻疹，俗称"风疙瘩""风疹块"，是一种常见的过敏性皮肤病，主要表现为皮肤出现大小不等、形状不一的鲜红色或苍白色风团，发得快，退得快，局部伴有瘙痒感或灼热感，今选荨麻疹验案，介绍陈老治疗过敏性疾病的经验。

陈老认为，《太平惠民和剂局方》消风散治疗过敏性疾病，疗效颇佳，可与麻黄连翘赤小豆汤、葛根汤、桂麻各半汤等方媲美。本案选用《太平惠民和剂局方》消风散是以瘙痒为主，搔抓后，全身皮肤未见疹子和血痂（或皮肤不破，不见血珠，不渗水液）为辨证要点，这也是与教材《方剂学》所选《外科正宗》消风散的重要鉴别点。

本案患者遇风后，瘙痒加重，搔抓后，皮肤起条索状风团，为风中腠理，气郁津凝所致，故当疏风散邪，利气行津。

方中用药可分为四组：①祛风药：患者的瘙痒症状以遇风后加重为特点，提示病情与感受外风密切相关，故选用羌活、防风、荆芥、薄荷以疏风止痒。②补气药：人参助正祛邪。本案患者无倦怠乏力、少气懒言等气虚症状，为何用人参补气？中医学认为，荨麻疹的发生，与体质因素"禀赋不耐"密切相关。"禀赋不耐"的体质特点在临床上可分为五种证型，气虚体质、阳虚体质、血虚体质、血瘀体质、蕴毒体质。从患者的病程和脉象来看，均提示有正气不足之征，如周身皮肤瘙痒1年余、病程较长、脉象细弱，故通过人参扶助正气，既可在一定程度上有助于调整患者体质"禀赋不耐"的特异性，提高机体对环境的适应能力，又可助正祛风。③解痉药：陈老在《中医治法与方剂》中指出，《太平惠民和剂局方》消风散治疗瘙痒症的病位在三焦，三焦是外通肌表，内连五脏的一种组织，是津气升降出入的通道。一旦风邪羁留腠理，外不得疏，内不得泄，会引起三焦膜腠痉挛，气郁湿阻，津行不畅，郁于肌肤而成瘙痒，故选用僵蚕、蝉蜕息风解痉，解除膜原挛急，使其恢复正常，照顾到组织结构。④流通气血津液：气血津液是流通于组织结构中的基础物质，由于三焦膜腠痉挛，导致气血津液的流通受阻，形成气滞、血瘀、痰凝等病理产物，故选用陈皮、厚朴畅通三焦之气，茯苓淡渗利湿，川芎活血调营。这也充分体现了陈老选方用药在注重照顾组织结构的同时，不忘流通气血津液的特点。

复诊时，患者自诉服药后症状明显好转，偶遇风稍痒，无其他不适，继服7剂而愈。

原按： 荨麻疹病，中医称为风丹，病位在手少阳三焦膜腠之中。少阳三焦是由膜原和腠理两个部分组成，属于半表半里。外通肌表，内联脏腑，表里上下，无处不有，五脏六腑，无所不包，是其津气升降出入之所。心系血络，遍布全身，无处不有，是血环流之路，具有遇寒则挛特征。一旦风寒羁留少阳三焦之膜（膜外间隙），则外不得疏，内不得泄，膜络挛急，气血水津流通不利，肌表隆起红色包块，高出表面，时散时起，称为风丹。如因膜原部分挛急，水津凝结，皮下如豆，则谓之瘾疹，有的发痒，有的不痒。如果血络挛急，血行不利，凝聚成疹，搔之出血，则谓之风疹；如果深入胃肠，可呈腹痛；如果风邪侵入某部一隅，则呈局部发痒。以上三种病变，都有瘙痒难禁特征。如果血络破裂，血溢脉外，凝结皮下，颜色暗红，称为紫癜；如果五脏管道中的血络破裂，血液外泄，九窍中的一窍出血，仍为紫癜范畴，仅出血部位不同；由于络中之血外出无阻，所以不痒；如果体表细小孙络阻滞肌肤日久，不痒不痛，麻木不仁，称为顽麻。以上三种病变，都无瘙痒特征。如果头目昏眩、鼻塞、耳鸣，则因风邪上攻所致。《太平惠民和剂局方》消风散均能治者，因其均属风邪为患，膜络紧张，挛急使然。本方所治证象，虽然各不相同，但机制则一，充分体现了异病同治的特色。

【临证提要】 运用此方，应当注意三点：①病变部位：在腠理三焦。只有三焦才是联系表里上下的通道，津气升降出入的场所。②方剂结构：所用四组药物，一类是祛风药，在于消除病因，舒缓经脉；一类是解痉药，照顾到了组织结构；一类是流通气血津液药，是使三种基础物质通调无滞；四类是补气药，意在鼓邪外出，成为督阵之师。③辨证要点：治疗风疹，可用手指按其发丹部位，放手以后色白不红，才是风客膜腠偏寒之象，可用此方。若放手以后颜色鲜红，是风邪客于血分化热之征，当用麻黄连翘赤小豆汤加丹皮、赤芍，非本方所宜。治疗皮肤顽麻，头昏目眩，应以舌淡苔腻为其辨证要点。若舌淡而胖，则是阳虚湿滞，当用真武汤、五苓散；若见舌淡而嫩，则是气虚不荣或气陷不升，当用防己黄芪汤或补中益气汤。治疗瘙痒，应以不见疹子，搔后皮肤不破，不见血珠、不渗水液为其辨证要点。上述证象兼见舌淡苔白，可用本方。《张氏医通》消风散有藿香而无薄荷，治证同。

《药性论》谓枳壳："治遍身风疹，肌中如麻豆恶痒。"此方加入枳壳，当可增强止痒疗效。如与桃红四物汤同用，再加山楂，治疗风丹瘙痒更佳。

三仁汤 (《温病条辨》)

【药物组成】杏仁 10g　白豆蔻 10g　薏苡仁 24g　厚朴 12g　半夏 12g　通草 6g　滑石 18g　竹叶 6g

【制剂用法】水煎服。白豆蔻后下，滑石包煎。

【病机治法】湿温，湿胜热微。清热除湿，芳化淡渗法。

【适应证候】湿温初起，邪留气分，湿胜热微，头痛恶寒，身重疼痛，面色淡黄，胸闷不饥，午后身热，舌白不渴，脉弦细而濡者。

【证析方解】头痛恶寒，身重疼痛，胸闷不饥，午后身热，是本方主症；湿温初起，邪留气分，湿胜热微，是此证病机；面色淡黄，舌白不渴，脉弦细而濡，是湿胜的辨证依据。湿温初起，邪犯上焦，肺失宣降，不能正常敷布津气，湿郁少阳三焦，故身重疼痛；卫阳为湿所遏，不能达表，故恶寒；清阳不能上头，反为浊阴蒙蔽，故头昏重痛；内犯胃肠，纳运失常，故胸闷不饥；此证平时并不发热，唯午后阳气得天时相助方致午后身热；上述诸症均为湿郁表现，且有面色淡黄、舌白不渴，故属湿胜热微。

此种肺脾功能失调，湿热阻滞三焦而呈湿胜热微机制者，宜宣降肺气以开水源，燥湿化浊以复脾运，淡渗利水以祛湿邪，稍用清热药物解其郁热，才是正确的治法。方用杏仁宣降肺气，启上闸以开水源，合行气的厚朴疏畅三焦气机，使上焦津气畅行无阻；白豆蔻、半夏芳化燥湿，醒脾利气，恢复中焦运化；薏苡仁、滑石、通草甘淡渗湿，通调下焦，祛已停之湿；用竹叶、滑石略事清热，合而用之，能呈清热除湿功效。方中杏仁辛开于上，薏苡仁淡渗于下，白豆蔻芳化于中，分而言之，三仁照顾三焦，合而观之，辛开、燥湿、芳化亦为除湿而设，体现以除湿为主，清热为辅的配伍形式。

【临床运用】

（一）内科疾病

1. 头晕

某男，57 岁。1 个月前无明显诱因出现眩晕，诊断为高血压病，予缬沙坦降压，近 1 周加重。寻中医治疗，初诊：头晕，偶发胸闷、憋气，小腿抽筋，纳可，睡眠打鼾，有呼吸暂停。大便黏，小便可。既往房颤、慢性鼻炎病史。血压：178/92mmHg。舌边尖红，苔中后部黄腻，舌下脉瘀；脉弦滑，左寸滑。西医诊断：高血压 3 级，心房颤动，慢性鼻炎。中医诊断：眩晕（痰湿中阻，上扰清窍）。处方：豆蔻 6g，薏苡仁 30g，滑石 30g，淡竹叶 9g，杏仁 12g，法半夏 9g，厚朴 9g，苍术 9g，泽泻 18g，通草 6g，瓜蒌 30g，佩兰 9g，苍耳子 9g，辛夷 9g，黄芩 15g，黄连 6g，红景天 15g，赤芍 9g。服 21 剂后，眩晕明显改善。血压：147/88mmHg，脉弦滑。上方去滑石、通草、黄芩、黄连，加射干 9g、薤白 9g、白芍 12g、厚朴 9g。7 剂，巩固。[王迎春. 纪文岩运用三仁汤验案举隅. 中医临床研究，2022，14（4）]

某男，79岁。诉间断头晕15年，加重4天，嗜食肥甘厚腻，喜静恶动，体超重，脘腹痞闷，血压高时160/102mmHg，服厄贝沙坦片治疗。初诊：头晕如裹，肢体困重，恶心欲吐，口干口苦，胸闷烦热，疲乏，纳寐可，小便少，大便黏滞。舌红苔腻微黄、齿痕，舌底脉络迂曲，脉滑数涩。西医诊断：原发性高血压。中医诊断：眩晕。辨证：痰湿中阻，气郁化热证。治法：宣畅气机，清利湿热。处方：豆蔻6g，杏仁12g，薏苡仁28g，法半夏9g，陈皮12g，茯苓9g，通草6g，滑石15g，白术9g，党参9g，栀子9g，川芎10g，红景天10g。14剂，日1剂，水煎早晚温服。复诊时诸症减轻，仍感疲乏。予原方改陈皮6g，滑石10g，栀子3g，加黄芪10g、山药20g、白扁豆10g。14剂。再诊时症状基本消失，苔微腻，脉滑微涩。予复诊方去滑石、栀子、红景天、黄芪。21剂。随访3个月，诉诸症愈。[张希惠.董其美以三仁汤畅化三焦痰湿论治肥胖高血压经验.中医药导报，2023，（4）]

2. 失眠

某男，66岁。患者因浑身肌肉酸痛出现睡眠障碍，入睡困难，易醒，醒后难以入睡2个月余，需服用地西泮助眠。汗出多，与活动无关。纳呆，食后腹胀，易犯口腔溃疡，痔疮反复发作。大便质黏，小便可。既往高脂血症。舌尖红，苔黄腻，舌下脉瘀。脉弦滑，左尺沉。西医诊断：失眠。中医诊断：失眠（湿热兼血瘀证）。处方：豆蔻9g，薏苡仁30g，滑石30g，淡竹叶9g，杏仁12g，法半夏12g，厚朴9g，苍术9g，泽泻18g，通草6g，炙甘草6g，龙骨30g，牡蛎30g，木瓜15g，川牛膝12g，黄柏15g，土茯苓15g，石斛9g，红景天12g，赤芍9g，桃仁9g。7剂，水煎，日1剂，早晚温服。后停服地西泮，去滑石、竹叶等继服14剂。电话随访，患者再未出现睡眠障碍。[王迎春.纪文岩运用三仁汤验案举隅.中医临床研究，2022，14（4）]

3. 高脂血症

某女，50岁，2022年7月20日初诊。腹胀、纳差半年，加重1周。刻下：乏力、腹胀、体沉重，纳呆，渴不欲饮，潮热，自汗，盗汗，眠差，小便正常，大便不爽，2~3日1次。舌暗红苔黄腻偏干，脉滑细。西医诊断：高脂血症。中医诊断：湿热证。治法：通利三焦，益气养阴。处方：杏仁6g，豆蔻6g，薏苡仁15g，厚朴9g，通草6g，滑石10g，竹茹6g，半夏9g，黄芪30g，丹参20g，丹皮12g，地黄12g，浮小麦30g，黄柏10g，麦冬12g。10剂，日1剂，水煎分2次服。同时口服阿托伐他汀钙20mg，每晚1次。后临床症状得到了明显改善，血脂降至正常水平。[杨洋.郑清莲教授应用三仁汤加减治疗高脂血症经验.现代中医药，2024，44（1）]

原按：中医认为高脂血症责之于三焦失司，三焦气化功能受阻，导致气血津液代谢失衡，日久形成痰浊、瘀血、水湿等病理产物，而致百病丛生。该患者经过中医治疗后，不但临床症状得到了明显改善，而且短期内血脂大幅度下降至正常水平，充分体现了中医治疗在高脂血症治疗中的优势。

4. 胸痹心痛

某女，33岁，诉5天前淋雨后出现胸痛、胸闷、头晕、头痛等症状，今胸闷胸痛加重，伴后背不适感，双手麻木，乏力，脾气急躁，纳差，呕恶，眠差，小便可，大便不畅，质黏；舌红苔黄腻，脉沉弦滑，左寸脉弱。心电图无明显异常。中医诊断：胸痹心痛病，湿热痹阻，肝气郁滞型。处方：三仁汤加味，杏仁12g，豆蔻6g，薏苡仁15g，法半夏9g，厚朴9g，通草6g，竹叶6g，滑石30g，柴胡15g，黄芩15g，栀子9g，虎杖9g，甘草6g。7剂，日1剂，分早晚2次温服。二诊：患者诉胸闷胸痛未发，仍有双手麻木，食欲、睡眠改善；舌红，苔中后部黄腻，脉弦滑。前方加葛根15g、薏苡仁改为30g、黄柏15g。继服7剂。三诊：自诉上述症状均有改善，大便畅通，舌色淡红，苔中后部薄黄，脉滑。继续巩固。[王迎春. 纪文岩运用三仁汤验案举隅. 中医临床研究，2022，14（4）]

5. 消渴病

某男，42岁，糖尿病史。症见多饮易饥多食，面色少华，便溏，盗汗，自汗，以下肢为甚。舌苔淡黄微腻，脉濡滑。中医诊断：消渴病，辨证为湿热内阻证，三焦气化不利。治拟清化湿热。处方：黄连3g，陈皮6g，茯苓15g，姜半夏10g，枳壳10g，竹茹6g，杏仁10g，薏苡仁15g，厚朴10g，豆蔻6g，苍术15g，通草6g，泽泻15g。10剂，水煎服，日1剂。二诊：口渴盗汗症减，大便成形，舌质红，苔腻渐退。痰湿未尽，略显阴虚之象。上方去泽泻，加北沙参10g、石斛15g。10剂，水煎服，日1剂。三诊：原方去泽泻，10剂，诸症平，血糖稳定。[陈兰. 袁士良教授运用三仁汤合方经验介绍. 深圳中西医结合杂志，2022，32（6）]

原按： 临床上2型糖尿病起初，大都恣食肥甘厚腻，湿浊内蕴，应重视清化湿热，袁老多采用三仁汤加减治疗，宣上、畅中、渗下，气机调畅，使湿热从三焦分消，疗效良好。该患者湿热蕴蒸，故汗出、便溏；胃中有热故多饮、多食。结合舌脉，为湿热阻滞，治以三仁汤合黄连温胆汤清化湿热，湿去热轻，兼见阴虚证，则佐以滋阴。

6. 亚急性甲状腺炎

某女，46岁，2019年11月28日初诊。诉平日易疲劳，甲状腺部位疼痛1周余，触之有压痛感，伴发热，全身乏力酸痛，咽痒，声音嘶哑，时有咳嗽，偶有口干口苦，纳呆，便溏不爽，眠可，舌质偏红，舌苔黄厚腻，脉弦细。西医诊断：亚急性甲状腺炎。中医诊断：瘿病（湿热毒壅）。处方：滑石20g，夏枯草15g，浙贝母10g，姜黄10g，厚朴10g，藿香10g，僵蚕10g，连翘15g，熟大黄5g，蝉蜕5g，杏仁10g，薏苡仁15g，豆蔻10g，通草10g，法半夏10g，淡竹叶15g。7剂，水煎服。12月4日二诊：诸症减缓，舌质红，苔薄、微黄，脉细。上方改为浙贝母15g、通草5g，余不变。7剂。后查各项指标恢复正常，诸症平。[李胜萱. 三仁汤加减治疗湿温型亚急性甲状腺炎验案1则. 中国民间疗法，2020，28（19）]

原按： 本例病案脉症结合，辨证为湿热毒壅型，治宜清热解毒、宣畅气机，兼以消肿散结。方用三仁汤合升降散加减治疗。该病病位在上，有郁火结聚之势，湿热郁火，炼液成痰，痰火交结，结于要冲，则见甲状腺部位疼痛、咽痒；全身乏力酸痛、发热，是"壮火食气"之象，又为湿性重浊、阻遏气机所致；食少纳呆，大便溏而不爽，乃中焦脾虚不能运化水湿；舌质偏红，舌苔黄厚腻，脉弦细，乃湿热之征。

7. 久咳

某女，67岁，因"反复咳嗽8年"，肺CT无异常。症见表情淡漠、郁郁寡欢，面色少华，双眼袋明显，颜面轻度水肿，咳嗽频作，少痰，失眠，腰酸乏力，舌质淡红，苔白厚腻，脉滑。辨证：痰湿蕴肺。处方：姜半夏10g，厚朴10g，杏仁10g，豆蔻6g，薏苡仁30g，滑石10g，淡竹叶10g，僵蚕10g，郁金15g，细辛6g。服完5剂后，诸症好转。守方再进5剂，咳嗽消失，颜面无水肿，失眠及腰酸乏力均明显改善。随访7个月，未再复发。[张文月. 三仁汤异病同治验案二则. 中国乡村医药，2021，28（23）]

原按：三仁汤具有宣上、畅中和渗下的作用，僵蚕息风止痉、化痰散结，解除气管痉挛。郁金"能开肺金之郁"，与杏仁合用，开肺气而宣上焦，患者久病情志不畅，郁金能疏肝理气解郁；细辛归心、肺、肾经，性善走散，具有温肺化饮作用，使陈年痰饮寒湿得以温化。全方共奏温肺化饮、开宣三焦气机的作用，疗效满意。

8. 外感发热

某女，52岁，诉2个月前外感出现发热、咳嗽，服药半个月后热退，2天后再次发热、咳嗽，输液后好转，停药后复又发热、咳嗽。刻诊：发热，体温37.1~38℃，伴恶寒，咽喉肿痛，耳道内痒痛，口苦稍干，全身遍布荨麻疹，痒甚，乏力，纳一般，眠可，二便调，舌淡红，苔黄腻，脉缓有力。中医诊断：湿温。湿热郁于卫表，营卫失调。治则：芳香辛散，宣气化湿。处方：薏苡仁、滑石各30g，杏仁10g，豆蔻、厚朴、清半夏、淡竹叶、桔梗、蝉蜕、黄芩、槟榔各10g，通草、甘草各6g。4剂，每日1剂，水煎，早晚温服。二诊：患者服上方4剂后，体温下降至36.9℃，身痒、咽痛、口苦减轻，纳眠可，二便调，舌淡红，苔白，脉细。守上方加郁金10g，继服7剂而愈。[殷志禹. 孙玉信运用三仁汤经验举隅. 中国民间疗法，2020，28（17）]

9. 慢性胃炎

某女，2021年7月22日就诊。主诉：胃脘胀痛2个月，慢性非萎缩性胃炎，幽门螺杆菌阳性，伴上腹部满闷不舒，口黏而腻，不欲食，食少倦怠，小便黄，舌红苔腻，脉濡数。西医诊断：慢性胃炎。中医诊断：胃脘痛（湿热中阻）。治则：清热化湿，理气和胃。处方：薏苡仁15g，杏仁10g，豆蔻10g，砂仁12g，香附20g，厚朴、滑石各15g，通草10g，法半夏12g，茯苓15g，藿香10g，白芍10g，陈皮10g，甘草6g。每日1剂，水煎，分早晚两次服用。服药7剂后，患者自觉诸症好转。守方续服7剂，诸症均除而愈。[杨万胜. 曹东义活用三仁汤经验. 中国民间疗法，2023，4]

10. 胃溃疡

某男，32岁。就诊前1日在医院检查诊断为"胃溃疡A2期，慢性非萎缩性胃炎，Hp感染"，寻中医治疗。现症见胃脘部胀痛，反酸，纳差，口干口苦，头晕身重，胸闷，腹股沟潮湿，大便黏腻；舌质淡略胖，苔白腻，脉濡。中医诊断为胃脘痛。处方：杏仁10g，豆蔻10g，薏苡仁40g，厚朴15g，半夏12g，通草10g，滑石20g，竹叶15g，藿香30g，佩兰30g，苍术30g，木香9g，砂仁9g。7剂，水煎，日1剂，早晚2次分服。二诊：药后胃脘痛减，仍头晕，肛门潮湿，乏力。脉弦弱。前方加党参10g，茯苓20g，炒白术20g，炙甘草5g。服14剂后诸症皆消。复查胃镜及病理检查示胃溃疡瘢痕期，慢性非萎缩性胃炎，Hp阴性。[吴智鹏. 基于"三焦分消"理念分析三仁汤"异病同治"治疗溃疡性疾病的临证思路，吉林中医药]

11. 溃疡性结肠炎

某男，49岁，2022年8月9日初诊。1个月前医院诊断为溃疡性结肠炎，规律服用美沙拉嗪肠溶片。初诊：腹泻，每日6~8次，水样便，伴黏液，时有大便带血，里急后重，形体消瘦，余可。舌红苔黄腻，脉弦滑。西医诊断：溃疡性结肠炎。中医诊断为泄泻，处方：杏仁10g，豆蔻10g，薏苡仁40g，厚朴20g，通草10g，仙鹤草30g，白头翁20g，败酱草15g，地榆15g，槐花10g，炙甘草6g。7剂，水煎，每日1剂，早晚2次分服。二诊时各症好转，续服7剂。8月25日三诊：腹泻次数减少，每日2~3次，偶有坠胀感，乏力。舌淡红苔白腻，脉弦弱。加用黄芪20g，党参10g，续服7剂。后继续予三仁汤加减巩固治疗，逐渐减量服用美沙拉嗪肠溶片，排便次数基本正常，无黏液脓血便，体质量增加。后随访病情平稳。[吴智鹏. 基于"三焦分消"理念分析三仁汤"异病同治"治疗溃疡性疾病的临证思路，吉林中医药]

12. 泄泻

某女，28岁，2012年7月18日初诊。患者诉1周前感冒发热经治已愈，后出游晕船等不适。初诊：今日排水样便1次，头晕、重、痛，乏力，恶寒，余可，舌红有齿印、苔黄腻，脉滑数。中医诊断：泄泻。处方：薏苡仁20g，杏仁、半夏、淡竹叶、神曲各10g，藿香8g，豆蔻、厚朴、通草各6g，生姜3片。5剂，每日1剂，水煎服。剂尽而愈。[吴爱虹. 李灿东运用三仁汤治疗杂病验案举隅. 山西中医，2021，37（4）]

原按：该患者发病适值暑天，却外感风寒暑湿之邪，损伤脾胃，以致脾失健运，胃失和降，浊阴内阻，清浊相干，乱于胃肠，故见泄泻；湿浊中阻，困遏脾胃，清阳不升，见头晕、头重、乏力，舌红有齿印，苔黄腻，脉滑数皆为湿郁化热。三仁汤去滑石防凉过脾胃；加藿香芳化湿浊，神曲消食解表，生姜调和诸药兼以解表。全方共奏清热解表，利湿止泻之功。

13. 便秘

某男，52岁，2020年10月5日初诊。1年前患者无明显诱因出现便秘等症状。刻下：排便不畅，大便不爽，质软臭秽，2~3日1行，伴口中黏腻，无明显胃胀胃痛，稍有口干口苦，小便颜色发黄，多梦，眠浅早醒，舌红，苔黄厚腻，脉沉滑。胃镜检查示慢性浅表性胃炎伴糜烂，反流性食管炎，胃多发性黄色素瘤。诊断：便秘。辨证：脾胃湿热证。治法：清热化湿、导滞通便。处方：薏苡仁15g，杏仁10g，厚朴15g，滑石15g，豆蔻8g，清半夏12g，苍术10g，白茅根20g，合欢皮15g，麦冬10g，白术30g，枳实15g，黄柏10g，泽泻10g。7剂，水煎，每日1剂，早晚各1次。二诊：诸症好转，上方加石菖蒲、柏子仁，7剂。三诊：舌红，苔黄厚，口黏，脉沉滑，余可。改石菖蒲为瓜蒌以清热涤痰。继服14剂后而愈。[贾甜. 王捷虹运用三仁汤治疗脾胃湿热型便秘经验. 中国民间疗法，2022，30（14）]

原按：湿邪阻滞大肠，日久郁热，燥化不行，故便秘而不畅；湿郁中焦，气滞不通，故口中黏腻；胆气郁热，故口干口苦；苔黄厚腻、脉沉滑均考虑湿热；胃多发性黄色素瘤也提示脾胃湿热郁结。三仁汤清热化湿，导滞通便。加苍术、白茅根、泽泻行滞祛湿；白术健脾利湿；黄柏清热燥湿；合欢皮解郁安神；麦冬养阴防燥湿太过。

某女，43岁，便秘3年，3~5天1行，近1个月加重，服泻药效果不佳。刻诊：大便头硬，黏腻难行，腹胀，食欲不佳，睡眠可，小便偏黄。患者体型肥胖，舌胖苔白腻，脉沉滑。予三仁汤合枳术丸：杏仁10g，滑石10g，通草6g，豆蔻6g，竹叶6g，厚朴10g，薏苡仁20g，清半夏9g，白术40g，枳实15g。7剂。二诊：患者诉便秘明显缓解，服药后排出较多黑色黏腻大便，顿觉腹胀改善，排便较为顺畅，身体轻松，食欲改善，效不更方，守方14剂。前后以三仁汤为主服药2个月，便秘基本缓解。［孙海花. 房定亚教授运用三仁汤经验. 环球中医药，2020，13（6）］

14. 癌病发热

某男，71岁，主诉：胃癌化疗后出现间断性午后发热1周。胸片示肺炎。血常规示白细胞计数12.1×10^9/L，中性粒细胞百分比59.08%。症见胸闷脘痞，不欲饮食，口苦，乏力，咳痰，恶心呕吐，午后身热，大便黏腻不爽，舌红，苔黄腻厚，脉滑数。诊断：湿热。处方：石膏30g，知母10g，山药40g，鸡内金10g，杏仁9g，薏苡仁15g，豆蔻10g，厚朴6g，茵陈15g，黄芩6g，滑石10g，石菖蒲10g，藿香10g，连翘10g，香附30g，浙贝母10g，炙甘草3g，薄荷10g。水煎，每日1剂，早晚两次服用。连服7剂后，患者全身困倦、乏力诸症减轻，饮食增加。守前方继服20剂，诸症消失，随访无复发。［杨万胜. 曹东义活用三仁汤经验. 中国民间疗法，2023（4）］

15. 水肿

某男，51岁，眼睑及双下肢水肿1月余。相关检查后，西医诊断：膜性肾病，慢性肾小球肾炎，癫痫，高脂血症，高尿酸血症。给予厄贝沙坦片和他克莫司胶囊等治疗。初诊：体胖，腰酸，眼睑水肿，昏眩，纳差，口苦，苔黄厚腻，脉濡数。中医诊断：水肿。处方：杏仁15g，薏苡仁20g，豆蔻15g，滑石30g，茯苓15g，姜半夏12g，厚朴15g，通草6g，藿香10g，佩兰10g，枳壳10g，香附15g，冬瓜仁20g，车前草12g，炙甘草3g，竹茹10g。水煎，7剂，每日1剂，早晚分服。服药7剂后水肿大减，后以当归芍药散善后。［杨万胜. 曹东义活用三仁汤经验. 中国民间疗法，2023，（4）］

原按：该案为水湿浸淫肌肤，弥漫三焦，湿阻于上所致，故头昏眩；内阻中焦则饮食不振，投三仁汤加藿香、佩兰以增强芳香化湿之力；因湿性黏腻重浊，易碍气机，故加理气药枳壳疏利气机，气行湿化，加香附理气宽中，加冬瓜仁、车前草泄肾中湿邪，使三焦之邪从下泄利，加竹茹清热降逆，助姜半夏降逆化浊。

16. 汗证

某女，22岁，未婚。2018年10月11日初诊。患者自述于5年前无明显诱因发现身体有异味，1个月前加重。现出汗时身体有酸臭异味，两胸胁尤甚。形体偏胖，有口臭，纳可，睡眠可，小便调，大便日3行，稀溏不成形。月经正常。齿痕舌，舌红苔黄腻，脉滑细。辨证为脾胃湿热。湿热熏蒸外出，弥漫三焦。治宜芳香化湿，湿热分消。处方：薏苡仁30g，杏仁10g，豆蔻10g，厚朴10g，枳壳10g，法半夏10g，淡竹叶10g，甘草6g，通草10g，滑石30g，草决明10g，荷叶10g，冬瓜仁10g，冬瓜皮10g，佩兰10g，石菖蒲30g，土茯苓10g。7剂，日1剂，水煎服，分2次温服。后守上方加藿香10g，14剂，痊愈无复发。［冯婵. 张丽君应用三仁汤临床经验举隅. 湖北中医杂志，2020，42（10）］

某男，38 岁，2016 年 6 月 19 日就诊。患者 3 年来自汗，四处求诊无效。刻下：白天自汗多，喝热水加重，汗有黏腻感，乏力，纳可，晨起有痰，大便发黏，小便黄。舌苔白腻微黄，脉濡滑略数。中医辨证为湿热内蕴。治以清热利湿化痰，处方：杏仁 10g，滑石 10g，通草 6g，豆蔻 6g，竹叶 6g，厚朴 10g，薏苡仁 20g，清半夏 9g，陈皮 10g，茯苓 12g。7 剂，水煎服。医嘱清淡饮食，适当锻炼。二诊：自汗明显减轻，予 14 剂继服，半年后随访未复发。[孙海花. 房定亚教授运用三仁汤经验. 环球中医药，2020，13（6）]

原按：《明医指掌·自汗盗汗心汗证云》曰"夫自汗者，朝夕汗自出也……有痰证自汗者"，现代社会人们饮食肥甘厚腻，缺乏运动，常湿热内生，人体出于自我保护出汗增多，可表现为自汗，这和一般较为常见的阳虚、气虚、血虚等导致者有所不同。通过三仁汤宣上、畅中、渗下，则三焦气机和水道通畅，湿热自去。因晨起有痰，故合二陈汤健脾燥湿化痰。并嘱其改变生活方式，去除疾病诱因，故病情完全缓解。

17. 腰痛

某女，42 岁，2013 年 2 月 27 日初诊。患者于 3 个月前因腰椎间盘突出症于某院行手术治疗后（具体不详）出现腰部凉痛，逢阴雨天气加重，伴有憋胀，无麻木感，臀部下坠不适，身困乏力，口干不苦，纳可，眠安，小便黄，大便干，排便费力，每日 1 次，需口服三黄片通便。月经周期可，经期淋漓不尽，持续半个月，量少色暗，带下可。舌质淡红，苔黄腻，脉滞有力。中医诊断：腰痛。辨证属湿热壅遏，筋脉不通。治则：清热利湿，舒筋止痛。处方：薏苡仁、赤芍各 30g，木瓜 20g，萆薢 15g，苦杏仁、豆蔻、厚朴、清半夏、淡竹叶、桃仁各 10g，通草、甘草各 6g。7 剂，每日 1 剂，水煎，分早晚 2 次温服。二诊：服上方 7 剂后，诸症减轻，仍乏力身困，月经量少。以六味地黄汤加当归、牛膝、续断善后而愈。[殷志禹. 孙玉信运用三仁汤经验举隅. 中国民间疗法，2020，28（17）]

18. 不明原因发热

某女，56 岁，5 年来每日发热，在外院系统检查不能明确原因。刻下：日晡低热，不超过 38℃，发热前稍有恶寒，乏力，食欲差，口苦口黏，大便不成形，小便偏黄。舌略红有齿痕，苔白厚腻略黄，左关脉弦，余脉濡。辨证为湿热内蕴、少阳郁热，治以清利湿热、和解少阳。予三仁汤合小柴胡汤：杏仁 10g，滑石 10g，通草 6g，豆蔻 6g，竹叶 6g，厚朴 10g，薏苡仁 25g，清半夏 9g，柴胡 18g，黄芩 10g，生姜 10g。7 剂。二诊：患者诉诸症明显好转，服第 5 剂后未再发热。原方去生姜，改柴胡 15g，共进 17 剂。半年后随访，未再复发。[孙海花. 房定亚教授运用三仁汤经验. 环球中医药，2020，13（6）]

原按：房定亚认为不明原因发热有部分患者为湿热蕴蒸所致，因气机不畅，湿邪停滞，郁而化热。多以中低热为主。湿热为患，常"湿热裹挟，如油入面，难舍难分"，故病程常迁延。因湿为有形之邪，热为无形之邪，热常以湿为载体流连于脏腑经络，故治疗时当以化湿为主，湿化而热自散。本案发热 5 年不愈，为明显湿热内蕴证候，同时伴有口苦、左关脉弦等表现，此为湿热蕴结挟有少阳郁热所致，故以三仁汤合小柴胡汤，取得很好的效果。

（二）五官科疾病

口疮

某男，56岁。患者反复口腔溃疡6年，每月发作2~3次，现症见口腔内唇及舌颊部圆形溃疡，口臭，纳寐可，无口苦，二便调。舌质暗红，苔白腻，右脉弦滑，左脉濡。中医诊断为口疮，心脾积热证。治拟清热化湿，宣利三焦。处方：杏仁10g，豆蔻10g，薏苡仁24g，厚朴15g，半夏12g，通草10g，滑石20g，竹叶15g，黄芩12g，连翘15g，藿香30g，石菖蒲15g，茵陈30g，蒲公英30g。7剂，水煎，每日1剂，早晚2次分服。嘱患者按时作息，忌食辛辣食物。二诊：7剂后口疮疼痛明显减轻，溃疡面已愈合，口臭缓解。舌质暗红，苔白腻，脉滑。原方续7剂，服法同上。后访诸证皆消。[吴智鹏.基于"三焦分消"理念分析三仁汤"异病同治"治疗溃疡性疾病的临证思路，吉林中医药]

（三）儿科疾病

1. 湿温

某女，5岁半，2007年12月3日初诊。其家长述昨日观其女精神萎靡，不思饮食，食后即吐，询知周身乏力不适，怕冷，头痛。初诊：触患儿肌肤微热，干燥无汗，测腋下体温37.2℃，舌红苔黄腻，脉浮滑有力。令疏方：炒杏仁10g，薏苡仁15g，竹叶10g，通草5g，滑石15g，炙甘草6g，厚朴10g，法半夏15g，麻黄4g，桂枝10g，白豆蔻10g。水煎服，每日1剂，连服2剂。12月5日二诊：家长述3日中午服药，连服2次，当晚小女即索食稀饭1碗，食后未吐，并在床上活蹦乱跳。服完2剂后，诸症悉平，精神颇佳。特来调理。三诊：胃纳稍差，舌红苔白微腻，脉平。上方加陈皮10g、茯苓15g、神曲10g、麦芽10g以善后。[贾波，沈涛《陈潮祖医案精解》]

侍诊心得：此案当为湿温初起，邪在气分。头痛、恶寒发热、无汗为表气闭郁之征；舌红苔黄腻、脉浮滑，是湿热内蕴之象。湿热困脾，则不欲饮食；湿滞肌肉则周身乏力不适。治宜解表清热除湿，予麻黄汤合三仁汤。陈老谓单用麻黄汤解表却不能去湿热，单用三仁汤湿热虽除但表邪难尽，各有优劣，杂合以治，寒温合用，方能两全。吴鞠通在三仁汤条文中明训："汗之则神昏耳聋，甚则目瞑不欲言。"今合麻黄汤使用，是否犯汗下之禁？陈老认为湿热阻于少阳三焦，若单用辛温之麻黄、桂枝、羌活发汗，确有湿热借辛温升散之品蒸腾而从三焦上蒙清窍之虞，唯用麻黄则无此弊。麻黄可以宣肺展其气机，降气通其水道，利水祛其痰湿，无湿热蒸腾之虑。观陈老长夏所治湿温之疾，多在三仁汤、蒿芩清胆汤的基础上加入麻黄，既兼解表，又协祛湿，收效甚捷而未见"目瞑不欲言"之状。既谓湿热之证用三仁汤唯麻黄不受禁汗之限，而本例却麻黄、桂枝合用，何故也？笔者认为主要的原因有三，一是病之于严寒，毛窍闭塞，仅予麻黄，恐汗之邪难尽除。二是冬日主封藏，阳气与水津都有向内收敛的趋势，犹如坐之于草地，冬天久坐衣裤也干，夏日稍坐衣裤即润，故证虽有湿热内蕴之象，凭天地收潜之性可制湿热之弥漫。三是三仁汤中杏仁、厚朴、通草、滑石一类都是降气津之品，能制约麻黄、桂枝升散之性，故未致"目瞑不欲言"。若处夏月，体内阳气外散，大地暑气升散，二者配伍还须慎用。此案之获效是中医"天人相应""三因制宜"用之于临床的优秀范例。

原按：①湿温病多指发于夏秋季节的一种热性病。本例处于隆冬，何以诊之为湿温？吴鞠通《温病条辨》谓："头痛恶寒，身重疼痛，舌白不渴，脉弦细而濡，面色淡黄，胸闷不饥，午后身热，状若阴虚，病难速已，名曰湿温……长夏深秋冬日同法，三仁汤主之。"同法之意，即有是证用是法，不拘泥于季节。本案虽处冬日，但诸症为湿热初起，邪在气分，湿胜于热，故诊为湿温。②湿温初起之禁汗，是因湿温之邪在表，由于湿性黏腻，非若寒邪之用辛温可一汗而解，温邪之用辛凉可一散而去。施予汗法，易湿热蒸腾，上蒙清窍而呈"目瞑不欲言"之征。然邪在肌表甚者，舍解表之法病必不除。诚如薛生白《湿热病篇》云："湿热证，恶寒无汗，身重头痛，湿在表分，宜藿香、香薷、羌活、苍术、薄荷、牛蒡子等味。"可见，湿温初起，邪滞肌表，汗法在所必须，但当于微汗。吴鞠通提出禁汗，指禁辛温大汗。临证运用，不可呆执禁汗之诫，落于俗套，于病无补。此案之获效，反映陈老不囿旧说，用方遣药不拘成法，确非历练深厚者莫能为。③本案系三仁汤合麻黄汤，其麻黄、桂枝之配比为2:5，仲景为3:2。虽为麻黄汤，汗之强弱自不待言。陈老用方可谓缜密无遗。

2. 内伤发热

某女，3岁，2022年6月23日初诊。低热伴食欲差3天，现症：下午及夜间出现低热37.6℃，鼻塞，偶咳，乏力，食欲不振，腹部胀满，大便黏稠，小便如常，夜间睡眠喜翻身，舌质红，苔白、苔中黄厚，脉数。辨证为中焦湿热证。处方：杏仁8g，薏苡仁10g，陈皮6g，豆蔻10g，滑石10g，厚朴6g，黄芩6g，桔梗6g，浙贝母8g，青蒿8g，白芷8g，炒山楂12g，建曲10g，麦芽10g，木香6g，甘草5g。水煎服3剂。6月26日复诊：家属诉患儿无低热，食欲改善，夜间翻身次数减少，无鼻塞，继予上方减去青蒿、黄芩、白芷，加藿香8g，炒白术10g。3剂而愈。[刘美贵. 三仁汤加减治疗小儿疾病治验5则. 内蒙古中医药，2023，42（4）]

某女，7岁，2022年4月11日初诊。间断发热10余天。现症：患儿每日发热2次，体温38.5℃左右，食欲差，精神困倦，口苦带黏，小便偏黄，夜寐易醒，面色偏黄。舌略红有齿痕，苔厚腻带黄，脉沉濡。查体：颌下可触及肿大淋巴结。处方：豆蔻5g，滑石10g，薏苡仁10g，杏仁6g，厚朴6g，法半夏10g，通草5g，山楂10g，茵陈6g，青蒿9g，甘草3g，淡竹叶6g，石膏20g。共7剂，日1剂，水煎服，早晚分服。复诊：4月18日药后症状明显好转，未再发热。舌齿痕苔白薄腻，脉濡。上方去青蒿、生石膏，加牛蒡子、六神曲，7剂，服法同前。后随访，诉患儿停药后1月余未发热，一般情况可。[高定昌. 王孟清治疗小儿内伤发热验案一则. 亚太传统医药，2023，19（10）]

3. 咳嗽

某女，5岁，2016年2月28日初诊。患儿咳嗽半月，痰黄质黏，喉中痰鸣，无恶寒发热，纳食欠佳，大便尚调。舌淡红、苔白腻偏厚，脉滑。处方：薏苡仁15g，神曲10g，杏仁、半夏、淡竹叶、紫菀、款冬花各6g，通草5g，厚朴4g，白豆蔻3g，生姜3片。6剂。每日1剂，水煎分2次服。5月22日随访，患儿服3剂药后诸症皆除。[吴爱虹. 李灿东运用三仁汤治疗杂病验案举隅. 山西中医，2021，37（4）]

4. 咽痛

某女，10岁，2018年3月14日初诊。主诉：晨起咽干咽痛半年。刻诊：晨起咽干咽痛咽痒，咳少量白黏痰，刷牙时干呕，偶觉右胁下疼痛，纳呆，眠差，大便黏腻，每日1~2次，舌淡红，苔白厚，脉细。中医诊断：喉痹。辨证为痰湿蕴结咽喉。治则：祛湿化痰，解毒利咽。给予三仁汤加减：薏苡仁30g，杏仁、豆蔻、厚朴、清半夏、淡竹叶、桔梗、莱菔子、连翘各10g，通草、甘草各6g。7剂，每日1剂，水煎，分早晚2次温服。二诊：患者服上方7剂后，咽痛及右胁痛皆愈，晨起咽稍干，仍咳少量白痰，纳眠可，二便调，舌质淡红胖大，苔薄白，脉细。以麻杏薏甘汤加味善后。[殷志禹. 孙玉信运用三仁汤经验举隅. 中国民间疗法，2020，28（17）]

原按：小儿脏腑娇嫩，形气未充，脾常不足，脾主运化功能较弱，饮食易饥易饱，饥饱不知自节，易生食滞。本案所见咽干咽痛、咳白黏痰等属痰湿阻滞之咽痛。湿困中焦，痰湿循经上阻于咽，上焦津液不布，故见咽痛干痒、咳痰；湿浊困脾，则见纳呆；湿浊下迫，则见大便黏腻。故予祛湿化痰、疏利淡渗之三仁汤。因患儿纳呆、干呕，脾气尚弱，且病程日久，有阴伤之象，故去性寒滑利之滑石，防伤阴败胃。另加连翘清热解毒；加桔梗以祛痰利咽；加莱菔子消食降气化痰。俾痰湿得化，脾运得健，三焦通利，则咽痛自消。

5. 小儿厌食

某男，5岁，以"纳差2个月"为代主诉。厌恶进食，胸闷体倦，时时干呕，小便短赤，面黄少华，形体消瘦。舌淡红、苔黄腻，脉濡缓。予三仁汤加减：杏仁8g，豆蔻8g，薏苡仁30g，焦山楂、焦神曲、焦麦芽各15g，滑石10g，竹叶8g，姜半夏8g，厚朴8g，通草6g，佩兰12g，藿香12g。3剂，水煎服，每日3次，温服。3剂后纳食好转，舌苔转薄腻，守上方去竹叶、滑石治之。2剂后，患儿病愈。[张亚. 张炜教授临证之三仁汤新用举隅. 中国中医药现代远程教育，2021，19（5）]

6. 食积

某男，3岁6个月，2020年8月28日初诊。2个月前患儿饮食不节后出现纳差，食欲减退，饭量为平时的1/3，时有干呕，恶心，腹胀，诊所给予复方胃蛋白酶颗粒、小儿健胃消食口服液治疗，未见好转。刻下：纳差，干呕，恶心，腹胀，无腹痛，大小便正常，舌红、苔滑腻，脉滑。平素喜食生冷瓜果、甜食等物。中医诊断：食积，证属饮食积滞、蕴湿生热。治以清热化湿、消食化积。处方：炒薏苡仁20g，炒杏仁10g，草豆蔻3g，焦山楂10g，炒神曲10g，淡竹叶10g，滑石10g，通草3g，藿香10g，厚朴6g，姜半夏6g，太子参10g。颗粒剂，14剂，每日1剂，分3次饭后水冲服。复方小儿鸡内金咀嚼片1盒，每次1片，每日2次。忌食生冷、甜腻、辛辣之物。后上方去藿香，加蚕沙10g，7剂，患儿痊愈。[窦亚飞. 闫永彬教授化裁三仁汤治疗儿科脾系疾病举隅. 中医儿科杂志，2022，18（1）]

原按：闫教授认为食积虽为一种疾病，但也可作为一种病理产物，故而提出食积辨证的新思路——食积化证，即食积可化热、化郁、化湿。小儿百病积为先，食积内存，首伤脾胃，脾失运化，致水谷精微输布障碍，食积日久，湿热内盛，可出现食积化湿。本案患儿平素喜食生冷瓜果、甜食等物，又值夏秋季节，暑湿易困遏脾气，导致湿邪内生，积聚脾胃，故见纳差、干呕、腹胀，正如薛生白所说："太阴内伤，湿饮停聚，客邪再聚，内外相引，故病湿热。"治以清热化湿、消积导滞、宣畅气机，予三仁汤化裁；辅以复方小儿鸡内金咀嚼片。诸药合用，共奏健脾利湿、清热消积之功。

7. 胃脘痛

某女，13岁，2019年7月4日初诊。患儿半年前无诱因出现胃脘部疼痛，伴有吐酸、烧心、纳食少，某医院查C13呼气试验示Hp阴性，予奥美拉唑肠溶胶囊口服，效果不佳，胃镜显示慢性胃溃疡、胃炎，予保护胃黏膜、抑酸治疗，效果一般。刻下：胃脘部疼痛，心下灼热，吐酸，口苦，纳差，眠一般，大便黏滞不爽，便不尽，3~4日一行，小便正常，舌红、苔黄腻，脉滑。查体示胃脘部压痛，无反跳痛。西医诊断：慢性胃溃疡、胃炎。中医诊断：胃脘痛，证属湿热中阻。治以清热化湿、理气和胃，予三仁汤加减：杏仁10g、炒薏苡仁20g，豆蔻6g，厚朴6g，姜半夏6g，海螵蛸15g，延胡索10g，通草6g，淡竹叶10g，滑石10g，炙甘草6g，黄连6g，吴茱萸1.5g，白及6g，乳香10g，没药10g，生蒲黄10g，五灵脂10g。颗粒剂，7剂，每日1剂，分3次饭后水冲服。甘海胃康胶囊1盒，每日3次，每次4粒。嘱忌食酸、辣、生、凉食物。后去白及、乳香、没药，加枳实6g，调理半月，诸症皆除，患儿未再胃痛。[窦亚飞. 闫永彬教授化裁三仁汤治疗儿科脾系疾病举隅. 中医儿科杂志，2022，18（1）]

原按：闫永彬认为胃脘痛的病机是胃失和降、气机壅滞、不通则痛。本案患儿胃脘部疼痛，反酸，口苦，大便黏滞，舌红苔黄腻，为湿热邪气内犯脾胃，湿热阻滞中焦所致。治疗以通为用，着重疏通气机，给邪出路。诸药合用，共奏调畅三焦、行气导滞、祛瘀止痛之功效。

8. 腹痛

某女，5岁11个月，2020年7月24日初诊。患儿4年前无明显诱因出现阵发性腹痛，以脐周为主，发无定时，痛可耐受，有时喝牛奶后腹痛，约5分钟后可自行缓解，饮食一般，二便可，舌淡红、苔薄白，脉弦滑。查体：体型偏瘦，咽部无充血，扁桃体Ⅱ度肿大，心肺（-）。腹软，无肌紧张，压痛，无反跳痛。近3个月体质量下降约1kg。胃肠道、阑尾、腹腔淋巴结彩超：肠系膜周围淋巴结部分体积稍大。C13呼气试验（Hp）阴性。西医诊断：功能性腹痛。中医诊断：腹痛，证属中焦湿热。治以清热利湿、安痛行气，予安痛三仁汤加味：炒薏苡仁20g，淡竹叶10g，厚朴6g，滑石10g，姜半夏6g，杏仁10g，瓦楞子15g，延胡索10g，通草6g，草豆蔻6g，蒲黄10g，五灵脂10g。颗粒剂，13剂，水冲，每日1剂，分3次饭后服。甘海胃康胶囊口服，2盒，每次4粒，每日3次。服完后诸症消失。[窦亚飞. 闫永彬教授化裁三仁汤治疗儿科脾系疾病举隅. 中医儿科杂志，2022，18（1）]

9. 地图舌

某男，6岁，发现地图舌1天。症见舌面两边有两颗如腰果形剥苔，舌根呈椭圆形剥苔，余舌面呈白厚腻苔，舌质淡红，舌体活动自如，脉细滑，其母诉患儿口臭明显，大便干结，右膝盖处疼痛，余无不适。辨证：湿浊郁阻。处方：姜半夏5g，茯苓8g，薏苡仁

15g，杏仁 5g，滑石 5g，通草 3g，川朴 5g，豆蔻 3g，石膏 20g，延胡索 15g。服完 3 剂，其母电话告知患儿舌苔已恢复正常，舌面"地图"完全消失，大便顺畅。[张文月 . 三仁汤异病同治验案二则 . 中国乡村医药，2021，28（23）]

原按： 患儿因口臭、大便干结考虑内有积热，用石膏清里热而通便；右膝疼痛，加延胡索以行气止痛。全方共奏温化湿浊、分消三焦的作用，达到治愈的目的。西医认为，地图舌由精神、营养、遗传、免疫等诸多因素引起，治疗以补充维生素、均衡营养及增进消化等方法；而此方以其快速、精准、便廉的独特优势，一针见血，取得良好的效果。

10. 汗证

某男，5 岁，2022 年 5 月 14 日就诊。家属诉患儿夜间汗出较多，头部枕头处可见大片汗液，白天活动后汗液多，汗液黏滞，纳食少，腹部略胀，小便量少偏黄，大便如常，舌质淡，舌苔白厚，舌中间偏黄。辨证为表虚不固、湿热侵及。予三仁汤加减畅通气机、固护肌表。处方：杏仁 8g，薏苡仁 10g，豆蔻 10g，厚朴 6g，滑石 10g，黄芩 6g，淡竹叶 6g，煅龙骨 12g，煅牡蛎 12g，白术 10g，浮小麦 10g，陈皮 6g，木香 6g，建曲 10g，炒山楂 10g，甘草 5g。共 5 剂。5 天后复诊，其家属诉患儿夜间出汗量较前减轻，守方去杏仁、薏苡仁、豆蔻，加太子参 10g，茯苓 8g，予 5 剂服后而愈。[刘美贵 . 三仁汤加减治疗小儿疾病治验 5 则 . 内蒙古中医药，2023，42（4）]

原按： 汗证，《说文解字》言"汗，身液也"。自汗、盗汗、黄汗皆为津液散失，津液为脾胃运化水谷所出。该患儿夜间汗多，汗液黏滞，湿热熏蒸，蕴于脾胃；脾为湿困，脾失升清，脏腑失去水谷精微之濡养，则津液分布失调；汗为五液之一，不循其道，散于肌腠，则见汗多。予三仁汤加减宣上、畅中、渗下而疏通气机、祛除湿热之邪，津液循其道而濡养周身，加浮小麦益气、止汗，白术益气、止汗，龙骨及牡蛎固涩止汗。三仁汤为宣上、畅中、渗下并用之剂，常有邪尽遂伤气阴之虞，故中病即止。湿热除后，结合表虚不固、营卫失和、肺脾气虚等特点，加太子参补益肺气、健脾，加茯苓健脾渗湿，二药均固护肺脾。

11. 遗尿

某女，6 岁，2022 年 3 月 8 日就诊。患儿夜间尿床 1 年左右，1 周 4~5 天有尿床表现，夜间睡眠较深，尿黄带有气味，平素自感乏力，食欲差，腹部略胀满，舌红，苔白黄厚，脉滑数，大便如常，曾间断服用中药未见缓解。辨为湿热蕴结，气机阻滞中下焦，予三仁汤加减：杏仁 6g，薏苡仁 10g，豆蔻 10g，滑石 8g，川朴 6g，焦山楂 12g，建曲 12g，炒麦芽 10g，桑螵蛸 8g，益智仁 10g，五味子 8g，陈皮 6g，炙黄芪 10g，黄芩 6g，炒白术 10g。水煎服 5 剂。复诊，尿床症状改善，上方去杏仁，予 5 剂善后。[刘美贵 . 三仁汤加减治疗小儿疾病治验 5 则 . 内蒙古中医药，2023，42（4）]

12. 血小板减少症

某女，2 岁，以"皮肤针尖样出血点，血小板减少 3 月余"为代主诉。3 个月前突然发现颈、胸、会阴部有针尖样出血点，遂就诊于某医院，当时查血小板计数 5×10^9/L，住院治疗。1 周后皮肤出血点消失，血小板升至 78.5 × 10^9/L 出院。出院半月后血小板降至（15~25）× 10^9/L，静脉滴注丙种球蛋白，血小板再次上升，并口服泼尼松治疗，但每半月反复 1 次，见面色萎黄，询之胃纳呆滞，大便溏黏，小便黄赤，皮肤出血点未反复。刻诊：舌淡红、苔黄腻，脉细濡。复查血小板 $12 \times 10^9/L$。考虑湿浊阻滞，气行不畅，气滞则血凝，血凝则新血不生，故血小板减少，予三仁汤加减：杏仁 4g，豆蔻 4g，薏苡仁 10g，滑石 6g，竹叶 2g，姜半夏 4g，厚朴 4g，通草 4g，槟榔 8g，藿香 8g，泽兰 4g。6 剂，水煎服。二诊：药后胃纳渐开，大便成形，不溏黏，小便畅利，复查血小板 $44 \times 10^9/L$，守法守方。此后以上方加减治疗 45 天，血小板升至 $115 \times 10^9/L$，6 个月后回访，血小板未再下降，疾病告愈。[张亚. 张炜教授临证之三仁汤新用举隅. 中国中医药现代远程教育，2021，19（5）]

原按： 该患儿病程缠绵，无风热、热毒等血热妄行之象，也无气血虚弱之象。但见面色萎黄，胃纳呆滞，大便溏黏，小便黄赤，舌黄苔腻，脉细濡，一派湿浊阻滞气机之象。湿浊病法当祛湿，三仁汤可除三焦之湿邪。此案启示特发性血小板减少性紫癜临床上病情千变万化，除了瘀和虚外，还要考虑有无六淫邪气。

13. 疱疹

某女，9 岁。10 天前患儿右脚踝前侧出现数个疱疹，大如黄豆，瘙痒难忍，抓挠后溃破，内含疱液，予西药口服及外涂，症状时轻时重。刻诊：面色发黄，口唇红赤，纳呆。舌红、苔白厚，脉濡。处方：杏仁 12g，豆蔻 12g，薏苡仁 30g，滑石 12g，竹叶 12g，桑叶 10g，防风 10g，通草 12g，白鲜皮 20g，地肤子 10g，神曲 15g，炒麦芽 15g。3 剂，水煎服。二诊：患儿瘙痒缓解，疱液渐消，部分疱疹消退，厚苔消除。上方去桑叶、防风，加连翘 15g，蒲公英 15g。3 付水煎服，药尽病愈。[张亚. 张炜教授临证之三仁汤新用举隅. 中国中医药现代远程教育，2021，19（5）]

原按：《金匮》有"清邪居上，浊邪居下""湿伤于下"，患儿疱疹出现在脚踝附近，位置趋下，且有疱疹属湿无疑；伴有瘙痒，为风淫所致。《金匮》又说："邪气中络，则身痒而瘾疹。"加之面色发黄，纳呆，乃湿困之象；口唇红有热也；舌红，苔白厚，脉濡，属湿热之象；苔白厚乃食积之象。思其病机乃因小儿饮食无度，酿生湿热，积久为毒，发于肌表，而成疱疹。

14. 肺含铁血黄素沉积症

某男，2 岁，2019 年 2 月 1 日初诊。患儿 1 年前因受凉后出现咳嗽，痰中带血，面色苍白，乏力。医院诊断为"肺含铁血黄素沉积症、贫血"，予对症处理及糖皮质激素治疗，症状控制不理想，服药期间时有咯血，乏力气短，面色萎黄，纳差，多眠，大便黏腻，小便正常。2 天前患儿持续发热，热峰 40.6℃，有汗，喘息，阵发性连声咳嗽，痰多。刻诊：双肺呼吸音粗，可闻及中等量细湿啰音及哮鸣音，心腹无异常，舌红，苔白腻，脉濡缓。患儿系双胎之小，平素体弱。辨为湿热内蕴证。予三仁汤加减以宣畅气机，清利湿热。另继服泼尼松龙片。处方：杏仁 3g，豆蔻 5g，薏苡仁 10g，淡竹叶 3g，滑石 3g，通草 3g，厚朴 3g，陈皮 3g，姜半夏 3g，藿香 3g，芦根 3g，桃仁 3g，冬瓜仁 10g，青蒿 10g，黄芩 3g，寒水石 9g。3 剂，免煎颗粒，1 日 3 次，1 日 1 剂，饭前冲服。二诊：患儿服药后，发热退，咳嗽及喘息减轻，痰液减少，无咯血，纳食增，舌淡红、苔白腻，脉濡。守上方去寒水石、黄芩、青蒿。5 剂。三诊：药服毕，患儿咳嗽偶有，无喘息，未再咯血，纳眠可，二便调。舌淡红，苔薄白，脉濡细。继予上方合地黄饮子加减，以纳气补肾、健脾利湿善后。[张亚. 张炜教授临证之三仁汤新用举隅. 中国中医药现代远程教育，2021，19（5）]

（四）男科疾病

阳痿

某男，38岁，诉阴茎勃起障碍，余无明显不适，苔黄腻，质稍暗，脉濡滑，证属湿热下注，筋脉瘀阻。治以清化下焦湿热，佐以活血补阳。处方：杏仁10g，豆蔻6g，薏苡仁30g，厚朴10g，制半夏10g，通草3g，滑石10g，萆薢15g，石菖蒲10g，乌药10g，桃仁10g，龙葵30g，黄柏10g，淫羊藿15g，蛇床子15g，肉苁蓉15g。10剂，水煎服，每日1剂，患者二诊，证情明显好转，原方继服15剂巩固。次年病情再作，上方继服仍效。[陈兰. 袁士良教授运用三仁汤合方经验介绍. 深圳中西医结合杂志，2022，32（6）]

原按： 阳痿一病，治分虚实。虚者以滋补肾精为要，阴虚日久，必致损阳，故善补阳者，必于阴中求阳，使阳得阴助，而生生不息，肾元旺盛。湿热致阳痿者，近年来亦渐增多，乃由嗜食烟酒、生活无度，或久坐少动，而致湿热内生，瘀热内结，气血瘀滞，三焦气化不利。治以清热化湿，酌入活血理气和络之品，少佐温阳。方选三仁汤、萆薢分清饮、五子衍宗丸等，收效明显，每不治萎而萎自除也。

（五）皮肤科疾病

1. 蛇串疮

某男，34岁，2009年5月8日初诊。自述臀部起疹子，红色，疼痛，腹股沟淋巴结痛甚，小便色黄，大便正常，晨起口苦，饮食可，睡眠正常，舌暗苔白腻，脉浮。医院诊断为带状疱疹。陈老谓此为湿热下注，火毒成疹，以三仁汤合清肺解毒汤加减。处方：豆蔻10g，杏仁15g，厚朴12g，滑石15g，半夏12g，竹叶10g，薏苡仁20g，贯众20g，荆芥10g，青黛10g，紫草10g，重楼10g，川木通9g，麻黄9g。水煎服，日1剂，6剂。5月19日复诊：服药3剂后疹渐消，服6剂后疹尽消，唯疼痛较明显，陈老予调肝散合四逆散及当归芍药汤加天台乌药、木香和延胡索继服。[贾波，沈涛《陈潮祖医案精解》]

原按： 中医认为带状疱疹是因为外感毒邪而发，侵入皮下少阳三焦腠理，血络成瘀所致。患者臀部起疱疹，病位在下，伴有小便色黄，是湿热下注之征；由于肝系少阳三焦湿滞，胆液随津上升，从其咽喉渗出则晨起口苦。治疗此证以清热除湿是关键，湿热一除则诸症可望消失，故选三仁汤与清肺解毒汤合用。方中杏仁宣利上焦肺气；豆蔻化湿行气，畅中焦之脾气；薏苡仁淡渗利湿，使湿热从下焦而去。三仁合用，宣通三焦，是方中主药。辅以半夏、厚朴燥湿宽中，竹叶、滑石、通草清热利湿，使三焦通畅，湿热自去。加入麻黄，既可开宣肺气，又可通调水道，以助宣肺化湿之力；荆芥祛风解表；重楼、贯众、紫草、青黛清热解毒。诸药相伍，共奏清热除湿，祛风止痒之功。

2. 湿疹

某男，46岁，2023年6月26日初诊。诉6个月前无明显诱因发现双下肢小腿外侧起红色丘疹，瘙痒不适，当地诊所给予"依巴斯汀"口服药和外用药膏治疗后好转。近1个月上述症状加重，双下肢小腿部位见红色丘疹、水疱，伴有糜烂，少量黄色渗出液，部分皮损融合成片，对称分布瘙痒难忍致睡眠差，纳差恶心，腹胀，大便略稀，小便不利，舌红，苔腻微黄，脉濡稍数。诊断：湿疹，辨证为湿热阻于肌肤。治疗以祛湿清热、宣通气机为法。处方：豆蔻12g，薏苡仁30g，厚朴12g，半夏12g，滑石20g，栀子9g，通草6g，酸枣仁15g，竹叶10g，地肤子10g，杏仁10g，白鲜皮12g，苍术12g，甘草6g。7剂，日1剂，水煎，分2次服用。二诊：诉症状缓解，仍有水疱，糜烂，眠差，继服前方7剂。7月10日三诊：诉瘙痒感明显缓解，丘疹、水疱减少，无渗液，无糜烂面，皮损颜色变浅，眠可，纳渐好，腹胀感减轻，二便正常。原方中去栀子，加陈皮12g，防风12g，荆芥10g，茯苓10g。继服7剂后，诉无瘙痒感，皮损基本消退。唯色素沉着，再服7剂以巩固疗效。[郭惠. 基于"三焦气化"理论探讨三仁汤治疗湿疹. 内蒙古中医药，2024，43（1）]

3. 痤疮

某女，19岁，2023年3月18日初诊。患者颜面部反复起丘疹2年，近日又见新发丘疹，刻诊见丘疹多位于面颊及下颌部，色暗红，未见脓疱、囊肿，可见炎症后色素沉着，作息正常，无口干、口苦，月经量适宜，无痛经，无血块，二便正常，舌质红，舌苔薄黄腻，舌边无齿痕，脉缓。西医诊断：痤疮。中医辨证：中焦湿热证。治法：清利湿热。予三仁汤加减：豆蔻10g，厚朴10g，通草5g，滑石30g，甘草6g，杏仁10g，薏苡仁15g，法半夏10g，淡竹叶6g，陈皮12g，砂仁10g，藿香12g，佩兰12g，金银花10g。免煎颗粒7剂，日1剂，早、晚饭后温服。二诊：未新发丘疹，原皮疹较前减轻，舌苔变薄，余无不适，复予上方7剂，后愈。[朱月. 三仁汤加减治疗皮肤疾病验案3则. 现代养生，2023，23（21）]

4. 扁平苔藓

某男，70岁，2023年4月14日初诊。口唇黏膜破溃3月余，不易愈合收口，原治疗效欠佳，症状反复。刻下症见口唇黏膜糜烂，见黑色血痂，颊黏膜见白色网状细纹，舌面紫红，见扁平丘疹，其他部位皮肤正常，无口干、口渴，纳差，小便时有余沥不尽感，大便不成形，2~3日1行，舌质紫红，苔薄白、水滑，脉沉缓。西医诊断：扁平苔藓。中医辨证：脾失健运，湿毒内生。治法：健脾祛湿。予三仁汤加减：杏仁10g，豆蔻10g，薏苡仁15g，厚朴10g，通草5g，滑石30g，甘草6g，法半夏10g，淡竹叶6g，陈皮12g，砂仁10g，焦山楂30g，焦六神曲30g，炒麦芽30g。免煎颗粒7剂，早、晚饭后温服。二诊：口唇黏膜收口、结痂，网状黏膜较前减少，无水滑苔，紫红舌颜色较前变淡，原方去淡竹叶、焦山楂，焦六神曲、炒麦芽、通草，加入炒苍术15g、黄柏6g，免煎颗粒7剂。三诊：口唇黏膜已愈合，口腔黏膜趋于愈合，舌质暗红，舌面未见紫红色丘疹，二诊方继续服7剂。[朱月. 三仁汤加减治疗皮肤疾病验案3则. 现代养生，2023，23（21）]

原按： 扁平苔藓是一种慢性炎症性皮肤病，常累及皮肤、黏膜、毛囊、爪甲，发病机制未明，目前认为其与自身免疫、病毒感染、神经精神、药物或某些疾病有关。中医认为发于口腔的扁平苔藓多与阴血失养，湿邪内生有关。本例患者扁平丘疹见于舌面，伴口唇黏膜破溃、小便不利等，辨证为脾失健运、湿毒内生。《脾胃论》云："谷气通于脾。六经为川，肠胃为海，九窍为水注之气。九窍者，五脏主之。五脏皆得胃气，乃能通利。"脾失健运，湿邪内生，日久化毒，滞于肌肤。方予以三仁汤理气祛湿，加陈皮、砂仁促进中焦气的转运，加焦山楂、焦六神曲、炒麦芽助脾胃纳运，促进食物消化。二诊加入苍术、黄柏，增强健脾祛湿之效。

5. 脂溢性皮炎

某女，22岁，2023年4月1日初诊。患者头部瘙痒1月余，伴皮屑增多，自觉近期头发掉落增多。刻下症见头部瘙痒，头发易油，头部可见少许鳞屑，手掌见粟粒大小丘疹，瘙痒明显，二便正常，舌质淡嫩，边有齿痕，舌苔厚、白腻，脉细。检查：拔毛试验阴性。西医诊断：脂溢性皮炎。中医辨证：脾失健运。治法：祛湿止痒。方药：豆蔻10g，厚朴10g，通草5g，滑石30g，甘草6g，薏苡仁15g，杏仁10g，白术10g，苦参10g，白鲜皮10g。免煎颗粒7剂，饭后温服。二诊：诉头部瘙痒减轻，手部丘疹较前减少，舌苔较前变薄，复予上方7剂口服。[朱月．三仁汤加减治疗皮肤疾病验案3则．现代养生，2023，23（21）]

原按：脂溢性皮炎为皮脂丰富部位的炎症性疾病，可见丘疹、鳞屑。《素问》云："故清阳出上窍，浊阴出下窍。"湿邪上乘，阻塞空窍，阳气不得生发，外不得至皮毛、肌肉，上不得至于颠顶，诸窍闭塞。湿性黏滞，故可见头部鳞屑增多、瘙痒。本例患者兼见手掌部丘疹、瘙痒，为手部湿疹，湿邪蕴于肌肤所致。予以三仁汤从上、中、下三部分消湿邪，加白术健脾，加苦参、白鲜皮燥湿止痒。

6. 热疮

某女，24岁，2016年2月16日初诊。患者右口角热疮1天，时痒，咽痛，无恶寒发热，腹胀时鸣，便可，舌淡红暗、苔微黄，脉滑。西医诊断：单纯性疱疹。中医诊断：热疮。病机属湿热内蕴、外受风邪。治宜清热化湿，祛风止痒。处方：薏苡仁30g，石斛12g，杏仁、半夏、淡竹叶、神曲各10g，豆蔻、厚朴、通草、僵蚕各6g。6剂，每日1剂，水煎服。2月28日随访，患者诉服完6剂后诸症皆愈。[吴爱虹．李灿东运用三仁汤治疗杂病验案举隅．山西中医，2021，37（4）]

7. 系统性红斑狼疮

某男，29岁，2015年7月12日初诊。患者3个月前开始出现面部颧部蝴蝶斑伴反复发热，开始未予重视，1个月前在外院查抗ds-DNA（++），补体C3为0.39g/L，白细胞2.8×10⁹/L，尿蛋白（++），诊断为系统性红斑狼疮、狼疮性肾炎。经西医治疗一度好转，体温正常，近2周病情反复，再次出现下午发热伴明显乏力，寻中医治疗。刻下：日晡发热，体温38℃左右，乏力，纳呆，腹胀，大便黏滞不畅。舌胖苔白厚腻，脉濡。中医诊断为红蝴蝶疮（湿热内蕴证）。治以清热化湿，处方：杏仁10g，滑石10g，通草6g，豆蔻6g，竹叶6g，厚朴10g，薏苡仁20g，清半夏9g。5剂，水煎服。二诊时各症状明显改善，前方继服7剂。病情逐渐稳定，后续以三仁汤、犀角地黄汤为基本方加减治疗。复查ds-DNA（+），补体C3为0.8g/L，白细胞7.5×10⁹/L，尿蛋白（-），逐渐撤减激素，病情得到控制。[孙海花．房定亚教授运用三仁汤经验．环球中医药，2020，13（6）]

原按：系统性红斑狼疮的基本病理改变为血管炎，中医认为其属热毒入于血分所致。

热毒伤络，所以出现红色斑疹、血液系统损害、肾脏损害等。此例患者比较特殊，常规西医治疗后病情一度缓解，血管炎症改善，但后期病情反复，出现的症状为湿热内蕴之证，考虑是湿热郁闭气机、血热不得透达，故予三仁汤化湿清热、宣畅三焦气机，病情迅速缓解。后期再以三仁汤结合犀角地黄汤收功。

8. 白疕

某男，31岁，2019年3月7日，因"身起红斑脱屑3年余，复发半年"于我院就诊，诊断为寻常型银屑病，此前皮损反复发作，口服复方青黛丸、消银片，外用卡泊三醇，皮损可消退。半年前感冒后皮损复发，经治疗，皮损仍时有反复。刻诊：躯干、四肢可见钱币至手掌大小浸润性淡红色至红色斑块，上覆白色鳞屑。口干口苦，纳少，眠差，二便调。舌淡红，苔黄白厚腻，脉滑。中医诊断：白疕（血热夹湿证）。治法：清热祛湿，处方：杏仁10g，泽泻10g，通草6g，豆蔻10g，淡竹叶10g，厚朴10g，薏苡仁15g，法半夏6g，紫草15g，白茅根30g，生地黄30g，赤芍15g，鸡血藤30g，土茯苓30g，拳参15g，茯苓15g。水煎服，日1剂，早晚分服。服28剂后各症状基本消失，予外洗方：楮桃叶30g，马齿苋30g，生艾叶10g，鸡血藤30g，大青叶15g，紫草15g，土茯苓30g。7剂，水煎外用，隔日泡洗，并嘱患者注意润肤。1个月后随访，患者病情稳定，未见新发。[陈丽君. 基于"分消上下"浅析三仁汤从湿论治斑块型银屑病. 环球中医药，2021，14（12）]

原按： 此证血热为本，热壅血络，发于皮肤则成红斑；血热煎灼营阴，肝木失养，血虚生风则见瘙痒。叶天士云"入血就恐耗血、动血，直须凉血、散血"，针对瘙痒"治风先治血，血行风自灭"，故凉血、活血为针对血热之象的根本大法，三仁汤重在化湿，宣通三焦上下，使湿去热孤；凉血活血汤长于清热，消散孤立的热邪，并借三仁汤分消上下之力使热邪有出路。二者合用，湿热分消，故皮损消退较快，且瘙痒缓解明显。

9. 创伤感染

某男，39岁，1976年8月11日以创伤后化脓高热40天就诊。40天前，田间劳作时不慎将左脚背砸伤，未作清洗消毒，当晚伤口红肿疼痛，并伴恶寒。经医疗站清创，内服抗感染消炎药治疗3日无效。以伤口化脓伴高热不退入住某市人民医院外科，诊为创伤感染（绿脓杆菌）继发脓毒血症。予大剂抗炎及支持疗法治疗3周，体温仍持续在38~41℃之间，创口溃烂面积迅速扩大，颜色发暗，出现局部组织坏死倾向，拟从踝关节处截肢治疗。患者及其家属拒绝接受手术，继而转院继续保守治疗。又2周，病情仍毫无改善，且患肢坏死进一步蔓延，该院建议高位截肢，以挽救垂危之生命，舍此别无选择。当手术方案再次遭到患方拒绝时，医院感到回天乏术，遂动员其转上级医院。此际患者已家贫如洗，无力异地求医，只好转入当地市中医院续治，侥幸一试。

询知患者发热朝轻暮重，汗出而黏，胸闷脘痞纳呆，全身酸痛；观其左脚背已全部溃烂，上罩稠浊绿色脓液，拭去脓液后筋骨历历可数，其周边未溃组织颜色苍暗，形体消瘦，面色黢暗，舌绛，苔黄腻腐厚；审六脉滑数，重按无力。诊断：创伤性脓疡。辨证：湿毒久蕴，气血耗伤。治法：除湿解毒，佐以益气养血。处方：豆蔻10g，杏仁10g，薏苡仁50g，冬瓜仁50g，厚朴15g，法半夏10g，蒲公英30g，金银花20g，野菊花10g，紫花地丁15g，丹皮15g，鸡血藤20g，南沙参30g，滑石20g，甘草10g。水煎服，每日1

剂，频服。内服中药的同时，前医院之西药治疗方案仍继续施行，并外用化腐生肌丹撒布创面。

通过上述三法并用的治疗，患者体温迅速下降，舌苔渐退，胃纳渐佳，创面分泌物渐减，1周后，仅有低热持续，创面有红活肉芽迅速生长，2周后，体温正常，创面脓液已净，上罩干燥脓痂，痂下肉芽生长良好，3周后痊愈出院。[宋兴《临证解惑-陈潮祖教授学术经验研究》]

原按：①本案西医辨病精确，但却久治不能取胜，反有愈演愈烈之势，终致技穷，不得不求之伤残肢体的极端措施，在西医看来，病临此境，患者肢体断无保全之理。然而，正是在这样的严峻情势下，中医药却以看似最平淡的方法，实现了西医难以想象的圆满效果，给我们留下了回味无穷的思索。决定成败的关键因素是什么？是医学能不能从一个较高的视角，去全方位观察一个患病机体；能不能通过对生命的深刻理解，去思考一个活的机体将怎样适应自身内在的变化，又将怎样和周围世界发生极其微妙的联系。②中医学不知绿脓杆菌为何物，但却深刻把握了湿阻气滞这一机体反应状态特点，正是纠正了这一病理状态，机体对药物的反应性和自身抗病祛邪的积极性才充分调动起来。当然，也应当清醒地认识到，西药的抑菌杀菌作用，是帮助机体在严重感染的情况下与病邪抗争数十日的重要因素。就是最后的胜利，也可能与其在中药帮助下，机体内环境条件改变后，其抑菌杀菌作用倍增密切相关。③本案虽是局部创伤，但感染扩散后，则矛盾发展，病情亦由局部而延及整体，辨证当以神、形、色、脉为凭，这是从整体着眼。当病情历久不愈时，还须从邪正双方的势力对比分析，这也是从整体着眼。患病之时，正当盛暑，施治用药，还得考虑时令特点，这仍然是从整体着眼。

【临证提要】此证应当细为分辨：①本证有头痛恶寒、身重疼痛，颇似寒伤于表，但寒伤于表其脉当浮，而此证脉弦细而濡，自然不是伤寒脉象。②因有胸闷不饥，颇似食积停滞，但又兼见头痛、恶寒、身重、疼痛，显然不是食积引起。③因有午后身热，颇似阴虚，但阴虚当见舌红少苔，或两颧发赤，此证反见面色淡黄，胸闷不饥，舌白不渴，自然不属阴虚。由于此证有三个疑似证象难以分辨，容易误诊，随之而来也就可能采用三种错误治疗方法，出现三种不良后果。若见头痛恶寒便以为是寒伤于表而用辛温发汗之法，则湿随辛温升发而从三焦蒸腾上逆，上蒙清窍，出现神昏、耳聋、目瞑、不言症状。若见胸闷不饥便以为是食积而投苦寒泻下药，用脾阳本已受困，误下更抑脾阳上升，脾气下陷，湿邪乘势从三焦内溃于肠，即成洞泄不止。若见午后身热便以为是阴虚而用滋阴之品，湿为胶滞阴邪，再用阴药柔润，二阴相合，以柔济柔，遂成固结不解。辨证之际，必须详审。

本方是治湿温初起，湿重热轻的常用方。若卫分证象明显，可加藿香、香薷解表化湿；身热不扬，汗出不彻，可加青蒿、茵陈、佩兰增强清透作用；胸闷不饥，可加郁金、枳壳宣畅气机；湿浊胜者，可加苍术、佩兰燥湿芳化；身痛者，可加防己、蚕沙除湿宣痹；兼咳嗽、气喘者，可加麻黄、桔梗、白前宣肺止咳。对于水肿、淋证、痹证、霍乱吐泻等证属湿热者，亦可加减用之。

此方证有汗之则神昏、耳聋、目瞑、不言之禁，而今言咳嗽可加麻黄，岂非犯禁？

须知湿热阻于少阳三焦，若用辛温之生姜、桂枝、羌活、防风发汗，难免有湿受热蒸而从三焦上蒙清窍之虞，唯用麻黄则无此弊。咳嗽是因外感引起肺气不宣，津凝成痰的病理改变。加入麻黄可以宣肺展其气机，降气通其水道，利水祛其痰湿，绝无湿热蒸腾之弊。陈老治小儿咳嗽，见其发热不盛者，即用此方加麻黄、桔梗、枇杷叶、矮地茶，多见奇效，盖此方有宣降津气之功故也。肠伤寒、胃肠炎、肾盂肾炎、波状热等属湿重于热者，用本方加减治疗。

小青龙汤（《伤寒论》）

【药物组成】 麻黄 10g　桂枝 10g　半夏 15g　干姜 15g　细辛 6g　五味子 6g　芍药 10g　甘草 10g

【制剂用法】 水煎，分三次，温服。

【病机治法】 肺失宣降，寒饮内停。宣肺降逆，温化水饮法。

【适应证候】 肺失宣降，寒饮内停。①恶寒发热，无汗，咳嗽气喘，痰多清稀，苔润滑，不渴饮，脉浮紧。②痰饮喘咳，不能平卧，无表证者。③肢体重痛，肌肤悉肿者。

【证析方解】 喘咳痰稀，本方之主症；肺失宣降，水饮内停，此证之病机；其余脉症，是辨证依据。《素问·咳论》谓："皮毛者，肺之合也。皮毛先受邪气，邪气从其合也。其寒饮食入胃，从肺脉上至于肺则肺寒，肺寒则外内合邪，因而客之，则为肺咳。"小青龙汤证与咳论所述恰好相符，其病理涉及内伤外感两个方面：①脾肺虚寒，脾寒不能散精归肺，肺寒不能敷布津液，凝结为饮，壅阻于肺，肺气宣降失调，成为咳逆倚息不得卧的支饮；或因肺失宣降，津凝不布，水液流行，归于四肢，成为身体疼重的溢饮。②素体脾肺虚寒，一旦风寒束表，影响肺气宣降，水津敷运，便成为外寒内饮机制。其症恶寒发热、无汗，为风寒外束，营卫运行受阻表证。风寒外束，肺气郁而不宣，逆而不降，遂生喘咳；影响津液敷布，水道通调，遂痰多清稀。痰稀与脾胃虚寒不能输布津液及肾阳不足不能化气行水有关。

肺失宣降，寒饮内停，法当宣肺降逆，温化水饮。方中麻黄能宣降肺气，发汗解表，利尿行水；桂枝能温通血脉，解肌发汗，温肾化气。两药相伍，有发汗解表、通调营卫、降气行津之功，正合肺失宣降、气逆水停机制。水饮内停，虽有麻黄、桂枝宣上温下，若不温运中焦，仍不能消除，故配半夏燥湿、干姜温脾，使脾能输津，肺能布津，肾能化气，则津行无阻而水饮可除。至于配伍细辛、五味子降逆下气，芍药、甘草柔肝缓急，又专为气道挛急和肺气上逆的喘咳而设。此方八药同用，能够消除致病原因，调理五脏功能，流通气血津液，缓解气道痉挛，故是宣肺降逆、温化水饮的有效名方。

学习此方，须要弄清四个疑点，掌握一个重点。

（1）据《伤寒论》条文和本方配有麻黄、桂枝分析其组方机制，认为其是治疗表寒里饮之方，体现解表涤饮之法。今从肺失宣降、水饮内停分析此证机制，认为是宣降肺气、温化水饮之法。是否符合仲景原意？陈老以为，正因力求符合仲景原意，才作如是更改。须知《伤寒论》所载条文虽有表寒证象，《金匮要略》所用三条却无一条言及表证，可见本方并非专为表寒而设，只从表寒里饮分析显然不够全面，从肺脾虚寒、津气失调阐述致病机制，才能揭示病变本质。

（2）此方证的病位主要在肺，联系心脾肝肾等脏分析方义，是否牵强？陈老以为，此方所治病位诚然在肺，但却涉及气失宣降、血运不利、水饮内停、气道挛急四个方面的病理改变。卫气运行关乎肺，营血运行关乎心，水津运行关乎肺脾肾，气隧痉挛关乎肝。此方虽以治肺为主，却以桂枝兼调心营，通利血脉，兼温肾阳，增强气化；干姜兼温脾阳，恢复脾运；芍药、甘草柔肝缓急，缓其痉挛，上述解释符合此证机制。仅从肺系分析，《金匮要略》用本方治疗妇人吐涎机制就难解释了。

（3）此方配伍芍药之理，方书或谓制诸药之燥，或谓养血调营，言人人殊，各执一词。今谓此药和甘草缓解痉挛以达止咳平喘目的，是否符合实际？陈老以为，配伍芍药、甘草，在于缓解痉挛。综观仲景之方，常用芍药治疗各种痉挛病变。缓解四肢拘挛疼痛的芍药甘草汤；治胸胁疼痛的四逆散、大柴胡汤；治疗腹中疼痛的当归芍药散、小建中汤；治上焦喘咳的小青龙汤；治下焦小便不利的真武汤，都有芍药。上述各证归纳起来不外两类：一因经脉挛急而痛，一因经脉挛急引起气道或水道不利，都与肝系筋膜有关。芍药、甘草为柔肝缓急之品，善解经脉痉挛而使五脏气血津液运行无阻，通过柔肝缓急可治五脏病变，本方配伍二药舒缓气管挛急，气隧得舒，则喘咳可平。

（4）此方并未专用利水药物，何以能治水饮内停？《伤寒论》指出此方所治证候，是"心下有水气"；其或然诸证亦由水饮停蓄三焦引起；《金匮要略》更将此方用于治疗溢饮、痰饮、吐涎等证，故水饮内停是本方证的基本病理。何以此方能治水饮内停？医者可知，治病之要，在于治本，《黄帝内经》早有明训，若能以治本为主，兼治其标，将能获得较好疗效。水液能在体内升降出入，有赖肺气宣降，脾胃输运，肾阳气化。此方用麻黄宣降肺气，干姜温运中阳，桂枝温肾化气，旨在恢复三脏功能而令水津升降无阻，则无水饮再停之忧。麻黄发汗行水作用能使已停水饮从毛窍外出，从三焦下行，又体现了治标法则。所以，本方虽无专门利水药物却能治疗水饮。

此证是因肺失宣降以致气逆津凝而成，联系肺脾生理功能分析水饮内停和气逆不降之理，应是本方重点。

【临床运用】

（一）内科疾病

1.支气管哮喘

某男，61岁。病者自述患支气管哮喘10余年，昨日因气候变化而引发。初诊：咳喘频作，咳痰清稀，呼吸急促，喉中有痰鸣音。恶风，怕冷，心慌气短，动则乏力，胸膈满闷，舌体胖大，苔薄白而润，脉浮细。诊断：哮喘。辨证：外寒里饮，肺失宣降。治法：解表化饮，宣降肺气。予以小青龙汤加味：麻黄10g，细辛6g，干姜10g，甘草10g，白芍10g，桂枝15g，半夏20g，五味子10g，柴胡20g，黄芩10g，生晒参10g，制附片15g（先煎60分钟），4剂，每日1剂，水煎服，日3次。二诊：咳嗽减轻，咳痰减少，无痰鸣音,但仍感胸闷气短,乏力,且感咽干不利,舌苔白腻,脉细弱。上方加白术20g,茯苓20g,泽泻10g,猪苓20g,3剂。三诊:咳痰黏少,痰色变黄,偶有咳嗽,气短乏力亦大有改善,唯感胸中痞塞不舒,舌苔薄黄腻,脉细。上方去制附片、人参,加全瓜蒌25g,黄连8g,以善其后。[贾波,沈涛《陈潮祖医案精解》]

原按:"支气管哮喘"属中医学"哮病"范畴,多由内有停饮宿痰,外感六淫之邪或其他诱因而诱发。本案有外感病史,症以恶风、怕冷与喘息咳嗽、咳痰清稀、喉中痰鸣、舌体胖大、苔润等并见,乃典型之外感风寒、水饮内停证,故以小青龙汤解表化饮、宣降肺气。重用甘草合白芍柔肝缓急,解气管挛急,增诸药止咳平喘之力。寒饮之成与肺脾虚寒不能输布津液、肾阳不足不能化气行水有关。附子、干姜、人参、甘草为附子理中丸的基本构架,其有温补脾肾之功,与麻黄、桂枝伍用,可宣上暖中温下,使肺能布津,脾能输津,肾能化气,则津行无碍而水饮自消。柴胡、黄芩、人参合半夏、炙甘草是小柴胡汤的主要结构,用于此案一则疏通三焦、畅行气津,二则透邪清热、防气郁津滞而化热,三则益气扶正以祛邪。

二诊症状改善,但增咽干不利,苔转白腻。陈老认为此非阴伤所致,而是水饮内停,津不上承之故。于一诊处方合五苓散以增化气利水之力,达到"水精四布,五经并行"的目的。三诊诸症好转,然咳痰黏少,胸中痞塞,舌苔转黄,是津气郁而化热,阻于胸中的证象,去温补之人参、附子,加全瓜蒌、黄连,是取小陷胸汤之清热涤饮、宽胸利膈。

2. 喘证、溢饮

某女,63岁,2001年3月5日初诊。既往有慢性肺源性心脏病病史。2周前因气温骤降而咳喘加重,时咳吐白色泡沫痰,气紧,1周前出现面目浮肿,手背及膝以下肿,按之凹陷。询知:口干苦,大便秘结,小便少,舌质红,舌体胖,边有齿痕,苔白水滑,脉浮滑。诊断:喘证、溢饮。辨证:寒饮内停,兼有郁热。治法:温化水饮,兼清郁热。予小青龙汤加石膏汤加味。处方:麻黄10g,细辛5g,干姜10g,甘草10g,白芍15g,桂枝10g,半夏15g,五味子10g,石膏20g,白术20g,泽泻30g。3剂,每日1剂,水煎服,日3次。二诊:上方3剂而肿消,再进2剂,咳喘悉平,二便亦正常。[贾波,沈涛《陈潮祖医案精解》]

原按:因气温骤降而咳喘,继见面目浮肿,显然是外感引起肺气宣降失常。患者素体脾肺虚寒,脾寒则不能散精归肺,肺寒则不能敷布津液,凝结为饮;复感风寒,致使肺气宣肃功能受阻,水津不能外布于表,下归于肾,以致水停三焦,加重水饮。饮邪壅阻于肺,肺失宣肃,发为咳喘、痰白清稀,此乃《素问·咳论》所谓"皮毛者,肺之合也,皮毛先受邪气,邪气以从其合也。其寒饮食入胃,从肺脉上至于肺则肺寒,肺寒则内外合邪,因而客之,则为肺咳"。饮邪流行,溢于肌肤则头面下肢浮肿;内蓄三焦水道则小便少。肺与大肠相表里,大肠传导功能的发挥,有赖于肺气肃降,若肺气闭郁,气逆不降,津液敷布障碍,津液不能下达,肠道水涸则便秘。口干苦、舌质红是气郁化热之征。

饮停三焦,迫肺而喘,外泛成肿,当务之急以驱饮为要,遵循仲景古训,"病溢饮者,当发其汗……""夫短气,有微饮,当从小便去之",拟发汗利水为其治疗法则。方以麻黄合桂枝、细辛发汗宣肺,通其腠理,饮从毛窍而出。泽泻、白术利水消饮,补脾制水,是

《金匮》"治心下有支饮，其人苦冒眩"之泽泻汤。泽泻合麻黄利尿行水，通其水道，饮从小便而去。白术合半夏、细辛燥湿化饮，输转脾津，与上述药物相配，是为已聚之饮而设。干姜辛热，合白术、甘草温补脾肺，钥启重关，是为杜其痰饮产生之源而用。石膏辛寒，清其郁热。诸药合用，宣通内外，调达上下，寒热并用，标本同治，治肺治水兼顾，多管齐下，则喘平肿消。

3. 咳嗽变异性哮喘

某女，28岁。患者5年前因过食冷饮出现咳嗽，治疗后好转，后因感受风寒或闻到刺激性气味反复发作。7天前，因天气转凉，出现咳嗽，自服西药未愈。刻下症见咳嗽，清痰，量多，易咳出。咳嗽剧烈时则气紧。平素怕冷。大便偏干1~3日1行，小便调，纳差，睡眠可。舌淡、苔白，脉细弦。既往史：季节性鼻炎。西医诊断：咳嗽变应性哮喘。中医诊断：咳嗽。属寒饮证，治以温肺化饮。处方：麻黄3g，桂枝3g，干姜3g，细辛3g，五味子6g，姜半夏6g，白芍6g，炙甘草3g，鸡内金15g，瓜蒌15g，蝉蜕9g，葶苈子15g。颗粒7剂，日1剂，早晚饭后温服。二诊：咳嗽减轻，晨起稍有白痰。舌淡、苔白，脉细弦。上方去瓜蒌、半夏加附片6g，鱼腥草15g。颗粒7剂，日1剂。药尽而愈。[张晓阳等. 高建忠运用小青龙汤治疗咳嗽变异性哮喘经验. 中国中医药现代远程教育，2021，19（7）]

4. 咳嗽急性发作

某女，52岁，患者1天前感寒出现咳嗽剧烈不能自止，遂来就诊。现症见咳嗽剧烈，咳白痰，晚上加重，鼻流清涕，无发热，无汗，无头痛，无咽痛，胸骨后疼痛，纳少，口干欲饮，二便正常，夜寐差，舌质淡，苔白，脉弦滑。处方：蜜麻黄8g，白芍10g，干姜6g，细辛3g，甘草10g，桂枝6g，五味子6g，清半夏10g，葶苈子15g，桑叶10g，杏仁12g，紫菀12g。3剂，水煎服。复诊：偶咳，少痰，口干，无咽痛，无流涕，舌淡，苔微黄。有向热转变趋势，予前方加石膏20g，2剂，水煎服。后回访，诸症皆除，未再服。[张福垒. 刘长玉教授治疗咳嗽急性发作验案. 亚太传统医药，2016，12（7）]

5. 感冒咳嗽

某男，68岁，1999年5月13日初诊。咳嗽2周。自述2周前因感冒，发热、咳嗽，自服西药及中成药（药名不详）无效。1周前某综合医院住院治疗，诊断为肺炎，予抗生素静脉滴注，口服头孢克洛等治疗，未见明显改善，寻中医治疗。初诊：慢性病面容，咳嗽气紧，吐白色泡沫痰，体温37.7℃，微恶寒，微汗，口微渴不欲饮，少言纳差，两颗骨微胀痛，舌质淡嫩、尖红，苔中部水滑，脉滑数。诊断：咳嗽。辨证：外感风寒，水饮阻肺，气郁化热。治法：散寒化饮，宣降肺气，清热透邪。给予小青龙汤合小柴胡汤加减：麻黄绒15g，细辛3g，干姜5g，甘草6g，五味子10g，白芍15g，桂枝15g，法半夏15g，北沙参15g，柴胡15g，黄芩15g，青蒿15g，茯苓15g，麦芽20g。1剂，水煎服，日3次。二诊：上方服毕，汗微出，发热退，恶寒消，咳痰减轻。余症同上。上方加减：麻黄绒10g，细辛3g，干姜5g，甘草6g，五味子10g，白芍15g，桂枝10g，半夏12g，南沙参30g，柴胡15g，黄芩15g，桔梗12g，金沸草15g，丹参12g。3剂，每日1剂，水煎服，日3次。再诊：咳嗽止，余症平，予香砂六君子汤善后。（陈逸）

按语： 患者咳嗽气紧，吐白色泡沫痰，低热，微恶寒，口微渴不欲饮，舌质淡苔滑，为"伤寒表不解，心下有水气"；口渴、舌尖红、脉滑数，是湿郁化热。治以小青龙汤解表散寒，宣肺化饮；默默不欲饮、颧骨胀痛为少阳小柴胡汤证，柴胡、黄芩、青蒿清透郁热，柴胡尚能疏达气机，寓气畅津行之意；茯苓渗湿利水；沙参益气生津止渴化痰；麦芽开胃健脾疏肝，助脾胃水谷运化。二诊加桔梗、金沸草增化痰止咳平喘之功。《素问·五脏生成》："诸气者，皆属于肺。"《素问·经脉别论》："脉气流经，经气归于肺；肺朝百脉，输精于皮毛。"可见，肺之生理功能与气血关系密切，其病理上相互影响，五系之中病在肺系却易被忽视。肺系病变多属气津失调，无论肺失宣降，还是水饮停滞，皆可导致血行不利，故加丹参合桂枝活血以兼顾血滞，既着眼于整体观，又防微杜渐。诸药和合，表里兼顾，温清共用，肺脾心同治，气血津液并调，诸恙悉瘥。

患者已有汗出，为何重用麻黄？本案汗出，但见低热、恶寒、咳痰色白、舌尖红、苔滑、脉滑数等症，是外寒内饮夹热之证。热蒸则汗出，汗出则热减，热势不盛则呈低热。虽汗出而表证不解，故重用麻黄既解表发汗，使外寒水饮从汗而去；又宣肺利尿，使水饮从小便而走，兼顾外寒、气逆、水饮。病家体弱，麻黄用绒，则发汗力缓。恐其发散过峻，仅拟1剂，观其进退。二诊述汗后寒热消除，咳喘咳痰好转，是药已中病，麻黄用量立减。此乃效仿仲景越婢汤外宣内清治"风水恶风，一身悉肿，脉浮不渴，续自汗出，无大热"之验，可谓法古人而不泥古人者也。本案西医诊为肺炎，且症见口渴、舌尖红、脉滑数，倘若不详为辨析，则死于"炎症"句，判为痰热咳嗽而导致用药方向南辕北辙，何由取效！

6. 久咳

某女，61岁。1992年12月24日以咳嗽反复发作20余年，入冬尤甚就诊。自述20多年前一次重感冒后，即反复咳嗽不愈，屡治无功，且逐年加重。今遇冷即发，发则胸闷气紧、心累喘咳、吐白色泡沫痰。近又复发3日，终夜难以入寐，夜尿频多，形寒畏冷；观其形瘦面暗，衣帽甚厚，舌淡苔润；触知两手欠温；切得六脉细数而兼弦紧之象。本案患者20年前所患重感冒，可能即西医之"间质性肺炎"，其"间质区"，颇类陈老"膜腠三焦说"中"三焦的空间位置"所在，其潴留在"间质区"的"炎性分泌物"即中医之"痰饮"，此间病理产物难于排出体外，故病程较长，且反复，对此，中西医学结论相同。治宜苦温辛散，化饮涤痰，佐以宣肺。不宜甘寒滋润增其浊滞，更不宜镇敛止塞闭其肺气，二十年迁延不愈，与治疗不当有密切联系。今形虽瘦而舌淡苔润，正是肺气长期郁滞，精微不布，外而形体失养，内而浊阴凝聚之证，仍当以苦温辛散治之，方用小青龙汤加白术、茯苓。吾师认为理可通，方可用。他指出：此证积年久困，气血大亏，肺脾肾三脏俱虚，短期断难从根本上得到纠正，症状缓解后宜朝服香砂六君丸以健脾化饮，午服归脾丸以益气养血，夜服金匮肾气丸以阴阳并调，化气行水。坚持数月甚至经年，或许大有助益。诊断：咳嗽。辨证：寒饮阻肺。治法：温肺散寒化饮。予小青龙汤化裁：桂枝10g，麻黄10g，细辛5g，茯苓20g，法半夏15g，炒白术15g，白芍10g，五味子10g，炙甘草10g。本方1剂未尽而咳大减，3剂尽而诸证消失。即按吾师所嘱服成药调养，历4月而食欲倍加，体重大增，咳喘极少复发。偶发，以上方进退予服，效如桴鼓。[宋兴《临证解惑·

陈潮祖教授学术经验研究》]

原按：①本案辨证要点在病程长、舌淡苔润，四肢欠温。脉数是水气凌心，心阳搏击之象，故细而且紧，不可妄断为肺中伏热。②本方散寒宣肺，化饮降逆，加茯苓、白术健脾行水，以竭痰饮之源，是标本兼顾，但仍以治标为重心。吾师3丸药才是培根固本之治。

7. 干咳

某女，59岁，2007年3月19日初诊。患者2个月前因饮食不节，且于江畔散步受寒后出现发热、咳嗽，自行服用中成药及西药后体温恢复正常，咳嗽迁延不愈，服用止咳化痰类中西药物，疗效不佳，当地医院诊为咳嗽变异性哮喘，予激素吸入后缓解不明显，于是自行停用。初诊：干咳，偶有咳痰，但痰少而黏，胸闷，脘腹痞满不舒，面色萎黄，形体偏胖，纳差，舌质淡、苔滑、根部微腻，脉滑。诊断：干咳。辨证：肺失宣降，寒饮内停，食积滞胃。治法：宣降肺气，温化寒饮，消食和胃。方剂：小青龙汤合保和丸加味。处方：麻黄10g，细辛6g，干姜6g，炙甘草9g，白芍10g，桂枝10g，半夏10g，五味子12g，连翘6g，陈皮30g，山楂10g，神曲15g，茯苓20g，杏仁10g，炒莱菔子10g。3剂，每日1剂，水煎服，日3次。3月22日二诊：患者咳嗽减轻，且痰量较多，容易咳出，痰转稀白，脘腹痞满明显缓解，食欲增加。效不更方，上方再进3剂。3月26日三诊：咳嗽已止，他症亦痊，唯苔根部微腻未尽，以六君子汤合保和丸3剂善其后。[李汶峰.陈潮祖教授匠心独运妙用小青龙汤的临床经验撷菁.成都中医药大学学报，2020，43（4）]

原按：患者干咳，偶有咳痰，但痰少而黏，类"燥咳"，陈老却用温肺化饮之小青龙汤，其理何在？陈老认为皮肤之中，分肉之间，肓膜、胸腹以及五脏管道夹层等都是三焦组成部分。三焦是津气升降出入之所，如果肺失清肃，宣发通调津液障碍，津液滞于气道夹层可见干咳痰少，渗于气道则见鼻涕、痰多。故在小青龙汤之应用中强调，用此方治咳嗽，多为痰质清稀。然有"部分患者常见干咳无痰，若无咽干、口燥，仍属气郁津凝所致，不能断为燥咳，是水液壅于气管夹层，尚未渗入气道之内，亦当投之。若投清燥润肺药物则反增其壅，缠绵难愈，但气候干燥季节则详审"。此"燥咳"乃师之所论之典型案例，用方尤须细审舌脉，即舌质淡、苔滑，脉滑是为要点。

本案寒饮涉及内伤外感两个方面。饮食不节，伤胃滞脾，影响脾胃水谷正常纳运，谷反为积，水反为饮；江畔散步受寒，寒邪客肺，宣降失司，水津不布，津滞为饮，遂呈外寒里饮食积之证。患者自服中成药及西药，又经医院激素治疗，表证虽无，寒饮食积仍存，是以小青龙汤温化寒饮、宣降肺气，保和丸健脾和胃、消积化痰。加杏仁辛开苦降，助麻黄宣降肺气之力。陈皮芳香醒脾，燥湿之功，协半夏、细辛、茯苓等祛湿化饮；行气之功既兼治气机阻滞的胸闷、脘腹痞满等症，更寓气顺，则一身之津液亦随之而顺，故用量尤重。复诊时述咳嗽减轻，痰转稀白，量多易咳，表明壅于气管夹层水饮已渐渗气道，为气津恢复之象，效不更方，续服3剂，肺、脾之宣肃、运化复健，2个月之干咳竟告霍然。

8. 咳而遗尿

某女，55岁，2001年5月17日初诊。自诉反复咳喘、气紧近5年，西医诊断为肺气肿。1个月前因外出未带雨具，淋雨后当晚即发作咳喘、气紧，已服中药20余剂，现仍然咳嗽频作，呈阵发性，痰多，咳吐不利，伴胸闷、气紧，时流清涕，口不渴。尤为痛苦者乃一咳则小便自流，以致不敢轻易出门。素不敢沾冷水，怕风。察其舌体胖大，舌质淡红，边齿痕，苔薄灰腻，舌面润，脉滑缓偏细，力尚可。书小青龙汤原方：麻黄15g、细辛6g、桂枝10g、干姜15g、半夏20g、炙甘草6g、白芍10g、五味子10g。水煎服，每日1剂，连服3剂。5月21日复诊：患者告知，上方服了4剂，咳则小便自流现象已完全消失，但咳嗽、气紧尚未尽退。上方加厚朴20g、杏仁15g、瓜蒌皮20g，3剂，后以肾气丸配香砂六君丸长服调理。[贾波，沈涛《陈潮祖医案精解》]

侍诊心得： 所谓"咳而遗尿"是指患者一发作咳嗽即小便自出，甚至小便失禁，多见于长期咳喘患者，即西医所谓"慢支炎""肺气肿""肺心病"等患者常见此症。古有张石顽用春泽汤（即五苓散加人参）治疗"咳而遗尿"，是否此证只可用春泽汤治之呢？此案患者有肺气肿史，长期咳喘，久咳耗伤肺气，肺气虚损，上虚不能制下；又复感风寒，膀胱之气化因寒失司，而见咳而遗尿。小青龙汤以麻黄、桂枝辛温散寒，宣发太阳膀胱之气；桂枝、细辛通阳化气，畅通上下；半夏、五味子化痰止咳，咳止则尿无以出；而干姜、甘草乃"甘草干姜汤"也，《金匮》明确指出："肺痿吐涎沫……其人不渴，必遗尿……上虚不能制下故也……甘草干姜汤以温之。"因此，用二药温肺寒，益肺气，又可振奋中阳，补土暖金，使肺气得充，能够制约水液，则水液不犯膀胱，膀胱气化得以恢复，如此配伍治之则遗尿可愈，乃"下病治上"也。故小青龙汤亦可治疗咳而遗尿，非独春泽汤也。

原按： ①咳即遗尿提示膀胱气化失常，不能约束尿液，而膀胱气化由肾所司，因此本病本当治肾为主，以培元固本为要。但陈老以治肺为主获良效，其要妙在于抓住"肺为水之上源"之机。肺为华盖，位居上部，水液的代谢必须依赖肺通调水道的生理功能，方可使津液正常输泄，下达膀胱，正如《素问·经脉别论》所云："饮入于胃，游溢精气，上输于脾，脾气散精，上归于肺，通调水道，下输膀胱，水精四布，五经并行，合于四时五脏阴阳，揆度以为常也。"而肺通调水道之功有赖于其宣发肃降。案中患者虽年老久病，但本次发作以肺系病证为主，腰膝酸软、夜尿频多、脉弱等肾虚之征不显，不能仅凭咳而遗尿一症妄断此时肾虚为其主要病机。因此，该患者此次发作的病机要点在于肺失宣降，通调失司，津液布散失利，故投小青龙汤宣肺降逆，肺之宣降得复，自能使津液正常下达膀胱，膀胱气化亦能自复。然结合患者素体怕冷，病程日久等特点，其肺气肿之根本，确乃素体脾肾亏虚之机，因此"咳而遗尿"标症得缓后，投金匮肾气丸培补肾气，香砂六君丸健脾益气以固其本，方为常治之法。因此，临证明辨标本缓急，孰轻孰重，即便同一病症的不同阶段，治疗也大有不同，不可不察。②本案之"咳而遗尿"一症虽系风寒袭肺，肺失宣降所致，但确也存在肺虚不能制下之机，为何不用人参补益肺脾？事实上，方中再加人参不是不可，但陈老之本意在于紧扣患者此次发作由外感风寒之邪引发。久咳未愈，气紧胸闷，提示肺气闭郁颇重，故治疗抓住主要矛盾，投宣降肺气力峻之小青龙汤治疗，重用麻黄、干姜、半夏之属，开宣为主，轻用白芍、五味子，以免敛邪，故亦暂不投人参扶正，而以祛邪为第一要务，因风寒之邪不去，肺之宣降无法复常，也就不能输达津液下至膀胱，诸症反不可缓解，待药进邪去后，再投补益之剂，如此层次分明，环环相扣，陈老用药精妙，布局周密可见一斑。

9. 癃闭

某男，56 岁，2000 年 1 月 20 日其妻前来求方。谓患者于数日前凌晨 2~4 时外出办事后，感全身寒冷，随即小便不通，点滴难下。送某医院治疗，为其导尿仍然未通，前来求中医治疗。据述当是受寒所致。遂书小青龙汤去五味子，加柴胡、枳壳各 10g，白术 20g，泽泻 30g，嘱其试服。次日来告，小便已通，唯汗出较多，遂减去麻黄，再服 1 剂。25 日患者出院前来就诊，自述小便中有血块，应系导尿时尿管受到损伤所致。改疏五苓散合四逆散加生蒲黄、熟蒲黄各 10g，调理而安。时外籍跟诊学生麦尚文（中文名）问道：小便不通是肾系病变，如何要用治肺系病变的小青龙汤加减？陈老谓治病之要，在于审证求因。时值严寒季节又在深夜工作，随即小便不通，显然是因感受寒邪，肺卫闭郁，导致肾系经隧挛急才呈小便不通。根据治病求本原则，法当辛温解表，温散寒邪。本方能够温散寒邪，消除病因，方中芍药、甘草又可缓解经隧挛急，使其水道通调；《伤寒论》谓四逆散可治小便不利，加入柴胡、枳壳则四逆散也在其中；复加白术、泽泻，与小青龙汤中的桂枝相伍，即五苓散的变方，又具温阳行水作用，故选此方加减。此证病位在下而求之于上，提示治病应从五脏间的内在联系去探求病机，才能得出正确的病机结论和拟定正确的治疗方法。[陈潮祖《中医治法与方剂》]

原按： 本案要点有二。一是中医思维之审因论治。患者发病于隆冬季节，且在深夜工作，随即小便不通，显然是表卫受寒，肺卫郁闭，引起肾系经隧挛急，膀胱气化失司，水蓄而不行所致。治法自当解表宣肺。如果临床囿于成见，或受西医病名局限，必致一叶障目。二是何以遣小青龙汤而不用麻黄汤？风寒束表，须用麻黄、桂枝相配，以解风寒；经隧痉急，须用芍药、甘草相配，以解痉急；细辛辛通上下内外；病者年过半百，尚需考虑阳气不足，干姜、桂枝之参合，温助脾肾阳气，诸药为伍辛温解表，又宣上达下，提壶揭盖，则邪去而正安矣。

此案据证之标本缓急，紧扣外寒内饮，肺失宣降病机，予小青龙汤治疗，去酸收之五味子，且重用干姜、半夏，意在散寒邪、宣肺气、温肺脾、化湿浊。待药进邪退，再进温补肾阳之剂，论治井然有序，可窥见陈老遣方用药之精妙，医理造诣之深厚，观察布局之周密，足资后学揣摩。

10. 胸背冷

某女，50 岁，2010 年 7 月 21 日初诊。胸背冷 6 月余。感冒后自觉胸背部冷半年余，曾行针灸、理疗、刮痧、汤药等治疗仅能暂时缓解，稍有疏忽，随即病症复发。现症：体型稍胖，自觉胸背部冷，虽盛夏亦着厚衣，并诉阴雨天则寒冷加重，及其臂膀骨骼；纳差，食后胃脘痞闷，时呃逆，面色苍白，舌淡暗，苔白滑，双脉略弦。诊断：胸背冷。辨证：脾肾阳虚，饮停血滞。治法：温补脾肾，化饮活血。小青龙汤加减：细辛 5g，干姜 10g，甘草 6g，五味子 10g，白芍 15g，桂枝 15g，半夏 12g，鸡血藤 30g，姜黄 15g，制附片 12g（先煎）。3 剂，每日 1 剂，水煎服，日 3 次。7 月 25 日二诊：服上方微汗出而胸背发冷明显减轻，舌、脉同上，上方去姜黄，改制附片 15g，加茯苓 20g，白术 12g。3 剂，服法同前。7 月 28 日三诊：病告痊愈，予金匮肾气丸善后。[仝小林《重剂起沉疴》]

原按： 胸背部冷为主诉，刻下见盛夏厚衣着身、面色苍白、舌淡暗、苔白滑、脉弦，辨为阳气不足，饮停血滞。冷之原因，不外虚实二端。属虚者，乃素体脾肾阳虚，育膜、胸背失于温煦。属实者，系邪遏阳气。《金匮要略》谓："夫心下有留饮，其人背寒冷如手大。"水饮留积，阳气即被阻遏不能展布而冷；血液运行有赖阳气温煦，脾肾虚寒，寒凝血滞，影响血液流通，阳气不能随血达于胸背而冷。《素问·气交变大论》云："岁土太过，雨湿流行，肾水受邪……饮发中满食减，四肢不举。"本有停饮，阴雨之际，寒湿再至，内外合邪，困于中焦，流于四肢，则见纳差、痞满、呃逆、臂膊发冷。本方原书加减"若渴者，去半夏加天花粉三两；若噎者，去麻黄加附子（炮）一枚；若小便不利少腹满者，去麻黄加茯苓四两……"此案表证已去，又兼肾阳不足，水寒之气较重，治当"远表以就里也"。故去麻黄减发散之力，加炮附子温补肾阳，助气化以行水，增温化里饮之功，俾阳气充盛，如离照当空，阴霾立散。只此一加一减，足见其审证精详，处方灵活，真善用经方之佳案也。姜黄行气活血，长于行走肢臂；鸡血藤"能生血、和血、补血、破血；又能通七窍、走五脏、宣筋络"。配入方中活血通脉，是为寒凝血滞而设。

微汗出而胸背发冷减轻，系饮从肌表外出。二诊加重附子剂量，并增白术、茯苓，是取真武汤温补脾肾、健脾利水、培本消饮之意。诸药配伍，共奏温补脾肾，化饮活血之功，半年之疾，尽剂而愈。

（二）五官科疾病

1. 耳鸣

某男，50多岁，2005年11月5日初诊。耳鸣9天，加重2天。9天前感冒，服药后恶寒、鼻塞流涕、头身疼痛得愈，唯耳鸣，耳道似有回声，耳部闷塞仍存。医院检查，未发现器质性改变，寻中医治疗。询之：无耳鸣史，乏力，纳可，时口渴，不欲饮，二便常，舌淡红、稍胖大，苔白润，脉沉缓。诊断：耳鸣。辨证：寒饮上犯，闭阻耳窍。治法：温化水饮，宣肺利窍。予小青龙汤合五苓散加味：麻黄10g，细辛7g，干姜15g，炙甘草10g，白芍15g，桂枝15g，半夏15g，五味子15g，白术20g，茯苓20g，泽泻15g，石菖蒲15g，猪苓15g，人参10g，黄芪15g。3剂，每日1剂，水煎服，日3次。11月8日二诊：服上方2剂，耳部闷塞、耳道回声消除，耳鸣减轻，余无不适，守方不变，继服3剂。11月12日三诊：耳鸣痊愈，嘱以香砂六君子汤善后。[李汶峰. 陈潮祖教授匠心独运妙用小青龙汤的临床经验撷菁. 成都中医药大学学报，2020，43（4）]

原按：患者耳鸣、耳部闷塞发于感冒之后，并见舌淡红、稍胖大，苔白润，当为寒饮上犯，窍道不利使然。诚如《素问·至真要大论》云："民病饮积，心痛，耳聋浑浑焞焞……"治宜宣肺化饮，令气津运行无碍则耳窍庶几可开。是故用小青龙汤化饮邪，宣肺气；五苓散利水湿，引饮下行，邪有出路。如此则三焦通利，气津畅行，清气升而浊气降，官窍自然畅达安宁，耳鸣、耳塞获愈。

2. 变应性鼻炎

某女，5岁，初诊：反复鼻塞流涕10月余，每晨起及遇冷空气后鼻痒、喷嚏、揉鼻，随后流清涕，鼻塞，左右鼻孔交替阻塞，活动后鼻塞、清涕可明显缓解，偶有清黄涕，饮食不佳，鼻塞严重时眠差，二便可，舌淡红，苔薄白，脉弦。中医辨证属水饮内停，少阳枢机不利，外邪引动，上犯鼻窍。治以解表散邪，温化痰饮，疏解少阳。小青龙汤加味：细辛 3g，干姜 10g，五味子 10g，白芍 10g，柴胡 10g，黄芩 10g，法半夏 10g，苍耳子 10g，麻黄 5g，蝉蜕 3g。7剂，2日1剂。嘱患儿家属，禁食生冷，避免感冒。二诊患儿每晨起及遇冷空气后鼻痒、鼻塞、流清涕症状明显改善，饮食增加。上方去苍耳子，加辛夷 10g，白术 10g，7剂，2日1剂，医嘱同前。[冉小册. 常克教授辨治饮停少阳证变应性鼻炎临床经验. 亚太传统医药，2018，14（2）]

（三）皮肤科疾病

皮肤瘙痒

某女，38岁，2006年4月15日初诊。皮肤瘙痒2个月余。3个月前感冒，发热、恶寒、无汗等，自行服用抗病毒冲剂，以及医院静脉滴注抗生素半月好转。感冒好转后出现全身皮肤瘙痒，但无斑丘疹，无皮肤破损，昼夜无减，医院诊断为药物性皮炎，予抗过敏药物对症治疗及中医皮肤科诊治，疗效不显。初诊：皮肤瘙痒，伴干燥，有少量脱屑，涂抹"保湿润肤"品稍感舒服，形体单薄，纳差，舌质淡胖，苔水滑，脉浮。中医诊断：皮肤瘙痒（药毒）。辨证：肺脾虚寒，饮滞腠理，肌肤失养。治法：温补脾肺，化饮利水。小青龙汤合真武汤加味：麻黄 8g，细辛 6g，干姜 15g，甘草 10g，白芍 10g，桂枝 10g，半夏 10g，五味子 12g，白术 15g，茯苓 20g，生姜 10g，制附片 6g（先煎）。3剂，每日1剂，水煎服，日3次。4月17日二诊：患者3剂后，皮肤瘙痒明显缓解，诉汗出较多，酌减麻黄、桂枝用量，再服5剂，痒止告痊。[李汶峰. 陈潮祖教授匠心独运妙用小青龙汤的临床经验撷菁. 成都中医药大学学报，2020，43（4）]

原按：《灵枢·决气》云："上焦开发，宣五谷味，熏肤、充身、泽毛，若雾露之溉，是谓气。"患者系脾肺虚寒，素有停饮，外感之后，肺卫闭郁；自服抗病毒冲剂，后期再服清热凉血药物治疗，津气因寒凉过抑，不能敷布于表，滞于腠理，失于温养，则皮肤瘙痒而干燥。是以小青龙汤宣肺蠲饮，真武汤温阳利水，合而用之，上下内外分消，津气畅达，"若雾露之溉"而布散周身，润泽肌肤，不止痒而痒自止，治病求本此之谓也。本案提示如下：①皮肤瘙痒之症，陈老多从少阳三焦论治。三焦包括膜原和腠理两个部分，膜腠外通肌表，内联五脏，是卫气升降出入之所，水液运行出入之道。本案系脾肺虚寒，素有停饮，复感风寒，膜腠脉络拘急，外不得疏，内不得泄，寒饮郁于腠理，气血津精不能流行周身以温养肌肤，则皮肤痒而干燥。②本案病位涉及肺脾肾三脏，但以脾肺虚寒为主，小青龙汤治上焦肺为主，兼治脾肾；真武汤治下焦肾为主，兼治脾肺，二方合用，恰中肯綮。复以苓桂术甘汤温肾化气，健脾渗湿；理中丸温中祛寒，振奋脾阳，培土生金。重用干姜，轻用附子，补火生土，主次分明，有条不紊。陈老精于融合经方，协同增效可见一斑。③药物性皮炎属中医学"药毒"范畴，此病多认为是风热、湿热、血热及气阴两伤引起，而以疏风清热、清热燥湿、清热凉血、益气养阴进行治疗，少有从风寒或寒饮论治。此案予小青龙汤合真武汤治愈，最能启迪思维，开阔眼界，对临床审证用药颇具指导意义。

【临证提要】小青龙汤是临床常用方，也是陈老最常用的方剂之一，他对其立方之旨理解尤深。在先贤论述基础上，提出本方主症病理可涉及内伤外感两个方面，强调本方应从肺失宣降以致气逆津凝认识，扩展了小青龙汤的使用范围。在临床常用于治急慢性支气管炎、支气管哮喘、过敏性鼻炎、肺炎、百日咳、渗出性胸膜炎、急性心力衰竭、肺水肿、肺心病、感冒，亦多用于耳鸣、暴哑、乳蛾、痹证、水肿、泄泻、癃闭、风疹等，凡属于肺脾虚寒，气津失调病症，均可加减运用。

本方以"气津不利"为病机要点，但临床应用需兼顾病因、病位、病性之偏重，或加减药味，或增损药量。本方治疗咳嗽之时，若咳而兼有气机阻滞，症见胸闷胁胀，可与四逆散合用，加柴胡、枳壳。若饮邪较甚，见舌质淡胖、苔水滑、痰量多，合五苓散构成青龙五苓汤（陈老自制方）以化气利水，导饮下行；若兼里热蕴结，可加石膏而以小青龙加石膏汤为治，表里两解；若兼气郁化热，见痰稠、舌尖微红，可合小柴胡汤，加柴胡、黄芩，清透热邪，并通利气津；若兼肾阳不足，合真武汤构成青龙真武汤（陈老验方）以温助阳气，兼行水饮。此外，若加止咳药也应依病性寒热而异，如气未化热可加紫菀、款冬花、白前等；气已化热可加枇杷叶、矮地茶等；气喘甚则加厚朴、杏仁、桑白皮降气平喘。

此外，临床应用本方药量亦需详加考量，若偏于肺脾虚寒者，当重用干姜、半夏，上可温肺散寒以化饮，中能温脾运水以绝饮，如上述之癃闭、耳鸣等案；若偏于肺失宣降者，则干姜、半夏用量较轻，以突出本方宣肃之功，如上述之咳嗽案。

《金匮要略》用本方加石膏治肺胀、心下有水气、喘咳烦躁、脉浮者。所治较小青龙汤多一烦躁证象，加入清热的石膏，一可清里热而除烦躁，二可制麻桂发汗力量，增强涤饮作用，为后世化裁运用本方作了优秀示范。

（1）原书用此方有两条。①"伤寒表不解，心下有水气，干呕，发热而咳，或渴，或利，或噎，或小便不利，少腹满，或喘者，小青龙汤主之"。此条既有恶寒发热，头痛身疼的表证，又有水气内停的干呕、咳嗽和或然五证。肺失宣降，脾失输运，水气内停，射于肺则喘咳；犯于胃肠则干呕、咽噎、下利；脾不输津上承，则口渴而喜热饮；决渎壅滞则小便不利，少腹满，一切都是肺脾津气壅阻证象。用此方外解表邪，内化水饮，表解饮蠲则诸证自愈。此条提示水饮内停是引起各种证象的病变本质。②"伤寒，心下有水气，咳而微喘，发热不渴，服汤已，渴者，此寒去欲解也，小青龙汤主之"。咳而微喘，是水饮犯肺现象；发热不渴，是表寒里饮证象，由于心下有水气，故身虽发热而口亦不渴。服小青龙汤后反口渴，是心下的水气已消，胃中的寒饮已去，故谓"此寒去欲解也"。

（2）《金匮要略》用此方有三条。①痰饮篇："病溢饮者，当发其汗，大青龙汤主之，小青龙汤亦主之。"饮流四肢，当从汗解，本方有发汗作用，故可用。②"咳逆倚息不得卧，小青龙汤主之"。此条属于脾肺虚寒，不能输布津液，水饮内停，肺失宣降机制。说明水饮内停的喘咳，虽无表证亦可应用此方温化水饮，宣肺降逆。③妇人杂病篇："妇人吐涎沫，医反下之，心下即痞，当先治其吐涎沫，小青龙汤主之。涎沫止，乃治痞，泻心汤主之。"吐涎沫是脾肺虚寒不能输布津液之象，用此方温脾肺之寒，俾脾能散精，上归于肺，肺能布津，达于体表，通调水道，下输膀胱，则吐涎证象自愈。

综合仲景用小青龙汤五条观之，此方所治，虽有咳喘、身体重痛、浮肿、吐涎沫、干呕，或噎，或利，或小便不利，少腹满等肺脾肾三脏证象，其病机均与肺失宣降，寒饮内停有关。用此方可使水饮从毛窍外出，小便下行，故可治。本方与温阳化气的真武汤恰成一对，此方以治肺为主，兼治脾肾；真武汤以治肾为主，兼治脾肺，充分反映了方剂配伍的协同作用和整体联系。

（3）《方舆輗》谓："初学以小青龙汤为治咳之主方，然小青龙汤之专效在逐水发邪。盖此咳因水邪相激而发，故用此汤发其邪，则咳自止。"逐水发邪一语，是使用本方要领。

（4）《医学统旨》用本方止"水寒相搏"的呃逆，寒甚者加附子。突出了方中芍药、甘草的解痉作用。

（5）《张氏医通》谓"肺感风寒咳嗽，倚息不得卧，背寒则嗽甚，小青龙汤""冬月嗽而发寒热，谓之寒嗽，小青龙汤加杏仁""入房汗出当风，嗽而面赤，内经谓之内风，脉浮紧，小青龙，脉沉紧，真武汤""水肿脉浮自汗，喘嗽便秘，小青龙加葶苈、木香"。

（6）多年来所治咳嗽者甚众，审属外感风寒导致肺气不宣，津凝不布，舌质偏淡或正常，痰质清稀或变稠，用此方加味而疗效显。兼见胸闷胁胀，是气郁偏胜，与四逆散合用，即加枳壳、柴胡；气郁化热，痰质变稠，舌尖微红，与小柴胡汤合用，加柴胡、黄芩；舌淡胖、苔水滑、痰量多，是湿偏胜，与五苓散合用，加白术、泽泻，或与真武汤合用，加白术、茯苓、附子；加止咳药则随寒热而异。气未化热加紫菀、款冬花、白前之属；气已化热则加枇杷叶、矮地茶之流。部分患者常见干咳无痰，若无咽干、口燥，仍属气郁津凝所致，不能断为燥咳，是水液壅于气管经隧，尚未渗入气道之内，亦当投此。若投清燥润肺药物则反增其壅，缠绵难愈；但气候干燥季节则宜详审。气喘加厚朴、杏仁降逆平喘，加桑皮泻肺行水。

胃苓汤 (《丹溪心法》)

【药物组成】苍术 15g　厚朴 12g　陈皮 12g　甘草 6g　桂枝 15g　白术 12g　茯苓 15g　猪苓 12g　泽泻 20g

【制剂用法】水煎，分 3 次，温服。头煎不宜煎太久。

【病机治法】寒湿困脾，肾失气化，水液失调。燥湿运脾，化气行水法。

【适应证候】寒湿困脾，肾失气化，水液失调，脘痞腹胀，食少便溏，肢体重痛，或水泻，或水肿，舌淡、苔白、脉濡者。

【证析方解】此方可用于四类见证。①水泻，大便清稀如水，一日数行；②水泛为肿，下肢尤甚；③湿阻中焦，脘痞腹胀，食少便溏；④湿滞体表，肢体重痛。四类见证若按脏腑定位，应是脾肾功能失调；兼见舌淡苔白，若按八纲辨证，病性属寒；若按气血津液辨证审察为基础物质盈虚通滞，当是津液失调。所以此证属于脾不运湿，肾失气化，水液失调机制。多因外感寒邪，内入脏腑，或内伤生冷，直接伤脾，以致脾运失司，湿凝气滞，呈为脘痞腹胀，食少便溏，甚至大便清稀如水，一日数行；津凝为湿，滞于体表，遂呈肢体重痛，甚至水肿。此证虽以脾不运湿为主，亦当归咎肾阳气化失常，因舌淡苔白是阳虚佐证。

寒湿困脾，肾失气化，以致水液失调，当燥湿运脾与化气行水并举，促使脾肾功能恢复，水液运行无阻，诸证可以向愈。此方由平胃散与五苓散两方相合而成。平胃散是治寒湿困脾的主方，体现燥湿化浊法则，用于脘痞腹胀，食少便溏，肢体重痛等证，颇为合拍。五苓散是治肾系气化失常的主方，体现化气行水法则，用于吐、泻、水肿等症亦合符节。两方相合，能呈燥湿运脾，化气行水功效，体现了脾肾同治的配方法度。

研究此方，应该注意以下五点。①就病机而言，所治各症基本病理都是脾肾功能障碍或衰弱，引起水液失调。②就治法而言，体现了燥湿运脾，化气行水法则，能够兼顾脾肾两脏。③就方剂结构而言，有健脾燥湿的苍术、白术，醒脾化湿的陈皮、厚朴，温阳化气的桂枝，淡渗利湿的茯苓、猪苓、泽泻，反映了较为完善的配方法度。④就选药而言，所用陈皮、厚朴既可醒脾化湿，又可疏畅气机，顾及了湿阻其气、气机不畅的病理改变；所用桂枝，既可助肾化气，又可温通血脉，照顾到了津碍其血、血运不利的病理改变，反映了以除湿行津为主，兼调气血的用药法则。⑤此方用治水泻，因有淡渗利水的茯苓、猪苓、泽泻，体现了利小便以实大便的分利法。

【临床运用】

（一）内科疾病

1. 梅尼埃病

某女，48岁，2000年8月就诊。患者间断性眩晕4年，每次发作7~15天，病情呈进行性加重。此次于1周前无明显诱因症状再发，2天来，自觉眩晕、耳鸣、睁眼及活动症状加重。口服谷维素片、维生素片 B_1、B_6 无效。查体无异常，脉缓，舌苔白腻。证属湿阻中焦，清阳不升。治宜健脾化湿，升清降浊。用5%碳酸氢钠60ml静脉推注，每日1次，连用3天；并用加减胃苓汤。茯苓30g，桂枝15g，陈皮12g，苍术10g，白术10g，厚朴10g，泽泻10g，猪苓10g，菊花10g，钩藤6g，生姜3片。水煎服，每日1剂，连用3天，症状基本消失。[王建辉. 中西医结合治疗梅埃氏病24例. 实用中西医结合临床，2003（3）]

2. 高脂血症

王倩选64例脾虚湿盛型高脂血症患者，随机分为两组，其中观察组32例采用胃苓汤加减治疗，方药组成：苍术、厚朴、泽泻、茯苓、猪苓、白术各15g，川芎12g，陈皮、炙甘草、木香、竹茹各10g，鸡内金8g，肉桂5g，水煎至150ml，每天分早晚两次温服，4周为1个疗程。对照组32例给予血脂康胶囊治疗。治疗期间两组均停用其他降脂药物。对比两组血脂改善情况。结果观察组总有效率为93.8%显著高于对照组。[王倩. 胃苓汤加减治疗脾虚湿盛型高脂血症的疗效分析. 临床医药文献电子杂志，2018，5（49）]

3. 湿温

某男，42岁，诊于1983年7月20日。因持续高热、食欲不振7天入院，按伤寒予补液、氯霉素及激素等治疗1周，体温下降，但脘腹胀满，不思饮食，口淡无味，肢体困重，怠惰嗜卧，表情淡漠，大便清稀，日2~3次，肠鸣，午后低热，汗出而黏，渴不多饮，舌体胖有齿痕，质淡苔灰黑而腻，脉濡缓，生化检查后诊为伤寒。中医诊为湿温。此例经用大量激素，虽热退而湿滞，致中焦湿热，脾失运化，阻遏气机。治以运脾和中，利湿清热，方以胃苓汤加减：藿香、茵陈、佩兰各10g，六一散、厚朴、陈皮、苍术各15g，甘草6g，茯苓、泽泻、猪苓、白术、莱菔子各12g，生姜3片，红枣5枚。每日1剂，服药6剂，精神好转，饮食增加，体温正常，再服3剂，临床症状消失。[常亚平．胃苓汤临床应用举隅．湖北中医杂志，1993（4）]

4. 暴泻

某男，26岁，2004年6月21日初诊。患者平素脾胃较弱，胃纳不佳，体形偏瘦。昨日食烧烤、冰粉等不洁生冷而致腹痛腹泻5次，便如水样。今晨就诊：大便稀薄如水，晨起后已泻下2次，腹痛隐隐，自觉恶心，不欲饮食，口淡无味，舌淡红，苔白厚腻，脉弦滑。以胃苓汤加味：苍术20g，厚朴15g，陈皮10g，炙甘草10g，桂枝15g，茯苓20g，猪苓20g，白术20g，泽泻30g，柴胡10g，枳壳10g，白芍15g。水煎服，每日1剂，3剂。6月24日二诊：自诉服药1剂之后大便次数即减少，腹痛减轻，服药2剂之后腹痛消失，昨日大便1次，但大便仍不成形，口淡无味，纳差，乏力，舌淡红，苔薄白而润，脉滑。予理苓汤加味：干姜15g，白术15g，炙甘草10g，桂枝15g，茯苓20g，生晒参10g，猪苓20g，泽泻30g，葛根15g，生姜15g。水煎服，每日1剂，3剂。6月28日三诊：服药后大便恢复正常，食欲增进，唯仍觉口淡。予附子理中丸善后。[贾波，沈涛《陈潮祖医案精解》]

原按：患者泄泻，大便如水，舌苔白厚腻，《素问·阴阳应象大论》曰："湿胜则濡泄。"此为湿胜之象，其关键在于脾胃功能障碍，故用胃苓汤为主。方中苍术、白术、厚朴以燥湿运脾，茯苓、猪苓、泽泻渗湿利浊，陈皮行气除满，桂枝温阳。本案陈老苍术用量较大，因"苍术治湿，上、中、下皆可用……苍术为足阳明经药"（《丹溪心法》）。患者脾胃不足而肝气乘之，故用柴胡、枳壳、白芍是合用四逆散之意，疏肝理气而止腹痛。

服药3剂之后疗效明显，大便次数减少而腹痛消失，但大便仍然不成形，纳差而乏力，思其脾胃素虚，加之腹泻因食生冷引起，二诊以理中丸易平胃散，温中祛寒，益气健脾，加葛根、生姜以升脾阳，布津液，健脾开胃。三诊时患者腹泻已愈，但考虑患者脾胃阳气不足，嘱其服用附子理中丸以温中健脾。腹泻之疾，其病变有两个特点，一是脾胃功能障碍，二是津滞为湿。若饮食过量，或过食肥甘油腻，或误食生冷不洁之物，均可导致脾失健运，水谷精微不能吸收，水湿停聚，水谷混杂而下，发生腹泻。《景岳全书》认为："凡泄泻之病，多由水谷不分，故以利水为上策。"因此陈老治疗泻泄一类病证在辨证的基础上常加利水渗湿的方药，若水湿不甚则加白术、泽泻即可，若水湿明显则合五苓散，常可提高疗效。

5. 痢疾

某男，14岁，于1991年7月5日就诊。前天进食西瓜后开始痢下赤白黏冻，日10余次，白多赤少，里急后重。口淡乏味，渴不多饮，中脘痞闷，头身重如裹，小便清。舌淡苔白腻，脉濡缓，查大便，脓细胞（++），白细胞（+），吞噬细胞1~3个。白细胞

$13.5 \times 10^9/L$，N84%，L35%，曾服呋喃唑酮、诺氟沙星及马齿苋煎剂不效。中医诊为寒湿痢。乃寒湿客于肠胃，气血滞涩，肠中津液凝滞，运化失常，传导失常。治宜温化寒湿，行气活血。予胃苓汤加减：厚朴、陈皮、苍术各15g，甘草6g，生姜3片，大枣7枚，茯苓、泽泻、猪苓、白术、桂枝、当归、赤芍、木香、枳壳、炮姜、金银花各12g。服药3剂，下痢减为日3~4次，里急后重减轻，再服4剂病愈。[常亚平.胃苓汤临床应用举隅.湖北中医杂志，1993（4）]

6. 便秘

某女，28岁，2006年3月17日初诊。近月来排便困难，大便4~6日1行，干结如羊粪状。既往有便秘病史，每次均需服用麻仁丸或番泻叶泡水，甚则须以开塞露灌肠方能解出大便。诊时口干不喜饮，心情烦躁，入睡困难，月经每提前7天左右，色暗淡夹有瘀块，伴小腹冷痛，胃纳较差，舌淡苔润，脉弦，双尺脉弱。陈老曰：此为气化乏力，水津不布，肝失疏泄之证。法当健脾益气，利水渗湿，调和肝脾。方选胃苓汤合四逆散加减：厚朴25g，陈皮15g，柴胡15g，枳实20g，白芍30g，茯苓20g，猪苓20g，白术20g，泽泻30g，桂枝15g，当归25g，生姜15g，大枣20g，炙甘草6g，西洋参30g。水煎服，1日1剂，3剂。3月20日二诊：服药后，大便能够自然解出，质干，3日1行，便秘痛苦缓解，口中自觉渐有津液，睡眠质量改善，胃纳尚可。于原方中去猪苓、泽泻，加入制首乌30g，炒麦芽30g，3剂，水煎服。3月23日三诊：服上方后大便排出通畅，质软，1~2日1行，情绪、睡眠俱佳，口中津液充足，胃纳渐增。上方去制首乌、大枣，厚朴减为15g，加菟丝子20g，吴茱萸10g，5剂，水煎服。予逍遥丸善后。[贾波，沈涛《陈潮祖医案精解》]

原按：患者便秘与口干不喜饮、心情烦躁、舌淡苔润、脉弦等症并见，析其病机乃肾失气化，脾失健运，肝失疏泄，水津不布，肠道水涸所致。此证若以润肠通便或峻猛通利之方，是治标之法，只能取效一时，难以愈其疾，唯调肝脾肾之功能，恢复水津运行，才能治病本。方用平胃散（苍术易白术）健脾燥湿以复脾之运化功能。五苓散既温肾助阳以复肾之气化功能，又利水渗湿以通调三焦。四逆散是调气疏肝的代表方，肝主疏泄，调畅津液，用此以疏达肝气，畅行气机，使气液运行正常。此外，患者纳差，失眠，舌淡，是气血不足之征，故配养阴益气的西洋参、健脾益气的大枣、养血润燥的当归；重用当归，以润肠通便。女性患者比男性更容易罹患便秘的原因有两个方面，其一为女性正常的生理特性导致其更容易出现气血的耗伤，耗气伤血易使肠道失于濡润而便秘。其二是阴血耗伤如不能得到及时的补充则易造成肝之阴阳失调。肝体阴而用阳，阳常有余阴常不足。阴血不足，血不养肝，每呈肝气郁结病变，这也是女性更容易出现肝失疏泄证候的原因之一。因此治疗女性便秘，在运用前述诸多治法的同时，宜佐用养血柔肝之品。二诊时加入了制首乌，与当归相配，意在增强养血通便之功。至于三诊之时加入的菟丝子与吴茱萸，是针对患者经血色暗淡夹有血块、经期小腹冷痛的症状，通过温补肾阳与肝阳达到温经化瘀止痛的目的。

便秘之因无外以下四种。其一为水津不足。津亏者，或因热灼津液，或素体阴虚，或病后、误治所致；其二为水津不布，津滞者，或因脏腑功能失调，或因气血运行不畅而呈"水涸舟停"之病变；其三为气机阻滞，或因肝失疏泄，或因血瘀湿停；其四为传导乏力，或因阳虚，或因气虚。陈老治疗便秘，非常重视《内经》"水精四布，五经并行"的观点。本案是从调节津气敷布入手治疗的范例，以胃苓汤合四逆散治之，肝脾肾同调，气津并治，使水津输于全身，布于肠道，肠道津充便自软而易排出，与增液汤治津亏便秘之"增液行舟"异曲同工。

三诊之时加入的菟丝子、吴茱萸与白芍、桂枝、当归、生姜、西洋参、甘草相配，是取温经汤温经散寒，养血行血之功，辨证要点是月经色暗淡夹有瘀块，伴小腹冷痛，舌淡，脉弦，双尺脉弱。月经先期之因为冲任虚寒，肝失疏泄，瘀滞胞宫，冲任不固。

（二）妇科疾病

带下增多

某女，32岁，诊于1987年5月。半月前下地劳动、冒雨受寒而感冒发热，服速效伤风胶囊等药好转，近10天来白带增多，其质清，绵绵不断，无臭气，畏寒，四肢欠温，体重困倦，脘腹痞满，口淡无味，纳少便溏，舌质淡，苔白腻，脉濡。初断为脾虚生湿。投完带汤加味，3剂不效。《傅青主女科》曰："夫带下俱是湿症。"此乃寒湿困脾，运化失常，水谷之精不能上输以化血，反聚成湿，流注下焦，伤及任带而为患。遂予温中散寒、健脾燥湿之胃苓汤合理中汤加减：厚朴、陈皮、苍术各15g，生姜3片，红枣7枚，茯苓、泽泻、猪苓、白术、桂枝、党参、干姜各12g，服药5剂，带下量少较稀，肢温纳香，继服5剂，体健带少，遂康复。[常亚平. 胃苓汤临床应用举隅. 湖北中医杂志，1993（4）]

（三）皮肤科疾病

湿疹

某男，6个月，诊于1991年5月。患儿2个月来反复发作臀部、阴囊对称性潮红、糜烂、渗液，其质黏量多，形体虚胖，吮乳减少，吵闹不安，大便呈蛋花样，日2~3次，量少，腹胀大，舌胖质淡，苔白中腻，小便少。曾用丙酮化氟新龙、林可霉素利多卡因凝胶等治疗效不显。中医诊为浸淫疮。伤于湿者，下先受之，此乃湿客肌肤，脾失健运。治以健脾利湿，予胃苓汤加味：苍术、厚朴、陈皮、猪苓、泽泻、茯苓、白术、滑石各15g，防风、木通、灯心草、萆薢各12g，甘草6g。头煎适量，分3次口服，第二煎用消毒纱布块浸进药液湿敷，每次1小时，每日2次，经上法治疗15天而愈，随访1年未见复发。[常亚平. 胃苓汤临床应用举隅. 湖北中医杂志，1993（4）]

原按：脾主运化水湿，脾喜燥而恶湿，湿邪有内外之分，均能伤脾；若脾为湿困，健运失职，则湿浊内生，阻塞气机，湿邪外泛，浸淫弥漫；再则若脾阳虚损，则水湿不化，亦易感湿病，因此脾虚和湿滞互为因果，故以运脾和中、行气化湿为治疗大法，当胃苓汤最为合拍。方中苍术苦温燥湿，厚朴行气化湿，陈皮理气化湿，泽泻利水渗湿，猪苓淡渗利湿，白术、茯苓健脾化湿，桂枝温阳化湿，诸药合用使湿浊得化，气机调畅，脾胃得健，升降适度，以一方对诸症，则其症可除。

【临证提要】

（1）此方以舌淡、苔白、脉缓为其辨证要点。

（2）此方用治脾胃功能障碍的水泻，疗效佳，或加干姜温运脾阳，治疗中寒较甚的水泻也宜。

（3）用治水肿，审其确属脾肾同病，亦可获效。阳虚较甚，加附子增强温阳化气之功。若兼表闭，加入麻黄、细辛。加枳实、生姜、白芍、柴胡，治心肌肥厚（心肌炎）偏寒之证。脉缓再加人参。

（4）嗜睡：兼见四肢倦怠，或大便泄泻，苔白脉缓，此为湿胜，宜胃苓汤。

（5）此方将平胃散、五苓散二方合而为一，变为燥湿和脾，化气行水，脾肾同治之法。若再加入柴胡、枳实、白芍，即成胃苓汤与四逆散的合方。不仅治疗脘腹痞胀、嗳气呕恶，疗效甚佳，若治兼见胸、胁、脘腹胀痛，不思饮食者，亦可获得满意疗效。由于加入三药，已由脾肾同治之方，变成为肝脾肾三脏同治之法，方中白芍、甘草能治胸胁脘腹疼痛，但其治不思饮食之理，则鲜为人知。枳实擅长促进胆胃蠕动，胃的蠕动增强，则食无停积；胆管蠕动增强，则胆胰无阻，下注小肠，参与消化，纳运消化正常，则不思饮食瘥矣！近年每遇食少纳差之疾，遂于胃苓汤中加入四逆散，无不应手而效。附识于此，以飨读者。

（6）胃苓汤中加入枳壳、木香之属，亦可治疗脾肾阳虚，津气阻滞胃肠夹层之便秘。便秘机制有四：一是水津亏损；二是水津不布；三是三焦气滞；四是传导无力。水津亏损，可用承气汤、麻子仁丸、增液汤类苦寒泻下，润肠通便，增水行舟。肾阳虚损，气化不行，水津不布而呈便秘，可用五苓散、真武汤类温肾助阳，化气行水，使其水津化为水气伴随卫气反渗入肠，则大便自调。三焦气滞，阻于胃肠夹层，妨碍水气反渗入肠，而呈便秘，可用柴胡疏肝散加细辛、当归、桂枝、半夏、木香、天台乌药、厚朴以疏畅气机，津气能从肠壁进入肠道，则大便可通。中气虚损，传导无力，可用补中益气汤加益母草，使其卫气得补，胃肠蠕动动力有源，则大便自调。若肾不化气行水与三焦气滞两种机制并存，成为便秘。胃苓汤与四逆散同用，既可温阳化气，疏通气机，又可利用枳实、厚朴促进胃肠蠕动，达到通便目的。如果水津不布，三焦气滞，传导无力，三种机制并存，而呈便秘，则可再加人参、干姜，成为理苓汤、胃苓汤、四逆散三方同用的配伍形式。明白一切便秘机制，均与少阳三焦津气虚滞有关，即可将其机制联系起来分析，灵活变通，应用自如。

（7）本方加减对高脂血症、胃下垂、非萎缩性胃炎、肝硬化腹水、结肠炎、原发性肾病综合征、糖尿病、囊肿结节性痤疮、小儿轮状病毒性肠炎等均有较好疗效。

参苓白术散（《太平惠民和剂局方》）

【药物组成】 人参 15g　白术 15g　茯苓 15g　炙甘草 15g　山药 15g　扁豆 12g　莲子 9g　薏苡仁 9g　砂仁 9g　桔梗 9g

【制剂用法】 扁豆和薏苡仁炒黄与余药细末为散，开水冲服。亦可作汤剂。小儿可将药末蒸瘦肉服。

【病机治法】脾虚湿滞，升降失调。补气健脾，升清降浊法。

【适应证候】

（1）脾胃虚弱，饮食不消，脘部痞闷，或吐或泻，四肢无力，形体消瘦，脉象虚弱。

（2）小儿营养不良，身体瘦弱。

（3）妇女脾虚湿盛，带下色白，面色苍白，身体肥胖，大便溏薄，或两足浮肿，或经行泄泻。

【证析方解】胃主纳谷，脾司运化。脾胃虚弱，纳运失常，津气不能正常升降，遂从纳运升降各个方面出现病态。运化力弱，则饮食不消；湿凝气阻，则脘部痞闷；清阳不升，浊阴不降，则或吐或泻；不能化生水谷精微，形体失养，则四肢乏力，形体消瘦；小儿营养不良，亦由脾运不健所致；妇女带下色白而兼体胖便溏，自是脾虚湿盛，下注前阴；两腿浮肿亦系水湿下流所致；经行泄泻，是因平素湿滞，当其月经来时气机降多于升，湿浊随气下行，遂呈泄泻。综上，本方所治诸证，属于脾虚湿滞，升降失调。

《医方考》："脾胃喜甘而恶苦，喜香而恶秽，喜燥而恶湿，喜利而恶滞。是方也，人参、扁豆、甘草，味之甘者也；白术、茯苓、山药、莲子肉、薏苡仁，甘而微燥者也；砂仁辛香而燥，可以开胃醒脾；桔梗甘而微苦，甘则性缓，故为诸药之舟楫，苦则喜降，则能通天气于地道也。"吴崑根据脾胃喜恶释方，颇有特色，唯谓"桔梗甘则性缓，故为诸药之舟楫"一语则不够确切。若谓味甘即可为诸药舟楫，首选药物当是甘草，何不竟谓甘草是诸药之舟楫？所有药物均系甘淡实脾之品，不须引导即能直入中焦，又何须桔梗为其舟楫？此方配伍桔梗有两层意义。①开宣肺气：水津运行有赖气为其帅，湿滞中焦而用宣上药物，有气行则津行之意，即吴氏所谓"能通天气于地道也"。②升举清气：清气上升，浊阴自降。本方治经行泄泻，是经期气机降多于升，用此即寓升清之意。

此方于补气药中配伍行气的砂仁，燥湿、芳化、淡渗之中配伍固涩的莲子，成为补中有行，通中寓涩的配伍形式。药力和平，温而不燥，益气健脾，补而不滞，既杜生湿之源，又化已成之湿，令清升浊降，津气运行出入正常，而诸证可瘳。是一常用有效名方。《医方集解》于本方加入芳香醒脾，化湿利气的陈皮，结构更为完善。此方所用之品，多静而不动，意在减缓肠道蠕动，使其充分吸收，学者留意。

【临床运用】

（一）内科疾病

1. 失眠

某女，54岁。失眠半年，长期口服艾司唑仑片方能入睡，症见面色萎黄，失眠多梦，倦怠乏力，伴胃痛，曾行胃镜检查示慢性浅表性胃炎。食纳差，大便稀溏，舌质淡苔白，脉细弱。诊断：失眠。辨证：脾虚湿盛而致失眠。处方：生晒参 30g，茯苓 15g，白术 30g，白扁豆 30g，陈皮 15g，山药 30g，莲子 30g，砂仁 15g，薏苡仁 30g，桔梗 15g，大枣 30g，芡实 30g，白及 30g，浮小麦 30g，蜜甘草 15g。共服 6 剂，失眠减轻，已停用艾司唑仑片，大便1日1行已成形，胃痛减轻，面色好转。照上续服12剂，诸症消失，随访无复发。[袁杰. 陈绍宏教授运用参苓白术散加减治验. 中国中医药现代远程教育，2013，11（15）]

2. 慢性支气管炎

某男，52岁。慢性支气管炎病史20余年，咳嗽伴喉痒，咳痰黏稠，面色不华，胸闷，纳呆，便溏，神疲乏力。脉濡滑，舌苔腻，边呈齿痕。属肺脾两虚，痰湿内盛所致，法当健脾除痰，肃肺止咳。处方：参苓白术散加半夏10g，陈皮10g，象贝母10g，僵蚕10g。服药2周，痰渐少，喉痒缓和，胸闷稍畅，脉舌如前，继服上方2月余，咳嗽渐平，咳痰量减，面稍红润，食欲增进，神疲乏力减轻，精神转旺，齿痕消失。改服参苓白术丸，以资巩固。[张亚声. 张镜人用参苓白术散的独到经验. 上海中医药杂志，2000（11）]

原按： 脾虚聚湿生痰，痰生于脾而贮于肺，肺虚常受痰湿内扰，清肃失令，咳嗽难已。故咳嗽之症，易治亦不易治，外邪袭肺之咳嗽易治，内伤痰湿引起之咳嗽，每多反复发作。"因痰致咳者，痰为重，主治在脾"，健脾培土，可杜痰源，痰少咳自减，以参苓白术散治之，颇切合病机，虽起效甚慢，但功不可没。

3. 支气管哮喘

某男，34岁。自幼患支气管哮喘，中小学时曾缓解7~8年。此后每于冬末春初时发，感冒及煤气、花粉等刺激可诱发。需服用氨茶碱及地塞米松。初诊：口干口苦，不欲饮，便稀，食后腹胀，痰如泡沫，舌质淡红，舌尖略红，舌苔白厚微黄，左脉较弦滑，右脉寸关细弱，重按无力。诊断为脾虚哮喘，予参苓白术散合射干麻黄汤化裁为治：党参15g，茯苓9g，白术15g，扁豆9g，山药30g，莲子9g，桔梗6g，薏苡仁30g，砂仁4g，射干9g，炙麻黄6g，法半夏9g，杏仁9g，五味子9g，白果仁9g，橘皮、橘络各4g，夏枯草30g，水煎。共服26剂后，停西药，哮喘不发，两肺呼吸音清晰，未闻哮鸣音。后用上方制成丸常服，随访2年，未出现大发作。[程宜福. 参苓白术散新解. 新医学，1977（3）]

原按： 此案属中医学"咳嗽、痰饮、哮喘"等范畴。其病变部位虽然表现在呼吸系统，但病变实质却在肺、脾、肾三脏。痰、湿和脾虚为其发病的重要因素。脾虚不运水湿，可聚湿成痰浊壅肺，阻塞气道，发为咳喘，故前人的经验说："脾为生痰之源，肺为贮痰之器。"健脾培土，以绝痰源，是治疗本病的重要手段。

4. 消化不良

某女，8岁。诉自上小学后，纳差，食后腹胀、腹痛、反呕，爱吃零食饮料，便秘，多食又腹泻。刻见脸色蜡黄，体消瘦，精神差，浑身乏力；舌体瘦小，苔黄腻，舌尖红，脉细滑。1周前西医相关检查无其他疾病，诊断为消化不良。拟人参白术散加山楂、鸡内金、隔山撬。陈老说："不要弄复杂了，加鸡内金，人参换成党参就行。"处方：党参50g，白术50g，茯苓50g，炙甘草50g，山药50g，炒扁豆36g，莲子30g，薏苡仁30g，砂仁30g，鸡内金30g，桔梗15g。1个月剂量，烘焙打粉，每天2次，每次7g，鲜米汤冲调服，或蒸蛋，或蒸瘦肉服。嘱，每日三餐吃饱，忌一切零食饮料。3个月后家长来告："娃娃现在每餐比我还吃得多，肚子也不疼了，这两个月增重了3.5kg多，肤色也变白了。"（陈逸）

侍诊心得： 治疗脾胃，当补其虚，除其湿，导其滞，调其气。方用党参、白术、茯苓、甘草、山药、扁豆、莲子、薏苡仁补其脾，茯苓、薏苡仁渗其湿，砂仁、鸡内金芳化湿浊，醒脾利气，消食化积，合党参、白术、茯苓、甘草暖胃补中，并能克服诸药之滞，使其补而不滞；扁豆化清降浊，合桔梗升清，薏苡仁、茯苓利湿降浊，清气得升，浊阴得降，则呕吐、泄泻等症可愈。脾胃健运，湿滞得化，水谷精微生化恢复，则衰弱的机体逐步好转。

5. 慢性萎缩性胃炎

某男，60岁。慢性萎缩性胃炎病史10年，诉胃脘胀满，食少便秘，形体消瘦，胃镜及病理活检示慢性中、重度萎缩性胃炎。脉细弦，舌苔薄腻，质偏红，证属脾胃虚弱，气阴营血俱亏。法当益气健脾，调营和阴。处方：参苓白术散加石斛10g、丹参10g、木瓜10g、乌梅10g、六神曲10g、谷芽12g。进服2周后，食欲转旺。服至3个月，脘胀显著减轻，面色转润，胃纳增进，形体亦见丰腴，脉弦象略和，舌质偏红转淡。6个月后门诊随访，诸症均瘥，胃镜及病理复查示慢性浅表萎缩性胃炎。[张亚声 . 张镜人用参苓白术散的独到经验. 上海中医药杂志，2000（11）]

6. 糜烂性胃炎

某女，50岁，2012年7月16日初诊。反复胃胀痛2年，症见胃脘胀痛纳差，呃逆，口渴不欲饮，大便不爽，舌质淡、薄白苔、脉细。既往胃镜提示糜烂性胃炎。诊断：糜烂性胃炎。辨证：脾虚湿盛。处方：生晒参100g，茯苓60g，炒白术30g，炒扁豆30g，陈皮30g，山药30g，莲子30g，砂仁30g，薏苡仁30g，桔梗30g，芡实100g，白及100g，清半夏30g，焦山楂30g，厚朴30g，建曲30g，蜜甘草30g。打粉，每次20g，鲜开水冲服，每日3次。3个月后复诊：胃脘胀痛纳差、呃逆、口渴不欲饮等好转，大便1日1行成形。原方去白及、芡实，打粉，每次15g，服法同上，续治7个月后诸症消失，复查胃镜痊愈。[袁杰 . 陈绍宏教授运用参苓白术散加减治验. 中国中医药现代远程教育，2013，11（15）]

7. 溃疡性结肠炎

某男，36岁，2012年9月21日初诊。下腹胀痛伴黏液脓血便3年，症见下腹胀痛，倦怠乏力、口淡无味、纳差，大便不爽，伴黏液、脓血，1日2~3行，舌质淡苔白脉细。既往行肠镜提示溃疡性结肠炎，诊断：溃疡性结肠炎。辨证：脾虚湿盛。处方：生晒参100g，茯苓60g，炒白术30g，炒白扁豆30g，陈皮30g，山药30g，莲子30g，砂仁30g，薏苡仁30g，桔梗30g，芡实100g，白及100g，焦山楂30g，厚朴30g，建曲30g，蜜甘草30g。打粉，每次20g，开水冲服，每日3次，3个月后复诊：下腹胀痛、倦怠乏力、口淡无味、纳差症状好转，大便1日1行已成形。原方打粉，每次15g，每日3次，续服6个月后复诊，诸症消失，肠镜复查结肠炎痊愈。[袁杰 . 陈绍宏教授运用参苓白术散加减治验. 中国中医药现代远程教育，2013，11（15）]

8. 慢性腹泻

某女，35岁。患慢性菌痢数年（大便曾培养出B组痢疾杆菌），反复发作，10天前开始解脓血便，1日4~6行，伴有腹痛、里急后重，精神疲乏，食欲减少。曾用抗生素及磺胺治疗未愈。现舌质淡红，苔薄白稍腻，脉细沉濡弱。大便镜检：白细胞（+++），红细胞

（＋）。辨证属脾虚下痢，用参苓白术散加减：党参 15g，白术 12g，陈皮 6g，山药 15g，薏苡仁 15g，莲子肉 9g，木香 6g，黄连 6g，桔梗 6g，扁豆 9g，砂仁 4g，鱼腥草 15g，甘草 6g。服 4 剂后，症状消失，大便正常，嘱续服上方，共服 10 剂，疗效巩固。[程宜福. 参苓白术散新解. 新医学, 1977（3）]

9. 慢性肝炎

某女，41 岁。慢性肝炎病史 6 年，右胁常感隐痛，纳钝、食后腹胀，面色萎黄，头昏泛恶，下肢酸软乏力，大便溏薄。肝功能检查：血清丙氨酸氨基转移酶 90U/L。脉细弦，舌苔黄腻。证属肝失疏泄，脾失健运。法当调肝理气，健脾化湿。处方：参苓白术散加柴胡 6g、枳壳 6g、白菊 10g、延胡索 10g、白花蛇舌草 30g。进服 2 周，各症状好转，原方加田基黄 15g，川楝子 10g，服药 1 月余，头昏泛恶已平，胁痛及食后腹胀均减，胃纳转佳，下肢稍有力，大便成形。肝功指标正常。脉细弦，舌苔微黄腻。守方巩固，半年后访，症情稳定，肝功能正常。[张亚声. 张镜人用参苓白术散的独到经验. 上海中医药杂志, 2000（11）]

原按： 慢性肝炎，肝功能时有反复者，症情亦多缠绵难愈。临诊除治肝之外，还须实脾。正所谓"见肝之病，知肝传脾，当先实脾"。尤其肝病而见纳呆腹胀，便溏等肝木侮脾之症，用实脾之法确能见效。方以参苓白术散为基础。肝气阻滞，选加柴胡、白菊、枳壳、郁金、延胡索、川楝子；肝经热郁，选加连翘、田基黄、鸡骨草、黄芩、白花蛇舌草；肝脏血虚选加当归、丹参、枸杞子、制首乌、墨旱莲。

10. 便秘

某女，81 岁，2013 年 2 月 15 日初诊。习惯性便秘 10 年，大便 4~5 日 1 行，初头硬后稀溏，症见面色萎黄，倦怠乏力，不思饮食，口淡无味，口干不欲饮，舌质淡苔白，脉细弱。诊断：便秘。辨证：脾虚湿盛。处方：生晒参 30g，茯苓 15g，炒白术 30g，白扁豆 30g，陈皮 15g，山药 30g，莲子 15g，砂仁 15g，薏苡仁 30g，桔梗 30g，焦山楂 30g，厚朴 15g，建曲 15g，蜜炙甘草 15g。口服 12 剂，各症状好转，大便 1 日 1 行不成形。原方续服 6 剂，现大便 1 日 1 行，成形，诸症消失，随访无复发。[袁杰. 陈绍宏教授运用参苓白术散加减治验. 中国中医药现代远程教育, 2013, 11（15）]

11. 慢性肾小球肾炎

某女，35 岁。慢性肾小球肾炎病史 5 年，面色白，两足浮肿，血压偏高，头晕腰酸，食欲不振，疲乏倦怠，小便量少。尿常规检查：白细胞少许，红细胞（＋＋），尿蛋白（＋＋）。脉细，舌苔薄黄腻。证属脾肾两虚，湿热逗留。法当健脾益肾，化湿清热。处方：参苓白术散加连翘 10g、忍冬藤 30g、仙鹤草 30g、贯仲炭 10g、莲须 3g、芡实 10g、薏苡仁根 30g、石韦 15g、大蓟根 30g。服药 2 周，水肿消退，小溲量增多，腰酸已减，纳食增进，精神亦振。尿检：尿蛋白（＋），红细胞、白细胞均消失。脉濡细，舌苔腻渐化。继前方去仙鹤草服用。3 个月后，门诊随访，诸症均安，尿常规检查正常，改以丸剂，以资巩固。[张亚声. 张镜人用参苓白术散的独到经验. 上海中医药杂志, 2000（11）]

原按： 慢性肾小球肾炎的症状表现，有不同程度的容颜白、水肿、腰酸、溲溺减少。"肾者主水，受五脏六腑之精而藏之"，肾司开阖，开阖适度，则水液循行有序；肾气固密，精微藏而不失。脾肾两虚，势必影响精微的摄取和精气的固密，导致蛋白尿，且"肾者，胃之关也，关门不利，故聚水而从其类"。临床治疗宜参苓白术散适当配合益肾、清湿热之品。如尿常规见白细胞加连翘10g、忍冬藤30g；有红细胞加仙鹤草30g、贯众炭10g；见蛋白加莲须3g、芡实12g、薏苡仁根30g、大蓟根30g、石韦15g；管型加扦扦活30g。

某女，39岁。患肾炎1年，近2个月来又出现颜面及下肢浮肿，且有少尿便溏，头昏腰酸，腹胀纳呆，面色㿠白少华；脉细弱，舌质淡红，舌苔中腻微黄。尿常规检查：黄，微混，蛋白（+++）；镜检颗粒管型（+），白细胞（+），红细胞少许；血胆固醇250mg/dL，血压100/70mmHg。西医诊断：慢性肾炎（肾病型）。中医诊断：脾虚水肿。处方：党参15g，连皮茯苓30g，炒白术15g，陈皮6g，山药30g，薏苡仁30g，莲子12g，砂仁3g，豆蔻仁3g，赤小豆15g，黑豆15g，桔梗6g，商陆6g，椒目6g，益母草15g。服药后小便利，15剂后浮肿基本消失，遂去商陆、川椒目，酌加菟丝子、黄芪、蝉蜕、昆布、海藻、补骨脂、扁豆等，又服30剂，病情完全缓解，尿常规检查，正常。[程宜福.参苓白术散新解.新医学，1977（3）]

原按：本病属中医学"水肿"范畴。肺、脾、肾功能的障碍对水肿的形成有重大关系。三者之中，脾为关键。脾失健运，土不制水，使水湿不得下行，横溢肌肤，遂成水肿。症见头面及肢体浮肿，按之指陷，面色萎黄，神疲乏力，小便不利，脘闷腹胀，纳减便溏，舌质淡红，舌体胖嫩，舌苔薄腻或滑，脉沉缓或沉细。治宜健脾制水，可用本方。

12. 消渴病

某女，43岁。发现多食、多饮半年，食不解饥、饮不解渴，且多尿，体重减少7.5kg，同时头晕乏力，动则出汗；舌淡红，苔腻薄黄，舌根剥脱，按脉则细微弦数。检查尿糖（++），血糖188mg/dL。西医诊断：糖尿病。中医辨证：脾虚消渴。予参苓白术散加减：党参15g，云苓9g，白术15g，山药30g，薏苡仁30g，莲子9g，黄芪15g，生石膏30g，知母9g，葛根6g，天花粉9g，扁豆9g，五味子9g，鸡内金6g。服5剂后，饮水大减，尿亦减少，头昏好转，动不出汗，继服上方5剂。三诊：口不思饮，但觉口黏，饥饿感好转，黄苔已退，舌苔薄白微腻，根剥，脉细。上方去生石膏、知母、天花粉、葛根，加山茱萸9g，枸杞子12g，五倍子6g，砂仁4g，10剂。四诊：尿糖示阴性，血糖132mg/dL，不觉饥饿。续服10剂后，尿糖示阴性，血糖97mg/dL，临床症状消失。再服10剂，以资巩固。[程宜福.参苓白术散新解.新医学，1977（3）]

13. 奔豚气

某男，72岁，2019年10月4日初诊。患者自述有气从上腹上冲至咽喉半年余，严重时上冲至头目，发作时胸闷憋气，无法行走，有濒死感，10分钟左右缓解。平素行300米左右即胸闷憋气，以手按压胸口可稍有缓解，晨起严重，自觉恶热，汗多，动则汗甚，乏力，纳眠可，小便频，夜尿2~3次，大便调。口唇紫暗，舌质紫暗湿润、苔薄白，舌下脉络紫暗迂曲，脉滑，右脉大于左脉。患有"哮喘"三十余年，"肺心病"二十余年。中医诊断：奔豚气。辨证属肺脾气虚、痰瘀阻滞，治以健脾补肺、祛瘀化痰。处方：百合10g，干姜6g，葶苈子10g，党参10g，茯苓10g，白术15g，陈皮10g，山药15g，甘草6g，薏苡仁 10g，桔梗 12g，鸡内金 30g，防风 12g，黄芪 30g，红花 10g，姜半夏 10g，银柴胡 15g，丹参 30g，枇杷叶 12g，百部 12g，紫菀 20g，杜仲 15g。3 剂。每天 1 剂，水煎，早晚分服。10 月 7 日电话随诊：奔豚气虽有缓解，但仍有发作，胸闷憋气情况较前减轻，可行 600 米，仍觉恶热，但汗出减少。效不更方，继服 3 剂，煎服法同前。10 月 11 日电话随访：已无奔豚气症状，可随意行走，恶热汗多症状已除。1 个月后电话随访：诸症未再复发，夜尿略频，不影响日常生活。[林霄. 参苓白术散治疗奔豚气验案 1 则. 湖南中医杂志，2021，37（10）]

（二）五官科疾病

1. 白内障合并黄斑水肿术后

姚学云将 86 例白内障合并黄斑水肿术后患者随机分为两组，两组均用超声乳化吸除术联合玻璃体内注射康柏西普。观察组加用参苓白术散：党参 20g，生黄芪 20g，茯苓 10g，白术 10g，山药 15g，猪苓 15g，炒薏苡仁 30g，莲子 10g，扁豆 10g，砂仁 6g，桔梗 10g，桃仁 10g，红花 10g，炙甘草 6g。视疲劳加当归 10g，肉苁蓉 10g；眼干加黄精 15g，北沙参 10g。每日 1 剂，水煎 2 次，早晚服。两组 30 天后，中医证候积分中视物昏蒙、眼珠胀痛、面色少华、神疲乏力、面肢浮肿均降低，且观察组低于对照组。观察组总有效率 93.02% 高于对照组 72.09%。结论：参苓白术散用于白内障合并黄斑水肿术后效果较好，能促进黄斑水肿消退，加快黄斑容积恢复正常，改善视力，降低眼压。[姚学云. 参苓白术散用于白内障合并黄斑水肿术后效果观察. 实用中医药杂志，2023，39（4）]

2. 慢性咽炎

某男，42 岁，1995 年 7 月 18 日初诊。患者素有咽疾，久治未效。症见咽干不欲饮，微疼稍痒，喉头有物堵感，大便偏稀，舌质淡胖、苔薄，脉细。查见咽充血但不甚，后壁少液，淋巴滤泡呈团块状增生，悬雍垂下拖。辨证为脾土虚弱，难化精微，津液衰少，不能上承，咽喉失养。拟培土生金法，予参苓白术散加减：党参 15g，茯苓 12g，白术 6g，炒白扁豆 10g，山药 10g，玄参 10g，麦冬 10g，石斛 10g，桔梗 5g，甘草 4g。5 剂药后咽干大减，稍痒，大便转干。先后共服中药 57 剂，诸症消失告痊愈。随访 1 年未作。[王南桥. 参苓白术散加减治疗慢性咽炎 60 例. 江苏中医，1999（12）]

原按： 慢性咽炎，归属中医学"阴虚喉痹"范畴。不少医家认为是肺肾阴虚，虚火上炎所致，恒以补肺益肾为常法，投用养阴清肺汤或六味地黄汤类方。吾师干祖望教授认为，脾虚不运，精微难以上承所致者更属多数，常采用培土生金法，方用参苓白术散加减。

3. 顽固性咽干

某女，53 岁，2003 年 5 月初诊。咽喉干涩难忍 1 年余，诸多治疗未见好转。咽干不甚饮，纳可，二便常。查咽后壁略红不肿，咽峡小血管树枝样显露，舌淡苔薄，脉细。处方：党参 10g，茯苓 10g，白术 6g，扁豆 10g，山药 10g，甘草 3g，桔梗 6g，沙参 10g。每日 1 剂，日温服 2 次，服 7 剂后咽干消失，随访至今 4 年余，未复发。[乐海霞. 参苓白术散加减治疗顽固性咽干 1 例. 实用中医药杂志，2008（6）]

原按：咽喉为水谷之通道，脾胃之门户。治疗咽干多以清热解毒、养阴生津、活血祛瘀为法，少有从脾论治，以燥治燥者。《素问·阴阳类论》谓："咽喉干燥，病在脾土。"中土衰，内湿生，湿停于内，津液不能上承，咽喉失于濡养，则干燥。参苓白术散益气健脾，疏土渗水。脾气健运，转输精微上承，则干燥自除。

4. 口腔溃疡

某女，35岁，2012年10月16日初诊。反复发生口腔溃疡1年余，倦怠乏力伴口干及咽干，口干不欲饮，痰多，纳差，口淡无味，大便不成形。舌质淡苔白，脉细。诊断：口腔溃疡。辨证：脾虚湿盛。处方：生晒参100g，茯苓60g，炒白术30g，白扁豆30g，陈皮30g，山药30g，莲子30g，砂仁30g，薏苡仁30g，桔梗30g，芡实100g，白及100g，焦山楂30g，厚朴30g，建曲30g，黄芪100g，当归30g，蜜炙甘草30g。打粉，每次15g，鲜开水冲服，每日3次。3个月后复诊，口腔溃疡发生次数逐渐减少，上方再服3个月后复诊诸症消失，随访未复发。[袁杰. 陈绍宏教授运用参苓白术散加减治验. 中国中医药现代远程教育，2013，11（15）]

（三）其他疾病

干燥综合征

某女，59岁，2013年1月21日初诊。反复口干、咽干、阴道干涩3个月，伴眼干、鼻干3天，于某西医院行免疫检查指标异常，唾腺组织萎缩，诊断为干燥综合征。症见咽干、口干不欲饮，阴道干涩，鼻干，倦怠乏力，不思饮食，口淡无味，舌质淡苔白，脉细。诊断：干燥综合征，辨证脾虚湿盛。处方：生晒参30g，茯苓15g，炒白术30g，白扁豆30g，陈皮15g，山药30g，莲子15g，砂仁15g，薏苡仁30g，桔梗30g，大枣30g，焦山楂30g，厚朴15g，建曲15g，蜜炙甘草15g。口服12剂，诸症状好转，照上方加减，续服24剂，诸症消失，随访无复发。[袁杰. 陈绍宏教授运用参苓白术散加减治验. 中国中医药现代远程教育，2013，11（15）]

【临证提要】以食少便溏、面色萎黄、困倦乏力、苔白脉缓为其辨证要点。治呕少用此方，泄泻较为常用。可用本方减去桔梗，加鸡内金，研末，分成10次蒸瘦肉服，特别宜于小儿脾虚营养不良。带下色白，审属脾虚湿浊下注机制，可投此方。两足微肿，尿蛋白日久不消，属脾虚不能固摄精微，可用本方加黄芪、五味子。经行泄泻，寒热证象不显，可投此方。本方减桔梗，加黄芪10g、熟地12g、红花15g，用酒、醋一碗炒药7次；刚开叫声的公鸡一只，吊死，去内脏，将药纳入鸡腹；铁树叶一枝，用砂锅炖服。预防哮喘。

参苓白术散配伍严密，药性平和，适应证广泛。

（1）凡病毒性肝炎恢复期、慢性肾炎、慢性结肠炎、白细胞减少症、肿瘤术后营养缺乏或消化不良、免疫功能低下、肠易激综合征而症见身体虚弱、疲乏无力、食欲不振等临床表现者，或脾虚引起的泄泻便溏，亦或症见咽干不欲饮或微喜热饮，病程较长，其他兼证不明显，即便舌苔脉象亦无明显虚证者，均可用本方加减治疗。

（2）脾虚型的慢性细菌性痢疾，症见下痢时发时止，迁延日久，可用本方加木香、黄连为基本方。苔黄而有热者，加白头翁、秦皮、马齿苋、鱼腥草；舌淡肢凉有寒者，加附子、干姜、肉桂、肉豆蔻；气虚下陷者，加生黄芪、升麻；腹痛者加炒白芍、香附、乌药；腹胀纳差者，加炒枳壳、神曲、内金。

（3）若咳嗽咳痰、痰多清稀、肢体倦怠、大便时稀、脉濡滑或濡弱者，可用本方加陈皮、半夏、杏仁作为基本方。苔白腻，湿浊胜者，加苍术、厚朴、藿香等；痰涎壅盛者，加苏子、莱菔子、葶苈子、白附子、皂角刺等；舌淡肢冷，虚寒较甚者，加附子、干姜；苔黄化热者，加桑白皮、夏枯草、黄芩、山栀子；咳嗽较甚者，酌加麻黄、射干、白果、贝母等。

当归四逆汤（《伤寒论》）

【药物组成】当归 10g　桂枝 10g　细辛 3g　通草 6g　芍药 10g　炙甘草 6g　大枣 25 枚

【制剂用法】水煎，分 3 次，温服。

【病机治法】寒伤厥阴，脉急血滞。温经舒脉，调营通滞法。

【适应证候】寒伤厥阴，血脉凝滞，手足寒冷，脉细欲绝。

【证析方解】肝主身之筋膜，筋脉遇寒则收引，遇热则松弛；肝为藏血之脏，血遇寒则凝涩，遇热则沸溢。今因寒伤厥阴，血脉受病，血因寒而凝涩，脉因寒而收引，凝涩则血行不利，收引亦有碍血运，阳气不能与营血达于四肢末端，遂呈手足寒冷，脉细欲绝。故本证病在厥阴，病因为寒，主症为手足寒冷。其机制是因寒伤厥阴而引起脉络收引，血液凝涩，因血脉收引、凝涩而产生诸证。

外入之寒，温必兼散，故方用当归、桂枝、细辛温经散寒，祛邪出表。此证不仅血因寒凝，津气亦因寒滞，故用当归、桂枝畅旺血行，温通血脉；细辛行散滞气，宣通腠理；通草渗湿行津，利其水道，使脉内之血与脉外之津气齐通，则阳气能达于四末而手足温矣！芍药味酸，能使挛急筋脉和柔，重用甘草、大枣有甘以缓急之意，白芍、甘草相伍，则挛急舒矣！综上可知，此方有温经散寒，通利气血津液，柔和筋脉之功，既能消除致病原因，又能调理脏腑功能，也能流通气血津液，所以配伍颇为完善。

《仁斋直指方》谓："官桂、当归，温血之上药也。"此方以当归、桂枝为主药，是为温通血脉而设。方书咸谓当归、白芍是治血虚，而临床用于血虚者少，用于血寒而凝者多，谓为血虚，义似未允。

（1）此方能够温经散寒，通调气血津液，舒缓筋脉挛急，凡属经脉因寒而引收，气血因寒而凝涩不通的痛证，皆可使用，故以冷痛为其使用本方指征，不必拘于手足寒冷一症。

（2）钱天来云："当归四逆汤是从桂枝汤发展而成，用于寒凝血脉，血行不畅的脉细欲绝，四肢厥冷，以及经期腹痛等症。确有疗效。"钱氏指出痛经因于外寒相侵所致者亦可使用本方。

（3）《餐英馆治疗杂话》谓："患者自觉腹中或左或右有冷处，或自腰至股，或一体一足觉冷者，乃用此方之标准也。此等病有历五年十年之久而不愈者。"指出寒邪凝于任何一处，自觉其冷，宜用此方温通血气，使阳气宣行，血脉通畅，其冷自消。

（4）《类聚方广义》谓"治妇人血气痛，腰腹拘挛者""经水不调，腹中挛急，四肢酸痛，或一身习习如虫行，每日头痛者"。痛经和经水不调都以腰腹挛急为其辨证要点；头痛而兼身如虫行，亦系筋脉挛急现象。可见方中芍药、甘草、大枣主要是为柔肝缓急而设。

（5）治寒湿在表，肢体酸痛者，应稍加祛风胜湿或淡渗利湿之品，疗效始著。

综上，凡属寒邪凝滞而呈寒冷、疼痛之证，均可用此方温通之。

通脉四逆汤（《济生方》）即本方加附子。水煎服。治霍乱多寒、肉冷脉绝。加入附子温阳化气，振奋心阳，用于脉微欲绝之证颇为合拍。

【临床运用】

（一）内科疾病

1. 手足厥寒

某女，38岁，1年前曾行甲亢手术，半年来月经延后，手足冷，经期尤著，伴乳房胀痛（小叶增生），性情急躁，经血量少，色淡夹血块，遇冷食则脘腹疼痛，近期加重，经期手足厥寒、麻痛，至夜尤甚。今值月经来潮，血量少，症如上述，甲状腺功能正常，脉沉弦略细，舌淡苔白，手指冰冷。辨证为气滞血虚、寒血凝涩。处方：柴胡15g，酒白芍15g，当归15g，桂枝15g，枳实15g，细辛5g，吴茱萸10g，炙甘草15g，大枣6枚，乌药15g，香附15g。水煎，每日1剂，分2次服。此方调理2月余，诸证尽去。[段凤丽. 段富津教授治疗月经期手足厥寒验案举隅. 中医药信息，2012，5（10）]

2. 胃痛

某男，53岁，2018年9月20日初诊。患者有甲状腺功能亢进病史，口服西药甲巯咪唑片治疗。3个月前出现不规则性胃脘胀痛，未及时就医，后出现胃脘胀痛加剧，胃镜显示慢性浅表性胃炎伴糜烂。刻诊：阵发性胃脘胀痛，饥饿加剧，进食缓解，嗳气，烧心，无反酸，呕吐，口干、口苦，怕冷，四肢凉，易疲劳，饮食可，喜热食，眠可，二便平，舌淡红，苔薄白，脉细弱弦。辨为厥阴虚寒、横犯戊土证，给予当归四逆加吴茱萸、生姜温养肝血，扶土达木。处方：当归15g，桂枝15g，白芍15g，细辛4g，通草6g，大枣15g，炙甘草10g，吴茱萸5g，生姜6片，7剂，水煎服，日1剂。服后胃脘胀痛消失，嗳气、烧心明显缓解。9月27日二诊：以当归四逆汤加刺猬皮、石见穿、土茯苓等药，在温养肝血的基础上佐以软坚散结之品以疗肠化生，治疗3个月痊愈，回访无复发。[李明凤. 当归四逆汤临床新用举隅. 基层医学论坛，2020，24（13）]

原按：《四圣心源》："肝血温暖而性生发。"若厥阴虚寒，则木气升发不能。肝寒木郁，肝气最恶郁也，《黄帝外经》中的《寒热舒肝篇》："肝喜疏泄，不喜闭藏，肝气郁而不宣，则胆气亦随之而郁……木寡于畏，反克脾胃之土。"故而形成临床上的肝寒木郁，气滞土壅之证。患者平时怕冷、四肢冷、舌淡，脉细弱弦，为厥阴虚寒之征，肝寒木郁，肝气不升，横克戊土，故而胃脘胀痛，胃气失和，不降上逆而嗳气，治疗以当归四逆汤加吴茱萸、生姜汤温养肝血，扶土达木，肝血得温，肝寒得散，木气升发而不克戊土，土气自和，症状缓。佐软坚散结之品治疗肠化生以达临床痊愈之目的。

（二）妇科疾病

1. 痛经

某女，25岁，2年前因淋雨受寒，后每至经前或来经时腹部坠胀疼痛，且少腹发凉怕冷，得温痛减，遇寒加重。初诊：腹部坠胀痛剧，月经量少色淡有块，喜温恶凉，伴冷汗出，面色苍白，恶心呕吐，手足发凉，眠差，大便质稀，日2~3次，舌质淡暗苔白腻，脉沉细。查妇科彩超结果正常。中医辨证：血虚寒凝、瘀阻胞宫证之痛经。治法：温经散寒、养血调经。处方：当归15g，桂枝12g，白芍15g，细辛3g，通草10g，大枣15g，肉桂6g，黄芪20g，吴茱萸5g，香附9g，炙甘草6g。7剂，每日1剂，水煎，早晚饭后温服。二诊：服药后症状、冷痛感明显减轻。原方去吴茱萸，肉桂减为3g，加黄芪30g。7剂。三诊：患者自觉各症状进一步改善。舌质淡红，苔薄白，脉细。处方：当归15g，桂枝12g，白芍10g，细辛3g，通草8g，炙甘草6g，大枣8g，黄芪20g，鸡血藤20g，香附6g。7剂，水煎，隔日1剂。随访颇佳。[汪梦君. 张海生教授临床应用当归四逆汤案例举隅. 中医临床研究，2023，15（13）]

原按：痛经总属中医"经行腹痛"范畴，其主要病机为"不通则痛""不荣则痛"，属虚实夹杂证。《诸病源候论》首立"月水来腹痛候"，指出劳伤气血，可损伤冲任二脉；《景岳全书·妇人规》："若寒滞于经，或因外寒所逆，或素日不慎寒冷，以致凝结不行则留聚为痛."本案患者痛经病史2年，曾有淋雨史，感受寒邪，日久可致正气不足、气血亏虚，此时寒袭冲任、胞宫，寒邪与血相搏，肝脉凝泣。经血为阴水，得温则血流通畅，寒则凝滞，瘀阻胞脉，不通则痛，出现行经腹痛伴经量少症状。舌质淡暗，脉沉细均为血虚寒凝之象，可用当归四逆汤加减治疗。

2. 产后身痛

某女，33岁，2016年4月9日初诊。诉：产后身痛关节疼4个月，畏寒怕风，四肢末端麻木欠温，腰困乏力，少气懒言，纳呆，寐差，面色无华，爪甲淡白，舌淡苔白，脉沉细。诊为产后身痛，辨证为血虚寒凝，治宜益气养血，温经散寒止痛。方以当归四逆汤加减：黄芪15g，当归12g，白芍15g，桂枝6g，鸡血藤15g，炙甘草9g，通草6g，桑寄生15g，续断15g，独活12g，威灵仙9g，防风6g。3剂，水煎服。药后周身痛减，肢麻减轻，精神转佳，效不更方，继服7剂。4月19日再诊时诸症去，唯感乏力，寐差，服归脾丸调理善后。[韩萍. 当归四逆汤治疗妇科疾病举隅. 光明中医，2018，33（5）]

原按：产后身痛亦称"遍身痛""产后关节痛"。产褥期的病机特点是"多虚多瘀"。产后身痛主要是由于产后血虚，筋脉失养以致风寒湿邪乘虚而入，稽留关节、经络所致。本病属于痹证范围，但以虚证为多，故治则上扶正祛邪；治法上以益气养血，滋补肝肾为主，适当配伍祛风散寒之品，不宜用峻剂再损血气。此患者关节疼痛、畏寒怕风、四末麻木欠温伴腰困，乃产后气血亏虚，肝肾不足，风寒外袭所致，予当归四逆汤加味。

3. 经期咳嗽

某女，34岁，2019年1月24日初诊。患者5天前不慎着凉，当时恰逢月经来潮，即出现咳嗽、恶寒，第2天早晨咳少量白痰，咽干咽痒，给予抗炎、化痰止咳等药口服治疗

3 天后，症状无改善，且逐渐加重。刻下：咳嗽，咳痰，咳引头痛及胸痛，畏寒，口干，咽痒且干痛，夜晚睡前及凌晨 1 时许咳嗽剧烈，口不苦，纳可，二便常，四肢厥冷，平时经量少。舌淡红，苔薄黄，根部微腻，脉左沉弱滑，右沉细弱。患者素体血虚，应为风寒外束，肺失宣降所致，施以养血散寒、宣肺止咳。处方：当归 15g，桂枝 10g，白芍 10g，细辛 3g，通草 6g，大枣 6g，麦冬 15g，杏仁 10g，甘草 6g，3 剂，水煎服，日 1 剂。3 天后回访得知上方口服 1 剂后患者咳嗽、咽痒、咽痛、畏寒等症状明显减轻，但出现打喷嚏、流鼻涕等邪气由里出表的现象，服完 3 剂药后诸症痊愈。[李明凤. 当归四逆汤临床新用举隅. 基层医学论坛。2020，24（13）]

原按：患者平素即有四肢厥冷、畏寒、月经量少等厥阴血虚寒凝的表现，且正值月经来潮，肝血更亏，不慎感受风寒，导致风寒束表，肺失宣肃，故出现咳嗽、恶寒、咽痒等症。因治疗不正确，导致风寒郁热，故而咽喉干痛、睡前咽痒剧烈，子时一阳生，阳与阴争，郁热加重，故每于凌晨 1~2 点咳醒。因此基于上述血虚感寒的病机，选用当归四逆汤养血散寒，少佐麦冬清郁热、杏仁宣肺，病机与方证相合故取效迅速。

（三）皮肤科疾病

1. 慢性荨麻疹

某女，7 岁，2019 年 1 月 11 日初诊。患儿半年前全身皮肤于夜晚出现白色风团，瘙痒难耐，清晨风团自动消失，经治疗症状无改善。刻诊：怕冷，怕热，易汗出，口渴不思饮，纳可，眠欠佳，二便正常，舌胖大淡红，苔薄黄微腻，唇淡红，脉弱微滑。施麻黄连翘赤小豆汤加刺蒺藜、僵蚕、防风，口服 7 剂后上述症状无改善。二诊时发现患者除上述症状外，同时存在四肢冷、爪甲色淡，诊为厥阴血虚，寒凝兼夹风邪。用当归四逆汤加味：当归 10g，桂枝 6g，白芍 6g，细辛 1g，通草 3g，大枣 3g，蒺藜 6g，僵蚕 5g，防风 5g，炙甘草 3g。7 剂，水煎服，日 1 剂。1 月 26 日三诊：患者上述症状明显好转，夜晚偶有皮肤出现少许风团、微痒，怕冷有所改善，饮食、睡眠可，二便正常，以三诊方再进 7 剂。后回访诸症消失，无复发。[李明凤. 当归四逆汤临床新用举隅. 基层医学论坛，2020，24（13）]

原按：《医宗金鉴·外科心法要诀》云："此证俗名鬼饭疙瘩，由汗出受风，或露卧乘凉，风邪多中表虚之人。初起皮肤作痒，次发扁疙瘩，形如豆瓣，堆累成片，日痒甚者，宜服秦艽牛蒡汤，夜痒重者，宜当归饮子服之。"即指出本病病机为体虚感受风邪所致。患者怕冷、四肢冷、爪甲色淡、舌淡红、脉弱，当为厥阴血虚寒凝的体质，因其全身皮肤风团瘙痒不适，夜来昼失，考虑风邪为患所致，故其病机当为厥阴血虚寒凝兼夹风邪为患，治疗以当归四逆汤养血散寒，加刺蒺藜、僵蚕、防风疏风止痒。

某女，66 岁，1989 年 7 月 4 日就诊。诉 3 年前因感冒后全身瘙痒，出现大片状风团，瘙痒剧烈，予氯苯那敏、地塞米松等抗过敏治疗，风团消退；半月后进食鱼虾，再度浑身瘙痒、大片状风团；经抗过敏、中药等治疗，药停又起。初诊：全身可见蚕豆至巴掌大苍白色风团及抓痕、血痂，眼睑浮肿，皮肤划痕症阳性，伴见面白无华，四肢不温，舌淡、苔薄白，脉细弱。诊为慢性荨麻疹。此为素体血虚，复受风寒，营卫不调之候。治以养血祛风、散寒止痒、调和营卫。方用当归四逆汤加白芍、荆芥、防风、蝉蜕等。日1剂，水煎服。3剂后瘙痒减轻，仅出现少数风团，依原方再进10剂，诸症悉除，随访至今未再复发。[陈丽敏. 当归四逆汤治疗荨麻疹验案举隅. 现代中医药，2014，1（10）]

2. 巨大型荨麻疹

某男，18岁，1989年6月4日初诊。患者两年前冒雨受寒后，自觉上眼睑沉重，似有物悬，微痒。当地医院诊为"巨大型荨麻疹"，给予西药治疗，两日后肿胀消除。但以后每逢天气变冷时，双侧眼睑及唇周发生以上症状，伴微痒，畏寒肢冷，乏力。虽经多方诊治，疗效不显。诊见左上眼睑局限性肿胀，边界不清，呈正常肤色，舌质淡，苔薄白，脉沉细。证属血虚受寒，风邪外袭，治以养血散寒，祛风通络。处方：当归四逆汤加升麻、炙黄芪。3剂水煎服，1日1剂。二诊时左上睑肿胀消失，左右睑裂等大，畏寒肢冷明显减轻，痒止，舌质淡红，苔薄白，脉沉。继以原方服用6剂以资巩固，随访8个月未复发。[陈丽敏. 当归四逆汤治疗荨麻疹验案举隅. 现代中医药，2014，1（10）]

原按： 巨大型荨麻疹属中医学"游风"范畴，好发于眼睑、口唇、耳垂、外阴等组织较疏松的部位或口腔、舌、喉等部黏膜。本病多为素体虚弱，风邪外袭所致。刘氏认为该患者久病体虚，气血亏损，复为风寒所袭，阻滞经络而病。紧抓"畏寒肢冷"之证，治以当归四逆汤养血散寒，温通经脉，使症消病愈。

3. 寒冷性荨麻疹

某女，42岁，自诉3年来每遇阴冷天气，头面四肢即出现米粒大小样淡红色丘疹，痒甚，某医院诊断为"寒冷性荨麻疹"，经服用、注射抗过敏药物后好转，停药后或遇寒冷即复发。来诊时见头面、四肢有形态不一的淡红色丘疹，脉沉缓，苔白质暗淡。证属血虚生风，风寒外袭所致。治宜养血行血，祛风止痒。方用当归四逆汤加蝉蜕、丹参、荆芥。1剂/天，水煎服。3剂服后，身痒大减，药已中病，又守方服用2剂，诸症消失，随访病未再发。[陈丽敏. 当归四逆汤治疗荨麻疹验案举隅. 现代中医药. 2014，1（10）]

原按： 当归四逆汤原方用于治疗厥阴伤寒、手足厥冷、脉细欲绝等症。但临床若遇到凡辨证属于血虚寒凝者，皆可选用本方治疗。方中桂枝、细辛散表里寒邪，温通血脉，当归、芍药补血养营，甘草温养脾气，通草通利血脉，再加荆芥疏风散寒，蝉蜕祛风止痒，丹参养血和营，共奏养血活血，温经散寒，祛风止痒之功。

（四）骨科疾病

1. 下肢强直

1971年1月4日，时陈老带基层医生到温江羊马公社实习。某男，53岁，农民，诉元旦当天维修水渠，终日浸在水中，当晚下肢强直，疼痛难忍，服药无效，前来就诊。刻诊：痛苦面容，舌淡胖苔白，脉沉细弦紧，余无异常。因思时值严寒，冷水刺骨，泡水终日，自属寒邪侵入，经脉收引，气血津液凝涩不通，以致强直剧痛，遂书当归四逆汤加附子、白术、茯苓、生姜，1剂而愈。即以本方与真武汤合用，实与《济生方》加附子同功。[陈潮祖《中医治法与方剂》]

2. 下肢疼痛

某女，50岁，双下肢疼痛2个月，加重10天，糖尿病史10余年，经注射胰岛素治疗，血糖控制可。近2个月来自觉下肢拘挛疼痛，沉重麻木，轻度浮肿，西医诊为"糖尿病周围神经病变"。症见舌质淡，边有瘀斑，苔根部厚腻，脉弦滑。陈老曰：此病机为瘀湿阻滞经络，经络阻滞不通，肢体失气血濡养，故拘挛作痛，麻木沉重。取当归四逆汤加味：桂枝20g，茯苓20g，细辛10g，白芍25g，通草10g，炙甘草10g，赤芍20g，牛膝20g，桃仁10g，当归15g，黄芪30g，大枣20g。1日1剂，水煎服；药渣再煎外洗下肢。10剂后痛止肿消。[贾波，沈涛《陈潮祖医案精解》]

原按：中医对疼痛的认识多从不通则痛与不荣则痛认识，陈老谓这其实只是考虑到了气血津液的盈虚通滞致痛，然而气血津液的病变与经隧脉络的病变息息相关。因此，提出了经隧脉络的挛缩弛张致痛之病变说及柔肝缓急之治法。对于拘挛一说，似有西化之嫌，其实早在《黄帝内经》中已有详述，如《素问·举痛论》谓："寒气客于脉外则脉寒，脉寒则缩踡，缩踡则脉绌急，绌急则外引小络，故猝然而痛。"《素问·脏气法时论》云："肝苦急，急食甘以缓之。"

本例患者下肢沉重麻木而痛，既有痰湿瘀血阻滞经络之不通则痛，又有气血亏损，形体失养之不荣则痛，尚兼经络拘挛作痛，治宜三管齐下。取桂枝、细辛温通血脉，赤芍、牛膝、桃仁、当归活血祛瘀，通草、茯苓利水泄浊，此三组药侧重于通。黄芪、当归、白芍益气补血，侧重于补。白芍、甘草、大枣解痉缓急，针对脉络的挛缩。牛膝兼能引药下行。

（1）下肢沉重麻木、拘挛疼痛、轻度浮肿与舌质淡、舌边有瘀斑、苔根部厚腻、脉弦滑并见，是辨证瘀湿阻络，气血两亏的要点。

（2）本案于当归四逆汤加黄芪，实寓《金匮要略》之黄芪桂枝五物汤，该方为治肌肤麻木不仁的常用方。

（3）对于经脉挛急的项背强急及肢体疼痛，陈老每以桂枝汤加减化裁为主。依据是该方中白芍擅长柔肝解痉，甘草、大枣亦是缓急止痛的要药，投之能收柔肝缓急之功。其经验是三药用量宜重，剂量偏轻主要发挥补益之效。本案取效即与重用白芍、甘草、大枣密切相关。

某女，66岁，确诊为糖尿病6年余，间断口服二甲双胍缓释片，血糖控制不佳。1周前出现双下肢麻、凉、痛，伴有下肢感觉迟钝，双足底如穿棉袜，双上肢无力，经针灸治疗后症状无明显缓解。初诊：双下肢发凉麻木疼痛，针扎样疼痛，肢冷恶寒，得温痛减，得寒痛剧，神疲乏力，夜尿4~5次，眠差，纳一般，大便溏泄，舌淡苔白，脉沉细涩。中医诊断：消渴病、痹证。属血虚寒凝证。治法：温阳散寒、养血通脉。处方：当归15g，桂枝12g，赤芍10g，细辛3g，炙甘草6g，大枣15g，川牛膝20g，川芎18g，蜈蚣3g，地龙5g，鸡血藤30g，肉桂3g，黄芪30g，煅龙骨20g，益智仁15g。7剂，水煎，日1剂，早晚饭后温服。二诊：服上方后，症状显著改善，舌红苔略黄，脉弦。处方：当归12g，桂枝10g，黄芪20g，赤芍10g，细辛3g，炙甘草6g，川牛膝20g，川芎15g，蜈蚣3g，地龙5g，鸡血藤20g，黄芩6g，熟地9g。7剂，煎服同前。后守方数月渐愈。[汪梦

君. 张海生教授临床应用当归四逆汤案例举隅. 中医临床研究, 2023, 15 (13)]

原按: 本案例为血虚受寒, 阳气失于温煦, 不能推动气血运行, 脉道不通所致。当归四逆汤的立意在阖厥阴, 聚阳气。吾师在临证加减时主张以证选方, 整体分析, 脉证从舍, 同时根据血虚寒凝的程度进行加减用药, 谨守病机, 辨证施治得当, 充分体现了中医学"异病同治"的学术思想。

3. 上肢痹

某男, 25 岁, 2015 年 5 月 14 日初诊。患者 1 周前午睡, 覆被而卧, 因天气炎热, 睡中汗出, 露上肢于被外, 复吹空调, 后渐渐出现左上肢疼痛, 举臂疼痛无力, 脱衣梳头等动作受限, 肩关节活动作响症状。食寐俱安, 二便尚调。患者身体瘦长, 平素易腰酸, 腹中怕冷, 易汗出感冒。刻下: 左上肢皮色、温度无明显异常, 肌肉无萎缩, 面色偏黄, 舌淡红胖大边齿痕苔白, 脉弦细。诊断: 肢痹, 证属卫气亏虚, 风邪外袭。治以益气解表, 祛风通络。方拟当归四逆合黄芪桂枝五物汤加减: 桂枝 10g, 白芍 10g, 黄芪 15g, 当归 10g, 细辛 3g, 通草 5g, 鸡血藤 15g, 威灵仙 15g, 桑寄生 10g, 炒杜仲 10g, 生姜 3 片, 大枣 5 枚。5 剂, 水煎服, 日 1 剂。后随访, 3 剂后患者左上肢疼痛缓解, 5 剂后活动自如, 肩关节活动作响消失。[洪建勋. 当归四逆汤治疗肢体经络病变的临床应用举隅. 光明中医, 2018, 33 (5)]

原按: 患者平素脾阳不足、运化失司、生化无力; 气血生化乏源, 营血亏虚, 营血不得助卫气固护于外, 故汗多易感冒。腰酸, 则提示肾气不足。天气炎热卧被汗出, 腠理大开, 复吹空调, 使得风邪入客于筋脉, 阻滞气血, 气血不通则痛, 而肩部属八虚之穴, 更易受风邪侵袭, 风与气血博结, 故关节作响。用黄芪桂枝五物汤治疗"夫尊荣人, 骨弱肌肤盛, 重因疲劳汗出, 卧不时动摇, 加被微风, 遂得之"之血痹病, 此正合本方患者脾肾不足汗出当风的病机。但黄芪桂枝五物汤祛风通络力较弱, 当合当归四逆汤。

4. 骨折

某男, 58 岁, 2015 年 10 月 2 日初诊。患者于上午劳动时, 从 2 米高楼梯上坠落, 后出现左胁肋疼痛, 呼吸、咳嗽时疼痛加剧, 左腿登台阶时抬腿无力, X 线检查示左侧第 7 肋骨骨折。刻下: 胸部皮肤无红肿热痛, 胸廓左右对称, 气管居中, 左侧无明显凹陷, 叩诊呈清音, 呼吸音正常, 无呼吸困难, 舌淡红苔白, 脉弦。诊断: 骨折, 证属气滞血瘀。治以行气活血, 续筋接骨。方拟血府逐瘀汤合当归四逆汤加减: 柴胡 10g, 白芍 10g, 枳壳 10g, 生地 10g, 当归 10g, 川芎 10g, 桃仁 10g, 红花 10g, 桂枝 10g, 细辛 3g, 姜黄 10g, 鸡血藤 20g, 威灵仙 20g, 桑寄生 20g, 续断 20g, 炙甘草 5g。3 剂, 水煎服, 日 1 剂。10 月 5 日二诊: 诸症缓解舌脉如前, 上方减姜黄、鸡血藤、威灵仙, 加补骨脂 10g, 骨碎补 10g。3 剂, 水煎服, 日 1 剂。三诊: 无明显不适, 舌脉如前, 守二诊方, 去桃仁、红花, 加苏木 10g。3 剂, 水煎服, 日 1 剂。后随访, 已能正常劳作。[洪建勋. 当归四逆汤治疗肢体经络病变的临床应用举隅. 光明中医, 2018, 33 (5)]

某女, 43 岁, 2009 年 3 月 17 日, 以右胫骨下 1/3 陈旧骨折 3 月余, 肿痛不愈来诊。患者骨折后于外院行石膏固定, 1 个月后石膏拆除, 右足肿胀未消, 服用活血化瘀、消肿止痛类中药罔效, 3 个月后摄片复查显示骨折处生长缓慢。遂来求诊。刻下: 患者体瘦,平素畏寒怕冷，骨折处以下肿胀，色紫暗，触之不温，足底麻木不仁，纳呆，大便较溏薄，腰以下冷感明显，脉沉细，舌暗，苔薄白。证属血虚寒凝，方拟当归四逆汤加减：当归30g，细辛9g，桂枝9g，白芍15g，炙甘草9g，大枣30g，土鳖虫9g，炙甲珠9g，骨碎补15g，补骨脂15g，接骨木15g，白术15g，干姜9g，泽漆12g，泽兰12g。7剂，并嘱患者每日热水足浴30分钟。二诊：患足颜色较前鲜活，肿胀明显减退，前法得当，原方再进。后肿胀消，疼痛麻木大减，遂予石氏调中保元汤益肾壮骨。[蔡奇文. 当归四逆汤骨伤科疾病治验举隅. 长春中医药大学学报，2011，4（10）]

5. 足痿

某男，35岁，2014年8月16日初诊。患者诉4天前每天蹲着工作12小时左右，逐渐出现右下肢麻木无力，伴第1跖趾内侧皮肤麻木不仁。刻下：右下肢无红肿热痛，皮色无明显异常，肌肉无萎缩，肌张力无明显异常，舌淡红苔白边有齿痕，脉细弦。诊断：足痿，证属气滞血瘀，络脉不通。治以行气活血，通经活络。方拟当归四逆汤加减：桂枝10g，白芍10g，当归10g，细辛3g，通草5g，川牛膝15g，威灵仙20g，鸡血藤30g，乌药10g，青皮10g，炙甘草6g。5剂，水煎服，日1剂。后随访患者服药后诸症缓解，已能正常劳作。[洪建勋. 当归四逆汤治疗肢体经络病变的临床应用举隅. 光明中医，2018，33（5）]

6. 桡骨茎突狭窄性腱鞘炎

某女，59岁，2009年11月26日，以左腕疼痛活动不利2个月来诊。无外伤及其他诱因，外院诊断为桡骨茎突狭窄性腱鞘炎，局部稍显肿胀，2周前曾接受局封治疗，无效。患者双颧稍红，口干目糊，大便2~3天1行，眠浅易醒，脉沉细，舌红苔薄。辨为阴虚血少，经脉失养，方拟知柏地黄汤加当归、地龙、玄参、麦冬、酸枣仁。二诊：药尽14剂，上述诸症皆显著改善，唯左腕疼痛仍作，夜间亦隐隐作痛。患者手掌至腕部逆冷，知四末常年不温。遂尽弃前方，改予当归四逆汤加减：当归18g，细辛6g，桂枝9g，白芍15g，炙甘草9g，大枣15g，通草12g，干姜9g，淫羊藿12g，淡附片6g（先煎），7剂。嘱双手勿触冷水。三诊：服药1周，疼痛大减。上方进退14剂而获痊愈。[蔡奇文. 当归四逆汤骨伤科疾病治验举隅. 长春中医药大学学报，2011，4（10）]

7. 跟痛症

某女，48岁，2008年12月9日，以双侧足跟疼痛2个月余来诊。无外伤及其他诱因。患者面色晦暗不泽，口唇色淡，四肢厥逆，畏寒怕冷，腰膝酸软，口干目糊，纳可，大便偏干，脉沉细，舌暗淡，苔薄白。此皆肾精亏虚，肝血虚寒之象，治以益精填髓养血温经。处方：当归30g，细辛6g，桂枝15g，白芍15g，炙甘草9g，大枣30g，通草12g，山茱萸15g，杜仲12g，鹿角9g。7剂。二诊：足跟痛大减，余症皆霍然，唯胃纳欠佳，上方加砂仁6g、神曲15g，续进7剂。三诊：患者跟痛已不显，予石氏调中保元汤加减收功。[蔡奇文. 当归四逆汤骨伤科疾病治验举隅. 长春中医药大学学报，2011，4（10）]

8. 髌骨软骨软化症

某女，56岁，2008年5月21日，以双膝冷痛行走不利半年来诊。无外伤及其他诱因。外院摄片提示髌骨软骨软化症。患者面色㿠白，畏寒怕冷，双膝肿胀不温，关节咔咔作响，抽筋频作，二便可，夜间双膝痛甚，难以入眠，脉沉紧，舌淡，苔白滑。此乃肝血亏少，寒湿不化之象。方拟当归四逆汤合乌头汤加减：当归 30g，炙细辛 10g，桂枝 15g，白芍 30g，炙甘草 9g，大枣 30g，通草 12g，制川乌 9g（久熬），木瓜 15g，炙麻黄 6g，牛膝 15g，薏苡仁 30g，7 剂，并嘱患者每日以热水浴足 30 分钟。二诊：服药后，夜间疼痛已大减，基本可以入睡，抽筋止。前法适度，守方再进 14 剂。三诊：患者肿痛已消，改予石氏调中保元汤进退 20 余剂，以收全功，随访半年未复发。［蔡奇文. 当归四逆汤骨伤科疾病治验举隅. 长春中医药大学学报，2011，4（10）］

9. 颈椎病

某男，46 岁，2008 年 12 月 30 日，以头痛伴恶心呕吐，双上肢麻木 2 周来诊。患者 2 周前熬夜工作时，突发头痛，视物旋转，继而恶心呕吐，双手麻木，初时以为脑部病变，于外院摄片未见明显异常，后行颈椎 MRI 提示 C4~C5 椎间盘突出，压迫硬膜囊。2 周来，患者双手麻木如被针刺，无法入眠，来此求诊。患者稍胖，面色晦暗，手足不温，自诉颠顶部头痛如裂，遇寒尤甚，视物旋转，站立不稳，呕吐时作，呕吐物均为白色泡沫状痰涎，脉沉弦有力，舌暗，苔白腻水滑。此乃厥阴寒湿循经上攻，清阳不升所致，急予当归四逆加吴茱萸生姜汤：当归 15g，细辛 9g，桂枝 9g，白芍 9g，炙甘草 6g，大枣 15g，吴茱萸 9g，生姜 30g，7 剂。二诊：患者头痛、恶心呕吐已止，仍感头晕、手麻，舌淡红，苔薄白，脉象较前缓和，遂予石氏天麻钩藤饮加减 14 剂而愈。［蔡奇文. 当归四逆汤骨伤科疾病治验举隅. 长春中医药大学学报，2011，4（10）］

【临证提要】当归四逆汤原方出自仲景《伤寒论·辨厥阴病脉证并治》："手足厥寒，脉细欲绝者，当归四逆汤主之。"主治厥阴病，为桂枝汤去生姜，倍大枣，加当归、通草、细辛而成。方中当归甘温，养血和血补血；补血可资汗源，以祛邪达外；药性温润，重在养阴血以阴中求阳，阖厥阴肝之精血，蓄肝阳生发之气。桂枝温通血脉助血行，芍药益阴合营，两药相合，调和营卫。通草、细辛、桂枝舒经络，畅营卫，开厥阴，利关节，通九窍，沟通上下表里。倍大枣，合当归、芍药以补营血，又防桂枝、细辛之燥，伤及阴血；大枣、芍药、甘草柔肝缓诸痛，养百脉调诸药。药简力专，配伍精妙，调和阴阳气血，温、通、揉、补并进，血得温则行，脉道通则寒邪痛症得除。用好此方，关键是切中病机。素体血虚而又经脉受寒，寒邪凝滞，血行不利，阳气不能达于四肢末端，营血不能充盈血脉，遂呈手足厥寒、脉细欲绝；其与四逆汤之真阳暴虚所致之四肢厥逆有别，医者当辨。

现代临床应用当归四逆汤更广泛，如糖尿病神经病变、神经炎、关节炎、强直性脊柱炎、血栓闭塞性脉管炎、雷诺氏病；骨折久不愈合、颈椎病、肩周炎；痛经、闭经、产后身痛、慢性盆腔炎；冻疮、硬皮病等，凡中医辨证属血虚寒凝者均可用本方加减，疗效佳。实验研究表明，当归四逆汤有镇痛抗炎的作用，对癌性疼痛临床疗效显著，可改善机体状况，提高患者的生存质量。

四逆散 (《伤寒论》)

【药物组成】柴胡、枳实、芍药、炙甘草各等份。

【制剂用法】上 4 味，各 10 份，捣筛，白饮和服方寸匕，日 3 服。咳者，加五味子、干姜各 5 份，并主下利；悸者，加桂枝 5 份；小便不利者，加茯苓 5 份；腹中痛者，加附子 1 枚，炮令坼；泄利下重者，先以水 5 升，煮薤白 3 升，煮取 3 升，去渣，以散方寸匕内汤中，煮取 1.5 升，温分再服。近作汤剂，水煎服。

【病机治法】肝气郁结，经脉挛急。调气疏肝，柔和经脉法。

【适应证候】肝气郁结，四肢逆冷，或咳，或悸，或小便不利，或腹中痛，或泄利下重者。

【证析方解】《伤寒论》此方虽然用治少阴四肢逆冷证候，实属肝气郁结，经隧挛急病变。病本虽在肝经，证象可以见于五脏，究其证象能够见于五脏之中，则与肝系筋膜挛急引起气血津液流通不利有关。

五脏六腑及躯体上下，均由大小不同经隧联成一体。经隧是由肝系筋膜构成。心系血管，肺系气管，脾胃肠管，肝系胆管，肾系输尿管、输精管、输卵管等皆是。这些经隧，是摄取能量，排泄废料，流通气血通道。不止于此，肝系还包括少阳三焦膜腠在内，膜腠也是津气升降出入通道。故《素问·调经论》说："五脏之道，皆出于经隧，以行血气，血气不和，百病乃变化而生，是故守经隧焉。"如果发生病变，经隧弛张异常，必然影响气血津液升降出入；气血津液运行失度，势必影响经隧和柔。因组织结构和基础物质之间常常相互影响，互为因果，故可同时出现经隧、气血津液病变证象。此证属于肝气郁结，经隧挛急。影响血液流通，阳气不能随血达于四末，故四肢逆冷；脉络紧张，血运不利，遂致心悸不宁，这是肝病及心见证。肝病及肺，肺系挛急，肺气不利，则咳嗽气急；肝病及肾，肾系挛急，水道失修，则小便不利；肝胆自病，胆道痉挛，胆液壅阻，则腹中急痛；肝木克土，传导失常，则下利后重。由此可见，肝气郁结，疏泄失常，可以影响五大系统之气血津液不能正常流通；而气血津液流通不利，则因经隧挛急所致。

肝气郁结，疏泄失常，引起气血津液流通不利，治宜调气疏肝，恢复肝胆疏泄之常；气血津液流通不利，又与经隧挛急有关，单纯调气，难免顾此失彼，故配伍柔肝缓急之品，解其痉挛，才是两全之策。由于此一病机涉及组织结构和基础物质两个方面，所以柔和经脉与调畅气机两组药物也就成为治疗此证的基本结构。方以柴胡之辛，疏畅气机，宣通腠理；枳实之苦，行气消痞，泄其壅滞，使气液运行正常；芍药之酸，益阴柔肝，缓解痉挛；甘草之甘，缓其急迫，使经脉复归和柔，四药共用，能呈疏肝解郁，柔肝缓急功效。四药之间配合亦很严密，柴胡、枳实疏畅气机，使其气液流通有利于经隧和柔；芍药、甘草柔肝缓急，使经隧和柔又有利于气津流畅，充分反映了药物间之协同作用，是治肝气郁结之祖方。

咳加干姜、五味子温肺止咳，下利用此二味有温中止利之功；心悸加桂枝温通血脉，可畅旺血行；小便不利加茯苓渗湿，可通调水道；腹痛加附子，旨在温散凝结之寒；泄利下重加薤白，重在化浊通阳。

研究此方需要深入思考以下几个问题。

（1）此方所治四肢逆冷是否属于急证？属于何种病理？四肢逆冷并非全是急证，本方证与当归四逆汤证均以平时手足欠温为其特点。手足逆冷基本病理都与阳气有关。凡阳气衰竭（四逆汤证）、阳气耗散（桂枝加附子汤证）、阳气内郁（白虎汤证、承气汤证）、阳为阴遏（瓜蒂散证、吴茱萸汤证）、阳为血阻（当归四逆汤证）、阳因脉挛（乌梅丸证）都可出现阳气不能达于四肢末端，形成四肢逆冷的证象。此证是经隧挛急与气血运行不利的综合反映，称为阳郁不伸。

（2）此证病机何以不循《伤寒论》注家惯例只从气郁分析？谓其五脏经隧都与肝系筋膜有关是否符合临床？《伤寒论》是以六经为纲进行辨证论治。然很多《伤寒论》注家不遵脏腑经脉辨证古训，未重视六经气化作用，忽视六经经脉研究，因此经脉病变所致证象也就避而不谈，某些方的用药原理含糊其辞。此方所治或然五证代表五脏证象，说明此方用途非常广泛。如果单从气郁分析此方能治五脏病变，其理不明。所以有些医家只好略去，即使予以分析亦每语焉而不详，未能揭示病变本质。今从组织结构与基础物质两个方面予以剖析，才能揭示病变本质。至于五脏经隧都要联系肝主筋膜分析，是以《内经》为其理论根据。经谓肝主身之筋膜，凡由筋膜组成经隧，均应归属肝系；凡属经隧挛急病变，均可通过柔肝缓急达到治疗目的。此方配伍芍药、甘草，实为经隧挛急而设，纵观治疗五脏挛急之方每多配伍白芍、甘草，说明联系肝主筋膜解释，全与临床符合。

（3）此方单从所用药物来看，并无治疗咳、悸、小便不利等症之功效，此方证若不联系病机予以阐述方义，根本不能理解何以可治咳、悸、小便不利之理。只有依理释方，才能揭示组方奥秘。

（4）此方主治，原书举出或然五证，每证反映一脏病变，用以说明可治因肝郁所致之五脏经隧挛急、气血津液失调。经过历代医家临床实践，证实本方用途广泛。从部位而言，无论见于何脏，皆可应用；从基础物质及组织结构而言，气血津液发生病变，皆可应用。

（5）和田东郭谓"疫病兼痫，甚则谵语烦躁、发呃等证……用本方即验，固不必用呃逆之药也，唯心下、胁下、胸中拘急者。除上述诸证外，有发种种异证者，切勿眩惑，余用此药于疫证及杂病多年，治种种异证不可胜计，真稀世之灵方也"。这里说明拘急是使用本方依据；也说明拘急、发痫、发呃等是筋膜挛急现象，方中芍药、甘草，就是针对筋膜挛急而设。

【临床运用】

（一）内科疾病

1. 心悸

某男，59岁，心悸半年，劳累加重月余，伴心悸，常于晨起或午休后持续发作半小时左右。初诊：心悸，胸闷，面色少华，疲乏无力，四肢不温，纳少，口微干，舌淡有齿痕，苔薄白稍燥，脉细结代，室性早搏。证属阴阳两虚，心失所养。治宜扶阳益阴，调畅气机，和血通脉。予四逆散加味：炙甘草、白芍、桂枝各10g，柴胡、枳实各6g，炒酸枣仁15g，生龙骨、生牡蛎各20g，日1剂，水煎服。服7剂后胸闷减轻，心悸消失，其他症状好转，二诊依上方加丹参10g，服7剂，诸症悉除，复查心电图明显改善。继服前方7剂以巩固疗效。[韩奕.四逆散加味临床应用体会.中华医学研究杂志，2003，3（11）]

原按： 本案心悸发病机制为阴阳两虚，心阳不振，阴失内充，治疗依四逆散方后注"悸者，加桂枝"法，方中含桂枝甘草汤温振心阳，用芍药甘草汤润养阴血，配柴胡、枳实调畅气机，另加炒酸枣仁养心安神，伍龙骨、牡蛎重镇定悸，二诊加丹参以助桂枝活血通脉。

2. 心下悸动伴头痛

某女，34岁，2020年6月24日初诊。自诉心下悸动伴头晕、头痛、烧心感、反胃半年，日发数次，嗳气、呃逆，头部怕风，不喜饮水，双侧小鱼际片状充血，月经量少，色暗。舌红，苔白腻，脉细弦。心脏彩超未见异常。西医诊断：慢性胃炎。中医诊断：痰饮病。治法：疏肝解郁，化饮降逆。拟以四逆散加减治疗：花椒5g，乌梅10g，柴胡15g，白芍15g，枳实10g，炙甘草10g，陈皮15g，法半夏15g，茯苓15g，旋覆花10g，川芎10g，细辛3g。7剂，每日1剂，水煎，早晚饭后服。7月1日二诊：诉服药后烧心感好转，呃逆、嗳气、反酸等消失，心悸、剑突下痞闷时伴鼻部疼痛发麻、头痛，四肢乏力，小便黄，大便可。舌红，苔白稍腻，脉弦滑数。上方去茯苓、旋覆花、川芎、细辛，加葛根25g、黄芩20g、黄连20g、大黄5g。7剂。7月14日三诊：诉心悸及头痛症状轻微，余症去，舌红，尖有小芒刺，苔白腻稍黄，脉弦滑。处方：花椒5g，乌梅30g，柴胡15g，白芍15g，枳实15g，炙甘草10g，陈皮15g，竹茹15g，葛根25g，黄芩20g，黄连10g，五味子10g。共7剂巩固。[张晓瑞.万晓刚加减运用四逆散的临证经验.广州中医药大学学报，2022，39（2）]

原按： 患者心下悸动、烧心、反胃、呃逆、鼻痛、头痛，此肝郁肝逆为本，胃逆脾陷为标。挟痰或寒或热，偏寒多及脾，则腹痛而泻；偏热多伤胃，则烧心溲黄。治宜四逆散疏肝解郁，加花椒、乌梅一散一敛养肝之本，先以二陈汤化痰浊，后以葛根芩连汤降胃热之逆，三诊时诉诸症轻微，但周身乏力，继则去大黄以减轻攻伐之力，加用五味子以养阴敛肝。

3. 失眠

某女，38岁，2023年7月17日就诊。因入睡困难1个月，伴多梦易醒，口干，善太息，两胁胀闷，头晕乏力，面色少华，胃纳差，二便正常，无呕吐、胸痛、抽搐，月经推迟量少。舌质淡红，苔薄白，脉弦细。西医诊断为神经官能症。中医诊断为失眠，证型属肝气郁结，肝血亏虚，虚热内扰。以舒肝解郁，养血安神为治法。方以四逆散合酸枣仁汤加减：柴胡10g，白芍15g，枳壳10g，甘草6g，知母10g，茯苓15g，川芎10g，酸枣仁25g，首乌藤15g，远志10g，熟地15g，7剂，水煎服，每日1剂。嘱适当运动。1周后复诊诉症状明显改善，守原方治愈。[赖建恒.朱敏教授应用四逆散治疗神经官能症经验撷要.第三届全国医药研究论坛]

某女，52岁，2019年11月2日初诊。患者10年前因家庭变故导致入睡困难，每日需服用阿普唑仑片2片勉强入睡3~4小时。1周前与女儿争执后睡眠更差。刻下：入睡困难，心中懊侬烦躁，头昏沉、胀痛，口干苦，小便黄，大便干，舌质红，苔薄黄，脉弦数。西医诊断：睡眠障碍。中医诊断：失眠（肝火扰心证）。治以四逆散化裁：柴胡、白芍各15g，黄芩、枳壳各10g，炙甘草6g，川芎15g，蒺藜、制大黄、当归各10g，绿萼梅6g。7剂，水煎分早晚服。11月9日二诊：失眠明显好转，阿普唑仑片减至1片，半小时内可入睡，头晕、头胀痛消失，情绪舒畅，大便每天1次，上方去制大黄，余药同前，7剂。11月16日三诊：患者未服阿普唑仑片已能入睡，其余诸症解除。予二诊方巩固治疗1个月后睡眠正常。[许玲莉. 四逆散化裁临证治验三则. 中国乡村医药，2022，29（9）]

4. 胸痹

某男，49岁，2021年3月16日初诊。患者3年前诊断为劳力性心绞痛，近1年来无明显诱因即发作心绞痛，发作时心前区刺痛伴有闷胀，心悸汗出，呼吸急促，夜间胸闷明显，晨起手脚凉。冠脉造影示回旋支远端闭塞，前降支近中段窄约75%，患者拒绝行冠脉支架术。刻下：气喘声粗，胸腹温热硬满且湿润，尺肤干燥而凉，睡眠差，纳食可，大便后偶有腹痛，可自行缓解。舌暗苔黄腻，脉弦细数。西医诊断：冠心病。中医诊断：胸痹，证属气滞心胸。方以四逆散加减：柴胡15g，枳实15g，白芍15g，炙甘草15g，丹参10g，竹茹10g，胆南星6g，石菖蒲6g，郁金10g，细辛3g。14剂，水煎，日1剂，早晚分服。3月30日二诊：服药后心前区疼痛未再发作，尚有汗出、乏力，上方加党参15g、麦冬15g、五味子6g，其余不变。14剂，煎服法同前。守方治疗2个月，随访1年，未发心绞痛。[杨文学. 杨明会应用四逆散经验探析. 北京中医药，2022，41（11）]

原按：杨明会教授认为胸痹早期多为邪实，邪气痹阻，不通则痛。患者胸部闷胀，腹满而实，苔黄脉数，却手脚易凉，尺肤干燥，加之脉中带弦，此必阳邪郁积，少阴枢机不利。以四逆散调和枢机，以丹参、郁金除邪热瘀血，以竹茹、胆南星、石菖蒲清热、化痰、开窍，少佐细辛温通。诸药破除痰热血瘀，通利脉络，使郁积之邪得以疏泄，其病愈。

5. 咳嗽

某男，83岁，2002年6月25日初诊。咳嗽3月余，起于外感寒邪，曾服用中西药效果不佳。症见咳嗽不已，痰黏白，量少难吐，面色萎黄，形体消瘦，神疲乏力，腰酸腿软，口唇稍干，不欲多饮；既往夏日恶热，冬季畏寒，舌胖苔白燥，脉沉细。证属阴阳两虚，寒邪迫肺，气机抑郁。治当阴阳双补，调畅气机，温肺止咳。拟四逆散加味：柴胡、枳实各5g，白芍、炙甘草、干姜、五味子、百部各10g。日1剂，水煎服。药进3剂咳大减，咳少许白痰，较前易出；守方继服3剂，咳嗽遂愈。[韩奕. 四逆散加味临床应用体会. 中华医学研究杂志，2003，11（3）]

原按：此患者年高体衰，已是阴阳俱不足，复感寒邪，致气机升降不利，肺失宣降而咳。遵仲景四逆散方后注"咳者加五味子、干姜"法。方中既取芍药、五味子合甘草酸甘化阴，又用干姜合甘草辛甘化阳，如此温阳益阴顾其本，柴胡宣透，枳实通泄，一升一降，畅达气机，干姜温肺散寒，以其辛开与酸收的五味子相伍一开一合，调肺气宣降，另加百部止咳。诸药合用，相得益彰，切中病机，取效迅捷。

6. 胃脘痛

某男，39岁，2019年9月2日初诊。诉：近1年来胃胀胃痛时作，平素饮食稍有不当也易引起胃部不适。既往有慢性浅表性胃炎病史，前日因与家人争吵出现不适症状。刻下：胃脘胀痛伴呃逆、反酸，脾气急躁、易怒，胃口一般，夜寐浅，舌质红，苔薄白偏干，脉弦。西医诊断：慢性浅表性胃炎。中医诊断：胃脘痛（肝气犯胃证）。拟四逆散加减：柴胡、枳壳各9g，白芍15g，炙甘草6g，海螵蛸、北沙参各10g，炒麦芽15g，鸡内金、火麻仁各10g，7剂，水煎分早晚服。9月9日二诊：患者胃痛、胃胀缓解，反酸消失，胃纳好转，脾气好转，大便每天1次，上方去海螵蛸、火麻仁，再予7剂巩固，后随访胃痛、胃胀未作。[许玲莉. 四逆散化裁临证治验三则. 中国乡村医药，2022，29（9）]

7. 胁痛

某女，47岁，2021年1月22日初诊。进食油腻食物后右侧胁肋部反复疼痛半年，1周前因情志不舒复发。平素喜食肥甘食物，疼痛呈持续性胀痛，偶有刺痛，伴纳差，舌淡紫苔白腻，脉弦滑。既往胆囊炎病史。2天前行B超查示多发胆囊息肉。中医诊断为胁痛。治以疏肝解郁，活血止痛。处方：柴胡12g，丹参15g，枳实12g，白芍18g，木香10g，延胡索12g，赤芍12g，丹皮12g，合欢皮10g，陈皮10g，炙甘草6g。5剂，水煎服，日1剂。1月28日复诊：服药后胁痛症状明显缓解，纳差无明显改善，舌淡苔白腻，脉弦滑，为瘀血去而肝郁气滞兼脾虚之象，守方加减。柴胡12g，枳实12g，白芍18g，木香10g，延胡索12g，合欢皮10g，陈皮10g，茯苓10g，法半夏10g，炙甘草6g。5剂。2月4日三诊：诸症缓解。[张伟婷. 李秀云应用四逆散治疗胁痛经验. 实用中医药杂志，2022，38（1）]

原按：肝胆表里相合，则肝气疏泄正常，促进胆汁分泌及排泄，而胆汁的正常排泄又可促进肝气之条达。患者反复进食油腻食物，使胆汁排泄受阻，肝气疏泄失职，且由于情志不畅，加重肝气不舒，肝病乘脾，则纳差；偶有刺痛感、舌淡紫苔白腻、脉弦滑为肝郁气滞伴血瘀之象，故治以疏肝解郁、活血止痛，故用疏肝解郁之四逆散为加味。

8. 腹痛

某女，64岁，2002年10月20日诊。腹痛4个月，每天上午10点前与午后5点许加重，在脐周部隐隐作痛，喜温喜按，纳少，周身乏力，手足不温，腰酸腿软，夜尿多，舌质淡灰暗，苔白稍燥，脉沉弦细。医院胃镜、肠镜查无异常；心电图提示有ST-T段改变，实验室生化检查报告为高脂血症。西医诊断：肠系膜动脉粥样硬化。中医辨为肾阴阳两虚，脾阳不温，气血失和。治以温阳养阴，补肾健脾，调气和血。方拟四逆散加味：炙甘草、白芍、川芎、砂仁各10g，柴胡、枳实、炮附子各6g。日1剂，水煎服。服7剂后，腹痛减，再服7剂，诸症渐除。嘱将上方制成丸药继服3个月后随访，腹痛再未复发。[韩奕. 四逆散加味临床应用体会. 中华医学研究杂志，2003，3（11）]

原按：患者阴阳两亏，脾肾俱损，阳虚寒滞，阴血不和则罹患腹痛。法循四逆散治之。"腹中痛者，加附子"，寓芍药甘草附子汤，温阳养阴；柴胡、枳实调气机；另加砂仁健脾行气；川芎擅活血中之气，以助芍药、甘草缓急止痛。诸药配伍精当，直中肯綮。

9. 泄泻

某女，48 岁，2001 年 7 月 10 日初诊。慢性结肠炎反复发作 10 年，近 1 周加重，日泻 2~4 次，排出黏液稀便，泻前腹部胀痛，泻后痛立止。形体消瘦，面色萎黄，乏力，四肢不温，腰酸困，舌淡，苔薄白稍燥，脉细微弦，双尺沉弱尤甚。便常规：白细胞 3~5/HP。肠镜显示直肠、乙状结肠黏膜充血、粗糙、水肿。辨为肾阴阳两虚证。治以扶阳益阴，升清降浊。投四逆散加味：炙甘草、白芍、薤白、炮姜、补骨脂各 10g，柴胡、枳实各 5g。日 1 剂，水煎服。服 4 剂后，腹泻减为日 1 次，腹痛消失。继服 7 剂后，大便成形。原方略加减，再服 14 剂，诸症消失，便检及乙状结肠镜检查均正常，临床治愈。[韩奕. 四逆散加味临床应用体会. 中华医学研究杂志，2003，11]

原按：久患泄泻者脉症合参，乃肾阴阳均不足，寒滞肠腑，气机升降失调所致，宗四逆散方后注关于"泄利下重者"加"薤白"法，方中薤白通阳，芍药、甘草益阴，柴胡、枳实升清降浊，加入炮姜、补骨脂旨在温阳补肾。由于药证合拍，积年痼疾亦收良效。

10. 暴厥

某女，26 岁，1991 年 7 月 20 日因四肢逆冷半日就诊。其婆母代述：今晨 7 时许，因家务琐事与其夫发生争吵，彼此言语激烈，令其气极而至昏倒，不省人事。其婆母以温糖水灌之后苏醒，但不吃、不喝，四肢冰凉。婆母搀扶来诊治。观其神情冷漠，隐隐有悲愤之色，触之四肢冰凉；经反复询问，知其两胸及胁下皆胀闷不适；切得六脉细微。陈老以病由情志激变而发，认是为肝气不疏，阳郁不达。肝气不疏则膜腠紧张，膜腠紧张则血隧挛急，因而影响血液流通，阻碍阳气敷布，故发为肢冷脉伏，甚至神昏面黑。诊断：暴厥。辨证：肝郁气结。治法：疏肝解郁。予四逆散：柴胡 15g，枳实 15g，白芍 15g，炙甘草 15g。服 1 剂，胸满胁痛、肢冷脉微诸证尽解。[宋兴《临证解惑 - 陈潮祖教授学术经验研究》]

原按：①四逆散所主之四肢逆冷与四逆汤所主之四肢逆冷虽外症相似，实有本质区别，其最核心的区别点在于四逆散证为阳郁不伸，四逆汤证为阳微不布，故治不同法，方名相近而药物大异。②当本方用于阳郁不伸之四肢逆冷时，方中柴胡不在发汗解表而在疏肝解郁、伸达抑遏之机；枳实不在消积攻坚，而在行气开壅，畅通膜腠之气；芍药不在益阴养血，而在柔肝缓急，解膜腠挛急；甘草不在益气健脾，而在甘以缓急，使膜膜复归和柔。③本病病程短、病情轻浅，更无特殊兼证，故运用原方时全方结构及药物间比例均毫无改变。心失温通，津气凝闭，温心通阳。吾师指出，凡心失温通，而致膜腠津气凝闭者，其中心病理环节在心阳痹阻，气血失于推运。心主血，司营运而为五脏六腑之主，心阳痹阻，血运失司，则五脏六腑气机顿息，三焦膜腠亦不例外。气行则水行，气机息则津液亦失于流通，而发生气闭津凝的病理影响。手少阳三焦与手厥阴心包为表里，心包主脉，脉管之壁夹层中空，为三焦膜腠之所在，膜腠津气凝闭，则管壁肿胀，管腔变狭，转而妨碍气血流通，阻痹心阳，成为恶性因果循环。不通则痛，临床以心胸憋闷疼痛，甚至绞痛、唇舌青紫、四肢冰冷为主要见症。导致这一病理机制形成的原因主要为心阳虚损、情志激变、瘀血阻滞，痰浊凝聚四端。治疗之要在宣通心阳。宣通之法，虚而无力者当补其虚，桂枝人参汤主之；情激而结者当疏其郁，枳实薤白桂枝汤主之；血瘀而滞者当化其瘀，血府逐瘀汤主之；痰凝而塞者当涤其浊，瓜蒌薤白半夏汤主之。

（二）妇科疾病

月经先期

某女，30岁，2021年4月13日初诊。患者近2年来经量少，经期伴乳房胀痛。刻下：无寒热表现，纳眠可，二便正常。4月7日末次月经，月经周期19天左右，经期5~6天，量少，色正常。舌红，苔薄略黄，脉稍数。西医诊断：月经不调。中医诊断：月经先期，证属肝气不舒，气血失和。治法：调和枢机、理气和血。方取四逆散：柴胡20g，白芍20g，枳实20g，炙甘草20g。上述诸药混合打粉，开水冲服，每次5g，早晚各1次，7天。5月11日二诊：患者5月1日月经至，距上次25天，经量仍小。嘱继服前方7天。6月8日三诊：本次月经周期27天，血量增多，基本正常，嘱再服前方7天巩固疗效，后随访半年，月经均正常。［杨文学．杨明会应用四逆散经验探析．北京中医药，2022，41（11）］

原按： 此证无典型寒热虚实表现，为阴阳、气血枢转不利，舌红则邪热内郁，未至之经水随邪热而泻出，因而血量少。以四逆散调和枢机，则气机运行恢复，胸腹气血和合，四肢得以濡养，热邪得以舒泄，故经水自调，诸证皆平。因本病为月经先期而需缓其周期，又取法于散，以散其邪气，故用散剂。

（三）儿科疾病

小儿肠系膜淋巴结炎

某男，6岁，腹痛3天。2021年7月6日初诊。患儿7月2日饱食后右下腹疼痛，时作时止；3天后排便1次，腹痛稍减；第4天疼痛加重，入院检查血常规正常，超声查示肠系膜淋巴结增大，诊断为肠系膜淋巴结炎。刻下：发育正常，精神倦怠，右下腹疼痛，有压痛，胸腹热硬，手凉，不渴，食欲差，大便干。舌红，苔白腻，脉沉细。西医诊断：肠系膜淋巴结炎。中医诊断：腹痛，证属肝脾不和、邪热内郁。治法：疏肝健脾、理气和胃。方取四逆散：柴胡5g，枳实5g，白芍5g，炙甘草5g。7剂，水煎，日1剂，早晚分服。7月13日二诊：患儿服药1剂后痛减，3剂后疼痛消失，7剂后饮食及二便如常。1个月后复查超声提示肠系膜淋巴结未见异常。［杨文学．杨明会应用四逆散经验探析．北京中医药，2022，41（11）］

原按： 小儿脏腑娇嫩，形气未充，易虚易实，故杨明会教授多用和法。此证为胸腹气滞，心肝脾皆实。内实则少阴枢机不利，阴阳气皆郁，故脐以下气血不通，大便不行，因而疼痛且痛处不移；少阴不能转枢，热邪内郁而干脾胃，胃失和降，腑气不行，故腹痛而便难。用四逆散枢转阴阳，气机顺畅，腹痛得解，气机上达则清阳以济脑窍，精神健旺。

（四）男科疾病

1. 阳痿

某男，45岁，已婚，2020年10月15日就诊。诉勃起不佳，伴急躁焦虑，胸胁不适，腰酸，性欲减低，夜寐欠佳等2年余。舌暗红，苔薄白，脉弦细。查甲状腺功能及性激素水平均正常。中医诊断：阳痿，辨证为肝郁肾虚证。治法：疏肝解郁、补肾振痿。方用四逆散加味：柴胡 15g，橘核 12g，赤芍 15g，枳实 12g，甘草 10g，制附片 10g（先煎），肉桂 10g，茯苓 18g，泽泻 12g，当归 15g，淫羊藿 20g，巴戟天 15g，蜈蚣 1 条，桃仁 15g，煅磁石 20g。10 剂，水煎服，日 2 次，早晚温服。10 月 26 日二诊：诸症有所改善。效不更方，守上方 10 剂。11 月 5 日三诊：勃起硬度明显增强，晨勃次数增加，精神舒畅，夜寐可，舌淡，脉偏细，上方去煅磁石、橘核，加菟丝子 15g、仙茅 12g。10 剂，煎服法同前。11 月 16 日四诊：性欲明显，能随意勃起，同房正常，续服 10 剂巩固。随访半年未复发。[邹薇. 邹如政运用四逆散治疗男科疾病验案. 现代中医临床，2024，31（2）]

原按：金元前医家多认为阳痿因肾虚所致。《诸病源候论》云："肾开窍于阴，若劳伤于肾，肾虚不能荣于阴器，故痿弱也。"明代医家多认为阳痿与肝木之间有一定关系。《杂病源流犀烛》言："又有失志之人，抑郁伤肝，肝木不能疏达，亦阴痿不起。"李曰庆亦认为阳痿与肝郁气滞关系密切。临证发现阳痿患者多为青壮年，频繁手淫、过度性生活而致肾虚不足，更见情绪压力及病后求医未果导致肝郁症状者，临证当疏肝为主，兼以补肾。

2. 慢性前列腺炎

某男，30 岁，2020 年 8 月 24 日就诊。患者 5 年前诊断为慢性前列腺炎，工作生活压力较大，刻下：反复出现下腹部或会阴胀痛不适，尿淋漓不畅，伴情绪抑郁，胸胁胀满。舌暗，苔薄白，脉弦滑。前列腺指检腺体不大，硬韧无压痛，前列腺液培养正常，前列腺液常规示卵磷脂（++）、白细胞 9/HP，经直肠前列腺彩超检查提示前列腺血流丰富、有钙化灶。西医诊断：慢性前列腺炎。中医诊断：精浊，辨证为肝郁血瘀证。治法：疏肝解郁、活血通瘀。予以院内制剂前列安丸（由四逆散合桃红四物汤加减而成）治疗。1 次 9g，日 3 次，共口服 10 天。9 月 3 日二诊：患者诉小腹及会阴部胀痛、小便淋漓及胸胁胀满明显减轻。舌偏暗，苔薄白，脉弦。继服前列安丸 20 天。9 月 24 日三诊：患者精神舒畅，未诉明显不适，复查前列腺液常规未见异常。续服前列安丸 15 天。随访 6 个月未复发。[邹薇. 邹如政运用四逆散治疗男科疾病验案. 现代中医临床，2024，31（2）]

原按：中医将慢性前列腺炎归属于"精浊"范畴，病机多为本虚标实、虚实夹杂之证，多有肝气郁结及情绪障碍的特点，结合前列腺纤维结缔组织增生、腺小管阻塞的病理特性，临床应用前列安丸疏肝解郁、活血通瘀，疗效显著。

3. 少、弱精子不育症

某男，32 岁。婚后同居 3 年未育，于 2020 年 9 月 3 日就诊。患者夫妻性生活规律，配偶检查正常，西医诊断为少、弱精子不育症。刻下：心情不畅，焦虑抑郁，胸胁不舒，时感腰酸乏力，夜眠差。舌暗红，苔白，脉细弦。西医诊断：少、弱精子症。中医诊断：少弱精不育症，辨为肝郁肾虚证。治法：疏肝调气、补肾生精。予以院内制剂生精 1 号方（四逆散合五子衍宗丸化裁）治疗：柴胡 15g，郁金 15g，橘核 12g，枸杞子 15g，菟丝子 18g，覆盆子 18g，赤芍 15g，当归 12g，车前子 15g，黄精 12g，淫羊藿 15g，巴戟天 15g，生地黄 15g，黄芪 18g，五味子 12g，甘草 10g。15 剂，水煎，早晚温服。嘱戒烟酒。9 月 17 日二诊：焦虑抑郁、腰酸乏力、胸胁不舒等症好转，舌暗红，苔白，脉细弦。仍守上方 15 剂，服法同前。10 月 1 日三诊：夜眠明显改善，精神舒畅，舌暗，苔白，脉细。上方去黄精、郁金，加党参、沙苑子各 10g，45 剂，服法同前。同年 12 月 24 日电话报喜其妻

已孕。[邹薇. 邹如政运用四逆散治疗男科疾病验案. 现代中医临床，2024，31（2）]

原按： 邹教授发现少、弱精子不育症发病不仅在肾，与肝的关系亦十分密切。肝疏泄失司易致肾精固藏与排泄不调；肝血不足则肾精不充，影响精液化生。工作生活压力等生抑郁、焦虑、失眠、烦躁而肝郁，致久婚不育；单纯肾气不足、肾精亏损并不多见，而以肝郁肾虚为主。其临床采用院内制剂生精1号方以疏肝调气、补肾生精治疗少弱精子不育症，可改善精子参数，提高疗效。

4. 慢性附睾炎

某男，29岁，2021年1月25日就诊。患者3个月前右侧睾丸疼痛、肿胀，诊断为急性睾丸炎，治疗后一直感右睾丸疼痛不适。刻下：右侧睾丸时有坠胀、疼痛不适，活动或情绪不畅时反复，伴焦虑、急躁，大小便正常。舌偏暗，苔白，脉弦。查体温正常，右侧附睾轻度触痛、有小硬结，血常规及血沉检查正常，彩超提示考虑右侧附睾炎。西医诊断：慢性附睾炎。中医诊断：慢性子痈，辨为肝郁血瘀证。治法：疏肝活血、祛瘀散结。予四逆散合枸橘汤加减：柴胡15g，枸橘15g，赤芍15g，白芍15g，枳实15g，川楝子10g，秦艽12g，泽泻12g，川芎12g，三棱12g，莪术12g，昆布15g，海藻15g，牡蛎15g，甘草10g，蒲公英15g。10剂，水煎，早晚温服。2月4日二诊：诉右附睾疼痛明显好转，放射感减轻，焦虑情绪改善。守上方续进15剂，服法同前。2月18日三诊：诉右侧附睾坠痛基本消失，精神舒畅。查右附睾硬结明显变软缩小，无触痛，舌淡，苔白，脉弦。上方去蒲公英，加郁金15g、桃仁12g、丹参12g，15剂，服法同前。后随访3个月未见复发。[邹薇. 邹如政运用四逆散治疗男科疾病验案. 现代中医临床，2024，31（2）]

原按： 慢性附睾炎属中医"子痈"范畴。《外科真诠》曰："囊属肝，子属肾，子之系属肝。"肝脉络肾子，患病日久，情志不畅导致肝失疏泄，经气不利，气血失和，瘀滞凝结。本病主要表现为情绪抑郁、附睾部坠胀疼痛，局部纤维化有硬结等特点，邹教授认为肝郁血瘀、络脉不畅是主要病机，治当疏肝散结、化瘀止痛，常以四逆散合枸橘汤加减治疗。

5. 睾丸炎

某男，54岁，2001年10月22日初诊。右侧睾丸炎1周，局部红肿大如鸡卵，胀痛难忍。从发病起西医抗生素静脉滴注治疗，稍好转。经人介绍找陈老治疗。初诊：右侧睾丸胀痛，局部红肿，痛引两侧腹股沟，触之较硬但不热，仔细询问患者自觉局部受冷后疼痛更明显，纳可，二便常。观舌淡偏暗，苔灰腻，切六脉弦滑。辨证为寒凝肝经，气血郁滞。法当行气活血，疏肝理气，投木香蜈蚣散合四逆散加味：木香10g，蜈蚣3条，柴胡15g，枳壳15g，白芍15g，小茴香15g，甘草15g，黄酒300g。方中木香、蜈蚣焙干后研成细末，分为21份，每日3次，每次1份，余五味煎汤，兑黄酒100g送服上粉，每日1剂，3~6剂。上方连服1周后来告，肿痛全消。[贾波，沈涛《陈潮祖医案精解》]

侍诊心得： 此病虽局部见红肿胀痛，是因精索挛急，妨碍气血精液流通；但其发病于10月，受冷后疼痛加重，提示有寒凝气滞；肝经经脉络阴器，睾丸虽属肾系，但与肝经经脉关系密切。两相结合可知乃寒凝肝经，经脉挛急，影响了气血精液的畅通，不通则痛，故见睾丸肿大胀痛，此即《圣济总录》所谓之"寒气客于经筋，足厥阴肝经经脉受邪，脉胀不通，邪结于睾卯"是也。既然病机乃寒凝肝经，气机郁滞，法当行气活血，解痉缓急。方中木香辛温无毒，李时珍谓乃"三焦气分之药，能升降诸气，气滞者宜之，乃塞者通之也"；蜈蚣辛温有毒，专走肝经血分，《名医别录》谓能"去恶血"，《本草纲目》谓能治"风搐脐风，口噤丹毒，秃疮瘰疬"，可见本品有以毒攻毒，祛风解痉，活血通络之功。二者相伍，有木香入三焦气分以畅通气机，开其窒塞；蜈蚣入血分以解毒止痉，活血通络。伍小茴香直入肝经，散寒止痛；再配疏肝理气之有效方剂四逆散，恢复肝气通畅，则气行血行。全方用黄酒为引送服，旨在辛温走窜，以行药力。如此配伍共呈行气散寒，疏肝理气之效，使气血流通而无壅滞之患，则肿痛自愈。此方气血兼顾，通调三焦，还可解痉解毒，无怪用治该患之睾丸肿痛，效若桴鼓，不论寒热，投之均效。

原按：此案陈老之辨治全从致病机制着手。患者睾丸红肿，极易辨为热毒壅结之证，而投清热解毒之剂。但陈老抓住疼痛受冷加重，结合舌脉表现，认为该患并非热毒，其依据有三。其一，若为热毒郁结下部，不仅局部红肿，还当热灼作痛；其二，若热毒壅盛，何以小便不黄，大便不干？其三，舌质不红，脉亦不数，辨为邪热，均无足够指征。故陈老综合四诊，精确辨为寒凝，投以辛温之品，不仅肿势未蔓延，反直中病机，获得良效。陈老以实例告诫后学者，四诊运用须当仔细，不可管中窥豹，一见局部红肿则妄投清热解毒之品，此证患者若复投清热解毒之品，只会伏遏气机，加重肿痛。此外，学习该案尚有一小疑点需要解惑，即局部坚硬，可否用软坚散结之法如橘核丸治之？就病位、病性而言，橘核丸之属并非不可，因为此方也治睾丸肿大，若因年深日久，气郁、血滞、痰凝，坚硬如石，才是使用此方指征。中医临床之精髓在于辨证论治，若未查清病因，明确病理，根除导致肿痛之根本，很难见效。木香蜈蚣散功擅行气通络，是治睾丸肿痛之基础方。临床运用，可随证之寒热虚实加味。若气滞甚者，与四逆散合用；寒凝甚者，加小茴香、乌药、肉桂以温肝散寒；兼热象者，增入黄柏、土茯苓等以清热解毒。

【临证提要】历代医家多将本方作为和解剂治疗肝脾不和、肝郁气滞证。其实原著所述四逆散加味治疗范围极宽，用于少阴阴阳两虚的多种内科杂病，疗效甚佳。从《伤寒论》318条原文前后一体看，四逆散临床应用时是针对"咳""悸""小便不利""腹中痛""泄利下重"等不同主症，分别加入相应药，即四逆散加干姜五味子方、四逆散加桂枝方、四逆散加茯苓方、四逆散加附子方以及四逆散加薤白方等。这些四逆散加味方皆系阴阳双补、调畅气机法的体现，深合"少阴病，四逆，其人或咳，或悸，或小便不利，或腹中痛，或泄利下重"的治疗原则。仲景所示四逆散加味法，启迪我们临床辨治疑难杂症的思路，值得深入学习领悟及实践。

（1）痢疾：本方加黄芩、黄连、地榆、大黄之类消除致病原因，疏畅气机，柔肝缓急。治疗里急后重，腹痛难忍。

（2）鼻渊：《蕉窗杂话》用本方加吴茱萸、牡蛎以降浊阴，使三焦津液下行则鼻渊可愈。这是根据"胆移热于脑，则辛頞鼻渊"理论用方。这里所说的胆，实指手少阳三焦而言。

（3）疝气：睾丸坠胀、疼痛、肿大，或兼见少腹、胁肋胀痛，可用本方加橘核、荔枝核、天台乌药增强行气止痛效力；若睾丸红肿，兼有热象，可去乌药之温，加金铃子、栀子疏肝清热；或于本方加木香、蜈蚣二味，尤有效验。

（4）妇女痛经：不偏寒热，加当归、乌药、香附子、延胡索；寒盛，加小茴香、桂枝、吴茱萸；有热，加栀子、丹皮；偏虚，与六君子汤合用。

（5）黄疸：与茵陈蒿汤合用，可以增强疏肝利胆疗效。

（6）胆道蛔虫病：胆蛔初期，剑突下呈钻顶样疼痛，间歇期疼痛消失如常人，用本方加金铃子、乌梅可以缓解胆道痉挛，使蛔虫退回肠道。

（7）胁肋痛：本方加茵陈、郁金、山楂、金钱草、延胡索。偏热盛者，再加丹参、大黄、芒硝；偏寒者，加川芎、香附、青皮。

（8）肠痈：初起上腹部或腹中部剧烈疼痛，继则转移至右下腹疼痛，本方芍药加倍重用，有热加丹皮、大黄、红藤；若反复发作，已呈寒象，则加当归、附子温通血脉。

（9）凡慢性肝炎、肋间神经痛、胆囊炎、胆道蛔虫病、胰腺炎、急性胃肠炎、急性阑尾炎等，属肝气郁结病机者，可用此方加减。

逍遥散（《太平惠民和剂局方》）

【药物组成】柴胡 10g　当归 10g　白芍 30g　白术 10g　茯苓 15g　甘草 10g

【制剂用法】加薄荷少许后下，加生姜，和水煎服。

【病机治法】脾虚肝郁，经脉挛急。疏肝理脾，柔肝缓急法。

【适应证候】肝脾郁结。头晕目眩，乳胀胁痛，月经不调，食少神疲；或寒热往来，脉象弦大而虚。

【证析方解】此方证属于情志怫郁，肝气郁结，虚中夹滞。肝喜条达，职司疏泄，气机升降出入受阻，结聚不得升发则郁，肝气郁结，清阳不升，清窍失养，膜络痉挛，脑遂为之疼晕，目遂为之苦眩；气郁不达，结而不行，壅滞经脉，经气不舒，故见胸胁乳房胀痛不适，寒热往来。肝藏血，司疏泄，妇女月经应时而至，须赖肝气疏泄。今因肝气郁结，疏泄失常，脉为之挛，故而经期参伍不调，经量时多时少。至于食少神疲，亦由肝气郁结，木不疏土所致。综上，此证病位在肝，病性偏虚，其基本病理是脾虚肝郁，经脉挛急。

气郁脉急而兼肝脾两虚，法当疏肝理气，解其郁结；柔肝缓急，解其痉挛；健脾养血，补其亏损。此证如果单纯疏肝解郁，柔肝缓急，而不兼补肝脾，不仅气血不能恢复，肝气亦难疏调，经脉亦难和柔。唯于疏肝柔肝之中兼补肝脾，令土能荣木，血能养肝，肝用才能正常。本方专为肝郁脾虚立法，方用柴胡疏肝解郁、畅其气机，当归养血和肝、补其亏损，二药补肝体而和肝用，令气机调畅则肝郁得疏，阴血得补则肝体得养。白芍擅长柔肝，甘草擅长缓急，二药缓解经脉挛急，令经脉和柔则疼眩等症可解。白术健脾除湿，茯苓甘淡渗湿，二药健脾益气，培土荣木，令中焦健运，土旺木荣，则气虚可复。佐少许薄荷、生姜，可以增强升发疏泄和疏肝理脾作用。此方补中寓疏，补则弱于柴芍六君子汤，疏则缓于四逆散，药性和平，不偏寒热，是调气疏肝的代表方。

【临床运用】

（一）内科疾病

1. 特发性震颤

某女，52 岁，2019 年 10 月 21 日初诊。主诉：左上肢抖动 1 年，右上肢抖动 1 周。患者 1 年前不明原因出现左上肢抖动数秒至数分钟，发无定时，幅度不大，以震颤为主，平素情绪不佳。刻下：近 1 周右上肢抖动持续发作，持续时间较长，休息后不能缓解，纳可，二便正常，夜寐欠佳，易早醒，舌红，苔薄白，脉弦。西医诊断：特发性震颤。中医诊断：肝郁脾虚型颤证，兼有肾阴亏虚。治以疏肝健脾、养血安神。选用逍遥散合六味地黄丸加减：柴胡 10g，当归 10g，白芍 10g，白术 10g，熟地 10g，山茱萸 15g，山药 20g，茯苓 15g，丹皮 10g，泽泻 10g，龙骨 30g，牡蛎 30g，枸杞子 15g，杜仲 15g，菟丝子 15g。7 剂，每日 1 剂，水煎，2 次服。10 月 28 日二诊：患者抖动发作减少，饮食自觉舒畅，睡眠仍欠佳，多梦易惊。舌淡红，苔薄白，脉弦。前方加郁金 10g，首乌藤 20g，10 剂。11 月 7 日三诊：患者抖动明显减少，睡眠、心情较前改善。原方继服 14 剂。[张晋华. 涂晋文运用逍遥散经验及验案举隅. 中国民间疗法，2022，30（4）]

2. 原发性头痛

某女，65 岁，2019 年 11 月 25 日初诊。患者 1 年前无明显原因头痛发作，为左侧颞部及后枕部闷痛，每月发作 1~3 次，痛时剧烈，活动后疼痛加重，休息后可缓解，伴偶有胸闷不适，平素易烦躁，颅脑影像未见明显异常，纳、便正常，睡眠欠佳，舌红苔白边有齿痕，脉细。西医诊断：原发性头痛。中医诊断：肝郁气滞型头痛，兼阴虚火旺。治以疏肝解郁、健脾和营、清热止痛。拟逍遥散合越鞠丸加减：栀子 10g，丹皮 10g，柴胡 10g，当归 10g，白芍 10g，白术 10g，茯神 15g，香附 10g，茯苓 10g，远志 10g，酸枣仁 20g，柏子仁 10g，合欢皮 15g，川芎 15g，白芷 15g，神曲 10g，丹参 15g，首乌藤 15g，甘草 6g。14 剂，每日 1 剂，水煎，早晚温服。12 月 9 日二诊：患者头痛较前改善，近 2 周头痛发作 1 次，持续时间较前缩短，疼痛程度减轻，舌红，边有少许齿痕，苔白，脉细。前方加桔梗 10g，芦根 15g，继服 10 剂。12 月 19 日三诊：患者头痛明显减轻，睡眠较前安稳，予酸枣仁汤加减善后。[张晋华. 涂晋文运用逍遥散经验及验案举隅. 中国民间疗法，2022，30（4）]

3. 郁证

某女，36 岁，1995 年 6 月 2 日初诊。原哭怒骂无休止，现精神病院出院数日，症见舌质紫暗，水滑苔，脉弦细，悲伤沉默忧郁。诊为血虚肝郁，脾肾两亏。治法：养血疏肝，健脾补肾。方用逍遥散化裁：当归 25g，白芍 15g，柴胡 10g，赤芍 15g，茺蔚子 15g，茯苓 15g，甘草 3g，薄荷 10g，青皮 15g，白芥子 15g，郁金 15g，延胡索 15g，生姜 15g。3 剂水煎，每剂分 6 次，日 3 服。1 个月后，已安然无恙。[白应松. 名老中医白习明运用逍遥散类方治疗郁证经验. 四川中医，2023，41（8）]

4. 躯体症状障碍

某男，40岁，2020年6月8日初诊。诉2年前更换工作后，工作压力较大，逐渐出现颈部、背部、腰部肌肉酸痛，时有头晕，双下肢无力，胸闷，心慌，咽部有物梗阻，项背部恶风。近1周，患者伏案工作半小时即感头晕，颈项乏力无法支撑头部，手足心汗出，双手震颤，双下肢无力，站立不稳，四肢不温，少气懒言，倦怠嗜卧，眠差多梦，纳可，二便调。初诊：体型肥胖，面容愁态，舌质紫暗，苔薄白，根部白腻，脉弦滑。西医诊断：躯体症状障碍。中医诊断：郁证。肝郁脾虚，心神失养，兼气滞血瘀痰阻。治以疏肝健脾，养心安神，行气活血化痰。处方：当归、白芍、川芎各15g，柴胡、薄荷各9g，党参、茯苓、白术各15g，桃仁、红花、陈皮、枳壳各12g，瓜蒌30g，炙甘草6g。7剂，水煎，早晚分服。6月15日二诊：头晕、心悸、多梦减轻，精神好转，仍感项背部怕风，双下肢乏力。在原方基础上加防风9g，牛膝、杜仲各9g。7剂，煎服法同前。6月22日三诊：伏案工作时间可达1小时，其间头晕、心悸、汗出未发作，多梦改善，睡眠质量较前提高，肌肉酸痛、项背部怕风、双下肢乏力好转，以此方调理数月后愈。［柳玲玲. 逍遥散治疗躯体症状障碍1例. 中国民间疗法，2021，29（14）］

原按： 患者情志不畅致肝气郁结，久则肝郁化火、肝阳上亢，见肢体颤动。肝郁乘脾，脾虚则见少气懒言，周身乏力。脾虚则气虚，卫外失司，故见恶风。气为血之帅，气滞则影响血的运行，血瘀不通则痛，故肌肉酸痛。脾虚运化失常则"谷入而胃不能散其精，则化而为痰，水入而脾不能输其气，则凝而为饮，其平素饮食所化之津液，凝结而不布，则为痰饮"。痰湿蒙窍，清阳不升发为头晕；痰阻咽喉，发为梅核气；痰湿中阻故见胸闷、心慌；痰扰心神，血不养神，则多梦。郁证主要是肝、脾、心受损，气血失调而成，可总结为"始于肝，乘于脾，累于心"，治疗以疏肝健脾、行气活血化痰为主，方以逍遥散加减。

5. 失眠

某女，52岁，2016年3月25日初诊。失眠多梦3年，性情急躁，胸胁胀满，善叹息，心慌心悸。近1个月症状逐渐加重，每晚临睡前口服艾司唑仑2片，能维持睡眠2小时左右，易惊醒，醒后难以入睡，白天头昏健忘，神疲乏力，饮食纳呆，情绪低落，口干口苦，小便黄，大便偏干难解，舌质红苔薄黄，脉弦细数。治以养血疏肝，清心安神。方用逍遥散加减：柴胡15g，当归15g，白芍30g，青皮15g，川芎15g，香附15g，白术15g，麦芽30g，合欢皮15g，酸枣仁30g，朱砂0.5g，生地30g，龙齿30g，黄连10g，甘草6g。每日1剂，水煎，分两次温服（朱砂睡前1小时冲服）。15剂后心情渐畅，每晚入睡5小时左右，精神转佳。上方去朱砂加延胡索20g，续服15剂后改服逍遥丸，连服3个月，半年后随访未见复发。［邓文勇. 逍遥散加味临床应用体会. 实用中医药杂志，2021，37（10）］

某女，57岁，2009年7月13日初诊。患者长期失眠，15年前诊断为神经官能症（神经衰弱），最近因为情志不遂而失眠加重。询知：彻夜不眠，心烦，口苦，纳差，小便黄，舌红，苔黄腻，脉滑数。陈老谓此失眠之病机为肝郁化火，湿热阻滞。治宜疏肝理气，清热化痰，取三香汤合丹栀逍遥散加味。处方：淡豆豉20g，降香15g，郁金15g，桔梗10g，枳壳 15g，栀子 15g，瓜蒌皮 15g，丹皮 15g，柴胡 15g，白芍 20g，白术 20g，川芎 20g，甘草 10g，茯神 20g，五味子 15g。日 1 剂，水煎服，4 剂。7 月 17 日二诊：服 4 剂后睡眠好转，能睡 3~4 小时，心烦大减，但口苦，小便黄，舌红，苔黄腻仍存，上方加黄芩、白矾各 3g（冲服），法半夏 10g，滑石 20g，川木通 10g，日 1 剂，4 剂。7 月 22 日三诊：每晚已能睡 6 小时左右，他症悉愈，予柴芍六君子汤调理。[贾波，沈涛《陈潮祖医案精解》]

侍诊心得： 失眠一症，病位在心，涉及肝系少阳三焦。三焦湿阻，妨碍阳气入阴，则心神不安尔。长期情志抑郁，肝气郁结，阳不入阴。气郁化热，阳气不能正常出入于少阳三焦，则呈心烦、失眠；气郁化热，胆汁降少而逆，上溢于咽则口苦；纳差乃脾为湿困，运化失司；湿热下注则小便黄。五脏中，肝对情志的调节尤为重要。肝主疏泄，条畅情志。逍遥散中既有柴胡疏肝解郁，又有当归、白芍养血柔肝，白术、茯苓健脾去湿，使运化有权，气血有源。甘草益气补中，缓肝之急，虽为佐使之品，却有襄赞之功。丹皮清血中之伏火，炒山栀善清肝热，并导热下行，对肝郁化热所致失眠、心烦颇宜。三香汤原治湿热阻于膜原、不饥不食、机窍不灵者。膜原是连接内脏与躯体之间的筋膜，属于半表半里，邪阻膜原，上蒙清窍，气机郁闭，则出现失眠；阻于中焦，则出现不饥不食。法当清热化痰，行气开郁，利其升降。方中枳壳、桔梗行其气郁，郁金、降香行其血郁，瓜蒌行其痰郁，栀子、豆豉宣其郁热，治湿热阻于膜原之失眠心烦尤佳。

原按： ①本案之失眠系肝郁化热，湿热阻于三焦所致，故予疏肝清热之丹栀逍遥散合清热化痰、行气活血之三香汤，体现了和表解里、通调升降之功，使其升降出入正常，阳能入阴则失眠得以改善。②五味子合川芎，是陈老常用的调肝安神药对，常配于辨证施治方中运用。二药伍用是陈老受仲景"酸枣仁汤"酸枣仁、川芎合用之启迪，得中药药理研究之印证（川芎、五味子对中枢神经系统有镇静作用），并验之于临床而确有效验之药对。

6.胁痛

某女，47 岁，2018 年 1 月 20 日初诊。诉：半年前生气后出现两胁肋部胀痛、嗳气，反复发作。3 天前与人争执后上述症状再发加重。彩超提示胆囊息肉。刻下：胁肋胀痛，走窜不定，胸闷，脘腹胀满，纳差，时有小腹疼痛，大便干结，舌红，苔白，脉弦。西医诊断：胆囊息肉。中医诊断：胁痛。证型：肝郁气滞。治法：疏肝解郁、理气止痛。逍遥散加减：当归 12g，赤芍 12g，白芍 12g，柴胡 12g，茯苓 15g，白术 15g，木香 10g，法半夏 10g，川楝子 5g，延胡索 15g，乌药 12g，荔枝核 15g，厚朴 10g，莱菔子 10g，枳壳 10g，槟榔 10g。7 剂，水煎服，日 1 剂，早晚温服。1 月 27 日二诊：各症状基本缓解，舌脉如前。守方加减：当归 12g，赤芍 12g，白芍 12g，柴胡 12g，茯苓 15g，白术 15g，香附 12g，郁金 10g，法半夏 10g，厚朴 10g，莱菔子 10g。7 剂后症状完全缓解。[宋雪萍.名老中医王生义主任医师逍遥散治疗胁痛经验总结.光明中医，2022，37（22）]

某女，成年，1995 年 9 月 5 日来诊。胁痛，腹胀纳少，心烦心悸，少寐，腰膝酸软，月经不调，舌质淡红苔薄白，脉细。此为血虚肝郁脾虚，治宜补血柔肝健脾。方用逍遥散加味：当归 18g，白芍 18g，白术 12g，茯苓 18g，柴胡 3g，香附 12g，党参 20g，枳壳 9g，川楝子 9g，桑寄生 18g，远志 6g，酸枣仁 12g，牛膝 10g，生姜 5 片。10 剂，水煎服，日 1 剂。[张卫国.王绵之应用逍遥散加减的经验.时珍国医国药，2022，33（7）]

原按： 王绵之从血虚、肝郁、脾虚病机入手，以党参、炒白术、茯苓益气健脾，当归、炒白芍养血柔肝，以柴胡、制香附、川楝子疏肝理气，同时用川楝子代薄荷，清肝郁所生之热。以酸枣仁、远志安神宁心以助当归、白芍养阴血；以桑寄生、牛膝补益肝肾；生姜代替炙甘草，调和诸药，并辛散温中。

7. 慢性肝炎

患男，成年，1994年3月1日来诊。慢性肝炎，乏力纳少，脘胀，胁痛，口苦，舌白苔腻，脉细弦。诊为肝血不足而肝郁脾虚。治宜养血活血，健脾疏肝。方用逍遥散加减：当归18g，赤芍、白芍各12g，柴胡3g，香附12g，川楝子9g，丹参20g，生地15g，桃仁9g，红花9g，党参18g，白术12g，枳壳9g，生牡蛎30g。20剂，水煎服，日1剂。[张卫国. 王绵之应用逍遥散加减的经验. 时珍国医国药，2022，33（7）]

8. 小肠克罗恩病

某男，29岁，1995年3月17日来诊。西医诊断为小肠克罗恩病，患者2年前行手术，近查示肠瘘，有脓，大便稀，舌苔白腻，脉弦细。诊为脾虚肝郁，治宜健脾疏肝。方用逍遥散加减：当归18g，白芍18g，柴胡3g，香附12g，陈皮10g，川楝子9g，黄芪20g，党参20g，白术12g，茯苓18g，炮姜2g，稻芽12g，延胡索9g。7剂，日1剂，水煎服。[张卫国. 王绵之应用逍遥散加减的经验. 时珍国医国药，2022，33（7）]

原按： 小肠克罗恩病是以腹痛、腹泻、腹部包块等表现为主的消化系统疾病，一般发病时间较长，属于疑难杂病。本案患者有脓、大便稀、白腻苔都是脾虚湿盛的表现，脉弦细为肝郁，故诊为脾虚肝郁。以逍遥散化裁，加延胡索、制香附、川楝子助柴胡疏肝行气兼止痛；黄芪、党参补气健脾，炮姜温中止泻，稻芽升清止泻，四药共助茯苓、白术健脾运。《本草求原》云："凡麦、谷、大豆浸之发芽，皆得生升之气，达肝以制化脾土。"吴鞠通《医医病书》曰："稻生于湿土而性柔，长于补脾胃。"李中梓用升提法治疗泄泻，叶天士也提倡用"泄木安土"之法来治疗久泻，由此可见逍遥散加稻芽之妙。

9. 功能性便秘

某女，26岁，2019年7月22日初诊。患者4年前因情绪激动后出现便秘，近半年来便秘加重，排便极困难，大便干结，4~5日1行，腹胀，进食生冷食物后则腹泻不止。纳寐可，小便调，舌红、苔白厚，脉弦细。西医诊断：功能性便秘。中医诊断：便秘，肝郁脾虚证。治以疏肝健脾、调畅中焦气机为法，方用逍遥散加减：柴胡10g，当归15g，茯苓15g，白术15g，白芍15g，甘草6g，枳实15g，苍术10g，砂仁3g，厚朴10g，酒大黄6g。6剂，每天1剂，水煎分早晚饭后温服。7月29日二诊：服药后大便偏稀，每天2~3次，食欲旺盛，夜寐可，小便正常。舌淡红、苔白，脉弦细。上方去酒大黄、砂仁，加郁金、知母，继服6剂。8月5日三诊：患者诉大便较前明显改善，基本成形，每天1~2次，纳可，小便调，舌淡红、苔白，脉弦细。效不更方，上方加党参15g，12剂，以巩固疗效。[马玲. 逍遥散治疗杂病验案3则. 湖南中医杂志，2021，37（6）]

（二）五官科疾病

1. 干眼症

某女，46岁，2021年10月21日初诊。其于2014年行甲状腺癌切除手术，术后出现眼睛干涩疼痛，反复难愈。平素忧愁多虑，易汗恶风，时感胸闷，心慌气短，月经量少色黑，偶有乳房疼痛及偏头痛，眠浅易醒，食欲不佳，二便调。舌体胖大，舌质暗，舌苔白厚，脉弦，尺脉独沉。西医诊断：干眼症。中医诊断：白涩症。证型：肝郁脾虚，气血亏损。治则：调和肝脾、理气养血。用方：四物汤加减、逍遥散加减。处方一：熟地18g，白芍12g，当归15g，川芎9g，牛膝9g，丹皮9g，桂枝9g。处方二：柴胡6g，白芍12g，当归12g，茯苓12g，炒白术9g，炙甘草6g，生姜9g，牛膝9g，远志6g，川芎9g，羌活6g。以上二方各14剂，水煎，早饭前空腹温服处方一，晚饭前空腹温服处方二，交替服用。11月18日二诊：服药后眼部干涩及疼痛感减轻，胸部憋胀感较前缓解，余症仍在。舌体胖大，舌质暗，舌苔白厚，尺脉沉。处方：柴胡6g，白芍12g，当归12g，茯苓12g，炒白术9g，炙甘草6g，生姜9g，牛膝9g，丹皮9g，桂枝9g，枳实6g，薤白9g。14剂，水煎，两日1剂，晚饭后兑入黄酒温服。药后诸症悉除。[于智玥. 门九章运用逍遥散治疗杂病经验. 山东中医杂志，2024，43（4）]

原按：此病符合肝郁脾虚血弱之病机，且伴三焦不畅之症，为功能异常。女子气常有余，血常不足，故初诊予四物汤活血补血，加丹皮、桂枝以助其行血，牛膝引血下行，通其阻滞，补其不足，以疗月经疾患。再予逍遥散疏理气机，调其横逆，加牛膝、丹皮、桂枝活血行血；入远志以交通心肾，宁心安神，神安则五脏皆安；加川芎、羌活疗其汗多恶风，以治其标。药后气血足，气机畅，诸症好转。

2. 口疮

某女，59岁，2021年4月26日初诊。患者于6年前检查提示白塞综合征，主因口疮反复不愈。既往患甲状腺结节、肺小结节、肺大泡、胸壁增厚、双肺多发纤维索条、乳腺增生。刻下：口疮反复发作，痛盛，咳嗽，眠差，情绪不佳，便溏，喜食瓜果，余正常。舌质暗，舌体胖大，边齿痕，舌苔白，脉沉细。西医诊断：白塞综合征。中医诊断：口疮。属上热下寒证。治以疏肝解郁，调气和血。予逍遥散加减：柴胡6g，白芍12g，当归12g，茯苓12g，炒白术9g，炙甘草6g，牡蛎15g，浙贝母9g，牛膝9g，生姜9g，大枣12g。14剂，水煎，两日1剂，晚饭前温服。5月24日二诊：服药后咳嗽好转，畏寒，舌质淡红，舌苔少，余症同上。守原方加远志6g，钩藤12g。14剂，煎服法同前。6月28日三诊：口疮大为好转，现无复发，情绪好转，大便通畅成形，余症同二诊。二诊处方去生姜、大枣、浙贝母，加枳实6g。14剂，煎服法同前。药后诸症悉除，口疮痊愈再未复发。[于智玥. 门九章运用逍遥散治疗杂病经验. 山东中医杂志，2024，43（4）]

（三）妇科疾病

1. 葡萄胎

1964年春带65级学生赴宜宾市中医院毕业实习。吴某，女，32岁，4月上旬来诊。

自述停经 6 个月，腹大如胎，却无胎动感觉。经宜宾专区某医院妇科检查，确定为葡萄胎，前来求治。体型微胖，神情忧郁，舌质暗苔淡边齿痕，脉弦滑，余无异。因思此证属于子宫内膜病变，膜囊之中必有血水贮存于内，才能形成状如葡萄之病理。遂书逍遥散加益母草、晚蚕沙各 30g 付之，嘱其试服。4 天以后来诊，谓服此方以后小腹微痛，阴道流出大量咖啡色样血水，去当地医院要求止血，再次检查，葡萄胎已完全消失，今来意欲调理。原方减去益母草、蚕沙，再服而愈。[陈潮祖《中医治法与方剂》]

2. 乳癖

某女，51 岁，育 1 子 1 女，2022 年 3 月 25 日初诊。持续性双乳胀痛 4 个月，多月经来潮前疼痛难忍，经后症状缓解，怒或抑郁后加重，月经周期不规律，约 40~60 天 1 行，经期约 3~5 天，经量少、颜色淡，经期第 1 天小腹胀痛，腰膝酸软，末次月经是 2022 年 2 月 10 日，乏力，寐难安，饮食欠佳。舌象淡胖，苔薄黄，脉弦细。乳房轻压痛，皮肤温度无明显变化，未见乳头溢液。彩超提示双侧乳腺弥漫性增生，双侧乳腺低回声结节，BI-RADS3 类，双侧腋窝淋巴结可见。中医诊断为乳癖（肝郁肾虚）。治以补肾疏肝，行气散结。方用逍遥散化裁：银柴胡 20g，当归 20g，炒白芍 20g，黄芩 15g，白术 20g，炙甘草 10g，郁金 20g，合欢皮 20g，茯神 20g，女贞子 20g，佛手 12g，首乌藤 30g，五味子 15g，煅磁石 30g，龙骨 30g，牡蛎 30g，丹参 20g，地龙 12g，桃仁 15g，延胡索 15g，黄芪 20g。14 剂，日 1 剂，水煎，早中晚分服。4 月 8 日二诊：烦躁易怒、乳房胀痛较前好转，睡眠较前安稳，饮食一般，舌淡胖苔薄白，脉弦，原方去地龙，加入防风 20g，醋香附 20g。7 剂，煎服法同前。4 月 16 日三诊：乳房疼痛明显好转，腰酸和乏力减轻，睡眠基本安稳，舌象淡红苔薄白，脉弦。二诊方去防风，14 剂，煎服法同前。随访乳房肿块疼痛基本消失。[张银艳. 杨德钱应用逍遥散加减治疗乳癖验案一则. 实用中医药杂志，2023，39（1）]

3. 月经病

某女，24 岁，1996 年 1 月 12 日来诊。月经病已 10 年，量多有块，经前烦躁，平素腰酸，舌质紫暗，水滑苔，脉弦细。诊为血虚肝郁，脾肾两亏，治宜养血疏肝，健脾补肾。方用逍遥散化裁：黄芪 20g，白术 12g，茯苓 18g，柴胡 3g，香附 12g，川楝子 9g，赤芍、白芍各 12g，当归 18g，红花 9g，桑寄生 18g，淫羊藿 9g，清半夏 12g，陈皮 10g。7 剂，日 1 剂，水煎服。[张卫国. 王绵之应用逍遥散加减的经验. 时珍国医国药，2022，33（7）]

原按： 此案病程较长，病情复杂，然久病必瘀，故舌紫暗、月经有块。脉弦细为肝郁，烦躁为肝郁化热，水滑苔为痰湿，平素腰酸为肾虚。综上，诊断为血虚肝郁，脾肾两亏，治以养血疏肝，健脾补肾。方用逍遥散化裁，疗效显著。

4. 不孕症

某女，30 岁，婚后 5 年未孕，舌嫩边有齿痕，苔白，脉细濡而弦，尺弱。诊为冲任虚寒，肝郁脾虚。治以温补冲任，疏肝健脾。方用逍遥散化裁：当归 18g，赤芍、白芍各 12g，熟地 18g，黄芪 25g，白术 12g，茯苓 18g，香附 12g，川楝子 9g，杜仲 12g，淫羊藿 9g，蛇床子 9g，远志 6g。7 剂，日 1 剂，水煎服。二诊：上方 7 剂后，出现反酸，舌苔白腻，脉细濡而弦，尺弱。处方：当归 18g，赤芍、白芍各 12g，黄芪 25g，白术 12g，茯苓 18g，香附 12g，高良姜 3g，杜仲 12g，淫羊藿 9g，小茴香 5g，瓦楞子 15g，清半夏 12g，陈皮

10g。7剂，煎服同前。二诊药尽后，诸证继续好转，便溏，舌红，左关、尺弱，月经将届。诊为上热下寒。治宜疏肝健脾兼温肾。处方：当归18g，赤芍、白芍各12g，熟地18g，黄芪25g，白术12g，茯苓18g，香附12g，枳壳9g，杜仲12g，淫羊藿9g，菟丝子12g，制首乌12g，红花9g。7剂，煎服同前。[张卫国. 王绵之应用逍遥散加减的经验. 时珍国医国药，2022，33（7）]

原按：此病例冲任虚寒，脉细为血少，弦为肝郁，濡为脾虚，舌嫩为虚，齿痕为脾弱，苔白为寒。冲为血海，肝主藏血，肝气调达则气畅血行，而脾为气血生化之源，故调理冲任以健脾疏肝为要。患者兼有虚寒，故加温肾药以益火补土。观三次诊治处方，补气血、健脾疏肝补肾是贯穿始终的辨证思路。

（四）皮肤科疾病

1. 痤疮

某女，29岁，2019年6月10日初诊。诉反复颜面痘疹3年，近2周以来加重，稍觉灼痛痒，经前加重。现症：颜面部痘疹明显，手足心热，伴汗出，感寒或进食寒冷食物后大便不成形，纳食一般，夜寐可，小便调。舌质红、苔薄白，脉弦细。中医诊断：粉刺，肝郁脾虚兼阴虚内热证。治以疏肝健脾、滋阴清热。处方：柴胡10g，白芍15g，白术15g，茯苓15g，当归15g，甘草10g，郁金15g，知母15g，厚朴10g，砂仁6g，地骨皮15g，连翘10g，6剂，每天1剂，早晚饭后温服。6月17日二诊：颜面痘疹明显减轻，偶有新发，手足心热，汗出减轻，大便仍不成形，上方去知母，加薏苡仁，继服6剂。6月24日三诊：症状明显改善，颜面未再新发痘疹，皮疹颜色渐淡，手足心热，汗出消失，大便较前成形。舌淡红、苔薄白，脉弦细。二诊方去地骨皮，加枳壳12g，继服以巩固。[马玲等. 逍遥散治疗杂病验案3则. 湖南中医杂志，2021，37（6）]

2. 脂溢性脱发

某男，25岁，2019年9月2日初诊。诉2年前因工作压力大出现脱发。现症：脱发，前额明显，头发油腻，性急，食欲一般，夜寐可，二便调。舌暗红、苔白厚略腻，脉弦细。中医辨证为发蛀脱发（肝郁肾虚兼血瘀）。治疗以滋补肝肾、行气活血为原则。选方以逍遥散加减：熟地12g，白术15g，茯苓15g，柴胡10g，白芍15g，当归15g，炙甘草6g，郁金15g，姜半夏10g，厚朴10g，薄荷6g，墨旱莲15g。颗粒6剂，每天1剂，分早晚饭后服。9月9日二诊：服药后脱发减轻，头发油腻较少，稍感胃脘胀满不适，纳寐可，二便如常。舌红苔白厚，脉弦。于上方去薄荷，继服6剂。9月16日三诊：患者诉脱发较前明显改善，头发油腻减少，大便偏稀，余可。舌淡红苔白，脉弦。效不更方，继服12剂。2周后复诊，患者诸症消失，嘱其继续坚持治疗。3个月后复查，脱发区消失，毛发生长接近正常。[马玲. 逍遥散治疗杂病验案3则. 湖南中医杂志，2021，37（6）]

原按：脂溢性脱发，又称雄激素源性脱发，是一种以皮肤油脂溢出为主，并伴有额颞顶部脱发的皮肤病，属中医学"发蛀脱发""蛀发癣"范畴。本病的发生与肝、脾、肾、肺的功能失调密切相关，与气血亏虚、血瘀、血热、湿热、风燥等因素有关。如肝失疏泄、肝气郁滞，或肝气升发太过，气火上逆，导致情志活动失常，亦可影响毛发的生长。

本案患者精神疲惫，情志怫郁，肝失疏泄，气机失调，无以正常调节气血的运行，气滞则血瘀，瘀阻经脉，毛发失养而发为本病。据"木郁达之"的原则，治法上顺其条达之性，开其郁遏之气，佐以养血而健脾土，滋肾以达治疗脱发之目的，故选用逍遥散加减。

【临证提要】应用本方应该注意三点：①针对此方基本病理，所有方书都从肝郁脾虚分析，未曾指出疼痛是因经脉挛急所致。仅注意到了气血虚滞变化，忽视了组织结构病理改变，所以未能揭示白芍、甘草配入本方的真正用途。②柴胡、薄荷二药重用则发散解表，轻用则疏肝理气，故本方柴胡、薄荷用量一般较轻。若欲增强外发力量，则宜重用。③此方常用于头痛、胁痛、腹痛、痛经等痛证。常呈掣痛，绞痛，按之稍缓，是经脉挛急所致，白芍、甘草相伍是为柔肝缓急良药，但需重用始能建功。

本方为治肝郁偏虚的常用方，以两胁作痛或腹痛，痛经，神疲食少，舌淡苔薄，脉弦而虚为其辨证要点。

补阳还五汤 《医林改错》

【药物组成】黄芪 120g　当归尾 9g　赤芍 9g　川芎 9g　桃仁 9g　红花 9g　地龙 9g
【制剂用法】水煎服。
【病机治法】瘀阻脑络。益气活血，舒经通络法。
【适应证候】中风之后，半身不遂，口眼㖞斜，语言謇涩，口角流涎，小便频数或二便失禁。
【证析方解】半身不遂，是本方主症；瘀阻脑络，是此证病机。引起半身不遂的机制有五：①感受风寒或急怒伤肝，脑中脉络痉挛；②血凝成瘀，阻塞脑络；③脉络破裂，血溢于脑；④颅内肿瘤，经脉受压；⑤颅内痰滞，间隙梗死。前四种机制出现同一转归，形成瘀阻脑络，以致气不能行，血不能荣，成为半身不遂。四种病理虽然均可出现同一证象，却有轻重之别。脑血管痉挛最轻，预后良好；脑血栓稍重，预后较差；脑出血与颅内肿瘤最重，预后每多不良。至于痰浊阻滞颅内，颅腔梗死，而成半身不遂，则病情稍轻，可望复原。此方是为瘀血阻络而设。

瘀阻脑络成为半身不遂，应当采取下述治疗措施：①活血化瘀，消除已瘀之血；②柔肝缓急，缓解脉络之挛；③舒张脉络，使其血行流畅。从血、脉两个方面综合治疗，庶几可以获效。方中桃仁、红花、赤芍、川芎、当归尾五药擅长活血化瘀，专为瘀血阻络而设。原著认为"半身不遂，亏损是其本源"。所以重用黄芪益气，补其亏损。现代药理研究证明本品之功不专补气，可以协助赤芍、桃仁之属舒张血络，使其血行无碍。再配地龙缓解经脉挛急，共奏益气活血，舒经通络功效。此方专从气虚血瘀立论，黄芪用量最重，自以补气为主，活血化瘀为辅，审其脉虚无力，可以使用本方加减。此病堪称重证，自非几剂所能见功，须连服数十剂始可见效。张锡纯谓："若其脉象实而有力其人脑中多患充血。"不宜投此，当先投以他药，然后酌用此方。

【临床运用】

（一）内科疾病

1. 中风

某女，52 岁，1985 年 4 月 3 日因急怒猝然仆倒，不省人事，送某医科大学住院抢救，醒后右侧半身不遂，头昏重痛，检查诊断为脑血管痉挛，住院 2 周无效；转住入空军医院治疗 2 周亦无效果。5 月初求治于陈老，为书补阳还五汤合真武汤加味。处方：黄芪 120g，当归 10g，川芎 10g，白芍 60g，红花 10g，桃仁 12g，地龙 30g，附片（先煎）30g，干姜 10g，白术 12g，茯苓 15g，牛膝 30g，葛根 40g，全蝎 10g。水煎服，1 日 1 剂。服用 10 剂以后，头不重痛而呈颈痛难忍；继服 10 剂，颈部不痛而腰痛甚剧，再服 6 剂腰痛突然如失，一切恢复正常，计服此方 26 剂而愈。本方重用白芍、地龙，意在缓其痉挛；加葛根舒张经脉，牛膝引血下行；因其舌体偏于淡胖，故配真武汤振奋阳气，化气行水。[陈潮祖《中医治法与方剂》]

2. 眩晕、郁证

某男，69 岁。患者 3 年前高处坠落，头晕作胀，起坐尤甚。1 年前出现情绪低落、神疲乏力、自汗少寐。刻下：面白不华，舌胖大、色淡暗、舌下络脉暗紫、苔薄白，脉缓无力。动脉造影提示左侧椎动脉起始部闭塞。西医诊断：左侧椎动脉闭塞，颈椎陈旧性骨折。中医诊断：眩晕、郁证。予补阳还五汤加味：黄芪、煅牡蛎各 30g，当归、石菖蒲各 12g，赤芍 10g，地龙、桃仁、川芎、红花各 6g，水蛭 3g。7 剂。水煎，每日 1 剂，早晚分服。二诊：患者头晕、自汗减轻，胃纳略振，舌淡暗、苔薄白、舌下络脉淡紫，脉细弱。守前方，黄芪改为 60g，加白术、熟地各 15g，柴胡、香附、枳壳各 12g。14 剂。三诊：患者起坐无虞，头晕好转，精神日振，寐安，纳欠佳。舌淡红、苔薄白，脉细弱。前方去水蛭、煅牡蛎，加广木香 12g。继服 14 剂。其后药不断，以隔 7 日服 1 剂，继服 6 个月。[李梦. 补阳还五汤在缺血性脑血管病中的临床应用. 浙江中医杂志，2022，57（6）]

原按：该患者高龄气衰，兼之伤久，气虚无力鼓动血运，血行不畅成瘀，气血上升受阻，清窍被蒙，形成气虚血瘀型眩晕。郁证，病位在脑，涉及肝脾。一诊，以补阳还五汤加味，虚实并治。配伍地龙、水蛭善行专攻，引药入络；石菖蒲祛痰开窍、安神定志；煅牡蛎收敛止汗。二诊，服药后有效而不显，遂将黄芪加量至 60g，峻补气分，使机体阳气行尽全身经脉，使瘀去而新血生。方中活血通络之药用量小，寓"不在逐瘀以活血，重在补气以活血"之意。增白术健脾止汗，熟地养血，柴胡、香附、枳壳疏肝行气解郁。三诊，瘀消汗止，故去水蛭、煅牡蛎；因熟地黏腻碍胃，予木香理气醒脾，补而不滞。

3. 眩晕、健忘

某男，77 岁。2 年前无明显诱因出现头晕、健忘，1 个月前症状加重，伴嗜睡乏力、迟钝懒言。既往有胃溃疡 10 余年、胃间质瘤病史，服西药无显效。刻下：面色㿠白无华，舌淡胖、舌边有瘀点、苔薄白，脉沉细涩。血管造影提示右侧颈内动脉狭窄大于 80%。西医诊断：颈内动脉狭窄，血管性痴呆，胃溃疡，胃间质瘤。予补阳还五汤加味：黄芪 60g，白术、茯苓各15g，当归12g，赤芍10g，桃仁、地龙、红花、川芎各6g。14剂。每日1剂，水煎，早晚分服。二诊：患者头晕减，面润泽，纳振。舌瘀点淡，脉细。前方加石菖蒲、人参各9g。14剂。三诊：头晕偶发、健忘减，乏力嗜睡好转。舌淡，脉细。前方增酸枣仁12g，远志10g。继服14剂。后以第三诊方药，1周1剂，继服6个月。[李梦. 补阳还五汤在缺血性脑血管病中的临床应用. 浙江中医杂志，2022，57（6）]

原按：研究表明，胃肠道菌群紊乱可导致大动脉粥样硬化发生率增高，从而增加血管性痴呆发生率。患者胃溃疡多年，素体脾虚，脾失健运，加之高龄气衰，气血生化乏源，气虚成瘀，血瘀脑络致清窍闭塞、元神失聪。补阳还五汤主要治疗脑血管类疾病，且有改善认知行为功能。一诊，以补阳还五汤为主方，加白术、茯苓益气健脾，使补气不致壅滞，祛瘀不伤正气。南宋医家陈言所著《三因极一病证方论》指出"脾主意与思"，治疗健忘、增强记忆时，心窍宜开，脾土宜静，调理脾土是重要环节。二诊，增人参补心气，石菖蒲开心窍，两相协同，增强记之功。三诊，加远志温养心气、酸枣仁养血安神，增益智之效。

4. 消渴、痹证

某男，53岁。糖尿病病史10余年，服用西药控制血糖在规定范围。1年前出现反复发作双下肢麻木疼痛，夜间尤甚，如蚁行感，纳一般，寐差，二便调。舌暗红，苔白，脉沉细。既往慢性胃炎15年，不规律服用西药抑酸护胃。西医诊断：2型糖尿病周围神经病变及慢性胃炎。中医诊断：消渴、痹证，属气虚血瘀证。治法：益气活血通络。方拟补阳还五汤加减：北黄芪30g，赤芍12g，川芎12g，当归尾8g，地龙6g，桃仁10g，红花6g，杜仲12g，川牛膝12g，熟地9g，山茱萸9g，山药9g。14剂，水煎日服1剂，分早晚两次饭后温服。二诊：服药后患者双下肢麻木疼痛缓解，舌暗红苔薄黄，脉沉细，便秘，原方黄芪减量至15g，加瓜蒌30g、火麻仁24g。便畅后去瓜蒌，续服14剂。2周后患者诸症好转。[胡光华. 周国英教授运用补阳还五汤治疗消渴痹证经验. 中国民族民间医药，2021，30（23）]

某男，67岁，糖尿病病史8年，服西药控制血糖，未规律监测血糖，血糖控制不详。半年前出现肢体麻木，夜间明显，伴乏力，无关节肿胀变形，无活动不利，体重下降约6kg，无易饥多食，无怕热、多汗。辰下：口干多饮、多尿，夜尿2~3次，四肢麻木，乏力，纳可。查体：舌质暗红，舌下络脉曲张明显，苔薄白，脉细涩。西医诊断：糖尿病周围神经病变。中医诊断：消渴、痹证，属气虚络瘀证。治法：益气活血，化瘀通络。予补阳还物汤加减：北黄芪24g，川芎10g，当归尾9g，地龙15g，赤芍9g，桃仁15g，红花6g，党参15g，丹参12g，白术10g，生地黄15g，郁金9g，川牛膝15g，黄精15g，甘草3g。14剂，水煎日服1剂，分早晚两次饭后温服。二诊：患者诉服药后四肢麻木好转，口干多饮、多尿改善，仍感乏力。舌质暗红，舌下络脉曲张，苔薄白，脉细。效不更方，守方续进，当归尾、桃仁、红花分别减量至6g、10g、3g，使活血化瘀之力稍减，生地易熟地以补肾固本。续进14剂后患者肢麻减轻。[胡光华. 周国英教授运用补阳还五汤治疗消渴痹证经验. 中国民族民间医药，2021，30（23）]

（二）五官科疾病

暴盲

某女，80岁，1天前无明显诱因突发右眼视力下降，无视物变形，无结膜充血，无眼痛。右眼角膜透明，虹膜纹理清，前房中深，房闪（-），浮游物（-），人工晶状体术后，瞳孔圆，直径3mm，对光反射稍迟钝；左眼瞳孔圆，直径2mm，瞳孔晶状体周边前皮质楔形浑浊，其余未见明显异常。患者年老，既往有糖尿病病史，血糖控制良好，否认高血压、冠心病等慢性病史，素体肥胖，纳差，夜寐安，二便调。舌嫩瘦，舌淡红有瘀点，舌下络脉暗紫，苔薄白。左手脉弦细，右手脉细。西医诊断：视网膜中央动脉阻塞。中医诊断：络阻暴盲，气虚血瘀证。予补阳还五汤加减：黄芪50g，地龙10g，赤芍10g，红花5g，桃仁10g，枳壳6g，牛膝10g，当归10g，川芎6g，白茅根15g，车前子10g，白芍10g，7剂。水煎，每日1剂，分早晚温服。二诊：诉视力较前明显提高，舌嫩淡红有瘀点，苔薄白。左脉弦，右脉细，原方巩固。［曾令聪. 补阳还五汤治疗视网膜动脉阻塞验案一则. 亚太传统医药，2022，18（12）］

（三）儿科疾病

尿血

某男，9岁，2022年2月16日首诊。患儿8个月前无明显诱因出现全身散在针尖样皮疹，呈暗红色或鲜红色，高出皮面，抚之不碍手，压之不褪色，部分融合成片，无明显瘙痒感。以抗炎、抗过敏等对症治疗后好转出院。6个多月前始，患儿复查尿常规，隐血波动在（+）至（+++）之间。现症：面色萎黄，眼睑苍白，唇甲淡白，全身皮肤未见明显皮疹，无腹痛、关节肿痛，无恶心、呕吐，无便血及黑便等。平素易反复感冒，自汗、盗汗，神倦乏力，喜零食，睡眠一般，小便偏黄，大便正常。舌淡红，苔薄白，脉沉细。尿常规：蛋白（-）；隐血（++）。肝肾功未见明显异常。左肾静脉彩超：未见明显异常。西医诊断：紫癜性肾炎（孤立性血尿型）。中医诊断：尿血。属脾肾亏虚、气虚血瘀证。选用六君子汤合六味地黄丸及补阳还五汤加减：黄芪10g，当归6g，人参6g，白术10g，山药10g，山茱萸8g，茯苓12g，泽泻5g，熟地10g，丹皮8g，桃仁5g，红花3g，川芎8g，赤芍10g，丹参8g，地龙8g，炙甘草5g。颗粒剂8剂，日1剂，日3次，饭后服。2月25日二诊：患儿诸症明显好转，尿常规提示"蛋白（-）；隐血（++）"。方选八珍汤合补阳还五汤加减：黄芪10g，当归6g，人参6g，白术10g，山药10g，茯苓10g，熟地8g，丹皮6g，桃仁5g，红花3g，川芎8g，赤芍10g，丹参8g，地龙8g，乌梢蛇8g，土鳖虫6g，炙甘草5g。14剂，服法同前。后以补阳还五汤为基础方加减治疗1月余，患儿尿检复查未见异常，过敏性紫癜未复发。［袁浸尧. 常克运用补阳还五汤加减治疗小儿紫癜性肾炎孤立性血尿型经验. 成都中医药大学学报，2023，46（4）］

【临证提要】

（1）使用本方，可以随证加减。金文华谓："一般以原方加蜈蚣、全蝎、白附子为主。心下痞而气息不利者，加天台乌药、青皮；纳少胸闷者，加炒枳壳、陈皮、白芷；心下痞而善太息者，加人参；口噤或唇缓涎出者，加钩藤、僵蚕；头眩晕者，加菊花、蔓荆子；脉虚弦数而心烦失眠者，加山栀、酸枣仁；脉弦数而口苦者，加黄芩；舌苔黄燥，口苦或舌苔厚腻者，选加生石膏、滑石；关节疼痛而脉促者，选加没药、乳香；肢体痿软较重者，可加虎骨、熟地；自汗多而气短，脉虚缓者，倍黄芪或加人参。"此外，若欲增强化瘀作用，可加水蛭；若欲增强解痉作用，可加葛根。

（2）本方对小儿麻痹后遗症，审属瘀血阻络，亦可酌情使用。

（3）本方加减对颈椎病、腰椎间盘突出症、腰椎椎管狭窄症、膝关节骨性关节炎、腕管综合征、下肢深静脉血栓、强直性脊柱炎等的治疗具有效性及安全性。

（4）脑震荡后遗症、外科手术后、瘀血阻滞的腹痛，亦可使用本方。

（5）以本方为基础，加羌活、独活、秦艽、防己、桂枝等药，可治风湿身痛。

（6）以本方加防己，或与真武汤合用，治疗水肿亦有一定效果。

涤痰汤（《奇效良方》）

【药物组成】 陈皮 7g　半夏 12g　茯苓 10g　甘草 3g　枳实 10g　竹茹 15g　胆南星 12g　石菖蒲 5g　人参 5g

【制剂用法】 其中枳实麸炒，胆南星姜制。加生姜 5 片，水煎，食后服。

【病机治法】 痰阻窍隧。涤痰开窍法。

【适应证候】 中风。痰阻心窍，舌强不能言。

【证析方解】《灵枢·忧恚无言》说："舌者，音声之机也。"舌为心苗，言为心声，语言流利，端赖舌体柔和，舌体柔和，端赖气以煦之、血以荣之、津以濡之。只有气血和调，津行无碍，舌体和柔，语言才无障碍。如果起居不节，饮食无常，脾胃生化不足，腠理空疏，液聚为痰，痰随气升，阻于心窍，舌失和柔，于是舌强不能言语。此处所言痰阻心窍，是指心包而言，痰浊阻于颅内腔隙，脑外神经被阻，以致舌强不能言语。

治疗痰涎壅滞，舌强不能言，可从三个方面思考：一是消其痰滞；二是解其强直；三是助其正气。此方即据这一构思组成。方用胆南星息风化痰为其主药，既祛壅滞之痰，又解舌体之强；辅以半夏燥湿祛痰，竹茹化痰通络，增强消痰涎之功。陈皮、石菖蒲醒脾化湿，茯苓淡渗利湿，协助胆南星、半夏恢复脾运，杜绝痰涎再生。痰随气升，阻于心窍，配枳实下气消痰，有令痰随气降之意。石菖蒲醒脾化湿之功尚属次要，主要在于通心气以开舌窍，合诸药共成涤痰开窍之功。复配人参、甘草鼓舞正气，助正祛邪，遂使此方成为通中寓补之法。

【临床运用】

（一）内科疾病

1. 中风

某男，52 岁。述 2004 年 8 月 12 日午后突然神志不清，当夜乘船送至宜宾，途中受凉，微有低热，在某市级医院诊断为缺血性卒中，治疗 1 周，发热未退，反呈烦躁不安，邀余会诊。观其微热无汗，面色黧黑，神志不清，语言謇涩，躁动不安，舌苔厚腻，舌体淡胖而有齿痕。细思此证中风于前，本不发热，当是外有风寒束表，内有痰浊阻滞心包使然。遂书涤痰汤加味：当归 15g，川芎 15g，麻黄 12g，桂枝 10g，白术 20g，泽泻 30g，白芍 20g，茯苓 20g，猪苓 20g，桃仁 10g，红花 10g，枳实 10g，羌活 10g，全蝎 9g，法半夏 10g，人参 15g，石菖蒲 30g，远志 10g，胆南星 10g，鲜竹沥 20ml，加姜汁 10ml，一剂付之。服后夜间大汗淋漓，衣衫尽湿，热退身凉，神志恢复清醒；后用上方去麻黄，连服数剂而安。[陈潮祖《中医治法与方剂》]

原按：此案用涤痰汤加入姜汁，竹茹改用竹沥，旨在增强半夏、胆南星、石菖蒲涤痰泄浊作用；加入桂枝、白术、泽泻意在增强茯苓利水作用，引导痰湿下行；加入麻黄，是合桂枝发汗解表；再加全蝎、羌活增强胆南星解其脑之筋脉痉挛，治其语言不利；以桃仁、红花、当归、川芎配合桂枝通血络之滞。方中有陈皮、枳实、石菖蒲通降三焦之气；半夏、胆南星、姜汁、竹沥、石菖蒲、白术、茯苓、泽泻通降三焦水津；川芎、当归、桂枝温通心系血络；胆南星、全蝎、羌活、石菖蒲、白芍解其经脉痉挛，使其经脉舒缓，气血津液齐通；复配人参助其心力，补泻同施，投之而效，因与病理相符故耳。此方配伍石菖蒲，可化心包闭阻之湿，可通三焦津气，一举两得。

2. 脑外伤

某男，29 岁。2005 年 10 月因车祸，右侧头部破碎，脑髓外溢，昏迷不醒，急送医院手术抢救，切去右侧头骨三指左右，住院月余出院。11 月初前来就诊。观其头皮虽已愈合，神志仍然不清，不能言语，口角流涎，左侧手足痿废。属于痰瘀阻窍所致，治宜涤痰化瘀，兼解脑的筋脉痉挛。遂以涤痰汤加味：陈皮 15g，法半夏 15g，茯苓 20g，甘草 10g，枳壳 15g，制南星 15g，石菖蒲 30g，远志 10g，人参 15g，桂枝 15g，白术 20g，泽泻 30g，全蝎 10g，羌活 10g，川芎 10g，当归 10g，煎汤后加入鲜竹沥 10ml，姜汁 10ml，嘱连服 20 剂。12 月中旬复诊：神志已清醒，语言仍謇涩，右侧仍不遂，效不更方，再服 20 剂。2006 年 1 月中旬三诊：语言稍清，已能自述病情，微有謇涩，手足稍可活动，效不更方，续服 20 剂。2006 年 2 月中旬四诊：语言清晰，足能行走，手虽能动，但觉乏力。原方再加菟丝子、熟地、枸杞子、巴戟天各 10g 填精补髓，嘱服 10 剂。3 月 21 日五诊：仅觉左手仍然乏力，四诊原方，2 天 1 剂，嘱其长服。[陈潮祖《中医治法与方剂》]

3. 多寐

某女，53 岁，2014 年 2 月 10 日初诊。患者 4 年前行子宫肌瘤切除术后出现阵发性嗜睡，白日空闲时易睡，每次深睡时间短则 30 分钟，长则 4 小时以上，苏醒后自觉舒适；夜间睡眠 8~9 小时，噩梦，伴眩晕、心悸、神疲、乏力、口干、口苦。院外治疗效差。否认头颅外伤史及家族同类疾病。查体正常，症见形体丰腴，语声重浊，呼气有臭味，咳嗽声重。舌边尖有少许瘀点，苔腻微黄，脉弦细而滑。西医诊断：特发性睡眠增多症。中医诊断：多寐。病机为痰浊中阻化热、气虚血瘀。治以涤痰开窍、化瘀清热。方用涤痰汤化裁：法半夏 15g，陈皮 15g，茯苓 15g，甘草 10g，枳实 15g，胆南星 15g，竹茹 15g，肉桂 5g，人参 15g，石菖蒲 20g，黄连 10g，山药 15g，苍术 15g，丹参 15g，川芎 15g，郁金

15g。服 5 剂后嗜睡、乏力等症状减轻，已无眩晕、心悸、神疲等症状。嘱再进 5 剂，病愈，随访半年无复发。[华平锋. 涤痰汤化裁治疗特发性睡眠增多症验案 1 则. 江苏中医药，2015，47（9）]

4. 阿尔茨海默病

某女，67 岁，2012 年 9 月 16 日初诊。主因记忆力下降伴人格、行为异常 3 年收住院治疗。现情绪不稳定，时而静默，时而骂人毁物，面色晦暗，目光呆滞，反应迟钝，舌胖大齿痕质暗，脉象弦滑。头颅 CT 示多发腔隙性脑梗死，脑老年性改变。西医诊断：阿尔茨海默病。中医诊断：痴呆。予西医常规改善循环及营养神经等治疗，并应用涤痰汤加减治疗：茯苓 15g，陈皮 10g，胆南星 10g，法半夏 10g，竹茹 15g，枳实 10g，石菖蒲 15g，郁金 10g，党参 20g，白术 10g，熟地 15g，当归 20g，川芎 10g，赤芍 15g，丹参 30g，龙齿 20g，琥珀（冲）3g，朱砂（冲）1g。日 1 剂，早晚服。连续治疗 15 天后，躁妄打骂现象消失，继续用涤痰汤加减治疗 1 月余，可安静自行进食，偶尔可认识家人进行正常交流，病情明显改善。[杨少军. 涤痰汤临床应用举隅. 河北中医，2014，36（2）]

5. 胸痹

某男，56 岁。胸骨后闷痛频发 2 周，劳累后加重，服速效救心丸缓解。胸闷气短，肢体沉重，神倦痰多。冠状动脉硬化性心脏病史 4 年。检查：形体肥胖，精神倦怠，面色萎黄。舌体胖大，舌质稍暗，苔白厚腻，脉弦滑。ERG：V2~V3ST 段压低，T 波低平。运动平板试验（+）。超声心动图：左室顺应性下降。中医诊断：胸痹。痰浊痹阻心脉。治宜祛痰化浊，宣痹通脉。方用涤痰汤化裁：法半夏 10g，陈皮 10g，茯苓 10g，竹茹 10g，胆南星 6g，瓜蒌 20g，石菖蒲 10g，丹参 5g，桂枝 6g，党参 12g，枳壳 10g，甘草 6g。水煎服，日 2 次。连服 8 剂后，胸闷痛发作次数明显减少，痰少，舌苔稍白腻不厚，活动后仍气短。随证调理 3 周，无胸闷气短症，随访 5 个月，未复发。[辛国琴. 涤痰汤在治疗急重症中的应用. 实用中医内科杂志，2008，(11)]

6. 肺胀

某女，72 岁。症见咳嗽加重 2 周，喘憋胸闷，呼气困难，白色黏痰，不易咳出，头晕嗜睡，纳呆，尿少。慢性喘息性支气管炎 20 年，慢性阻塞性肺疾病 4 年，肺源性心脏病 4 年。检查：形体肥胖，面色萎黄，神弱嗜睡，时有谵语，坐位喘状，喉中痰鸣，口唇紫绀，甲床青紫，球结膜水肿，两肺散在喘鸣音，可闻湿啰音，双下肢肿（+）。舌质暗红苔白腻，脉滑数。胸片示慢性支气管炎合并肺部感染。中医诊断：肺胀。辨证：痰浊壅肺，气失宣肃，清窍蒙蔽。治宜涤痰宣肺，理气开窍。方用涤痰汤化裁：法半夏 10g，陈皮 10g，竹茹 10g，胆南星 10g，枳实 10g，石菖蒲 10g，远志 10g，党参 30g，茯苓 12g，冬瓜皮 20g，车前子 20g，甘草 10g。水煎服，日 1 剂，日 2 次。同时予吸氧、抗炎、呼吸兴奋剂治疗。次日，精神好转，无谵语，第 3 天喘憋稍轻，痰易咳出，第 4 天喘憋缓解，咳嗽减轻。随证调理，咳喘症除，逐渐水肿消失。血气分析检查指标正常出院。[辛国琴. 涤痰汤在治疗急重症中的应用. 实用中医内科杂志，2008，(11)]

原按：本例为久病气虚，脾失健运，湿聚为痰，蕴于体内。宿痰一经引发，迅速壅塞气道，阻闭肺气，滞遏气机，以致气迫于肺，影响肺气升降出入，失其宣降清肃功能，同时痰浊上扰，蒙蔽清窍，扰乱神明。治宜速攻其邪，涤痰理气开窍。

（二）儿科疾病

1. 抽动障碍

某男，8岁，2014年11月12日就诊。主诉：间断抽动5年，加重半年。约3岁时无明显诱因出现挤眼睛症状，未予治疗，症状自行消失。7岁时因受惊吓出现咧嘴、抖手症状，诊断为抽动障碍。给予治疗后，症状基本消失。近半年患儿又无明显诱因出现吸鼻、耸肩症状，寻中医治疗。现症见微胖，吸鼻子，耸肩，烦躁易怒，情绪不稳，睡眠不安。舌质淡，苔白腻，脉弦滑。西医诊断：抽动障碍。中医诊断：抽搐。用涤痰汤化裁：石菖蒲10g，胆南星6g，川芎10g，陈皮10g，茯苓10g，羌活10g，党参10g，天麻10g，煅磁石20g，生龙骨15g，生牡蛎15g，僵蚕10g，枳壳10g，乌梢蛇10g，蜈蚣1条，全蝎6g，栀子10g，白芷10g，桂枝6g，葛根10g，甘草6g。水煎服。2周后，吸鼻子、耸肩频率减轻。上方加辛夷10g，继服2周后偶见吸鼻子，耸肩症状消失。继服上方4周后症状消失，随访半年未有抽动症状。[张瑶．魏小维教授应用涤痰汤治疗儿科疑难杂症两则．现代中医药，2016，36（4）]

原按：本病病因为先天不足和后天失养，两者相互作用，致阴阳、五脏六腑功能失调。怪病多责之于痰，抽动多责之于风，"肝常有余"则易动风抽搐。患儿平素烦躁易怒，导致肝气不舒，肝失疏泄，气机失调。患儿素体肥胖，则多痰湿，湿性黏腻易阻滞气机，痰湿困脾，土壅木郁则肝气郁结，痰气互结则阻遏肝气之疏泄，形成恶性循环，致肝风内动。故此病应从风、痰论治。脾主肌肉、肝主筋，脾虚肝旺，肝风挟痰上扰清窍，故见吸鼻。证属痰热上扰，肝风内动型，治疗当豁痰开窍，平肝息风。涤痰汤豁痰开窍，加生龙骨、生牡蛎滋阴潜阳，煅磁石、僵蚕、全蝎、蜈蚣加强平肝息风之效，乌梢蛇、葛根、桂枝舒筋活络。

2. 癫痫

某女，13岁，2010年7月7日初诊。主因发热、意识不清1个月，结合24小时脑电记录、头颅核磁共振、脑脊液病毒学等检查，诊断为病毒性脑炎，继发性癫痫。经抗病毒、抗癫痫及营养支持等对症治疗无明显好转。现患者临床症状加重，发热不退，体温波动在37.5~39.2℃之间，意识模糊，痫性发作频繁，舌质红，苔白厚腻，脉滑数。中医诊断：痫证。在原抗病毒、抗癫痫基础上加用涤痰汤加减治疗：茯苓15g，陈皮10g，胆南星10g，法半夏10g，竹茹15g，枳实10g，石菖蒲15g，郁金10g，生地黄15g，栀子10g，黄连6g，钩藤10g，天麻10g，僵蚕10g，全蝎10g，龙齿20g，羚羊角粉（冲）0.5g，琥珀（冲）2g，朱砂（冲）0.5g。日1剂，早晚服。并配合苏合香丸1丸，每日2次灌服。连续治疗20天后，患者体温恢复正常，其他症状好转，门诊继续服用中药治疗。1个月后随诊，患者神志清楚，反应正常，生活自理，记忆力略差。[杨少军．涤痰汤临床应用举隅．河北中医，2014，36（2）]

原按：此例患者表现为发热、神志不清及频繁抽搐，中医辨证为痰热蒙蔽清窍，痰热生风。痰热蒙蔽清窍故发热、神昏；痰热生风则抽搐发作。涤痰汤加减并配合苏合香丸芳香开窍，共奏清热化痰、开窍息风之功效。

某女，7岁，2014年2月12日初诊。患儿于2013年6月5日无明显诱因，夜间入睡半小时后突然出现四肢抽搐、双眼球上翻、喉中异声、伴呕吐涎沫意识不清，持续1分钟左右，自行缓解后欲睡，无大小便失禁。医院诊为癫痫，服药后又抽搐发作两次，症状同前。寻中医治疗，就诊时系发作间歇期，否认脑外伤史及家族癫痫史。查体发育良好，神志清楚，心肺未闻及异常，神经系统查体阴性，舌红苔黄腻，脉弦滑。中医辨证属痰痫。治以豁痰开窍、息风止痉，投涤痰汤化裁：石菖蒲15g，胆南星6g，天麻10g，川芎10g，陈皮10g，茯苓15g，羌活10g，铁落花20g，青礞石20g，磁石20g，生龙骨15g，生牡蛎15g，僵蚕10g，清半夏10g，全蝎3g，栀子10g，百合10g，合欢花10g，酸枣仁10g，甘草6g。水煎服。服药2周后，患儿未有抽搐发作。原方去百合、合欢花继续服用2周，后以上方为基础方随症加减治疗近1年，未发作。随访半年未发作。[张瑶. 魏小维教授应用涤痰汤治疗儿科疑难杂症两则. 现代中医药，2016，36（4）]

3. 发作性睡病

某女，9岁。近3个月来无明显诱因出现身体乏力，白天嗜睡，半个月前在上学途中睡眠发作倒地即睡，醒后自述当时困倦，突然双腿无力，之后全然不知。在当地医院查颅脑CT、动态脑电图未发现异常，诊断"发作性睡病"。西药无效，症状渐加重，日发作7~8次，持续10分钟左右恢复正常，每夜睡眠8小时左右，多梦。平素体胖，多痰涎，不易咳出，大便软。否认窒息史、脑外伤史及家族睡眠障碍病史，余正常。面色少泽，舌红苔黄腻，脉滑数。中医诊断为多寐（痰蒙神窍证）。用涤痰汤加天麻10g、川芎9g、羌活9g、远志10g、酸枣仁10g、栀子10g、益智仁10g、合欢皮10g。14剂，水煎服，日1剂。服药后精神好，仍有阵发性发困和思睡，发作周期延长，双腿仍感乏力发软，仍多梦，舌红苔黄腻，脉滑数。上方去炒栀子，加琥珀0.5g（冲服）。14剂，水煎服，日1剂。服药后阵发性发困和思睡稍能控制，双腿乏力，发软症状减轻，仍多梦，舌淡红苔腻，脉滑数。上方去合欢皮，加百合10g，生石决明15g，莲子心10g。继续治疗2周症状消失，随访1年未复发。[朴香. 魏小维应用涤痰汤验案举隅. 实用中医药杂志，2012，28（6）]

原按：发作性睡病属中医"多寐""嗜睡"范畴。小儿脾常不足，脾虚则水液运化功能失调，致湿邪阻滞、聚而成痰、清阳不升、浊阴不降。清阳不升则神失所养，脑阳不展则发多寐。脾主四肢，脾气虚则清阳不布而腿软无力。治疗以健脾利湿，清心涤痰，开窍醒神为主。涤痰汤豁痰开窍、调畅气机，加远志、酸枣仁、炒栀子、益智仁、合欢皮养神益智。

【临证提要】

此方以舌强不能言为主症，审其确属痰滞于络者可以使用。加入全蝎、蜈蚣、羌活增强解痉之功，疗效更为显著；痰阻脑内间隙而呈半身不遂，疗效亦佳。此外，本方加减对帕金森病、缺血性脑血管病、出血性脑血管病、卒中后吞咽障碍、轻度认知障碍、继发癫痫、颈动脉粥样硬化、血管性认知障碍、卒中后抑郁症、焦虑症和假性延髓影响等安全有效。

小柴胡汤（《伤寒论》）

【药物组成】柴胡 24g　黄芩 9g　半夏 12g　生姜 9g　人参 9g　甘草 9g　大枣 12 枚

【制剂用法】水煎，分 3 次，温服，1 日量。

【病机治法】邪踞少阳。和解少阳法。

【适应证候】邪踞少阳，往来寒热，胸胁苦满，口苦，咽干，目眩，心烦，喜呕，嘿嘿不欲饮食；或胸中烦而不呕；或渴；或腹中痛；或胁下痞硬；或心下悸，小便不利；或不渴，身有微热；或咳。亦治热入血室，黄疸，便秘，失血，项强，眩晕，妊娠恶阻，风丹，虚人感冒等。

【证析方解】此属邪在少阳半表半里机制。少阳包括手少阳三焦和足少阳胆经，此方所治，侧重于手少阳三焦经。三焦由膜原和腠理组成，是阳气升降出入之所，水液运行之枢。设若平素正气不足，腠理不密，风寒由表入里，踞于少阳，必然影响卫气之升降出入，水液之运行敷布，胆汁之输泄流通，筋膜之和柔活利，呈为病态。邪犯少阳，运行于三焦之卫气欲祛邪出表，外入之风寒欲胜正入里，邪胜正负，阳气内郁则恶寒；正胜邪负，阳气外达则发热；正邪分争，相持不下，遂呈往来寒热。口苦、咽干、心烦、发热等是阳气为邪所郁，不能疏达于外，气郁化热所致，这是卫气病变。邪踞少阳，津液流通受阻，三焦湿郁，升降失司，以致小便不利，凌心而悸，犯肺而咳，上干清阳而眩晕，内侵胃肠而食减、呕逆，这是水津病变。邪从三焦内归胆腑，胆经气郁，胆道不利，胆汁流通受阻，遂呈胁下痞硬、胀满、疼痛，这是胆系病变。膜原是三焦的组成部分，邪犯少阳，气郁津凝，亦将影响筋膜和柔而呈目眩、干呕、项强、疼痛等症，这是组织结构病变。综上，此证有基础物质发生病变之气郁津凝证象，亦有组织结构失去和柔之挛急、紧张证象；有手少阳三焦证象，亦有足少阳胆经证象；有少阳兼厥阴证象；亦有胆胃不和证象；有上焦心肺证象，亦有下焦肾系证象，病本虽在少阳，证象可以见于五脏。

此方证有正气不足与邪气侵袭同时存在证象，治宜扶正祛邪；半表之寒与半里之热同时存在，法当表里同治；气郁化热与津凝为湿同时存在，理应寒温共用；清阳不升与浊阴不降同时存在，又宜升降并调。采取上述治疗措施，可使正气旺盛，邪气得除，表邪得解，里滞得疏，郁热得清，湿邪得化，清气得升，浊阴得降，而三焦和调。此种结构不同于汗、下、温、清诸法，能使表里寒热虚实升降和调，故以和解少阳名之。方中柴胡是治少阳要药，有疏畅气机、升发阳气、透邪达表、解除郁热之功，本方以此透达少阳半表之邪，发泄气郁所化之热，疏畅三焦气郁之胀，升发郁结不伸之阳，作用全面而用量独重，自是方中主药。黄芩有清肺胃肝胆之功，与柴胡为偶，则柴胡能舒展阳气而消除发热之源，黄芩能清泄肝胆而专清已郁之热；半夏燥湿运脾，生姜温散水津，三焦湿郁而独取中焦者，盖中焦为水液升降之轴故也。人参、甘草、大枣大补元气，配入方中，可以扶正祛邪而防范邪气入里，增强祛邪药效而为督阵之师。甘草、大枣之甘，又可缓肝之急而使膜络和柔，七药同用，能呈和解少阳之效。此方有柴胡疏散半表之邪，又有黄芩清泄里热，生姜、半夏燥湿行津，是表里同治法；有柴胡、黄芩之凉清解气郁所化之热，又有半夏、生姜之温辛燥津凝之湿，是寒温共用法；有柴胡、黄芩、生姜、半夏等药祛其邪，又有人参、甘草、大枣等药扶其正，是扶正祛邪法；有柴胡升发清阳，又有生姜、半夏降泄浊阴，是升清降浊法；有柴胡、黄芩、生姜、半夏调其津气，又有甘草、大枣缓和膜络，是膜络津气同治法。将和解表里、平调寒热、升清降浊、通利三焦、扶正祛邪、膜络津气同治融为一体，其结构可以兼顾表、里、寒、热、虚、实、升、降、津、气、膜、络各个方面。由于少阳三焦是联系表里上下、五脏六腑之枢，津气升降出入之路，方剂结构又系寒热并用、补泻兼行，所以此方用于临床也就可表、可里、可温、可清、可升、可降、可补、可泻；若从三焦论治，可治气郁、津凝、液阻（黄疸等）、失血等证，用途之广，配伍之佳，古今名方，罕与其匹，故是和解少阳之总方。

章楠谓："仲景分六经病证，各有主治之方。如桂枝汤、小柴胡同为和剂，而桂枝专和营卫，为太阳主方；柴胡专和表里，为少阳主方，以其各有部位深浅不同也。"小柴胡汤升清降浊，通调三焦，是和其表里以畅枢机，故为少阳之主方。

【临床运用】

（一）内科疾病

1. 失眠

某女，43 岁，长期睡眠差，靠服安眠药勉强维持每天 3~4 小时的睡眠，乏力又烦躁，工作效率极低。初诊：面容憔悴，心烦不寐，头昏肢重，口苦纳差，二便尚可，舌红苔黄腻，脉弦细滑。处方：柴胡 12g，黄芩 15g，半夏 12g，生姜 6g，栀子 10g，甘草 10g，太子参 30g，陈皮 15g，茯苓 20g，合欢皮 15g，胆南星 15g，竹茹 20g，枳实 15g。3 剂，水煎服，每日 1 剂。二诊：精神面貌大为改观，头昏肢重明显好转，不服安眠药每晚也可睡 4~5 小时，但入睡仍困难，易惊醒，苔黄微腻，脉弦。原方加石菖蒲 30g，酸枣仁 20g，丹皮 12g，服 10 剂，后信息反馈睡眠恢复正常。[陈述，陈逸. 小柴胡汤在"膜腠三焦"学说指导下的临床运用. 中国医药指南，2012，10（29）]

原按： 失眠，中医谓不寐，多因痰、火、瘀、湿、虚所致，概其病机多与脑失濡养，痰湿阻滞，脑络瘀阻有关。据陈老所论，膜腠三焦中的膜（包括脑膜）皆由肝所主筋膜延展而来，膜之所至，腠即随之，生理上有着密切联系。所以，在治疗时，多可选用和解少阳的小柴胡汤与其他对证方药相伍运用，如痰湿阻滞合温胆汤、阴血虚损合地黄丸、血瘀阻络合血府逐瘀汤等治疗失眠，比单用治失眠的方剂效果更佳。

2. 感冒

某女，55 岁，2 天前因淋雨后出现恶寒发热、鼻塞、肢体酸痛、疲乏无力、口苦咽干、时时欲呕，舌苔薄白，脉浮。证属邪犯少阳，正邪分争，投小柴胡汤加味治之：柴胡、姜半夏、黄芩各 12g，人参、甘草、大枣各 5g，荆芥、葛根、防风各 10g。用药 3 剂后，病情好转，唯仍感心烦不欲食，原方加竹茹、焦山楂、焦神曲、焦麦芽、薏苡仁各 12g 以健脾运湿、除烦止呕，继服 4 剂，症状全消。[左新军. 小柴胡汤"异病同治"举隅. 新疆中医药，2023，41（4）]

原按：该患者因邪犯少阳，正邪相争，投小柴胡汤加味能辛凉透达、疏肝利胆、解表散邪，故告痊愈。

3. 咳嗽

某男，65岁，3个月前因感受风寒后咳嗽，咳痰，流涕，自行口服抗生素后上述症状减轻，未进一步治疗。此后反复咳嗽，咳痰。症见咳嗽，咳痰，痰少、色黄、质稠，咽干，胸闷，口苦不欲饮食，二便正常，舌质暗、苔薄黄，脉弦滑。诊断：咳嗽（痰热壅肺证）。治则：和解少阳，清热化痰。处方：柴胡10g，黄芩15g，姜半夏6g，党参10g，白前15g，前胡15g，紫苏子15g，紫菀15g，款冬花15g，浙贝母15g，天竺黄15g，芦根20g，冬瓜仁20g，炙甘草6g，射干15g，枇杷叶15g，生姜10g，大枣10g。5剂，水煎服，日1剂。复诊：服药后症状明显改善，现仍有咳嗽，原方去炙甘草、芦根、紫苏子，加僵蚕10g，地龙10g，蝉蜕10g，续服7剂。［张宇琪. 官晓燕运用小柴胡汤经验. 吉林中医药，2023，43（1）］

4. 悬饮

某男，35岁，2周前因感冒出现发热，咳嗽痰多，右胁部疼痛，心悸气短，X线显示胸腔积液，西医诊断为渗出性胸膜炎，经用抗生素治疗月余，疗效欠佳。脉细而紧，舌红苔白，口苦目眩，时有寒热往来。其存小柴胡汤主症，病机为邪犯少阳，枢机不利，水液输布失常，积滞于上而发悬饮。投小柴胡汤加味：柴胡、黄芩、半夏、猪苓各10g，茯苓皮、五加皮各12g，黄芪20g，麻黄、干姜各6g。水煎服，服用20剂，而告捷。［左新军. 小柴胡汤"异病同治"举隅. 新疆中医药，2023，41（4）］

原按：《金匮要略·痰饮咳嗽病脉证并治》："饮后水流在胁下，咳唾引痛，谓之悬饮，治疗当以温药和之。"本例患者因饮停胸胁而发，用小柴胡汤加味能和解宣利，温脾化饮，故收全效。

5. 呕吐

某女，50岁，5天前出现呕吐反酸，嗳气频繁，在村卫生室按急性胃炎给予对症支持治疗，疗效欠佳。现呕吐反酸，胸胁闷胀，口苦咽干，不欲饮食，少气懒言，舌淡红、苔薄腻，脉弦。此为少阳枢机不利，郁而不达，致使肝失调达，横逆反胃，胃失和降所致。治宜和解少阳，降逆止呕。用小柴胡汤加味：姜半夏、柴胡、黄芩、茯苓各12g，党参、厚朴、生姜、竹茹各10g，吴茱萸、甘草各3g。水煎服，3剂痊愈。［左新军. 小柴胡汤"异病同治"举隅. 新疆中医药，2023，41（4）］

原按：《景岳全书·呕吐》："呕吐一证，最当详辨虚实，实者有邪，取其邪则愈，所谓邪实者，或因肝气内逆，或因表邪传里，聚于少阳、阳明之间，皆有呕证。"用小柴胡汤加减能和解少阳、降逆止呕，故效。

6. 心悸

某男，34岁，3年前饮冰可乐后出现心悸、心慌，咽不适。胃镜检查结果：慢性浅表性胃炎。喉镜检查未见异常。心电图：窦性心律。每于进食辛辣刺激或较热饮食后即发作，治疗后无缓解。寐可，纳一般，二便调，心烦，舌淡红苔白腻，脉弦。西医诊断：胃心综合征。中医诊断：心悸。辨证：痰热交阻，心脾不和。治则：散热除烦，宁心安神。

处方：柴胡、黄芩各10g，半夏15g，北沙参20g，炙甘草10g，大枣5枚，栀子、淡豆豉、苏梗各10g，淮小麦30g。7剂，常规煎服每日两次口服。二诊：心悸心慌较前稍减轻，纳、便调，舌红苔白，脉弦。上方去苏梗，加煅龙骨30g，7剂。三诊：患者诉心悸、心慌好转，偶有嗳气，二便可，舌红苔薄白，脉弦，上方加佛手15g，7剂。后以上方加减调治两月，症状悉平。[魏冬梅．王邦才教授辨治小柴胡汤证验案四则．中国乡村医药，2022，29（14）]

原按： 胃心综合征是由食管或胃部疾患引起的一系列心血管系统功能紊乱的临床证候群。脾属土，心属火，火为土之母，患者年过三旬，工作繁忙，饥饱无度，痰热内生，脾阳虚衰，子盗母气，日久导致心阳不足，故心悸、心慌。"或心下悸，小便不利，身有微热，或咳者，小柴胡汤主之"。用小柴胡汤合栀子豉汤加减扶正祛邪，散热除烦，和解定悸。

7. 胃痛

某女，43岁，7天前因琐事情绪不畅，出现胃部不适，腹部胀满以胀痛为主，嗳气反酸，餐后明显。便溏，小便正常。睡眠时间短，易惊醒。舌苔厚腻，脉沉滑。月经规律。诊断：胃痛（肝气犯胃证）。治则：疏肝和胃，理气消食。处方：柴胡15g，黄芩15g，姜半夏6g，党参10g，白芥子10g，莱菔子15g，紫苏子15g，青皮10g，陈皮10g，鸡内金20g，佛手15g，焦神曲15g，茯苓15g，炒白术30g，枳壳10g，厚朴10g，瓜蒌20g，焦山楂15g，炒麦芽15g，生姜10g，大枣10g，共服13剂而愈。[张宇琪．宫晓燕运用小柴胡汤经验．吉林中医药，2023，43（1）]

8. 胃痞

某男，65岁，2021年2月20日就诊。患者半年前无明显诱因下出现进食后剑突下胀闷，伴夜间口苦、反酸不适，胃镜查示糜烂性胃炎。病理报告：胃窦黏膜轻度肠化。予西药抑酸护胃治疗2个月后缓解，停药后反复发作。舌红，苔黄腻，脉弦数。有高血压、2型糖尿病病史。西医诊断：糜烂性胃炎。中医诊断：胃痞病。辨证：痰热内蕴，气血失和。治则：和解少阳，清热化痰。处方：柴胡15g，黄芩10g，半夏15g，北沙参20g，生甘草3g，栀子、六神曲各10g，川黄连6g，丹参30g，瓜蒌皮、川芎各15g。7剂。2月27日二诊：患者诉症状明显缓解，但仍有反酸，舌红，苔白腻，脉弦。上方加浙贝母15g，7剂。3月7日三诊：患者诉偶有口苦、反酸，无上腹胀闷不适，舌淡，苔白腻，脉弦。上方去六神曲，加竹茹20g，7剂。此后上方增减服用2个月后口苦、反酸未再发作。[魏冬梅．王邦才教授辨治小柴胡汤证验案四则．中国乡村医药，2022，29（14）]

9. 胁痛

某女，50岁，1个月前因和邻居争吵后逐渐出现右胁部满闷胀痛、走窜不定、口苦咽干、心烦呕恶，舌苔白，脉弦。此属肝气郁结，湿浊内停，以小柴胡汤加味治之。处方：柴胡、黄芩、姜半夏各12g，郁金、青皮、白芍、延胡索各15g。水煎服，日1剂，用药8剂而告痊愈。[左新军．小柴胡汤"异病同治"举隅．新疆中医药，2023，41（4）]

原按：《寿世保元》："脉双弦者，肝气有余，两胁作痛。夫胁痛者，厥阴肝经为病也。若因暴怒伤触，悲哀气结、饮食过度，冷热失调，颠扑伤形，或痰积流注于胁，与血相搏，皆能为痛。"本病因肝气郁结，失于条达，阻于胁络，引发胁痛。用小柴胡汤加味能和解少阳，疏肝理气，肝气得以疏泄，故收佳效。

10. 黄疸

某男，25岁，诉寒热往来、咳嗽、胸闷、口苦、恶心呕吐，观其身目黄染，小便黄赤，舌苔黄腻，脉弦。此属外感湿热疫毒，从表入里，少阳枢机不利，郁而不达，湿热交蒸于肝胆，不能泄越所致。治宜和解少阳、清热利湿，投小柴胡汤加减：姜半夏、柴胡、黄芩、栀子、陈皮各12g，桂枝、竹茹、大黄各10g，茵陈30g，甘草3g，滑石18g。水煎服，用药10剂而告痊愈。[左新军．小柴胡汤"异病同治"举隅．新疆中医药，2023，41（4）]

原按：《伤寒论·辨阳明病脉证并治》："伤寒发汗已，身目为黄，所以然者，以寒热在里不解故也。"本例患者系湿热之邪犯及膜原，郁而不达，蕴蒸肝胆而致黄疸，小柴胡汤加味和解少阳、清热利湿，故收效。

11. 肝癖

某男，42岁，2020年12月23日就诊。患者形体肥胖5年余，体重80kg。近5年来反复感冒，每遇冷后即流涕、喷嚏、咽痛，久治不愈。彩超示脂肪肝。乙肝表面抗体阳性。舌淡红苔白腻，脉弦。西医诊断：非酒精性脂肪性肝炎。中医诊断：肝癖。辨证：肝脾不和，湿热痰阻。治则：疏肝和胃，清热祛湿。处方：柴胡、黄芩、半夏各10g，丹参、赤芍各20g，垂盆草、赤小豆各30g，郁金15g，荆芥10g，薄荷6g。此方加减服用21剂，诸症愈，1个月后复查肝功能无殊。[魏冬梅．王邦才教授辨治小柴胡汤证验案四则．中国乡村医药，2022，29（14）]

12. 甲状腺功能亢进

某女，60岁，20年前因情志刺激出现心悸、手抖、乏力、消瘦、多汗，医院查甲状腺功能高，确诊为甲亢，治疗1年半后停药，后常复发。本次于20余日前因为情志刺激出现心悸、乏力明显、多汗、烦躁、手抖、消瘦，体重减5kg，大便日2次，查甲状腺功能后确诊为甲亢复发。给予甲巯咪唑治疗。现舌质红、苔腻微黄、脉弦滑。中医诊断：瘿病，肝郁化火证。给予小柴胡汤加减：柴胡10g，姜半夏10g，太子参20g，炙甘草10g，黄芩10g，生姜30g，大枣10g，香附20g，豆蔻20g，茯苓30g，白术15g，陈皮10g，丹参30g，茯神30g，酸枣仁30g，煅龙骨30g，煅牡蛎30g，夏枯草20g，牛膝20g。水煎，7剂，日1剂，早晚分服。二诊：患者心悸、烦躁减轻，多汗、手抖、乏力明显，大便日2次，舌质红、苔腻微黄、脉弦滑。改太子参30g、姜半夏20g。7剂，煎服同上。三诊：患者乏力减轻、情绪好转、多汗、手抖消失，大便日1次，舌质红、苔薄黄，脉沉弦。守方继服7剂。四诊：患者诸症消失，心情好，无心悸、手抖及乏力，舌质淡红，苔薄微黄，脉沉微弦。复查甲状腺功能正常，守方继服，以巩固疗效。[宋欣欣．小柴胡汤治疗肝火旺盛型甲亢2则．光明中医，2023，38（10）]

13. 消渴

某女，78岁，2型糖尿病史10年余，两个月前肩背部忽冷忽热，反复发作，伴口苦、咽干、心烦、目眩；服降糖药后可缓解，但血糖控制不佳。舌红，苔白腻，脉弦。中医诊断：消渴病。辨证：脾肾不足，寒热错杂。治则：补肾健脾，扶正祛邪。处方：柴胡、黄芩、半夏、桂枝各10g，白芍20g，炙甘草3g，补骨脂、益智仁、菟丝子、巴戟天、杜仲各20g。7剂，每日1剂，两次服。二诊：患者诉寒热往来较前稍减轻，仍有口苦、咽干、心烦等，上方加山药20g。28剂后，上述症状基本缓解。[魏冬梅.王邦才教授辨治小柴胡汤证验案四则.中国乡村医药，2022，29（14）]

原按： 患者脾胃亏虚，水谷精微运化失常，肾精无以滋养，脾、肾相互影响而发为消渴。《伤寒论》第97条关于小柴胡汤证兼症："若不渴，外有微热者，去人参，加桂枝三两，温覆微汗愈……"故患者不渴，自觉发热，为有表证，故去人参以防留邪，加桂枝解表散寒，通阳化气。二诊时患者症状仍明显，故予山药加强补脾益肾之功。脾肾亏虚为消渴病基本病机，脾肾同治，攻补兼施，标本同治，常可收效。

14. 尿血

某男，38岁，尿血半年余，感冒或遇劳则加重，西医未查明原因。初诊：小便淡红，但无痛感，尿量正常，语声低微，少气懒言，舌尖红，苔薄黄少津，脉弦细数，余正常。处方：柴胡15g，黄芩10g，法半夏12g，生姜10g，生晒参15g，甘草6g，大枣10g，乌梅18g，青黛15g，川芎10g，茜草炭15g，三七粉6g（冲服）。4剂，水煎服，1日1剂。二诊：自述服药4剂后小便未见发红，效不更方，继服10剂。后电话随访二次，均告之小便常规所有指标正常，尿血已愈未再复发。[陈述，陈逸.小柴胡汤在"膜腠三焦"学说指导下的临床运用.中国医药指南，2012，10（29）]

原按： 少阳三焦为人体气、水、津的循行通路，血脉畅行，有赖三焦疏利通畅。肝藏血，如果肝经有热，热入血室，疏泄失常，血则无以内藏。尿血色红，舌红，苔黄少津，是血热、热入血室的表现；语声低微，脉弦细数，久病迁延而成恶性循环，故气虚不摄血。以上正是选择小柴胡汤的最佳证候。而血溢脉外，定有血络破损，根据"膜腠三焦"学术思想，血络之经隧夹层属于膜腠三焦，小柴胡汤能把大到血室、小到经隧夹层中的病因（热）清除，并能引导他药对血络破损进行直接"修复"。所加青黛擅清肝经血热，乌梅敛肝止血，川芎、茜草炭、三七止血而不留瘀，有"修复"之功，故疗效佳。

15. 亚急性甲状腺炎

某女，50岁，于5天前无明显诱因出现颈前疼痛伴有寒战，继之发热，最高体温39.8℃。诊所按上呼吸道感染治疗，效不佳。现症见颈前肿胀疼痛、触痛，伴吞咽疼痛，体温38.8℃，舌红、苔薄黄，脉弦。生化及超声检查后，西医诊断：亚急性甲状腺炎。中医诊断：少阳病。予小柴胡汤加减：柴胡10g，姜半夏20g，党参20g，炙甘草10g，黄芩10g，生姜10g，大枣10g，白芍20g，蜈蚣2条，青蒿10g，浙贝母20g，茯苓30g，丹参30g。7剂，日1剂，水煎早晚分服。1周后，患者自诉服药后各症状减轻，体温下降。现症见颈部压痛，精神可，纳食正常，舌淡红、苔薄微黄，脉沉微弦。上方去青蒿，蜈蚣减为1条。7剂，服法同前。2周后患者颈部无压痛，无肿大，无发热，诸症消失。随访未复发。[张寿航.小柴胡汤治疗亚急性甲状腺炎验案举隅.中国中医药现代远程教育，2023，21（19）]

原按：《伤寒论》："正邪分争，往来寒热，休作有时。"其病势为邪入半表半里，病位在少阳经，用小柴胡汤和解少阳。本案初诊时体温超过38℃，青蒿加强退热；蜈蚣2条通络止痛，白芍缓急止痛，浙贝母利咽化痰。二诊时患者体温下降，颈前疼痛减轻，故去青蒿，减蜈蚣。

16. 内伤发热

某男，58岁，2周前无明显诱因出现发热、体温时高时低，波动范围在37.5~38.2℃之间，查血常规正常，曾静脉滴注头孢曲松、利巴韦林等药，疗效欠佳。现阵发低热，口苦目眩，心烦喜呕，纳差倦怠，烦躁易怒，口渴引饮，舌淡红，脉弦。此为邪犯少阳，内有郁热，以小柴胡汤加味：柴胡、半夏、黄芩各10g，知母、白茅根各15g，石膏、地龙各20g，太子参、白芍各15g，甘草6g，生姜3片。水煎服，服药6剂而告痊愈。[左新军. 小柴胡汤"异病同治"举隅. 新疆中医药，2023，41（4）]

原按：《证治汇补·伤风》："如患者伤风，屡感屡发，形气病气俱虚者，有当以补中、而佐以和解。"用小柴胡汤加减能和解少阳、补虚解热，故收奇效。

（二）五官科疾病

1. 舌痹

某女，71岁，1周前受凉后感冒，出现鼻塞、流清涕、咽痛等症状，未诊治。昨日晨起发现舌苔色黑，伴舌麻木感。刻下：不思饮食，大便难解不成形，舌淡红，苔黑腻边黄，脉弦滑。患者平素时有盗汗，无其他症状及特殊病史。中医诊断：舌痹（邪犯少阳证）。治则：和解少阳，平调寒热。小柴胡汤加减：柴胡、法半夏、苍术、厚朴、白术各10g，黄芩、熟大黄各5g，石菖蒲、煅龙骨、煅牡蛎、仙鹤草、葛根各15g，火麻仁20g。14剂后，患者精神振，大便正常，黑苔消退，舌麻缓解，食欲明显好转。[周娟娟. 金殿春运用小柴胡汤治疗黑苔经验. 中国民间疗法，2022，30（19）]

原按：金氏认为，本案患者黑苔是因邪犯少阳、正邪交争于半表半里之间所形成的。患者平素阴虚阳盛，邪气乘虚入阴，卫表不固，腠理疏开，而营中虚热外越，热蒸迫津外泄而发盗汗。阴阳失衡，正气不足，外感风寒后，正气无力抗邪，故表证未解；病邪内侵入少阳，少阳经气郁滞，筋脉不利，故舌麻木、脉弦象。久而少阳胆腑郁热，肝胆失疏泄，枢机不利，又因五行肝木乘脾，影响脾胃升降功能，故纳差、不思饮食，之后又导致气血生化无源，血不荣舌，见舌淡红。少阳三焦司人体气化，水液代谢失常。则水湿内泛；少阳郁热，胆胃湿热上蒸，见苔黑腻边黄，脉有滑象。邪从少阳欲入阳明，又未完全侵入，故大便难解不成形，而非痞、满、燥、实之阳明腑实证。

2. 口疮

某女，56岁，诉口腔溃疡十余年，两年前腋下、外阴也时有发作，治疗效差。初诊：舌右侧有1个溃疡点，舌下乌紫且有2个溃疡点，大小似绿豆，舌尖红，苔黄腻，口气重，小便黄，夜尿频，大便或秘或溏，脉滑数无力微涩，饮食差，睡眠差。考虑其属中焦湿热、气虚夹瘀等证，欲选甘草泻心汤加味，但观其所带来的处方思早有同道使用，故放弃。得"膜腠三焦"理论之启迪，处方：柴胡15g，黄芩15g，半夏12g，生姜15g，大枣5g，人参15g，甘草6g，赤芍12g，桃仁10g，桔梗6g，桂枝10g，白术15g，泽泻20g，茯苓20g，白芥子6g，路路通15g。4剂，水煎服，1日1剂。二诊：口腔中仅剩1个溃疡点，自觉身体轻松，大便畅通，精神转好。效不更方，嘱6剂为1个疗程，服3个疗程。后特来告之，半年来溃疡未再复发，即将出国去旅游。[陈述，陈逸. 小柴胡汤在"膜腠三焦"学说指导下的临床运用. 中国医药指南，2012，10（29）]

原按：本案所发处皆是肝经循行部位，仍属少阳三焦疏泄气津功能失调。津凝成湿，阻滞三焦，郁遏成瘀、成溃疡。而小柴胡汤不仅有疏调三焦、和解少阳之功，还兼健运脾胃之效，合以五苓散化气行水，再佐以活血、宣肺、涤痰、通利之品，故能奏效。

（三）男科疾病

血精

陈某，男，2004年8月3日就诊。自述行房精中尽是鲜血，多方医治无效，前来求治。观其舌色淡，热不显，遂书小柴胡汤加味：柴胡24g，黄芩10g，法半夏15g，生姜10g，甘草10g，大枣10g，乌梅10g，青黛10g，炒蒲黄10g，三七10g，黄芪30g，白术15g，龙骨30g，牡蛎30g。服6剂后，精中无血，嘱其原方再服数剂，巩固疗效。[陈潮祖《中医治法与方剂》]

（四）皮肤科疾病

过敏性荨麻疹

某男，20岁，全身皮肤瘙痒1年余，西医诊断为过敏性荨麻疹，服抗过敏药物不能根除。初诊：全身皮肤未见疹子和血痂，遇风寒瘙痒加重并出现风团块，舌淡，饮食、二便可，脉细滑无力。予消风散合麻黄连翘赤小豆汤。服用1周好转，时有复发，后改用柴胡15g，黄芩15g，半夏12g，人参15g，生姜15g，甘草10g，荆芥15g，防风15g，羌活10g，川芎15g，蝉蜕15g，僵蚕15g，陈皮15g，茯苓20g，薄荷10g，桃仁10g，赤芍15g。服药1周后，痊愈。1年后因胃肠不适前来诊治，知其之前所患荨麻疹未再复发。[陈述，陈逸. 小柴胡汤在"膜腠三焦"学说指导下的临床运用. 中国医药指南，2012，10（29）]

原按：过敏性荨麻疹中医谓之风丹，本病的发生发展，与由膜腠所构成的少阳三焦关系十分密切，当风中腠理，外不得散越，内不能疏泄，影响气津正常运行时，气郁湿阻，克于皮肤，就会因卫阳不能宣散发越而成风丹。中医一般因受"治风先治血"之说的影响，多选用清热、凉血、息风方药；识见高者，则从疏散表卫风邪入手，常选消风散或用消风散合麻黄连翘赤小豆汤之类，鲜有从膜腠三焦论治者。笔者大胆用小柴胡汤合消风散治疗荨麻疹，收效佳。

【临证提要】《伤寒论》及《金匮要略》载此方共19条，择要加以解释，可广其用；当前已将此方广泛用于内外妇儿及五官各科，亦可借鉴，兹录数则，供学者参考。

（1）"伤寒五、六日中风，往来寒热，胸胁苦满，嘿嘿不欲饮食，心烦喜呕，或胸中烦而不呕，或渴，或腹中痛，或胁下痞硬，或心下悸，小便不利，或不渴，身有微热，或咳者，小柴胡汤主之"。此条反映了五脏上下表里各部证象，当联系手少阳三焦一起分析理解。

（2）"血弱气尽，腠理开，邪气因入，与正气相搏，结于胁下。正邪分争，往来寒热，休作有时，嘿嘿不欲饮食。脏腑相连，其痛必下，邪高痛下，故使呕也，小柴胡汤主之"。此条说明了几个问题：①平素气血不足，腠理不密，邪气才能乘虚而入。②寒热往来是邪气与正气相搏，正邪分争的病理反映。③"脏腑相连，其痛必下，邪高痛下，故使呕也"，此条是仲景论述本方证病机及胆胃不和的条文。

（3）"伤寒四、五日，身热恶风，颈项强，胁下满，手足温而渴者，小柴胡汤主之"。颈项强而身热恶风，似桂枝汤证，胁下满则非桂枝汤证矣！故用此方和解少阳，流通津气，柔和筋脉。方中甘草、大枣，当作缓急解释，始与此证病理相符。

（4）"伤寒，阳脉涩，阴脉弦，法当腹中急痛，先与小建中汤，不差者，小柴胡汤主之"。本方所治腹痛，病在胆胃，疼痛部位当在剑突或胁缘下面。初起难分寒热，可先用温中补虚、柔肝缓急的小建中汤，从中焦虚寒、肝木克土论治；不效，再用本方清热利胆，开郁行津，缓急止痛，从胆经湿热论治；若寒热错杂，可用柴胡桂枝汤。

（5）"妇人中风七八日，续得寒热，发作有时，经水适断者，此为热入血室，其血必结，故使如疟状，发作有时，小柴胡汤主之"。肝藏血，血室即指肝脏。肝胆同居，用此方疏利枢机，可使内陷之邪仍从表解，其血不结，寒热如疟之状可愈。此条示人以脏病治腑之法。

（6）"阳明病，发潮热，大便溏，小便自可，胸胁满不去者，与小柴胡汤"。大便溏，小便自可，说明二便通利，二便通利而发潮热，胸胁满不去，自是气郁津凝胸胁使然，故用本方疏通少阳津气。

（7）"阳明病，胁下硬满，不大便而呕，舌上白苔者，可与小柴胡汤"。便秘机制甚多，热盛伤津，肠中燥结，舌苔黄燥者，可用承气汤类寒下；寒冷积滞，肠失传导，舌质淡嫩者，可用温脾汤类温下；阴虚肠燥，燥结不通，舌红少苔者，可用增液汤类润下。此证便秘而见苔白，是津凝不布之象，既非寒下之所宜，又非温下之所对，润下更在禁例，投小柴胡汤疏畅三焦津气，使津气和调于五脏，洒陈于六腑，庶无燥结之忧。这种便秘以3~5日1行，经年如此，别无所苦为其特征。胁下硬满则是使用本方的依据。

（8）"本太阳病不解，转入少阳，胁下硬满，干呕不能食，往来寒热，尚未吐下，脉沉紧者，与小柴胡汤"。胁下是肝胆部位，胁下硬满而干呕不能食，往来寒热，自是少阳病无疑。

（9）"诸黄，腹痛而呕者，宜柴胡汤"。无论何种黄疸，只要兼见腹痛、呕吐，均可暂用本方疏利三焦，通调胆经。

（10）"伤寒中风，有柴胡证，但见一证便是，不必悉具"。此条说明只要病机属于邪在少阳，见到一证即可使用本方，不必悉具。

综合仲景使用小柴胡汤条文，有胸胁苦满者9条，呕或干呕者8条，腹痛或胁痛者7条，不欲食者6条，往来寒热者4条，可见往来寒热，胸胁苦满，胁痛或腹痛，呕或干呕，不欲饮食，是小柴胡汤之主症。此外，眩晕、项强、发热、潮热、发黄、头汗、咳嗽、心悸、小便不利、不大便诸症，偶亦有之。咳嗽《苏沈良方》云："元祐二年，时行无少长皆咳。本方去人参、大枣、生姜，加五味子、干姜各半两，服此皆愈，时常上壅痰实，只依本方，食后卧时服，甚妙。"此方治疗咳嗽，仲景原已提及，却未引起重视，能治咳嗽之理，注家亦每语焉不详。须知咳嗽虽然病标在肺，病机却不限于肺脏，故《素问·咳论》指出："五脏六腑皆能令人咳，非独肺也。"引起咳嗽的基本病理与运行于三焦的津气有关，津气盈虚都能影响肺卫宣降功能，气郁津凝，尤为常见。一旦某一脏腑功能失调，引起运行于少阳三焦津气逆乱，壅滞于肺，肺失宣降，咳嗽作矣！此方有升清降浊、利气行津之功，使三焦津气和调，肺卫宣降功能恢复，则咳嗽瘳矣！陈老每用此方去人参、大枣、生姜，加干姜、细辛、五味子、茯苓，治疗久咳不愈每获良效，始信调气行津是治疗咳嗽关键。《张氏医通》说："凡咳嗽，饮水一二口而暂止者，热嗽也，呷热汤而暂停者，冷嗽也。治热嗽以小柴胡加桔梗；冷嗽，理中汤加五味子。"

针对失血，《仁斋直指方》于本方加乌梅，用"治男女诸热出血"。此方能治出血，绝非偶然，实有理论为其依据。出血原因虽多，却以肝经有热，迫血妄行；肝不藏血，疏泄太过；卫气虚损，血失统摄三种机制较为常见。血热妄行，宜清肝止血；疏泄太过，宜敛肝止血；气不摄血，宜益气摄血，此方恰好一箭三雕，面面俱到。方中黄芩为清肝要药，血因热迫而妄行，得此可收清热止血之功；人参、甘草、大枣能补元气，使元气充盛于脉外，阴血自能安守于脉中，气不摄血而血溢者，得此可收益气摄血功效。加酸敛之乌梅以调理肝之疏泄，又能体现敛肝止血之法。杨士瀛将治少阳气郁津凝之方变为止血之法，是善用古方实例。若欲增强清热力量，可加青黛、栀子、地榆、大黄之类；若欲增强收敛止血力量，可加龙骨、牡蛎、白及之类；若欲增强益气摄血力量，可加黄芪、白术；若系寒热错杂，附子亦可加入，灵活变化，存乎一心，唯有智者才可神乎其技。

对于体虚感冒者，若外感风寒，加荆芥、防风、葛根，疏解三阳之表；外感风热，加金银花、连翘、板蓝根，细菌感染与病毒感染皆宜。反复感冒，乃卫气虚损，腠理不密，以致今日治愈，明朝又患，用本方加黄芪益气实卫，防御外邪侵袭；附子温煦下焦阳气，令卫气生发有源；白术健脾益气，令卫气充盛有继，何患之有。本方用于发热，柴胡剂量宜重，大于人参一倍始有退热作用。若与人参等量，退热疗效不显，可加入蒲公英、败酱草、金银花、板蓝根之类，增强清热解毒之功。乳房肿痛兼见寒热呕恶、昏晕、口苦、咽干、两胁胀痛者，本方加蒲公英、青皮、白芷之类，清热解毒，疏肝理气，疏泄风热。乳癖者乳房胀痛，肿块每随喜怒消长，伴有面色无华、眩晕、舌淡、苔白、脉弦，可用本方加瓜蒌、当归、赤芍以涤痰、散结、活血。颈部包块兼见红肿拒按、发热恶寒、苔黄微渴、食少、脉弦数者，本方去人参、大枣加栀子、龙胆草、生地、车前子、泽泻、木通、当归、夏枯草，甚者，大黄亦可加入。痫证者，经脑电图检查，为"异常脑电图"，患者无规律地出现突然昏倒、不省人事、牙关紧闭、两眼上视、口吐涎沫、面色青紫，或头昏、困倦、嗜睡、记忆减退、神情呆钝、烦躁不安、失眠、善惊（上证不必悉具），即可诊断为痫证，宜本方与桂枝汤合用。偏热，本方去生姜、甘草、大枣，加丹参、龙骨、牡蛎、石菖蒲、钩藤、黄连、琥珀、蝉蜕、羚羊角。此系筋膜发生病理改变，本方有调气行津之功，加入息风解痉、开窍安神之品，才与病机吻合。偏寒，则宜原方加龙骨、牡蛎、全蝎、蜈蚣之属。妊娠子痫此为肝血不足，阴不济阳，少阳枢机不运，下虚上实，用本方加熟地、龟甲胶滋阴养血，柔和筋脉。肝气郁结，痰郁为癫者症见面色淡白，精神抑郁，表情淡漠，神志痴呆，时而喃喃独语，时而焦虑不安，时而哭笑无常，舌苔白腻，两边微黄，脉象弦滑，此属思虑太过，肝气郁结，少阳枢机不运，痰气互结，阻蔽神明，以致精神异常，发为癫病，可用本方加石菖蒲、远志开其闭阻，启其神明。月经来潮，癫狂即作，此为热入血室，瘀热上犯神明，用本方加丹皮、赤芍、桃仁、焦栀子、焦山楂，清解郁热，凉血化瘀，或加大黄攻逐瘀血。胃脘胀痛掣及两胁为少阳胆热内郁，胆气犯胃所致。用本方加青皮、枳壳、木香之属，行气破结，胀痛自消。目赤肿痛为邪热郁于少阳三焦，清窍壅阻。白睛赤脉多在外眦，可用本方加蒺藜子、荆芥、夏枯草疏散风热，或加车前、木通之属淡渗利湿。眼生翳膜者，为黑睛疾患，多与肝胆有关，若因气虚胃弱，少阳升发无力，致生翳膜者，可用本方加羌活、防风、川芎、白芷疏泄风邪，升发阳气。三焦为津气升降出入通道，如果少阳枢机不利，玄府闭塞，络间津液阻滞，清纯之气郁遏，则目眩昏蒙，可用本方加枸杞子、生地黄、女贞子、羌活、刺蒺藜等药运旋枢机，开通玄府，敷布津液而获验。风丹者，本方加僵蚕、蝉蜕、防风、茯苓。痄腮者本方加板蓝根、僵蚕、赤芍、牛蒡子、夏枯草。眩晕以头晕眼花、如坐舟车、时欲呕吐、动则尤甚为主症，可用本方加龙骨、牡蛎；若因外邪相加，应加疏风散邪之品。眩晕一证，有因气虚清阳不升而致者，当用补中益气汤合生脉散益气升阳；有因痰饮水湿僭居阳位，闭阻清窍而致者，当用真武汤、五苓散、吴茱萸汤、术附汤、泽泻汤、蒿芩清胆汤之类化痰浊以开壅蔽；若气虚清阳不升与浊阴僭居阳位两种病机同时存在，上述诸方有顾此失彼之嫌，选用本方，可谓恰到好处。盖此方人参、甘草、大枣益气补虚，柴胡升举清阳；气虚下陷，清阳不能上头之眩，得此益气升阳之品可以愈矣！半夏、生姜运脾除湿，降泄浊阴，湿浊闭阻清窍之眩，得此祛除湿浊之品可以瘳矣（湿浊甚者重加白术、泽泻）！眩晕的基本病理是气血津液的盈虚变化影响肝系之膜，只用调气调津之品而不兼顾其膜，仍未尽善，加入镇静的龙骨、牡蛎，才能面面兼顾，提高疗效。对外感诱发的梅尼埃病疗效尤佳，往往一二剂即可获效。每逢子午二时，头痛、眩晕不适，过则诸证若失，此为阴阳失调，升降逆乱，可用此方加川芎、白芍。妊娠恶阻为肝胃不和，本方加吴茱萸、黄连、白豆蔻；肝郁血虚，加当归、白芍、白豆蔻；肝热脾虚，加茯苓、白术、砂仁。

小柴胡汤还有一些变方，在临床中使用效果亦佳，这些方子的临证要点如下。

（1）柴胡桂枝汤（《伤寒论》）：柴胡15g，黄芩7g，半夏12g，生姜7g，炙甘草5g，大枣6枚，桂枝7g，芍药7g。水煎，温服。治小柴胡汤证具而兼见肢节烦疼者；加重芍药剂量，治肝胃不和，上腹部痛，疗效亦佳，是小柴胡汤与桂枝汤合方。体现了调和营卫与和解少阳合用配方法度，是少阳兼表的变方。日本汉医每用此方治疗痫证。此方与五苓散合用，再加丹皮、牡蛎，治疗妇女更年期头面时觉热气上冲、胸部以上出汗，有良效。

（2）柴胡加芒硝汤（《伤寒论》）：柴胡12g，黄芩5g，半夏4g，生姜5g，人参5g，炙甘草5g，大枣4枚，芒硝10g。前七味水煮，汤成去渣，内芒硝，微煮一沸，分2次服。1剂不愈，再服1剂。治小柴胡汤证而苦满难解者；或胁下有坚块者；或潮热不去，大便不通者。芒硝有软坚散结，泻热通便之功，故对上述证候有效。这是偏里的变方。

（3）柴胡桂枝干姜汤（《伤寒论》）：柴胡24g，桂枝9g，干姜6g，天花粉12g，黄芩9g，牡蛎 6g，炙甘草 6g。水煎，分 3 次温服。治汗下以后，胸胁满，小便不利，口渴心烦，但头汗出，往来寒热者；《金匮要略》以此方治疟疾，其证寒多热少，或但寒不热。谓服 1 剂如神。此方治疟，若将桂枝改为肉桂，疗效更佳。1972 年我院科研处到乐山防治疟疾。一小学教师献一单方，即肉桂 30g，研末服，分 3~5 次。陈老曾用之，确有截疟功效。这是偏寒的变方。

（4）镇青丸（《素问病机气宜保命集》）：柴胡 15g，黄芩 15g，半夏 12g，生姜 12g，甘草 6g，人参 10g，青黛 10g。为细末，姜汁浸蒸饼为丸，每次服 20g。亦可作汤剂，分 3 次服。治呕吐、头痛、有汗、脉弦。此即小柴胡汤去大枣，加青黛清肝、凉血解毒。用治肝胆火旺、上攻头痛、犯胃呕吐之证，确有疗效。用治血热妄行出血亦佳，但大枣不宜减去，盖大枣能兼顾血小板减少之出血故也。是偏血分有热的变方。

（5）柴胡陷胸汤（《通俗伤寒论》）：柴胡 5g，黄芩 10g，半夏 15g，黄连 5g，瓜蒌仁 25g，枳实 10g，桔梗 5g，生姜汁 4 滴。水煎服。治少阳证具，胸膈痞闷，按之痛。此方有涤痰泄浊、开结宽胸之功，痰热结胸之证，投此有效。是偏痰热的变化方。

（6）柴胡芪附汤（陈沛祖方）：柴胡 12g，黄芩 9g，半夏 12g，生姜 9g，甘草 6g，大枣 9g，人参 9g，黄芪 30g，白术 12g，制附子 15g。水煎服。治反复感冒，经久不愈。是因腠理不密，藩篱不固。此方人参、甘草、大枣本就大补元气，能使表卫气充，加入黄芪益气实卫，能够防止卫气外泄；白术健脾运湿，附子温阳化气，能使谷气、元气化源旺盛，开源节流，双管齐下，用治表虚不固，反复感冒，能收祛邪扶正，实卫固表之效。其作用较玉屏风散犹胜一筹。是偏气虚的变化方。

（7）柴胡四物汤（《素问病机气宜保命集》）：柴胡 9g，黄芩 9g，半夏 9g，生姜 9g，甘草 6g，当归 12g，生地黄 15g，白芍 24g，川芎 9g。水煎服。治邪陷厥阴，寒热如疟，胸胁串痛，至夜尤甚。此证多见于妇女经期，故用四物汤养血调经，小柴胡汤和解少阳，体现脏腑同治法则，是偏血虚的变化方。

（8）参胡清热饮（《太平圣惠方》）：柴胡 12g，黄芩 12g，半夏 12g，生姜 9g，人参 15g，甘草 10g，大枣 20g，麦门冬 10g，五味子 10g。水煎服。治脉虚弱，发热，口渴不饮水者。此是小柴胡汤与生脉散的合方，有清解邪热、益气生津之功，对热病津虚、心力衰竭之证，投此有效。脉虚是心气虚损的辨证依据。这是偏津气两虚的变方。

（9）加减小柴胡汤（《温热经纬》）：柴胡 10g，黄芩 10g，半夏 10g，生姜 6g，甘草 6g，桃仁 12g，生地黄 24g，犀角 6g（水牛角代），丹皮 12g，山楂 12g。水煎服。治热入血室、经水适来、瘀热搏结、腰胁及少腹牵引作痛、拒按者。陈老用此方去水牛角，加青黛、芒硝、大黄，增强泻热逐瘀之功，治疗神志错乱的狂证有效。这是偏热、偏实、偏血分的变化方。

（10）柴胡加芦根汤（《张氏医通》）：即本方加芦根 60g。水煎服。治胆咳，咳呕胆汁。咳是主症，咳而呕吐胆汁，说明病标在肺，病本在胆。根据治病求本原则，当从胆经论治，令胆经无病，津气和调，则咳嗽可止。故用本方和解少阳，加芦根清热渗湿，降逆止呕，兼和肺胃，成为肝胆肺胃同治之方。这是兼上焦的变化方。

（11）柴平汤（《医方考》）：柴胡 12g，黄芩 9g，半夏 9g，生姜 6g，甘草 6g，苍术

12g，厚朴 12g，陈皮 9g，茯苓 15g。水煎服。治寒热往来，四肢倦怠，肌肉烦痛；或食欲不佳，脘痞腹胀，呕恶便溏，复往来寒热者。此方加入燥湿、芳化、淡渗药物，成为和解少阳阳明、湿重热轻之良剂，是偏津气壅滞中焦的变化方。

（12）清脾饮（《济生方》）：柴胡 12g，黄芩 9g，半夏 12g，生姜 9g，甘草 6g，青皮 9g，厚朴 12g，草果仁 6g，白术 12g，茯苓 15g。水煎服。治寒热往来，寒重热轻，胸膈满闷，不能饮食，苔白滑，或白腻，脉弦缓。此方运脾化湿力量很强，是兼湿浊阻于中焦的变化方。

（13）柴苓汤（《金镜内台方议》）：柴胡 20g，黄芩 12g，半夏 12g，生姜 9g，人参 9g，甘草 6g，大枣 12g，白术 15g，赤茯苓 15g，桂枝 15g，泽泻 20g。水煎服。治发热烦渴，脉浮弦而数，小便不利，大便泄利者；偏于热者，名协热下利，加黄连、白芍。此方合五苓散而成，有疏畅三焦气机，通调水道之功，是偏下焦水湿壅滞的变化方（原方无桂枝）。

（14）柴胡枳桔汤（《通俗伤寒论》）：柴胡 7g，黄芩 7g，半夏 7g，生姜 5g，枳壳 7g，桔梗 5g，陈皮 7g，雨前茶 5g。水煎服。治邪在少阳，往来寒热，胸胁痞满，或痛，或呕，或哕。扶正力量不足，宣畅气机作用为之增强。是偏于气滞的变化方。以上 14 条出自陈潮祖《中医治法与方剂》。

除以上外，小柴胡汤加减对功能性消化不良、反流性食管炎、胆汁反流性胃炎、慢性胃炎、溃疡性结肠炎、慢性乙型肝炎、慢性胆囊炎、乳腺癌及其他肿瘤、癌性发热、荨麻疹、痤疮、银屑病、带状疱疹、变态反应性皮肤病、病毒性皮肤病、血管性皮肤病、红斑鳞屑性皮肤病、性传播疾病、皮肤附属器疾病等疾病都有较好疗效。

三香汤 （《温病条辨》）

【药物组成】 香豉 6g　降香 10g　郁金 6g　瓜蒌皮 10g　桔梗 10g　枳壳 6g　黑山栀 10g

【制剂用法】 水煎，分 2 次，温服。

【病机治法】 湿热客于募原，气机闭阻。清热涤痰，行气宣痹法。

【适应证候】 湿热客于募原，气机闭阻，不饥不食，机窍不灵；或肝肺气郁，潮热胸闷。

【证析方解】《温病条辨》谓："湿热受自口鼻，由募原直走中道，不饥不食，机窍不灵，三香汤主之。"《临证指南医案》谓："时令湿热之气，触目口鼻，由募原以走中道，遂致清肃不行，不饥不食。但温乃化热之渐，致机窍不为灵动，与形质滞浊有别，此清热开郁，必佐芳香以逐秽为法。"此案所用七药即三香汤之药，由此可知，鞠通《温病条辨》三香汤实本乎此。

机窍不灵，不饥不食，是本方主症；湿热客于膜原，气机被阻，是此证病机。膜原系指连缀内脏与躯体间之筋膜，属半表半里。肝主身之筋膜，胆与三焦同属少阳，故膜原属于肝系。邪从口鼻而入，影响上焦肺气不宣、下焦肝气不疏，胆流受阻，不能输注于肠，肠道湿浊不化，阻于中道，遂呈不饥不食。湿热阻于膜原，上蒙清窍，气机被郁，遂致

"机窍不为灵动"而神志异常，轻则出言无序，重则发狂，或神志昏蒙。此种神志异常与不饥不食并见，故属湿热痰浊阻窍所致。

湿热秽浊，客于膜原，津气运行之机被阻而不饥不食，机窍不灵。法当清热涤痰，去其秽浊；疏畅气机，利其升降。故方用枳壳、桔梗开其气郁，郁金、降香通降气机，瓜蒌皮涤痰泄浊，栀子、淡豆豉宣其郁热。俾气机调畅，湿浊得除，升降复常而机窍不灵之证可愈。枳壳、郁金擅长行气利胆，胆液能够输注于肠，参与消化，则不饮不食之证可愈。

【临床运用】

（一）内科疾病

1. 中风

某男，62岁，有烟酒嗜好，有高血压史。昨晚睡时自觉发寒热，头晕痛。一觉醒来语言不利，口眼歪斜，左半身偏瘫，肌肤不仁，神智尚清，小便黄，苔黄腻，脉弦滑。血压不高，体温37.8℃。初步诊断：脑血管意外（脑动脉血栓形成）。属湿热外侵，气滞血痰，风中经络。药用瓜蒌皮、降香、桑叶、菊花各15g，枳壳、桔梗、栀子、香豉、薄荷各10g，郁金、丹参、地龙各25g，僵蚕、蝉蜕各35g。服2剂寒热消失，余症减轻。前方去桑叶、菊花、薄荷，加全蝎10g，桃仁20g，服5剂诸症大减。后将第二方去僵蚕、蝉蜕，加黄芪100g、石菖蒲15g、远志12g为基础方，增减调治3个月基本治愈。随访3年未见复发。［陶平. 三香汤的临床应用. 陕西中医，1986，（1）］

2. 眩晕

某女，40岁，素体较胖，3天前开始发寒热，头昏痛重如裹，纳差，恶心呕吐，胸闷脘痞，眼花头晕不能站立，耳鸣。西医诊为梅尼埃病，服西药效果不显。小便黄少，面浮，苔白黄腻，脉弦滑。风湿热外袭，痰浊中阻，清浊不分。处方：瓜蒌皮、枳壳、藿香各15g，桔梗、生姜各10g，栀子、郁金、竹茹、香豉、降香、半夏、木通各12g，车前子、薏苡仁各35g，葱白7节。服3剂发寒热呕吐消失，余症大减，去半夏、生姜、葱白，加石菖蒲20g，茯苓20g，石决明35g，服5剂症状消失，改服六合定中丸1周巩固。随访3年未复发。［陶平. 三香汤的临床应用. 陕西中医，1986（1）］

3. 胸痹

某女，52岁，素体肥胖，有高血压、冠心病史，时轻时重，近3天来发热，头痛，口渴，嗜睡身倦，咳吐黄痰，胸部憋闷，痛引肩背，头蒙如裹，心搏气短，小便黄。舌苔黄腻，脉弦滑。血常规：白细胞计数10×10^9/L，中性粒细胞百分比70%，血沉30mm/h。X线胸透左心室增大，心律不齐，血压120/60mmHg。属湿热痰浊内阻，气血凝滞。处方：瓜蒌皮、郁金、丹参各25g，枳壳、香豉、降香、木通、远志各12g，桔梗、栀子、石菖蒲、金银花、连翘各15g，桑皮20g。服2剂发热头痛消失，余症轻减，原方去金银花、连翘、木通，加前胡13g，海浮石15g，服2剂咳嗽消失，症状大减，第二方去桑皮、前胡、海浮石，加竹茹15g，肉桂10g，党参25g，茯苓12g，服3剂症状消失，末方加三七10g，做成丸剂，服3个月巩固。随访4年，未见复发。［陶平. 三香汤的临床应用. 陕西

4. 肺脓肿

某男，35 岁。1963 年 6 月 2 日诊。患者患肺炎后继发右肺脓肿已半月，见面赤身热，烦渴喜饮，大便结滞，咳吐脓血痰，腥臭异常，胸中烦满而痛。舌苔黄腻，质红，脉弦数。X 线摄片见右肺阴影和液平面。血检：白细胞计数 $20 \times 10^9/L$，中性粒细胞百分比 80%。乃湿热痰浊内蕴，化热成痈，血败为脓。药用瓜蒌皮、桔梗、栀子、郁金、金银花、鱼腥草、败酱草、薏苡仁各 15g，枳壳、香豉、生大黄各 10g，降香 6g，杏仁 12g，葶苈子 15g，生石膏 25g。上方加减服 80 余剂，临床症状消失，X 线摄片右肺阴影和液平面消失，自觉身软纳差，动则汗多，改用生脉散加四君子汤和谷芽、木瓜、建曲以调理善后。[陶平. 三香汤的临床应用. 陕西中医，1986（1）]

5. 慢性萎缩性胃炎

某男，45 岁，患"慢性萎缩性胃炎"两年余，屡服中西药物及三九胃泰等，未见明显效果。症见脘部灼热疼痛，无饥饿感，食量明显减少，心烦口渴，偶有呃逆或干呕见症。察其舌质红干，苔黄微腻，脉弦数。审是湿热中阻，胃气郁闭之候，治宜芳香化湿，清热和胃，方用三香汤加味：瓜蒌皮、栀子、郁金各 12g，桔梗、枳壳、降香、淡豆豉各 10g，麦冬、半夏各 15g，甘草 3g。服 3 剂后，症状明显减轻，食量有所增加，后守方去半夏加沙参 15g，共进 10 余剂，诸症悉除。[周天寒. 三香汤临床应用举隅. 实用医学杂志，1993，9（2）]

6. 急性传染性肝炎

某男，17 岁，因素蕴郁热，又饮食不慎，致双目发黄，发热口渴，口苦心烦，不思饮食，小便黄赤短少。肝功能：黄疸指数 18 单位，锌浊 15 单位，谷丙转氨酶 180 单位。尿胆原和尿胆红素：阳性。诊断为急性传染性黄疸型肝炎。用茵陈蒿汤加味治疗效差，诸症如故。察其舌质红，苔黄腻，脉弦数有力，知为湿热中阻，胆热内郁之候，治宜芳香化湿，清热利胆。改用三香汤加味：瓜蒌皮、桔梗、枳壳各 12g，栀子、郁金各 15g，降香、淡豆豉各 10g，茵陈 30g，板蓝根 18g。服 2 剂后症状减轻，8 剂后黄疸基本消失，后守方去淡豆豉、降香，酌加沙参、麦芽、丹参，共进 15 剂，诸症皆失，肝功复查正常。[周天寒. 三香汤临床应用举隅. 实用医学杂志，1993，9（2）]

7. 慢性胆囊炎

某女，55 岁，退休后，情绪消沉，性躁善怒，凡事不如意，即抑郁于心，常见胸胁胀满疼痛，尤以右侧为甚，伴口苦心烦，失眠多梦，厌油食差，小便黄赤，B 超检查诊断为"慢性胆囊炎"。前医多次用柴胡疏肝散、逍遥散等治疗效果不佳。察其舌质红，苔黄微腻，脉弦数。证属热郁肝胆，气机失畅之候，治宜清热解郁，疏肝利胆，方用三香汤加味：瓜蒌皮、栀子、枳壳、郁金、桔梗各 12g，降香、淡豆豉各 10g，白芍、柴胡各 15g。守方加减共进 8 剂，胁痛消失，精神转佳，食量倍增。后以一贯煎加减，续服半月，遂告无恙。[周天寒. 三香汤临床应用举隅. 实用医学杂志，1993，9（2）]

8. 不饥不食

1981 年应友人之邀，到本市木棕厂为退休职工张某诊病。自述：余无他病，唯不饥不食亦有年矣！虽经数医调治，仍然未见其效。观其舌质微红，苔薄微黄不腻，脉象弦数。因思此证病在中焦却又不似脾为湿困。叶天士先生《临证指南医案》谓三香汤能治"湿热受自口鼻，由募原以走中道，不饥不食，机窍不灵"之证。遂书此方付之，嘱其试服，亦未期其必效。时隔1个月，患者邀余至人民公园品茗，述服本方以后，食量大增，每日可食大米饭6碗，肥鸡1只，月来一切正常。闻其言，叹服叶氏医术精湛以至于斯，自愧弗如。不饥不食机制，因脾不运湿，湿困脾阳固为常见，然因胆流不畅者亦常有之。三香汤所治不饥不食，即因胆流不畅使然。方中枳壳本草文献谓能疏畅气机，郁金能够通调气血，二药通调气血之功，在于能够促进经脉蠕动，达到通调气血目的。现代治疗胆道疾病，多用枳壳、木香、郁金畅通胆流，实受三者能够通调气血启示而来。此方配伍枳壳、郁金，能够促进胆管蠕动而使胆液、胰液输注于肠，参与消化，故对胆气郁结，胆液流通受阻而呈不饥不食者投之可以获效。[陈潮祖《中医治法与方剂》]

（二）儿科疾病

流行性乙型脑炎

某男，5岁，3天前突然恶寒发热头痛，呕吐，继则出现精神萎靡、嗜睡、抽风、颈项强直、腹壁反射消失、体温39.5℃。血常规：白细胞计数15×10^9/L，中性粒细胞百分比80%。脑脊液检查：压力（卧位）60滴／分，外观透明无色，细胞数240/mm³，蛋白定性阳性（＋），蛋白定量126mg%，糖70mg%，氯化物720mg%。细菌：革兰氏染色未见肾形双球菌。西医诊为流行性乙型脑炎，已采取治疗措施，现邀中医参加治疗。见身热不扬，午后尤甚，头重痛如裹，全身酸楚，汗出不畅，胸闷恶心，腹胀，大便溏，小便浑黄，苔白黄厚腻，脉濡数。治宜清暑化湿、透营解毒。处方：瓜蒌皮、桔梗、栀子、郁金、藿香、黄芩、石菖蒲、佩兰各10g，枳壳、降香各3g，香豉5g，板蓝根、大青叶、滑石、薏苡仁各15g，生石膏35g，吞服神犀丹。2剂后诸症轻减。上方加减交替吞服紫雪丹和神犀丹6剂热退症除，改用竹叶石膏汤加减调治半月痊愈。[陶平. 三香汤的临床应用. 陕西中医，1986（1）]

（三）骨科疾病

胸胁挫伤

某男，31岁，因骑车不慎跌倒，致右侧胸胁挫伤疼痛2天，于深呼吸或咳嗽时则疼痛增剧。检查局部皮色如常，压痛不集中，胸廓挤压试验（-），摄胸片未见异常。舌脉如常。此缘外伤致使气机不畅，郁滞胸胁为患，治宜行开郁，兼以活血。拟瓜蒌12g，桔梗6g，枳壳8g，栀子6g，香豉8g，郁金10g，降香10g，川芎8g，田七4g，制乳香、制没药各10g。服2剂后，胸胁疼痛明显减轻，但局部按压稍感不适，前药继服2剂告愈。[文晖. 加味三香汤治疗胸胁挫伤24例小结. 中医杂志，1986（1）]

原按：胸胁挫伤，以往多以活血化瘀之剂如复元活血汤等治疗，但有时疗效并不理想。本症以瓜蒌、桔梗、枳壳直达上焦、开利肺胸、畅通气机，再以栀子、香豉、郁金、降香清热解郁、调气疏滞，加川芎、田七兼治血瘀。由于药证合拍，适合病机，所以在临床运用中收到较好效果。

【临证提要】本方加味对侵犯卫、气、营及中上焦之邪和郁、滞、瘀等证起转枢作用，使病邪从内、外、上、下分消，能清热化湿，分清泌浊，涤痰开窍，解郁化瘀，透邪转气，调理气机，内和脏腑。既是表里双解之剂、和解之剂，又是化痰解郁行瘀之方。考本方各味药的现代药理，具有抗菌消炎解毒、强心并增加冠脉流量、镇静镇痛、活血降压、祛痰镇咳、醒脑健胃等作用。漫长的临床实践证实该方根据证情化裁可治多种疾患。

本方用治湿热闭阻，机窍不灵，精神异常，有效。据 1989 年陈老治盐亭县一位幻听患者，投此 1 剂而安，可知本方治湿热阻于募原、不饥不食有效。

控涎丹 （《三因极一病证方论》）

【药物组成】甘遂、大戟、白芥子各等份。

【制剂用法】上药为末，糊丸如梧桐子大，食后，临卧，淡姜汤下 5~10 丸。亦可作散剂，每次服 2g。

【病机治法】涎滞膜腠。攻逐痰涎法。

【适应证候】痰涎伏在胸膈上下，变为诸病，或颈项、胸、背、腰、腹、胁、手、足、胯、髀隐痛不可忍，筋骨牵引灼痛，走窜不定；或皮肤麻痹，似乎瘫痪；或头痛不可举；或神志昏倦多睡；或饮食无味，痰唾稠黏；或睡中流涎；或麻木眩晕，痞闷嘈杂，其人平素多痰。

【证析方解】此方所治证候虽多，而其致病机制均属黏涎壅滞三焦膜腠使然。手少阳三焦外通肌表，内连脏腑，上至颠顶，下至于足，表里上下，无处不有，五脏六腑，无所不包。是卫气升降出入之区，水津运行出入通道。如果行于三焦水津凝结成为黏涎，伏于胸膈上下，留滞腠理三焦，遂随涎滞部位不同而见证各异。其基本病理是涎滞腠理 - 影响筋膜 - 变生诸证。

此种涎液留滞膜腠证候，使用一般利水行痰药物治疗疗效欠佳。当用逐饮力量很强的药物组合成方，始可克敌制胜。方用甘遂行经隧脉络之水，大戟泻腹膜肠胃之水，白芥子祛皮里膜外之痰，合而用之，能呈攻逐痰涎功效。俾水去痰消而诸病可愈。

近世多畏此方峻猛，不敢使用。须知此等痰涎壅滞重证，如果只求平稳，则病重药轻，鞭长莫及。只要辨证准确，放胆投之，往往可收捷效。

上述种种见证，审其确属痰涎阻滞，但见一证即可应用。一般而论，其人平素多痰或睡中流涎是其辨证依据，但亦不尽如此。陈老曾以此方治一青年军人，右胸胁间有一包块，平素并无痰多症状，服此方 10 日左右而消，即是一例。

【临床运用】

（一）内科疾病

1. 胸痹

某男，62 岁，2008 年 12 月 28 日初诊。患者 1 周前夜间饮冷水后出现胸痛彻背，之后每日发作一两次，劳累、情绪激动容易诱发，含服硝酸甘油可缓解，发作前自觉有气从左胁下上冲心胸，所到之处即发憋闷疼痛，气上冲至咽喉处便有窒息感，伴见喘息短气，咳唾大量稀白痰，咳嗽呛急时两颧浮红，畏寒怕冷，口中黏腻，饮食如常，大便稀溏，小便清长，夜卧不安，睡中憋醒，体形偏胖，面色苍黄，舌质紫暗而胖，边见齿痕，苔白厚腻，脉沉弦。平日嗜烟酒，但既往无其他疾病。血压140/90mmHg，心电图示左心室下壁心肌缺血。诊断为冠心病、心绞痛，笔者以为证属胸阳不振痰气互结之胸痹，治当通阳散结、祛痰下气，因此处枳实薤白桂枝汤合苓桂术甘汤加减3剂，但服后诸症无明显变化。二诊于前方中加炮干姜、制附片，又服3剂，仅畏寒怕冷略有缓解。三诊改用控涎丹，晨起6点空腹温开水送服3g，服后毫无反应，上午10点又服4g，仍无反应，下午4点又服2g，至下午5点开始腹泻，便质如稀水，量大而多沫。泻后饮热稀粥，温覆避风休息。后再以二诊等方调理2周而安。[邵雷. 控涎丹临床应用札记. 陕西中医学院学报，2010]

原按： 患者嗜酒，素体湿盛，而又于冬季夜间饮冷水，致使寒饮内伏。逆气挟寒饮上冲心胸，则困阻胸阳而成胸痹心痛。痰饮犯肺，肺失宣降，则喘息短气、咳痰稀白而量多。第一、二诊用枳实薤白桂枝汤合苓桂术甘汤却未能收到理想效果，笔者以为是寒饮太盛，故非峻猛之药莫能建奇功。因此后用控涎丹，祛邪气之大半，继用前方温阳化饮下气、通阳散结宣痹，终用健脾补肾、培养正气而安。

笔者在临床实践中体会到，痰饮一旦形成，便因其流动不居，随气升降，可以影响多个脏腑，临床表现复杂多端，如水饮凌心则悸，射肺则咳，阻遏清阳则眩，流注四肢则为肿为痛等，不一而足。此时一般方剂往往难以取效或缓不济急，而控涎丹虽然有毒，却擅于祛痰逐饮，于此类病症最为合拍。《方剂学》教材将其主治定为"痰伏胸膈证"，但笔者以为临证不必拘泥于此，凡病机属痰饮内伏，其正气尚能支持而无虚阳浮越、阴液枯竭之见证者，均可大胆使用，往往收事半功倍之效。但要根据病邪轻重和体质强弱斟酌其服法与用量，对于体虚患者攻逐之后要及时予以调补。正如《素问·五常政大论》所言："大毒治病，十去其六……谷肉果菜，食养尽之，无使过之，伤其正也。"

2. 悬饮

某男，31岁，以高热、咳嗽、吐痰、胸闷憋气，诊断为结核性胸膜炎，20天前以左侧胸腔积液收治入院。胸部X线片示左肺中下野大片致密阴影。B超检查示左侧胸腔积液内可见分隔漂动。西医诊断为左侧包裹性胸水。行常规抗结核药物治疗，胸腔穿刺6次，抽出草黄色液体，每次400~600ml。后因患者发生剧烈疼痛、心慌、出汗等反应而终止，遂邀余治疗。症见：体形消瘦，面色苍黄晦暗，胸闷气短，胁肋刺痛，午后低热，自汗盗汗，食纳尚可。舌质暗、有瘀斑、苔滑腻，脉弦滑。中医诊断为悬饮，证属痰瘀互结，阻遏气机。投以控涎丹。每日1丸（5g），晨起空腹姜汤送下。得泻后糜粥自养。患者连用5日，泻下青黄黏液，起初泻下次数多而量大，以后泻下量少，自觉胸闷刺痛大减，诸症好转。B超报告：左侧胸水较前减少。减量继服，根据大便情况，隔日1丸，每周3~5丸，历时2月余，共服30丸，未见明显不良反应，胸闷、咳嗽消失，面色红润，体重增加，已恢复工作。1年后随访未复发。[邓磊. 控涎丹临床新用3则. 山西中医，

2004,（5）]

某男，56 岁，因食管中段鳞癌在本院行开胸探查、食管癌切除、胃食管颈部吻合术。术后 68 小时拔胸腔引流管。拔管 48 小时后，患者出现发热（T37.6℃~38.7℃），以午后为甚，平卧后胸闷，呼吸困难。经摄 X 线胸片提示有双侧胸腔积液，以术侧为甚。予以胸腔穿刺，抽出淡红色、质清积液约 600ml。另一侧因胸腔积液量少，未能抽出。抽液后，患者体温降至 37℃ 左右。2 天后术侧胸腔再次抽出积液约 300ml。邀中药治疗。症见咳嗽、咳痰量多，舌质淡红、有瘀斑，苔白厚腻，脉弦滑。证属痰瘀互结。治宜祛痰逐饮，消癥破瘀。方用控涎丹原方，研细。第 1 天取 2.5g，温开水冲匀，从鼻饲管中注入。约 2 小时，排出大量黏液便。第 2 天改为每次 1.0g，每天 2 次，用法同上。药后每天解稀便 2 次，而无腹痛，咳嗽减轻，咳痰稀少，体温降至正常。1 周后复查 X 线胸片示双侧胸腔肋膈角清，未见积液。出院 1 个月后复查，胸腔未见积液。[李志广. 控涎丹新用. 新中医，2004，（6）]

某男，64 岁，因腹胀、乏力、尿少 2 月余，胸闷，气闭 1 周，以"肝硬化腹水"收住院。初诊：神清，慢性重病容，颈静脉无怒张，右肺叩诊呈浊音，右肺呼吸音消失，左肺呼吸音正常。腹部膨隆，腹壁静脉怒张，肝右肋下未触及，腹水征（+），双下肢轻度浮肿。胸片提示右侧胸腔大量积液，结合 B 超、肝功能检查，诊断为肝硬化腹水、肝性胸水、鼓胀、悬饮（中医诊断）。患者不接受胸穿抽液治疗，拟用十枣汤治疗，考虑患者病久体弱，改用"控涎丹"。控涎丹 1g，以温开水吞服。药后 15 分钟左右，患者自觉腹中微痛，随即腹泻 10 余次，约 5500ml，均为黄色稀水样大便。泻后感腹胀、气闭明显减轻，并能平卧入睡。后中西医结合对症治疗 2 月余，胸、腹水消失，精神、饮食正常而出院。[柴良辉. 控涎丹治愈肝性胸水 1 例. 中西医结合肝病杂志，1998，8（2）]

3. 急性支气管炎

某女，65 岁，素体健康，1 周前因游泳感受风寒而出现咳嗽。现症见咳嗽频剧，痰涎清稀量多，甚则不能平卧，夜间及晨起为甚，恶寒发热，体温 38.5℃，无汗，头痛身困，胸闷干呕，饮食一般，二便可，舌质淡胖，苔白滑，脉浮紧。胸透提示肺纹理增粗，血常规正常。诊断为急性支气管炎，证属外寒里饮，治当解表散寒、温肺化饮，因此处小青龙汤，服第 1 剂后仅体温降至 38.0℃，其余诸症无改变；服第 2 剂后汗仍不出，咳嗽寒热同前，反增烦躁面赤。二诊用前方加生石膏 24g，再进 1 剂，服后仍无改善。三诊改用控涎丹，晨起 8 点空腹温开水送服 3g，服后无反应，中午 12 点又服 3g，下午 4 点开始腹泻，便质如稀水，夹杂黏胶样物质。腹泻过程中即大汗淋漓，体温降至 36.8℃，周身困惫。令其泻后随即饮热稀粥，温覆避风休息，当夜咳嗽即大减。次日晨起仅微咳两三声，除身困乏力外余症全消，更方用苓甘五味姜辛汤去细辛合玉屏风散 3 剂，调理善后而安。[邵雷. 控涎丹临床应用札记. 陕西中医学院学报，2010，33（6）]

原按：由患者起病之诱因及恶寒、发热、无汗之表现知其必有表寒，咳嗽而痰涎清稀量多、甚则不能平卧知其里有寒饮伏肺。表寒里饮证而用小青龙汤无效，估计是寒饮较重阻遏气机而药力相对不足之故，则非但不能解表化饮反而徒增里之郁热。因此用控涎丹逐去寒饮之后，表里气机通达，营卫出入无碍，方能汗出表解，肺气宣畅而咳嗽自止。

4. 咳喘

某男，56 岁，7 个月前开始有咳喘，痰稀量多，唇紫，杵状指，某院诊其为肺心病。后经三甲医院检查，怀疑肺癌，行肺支气管镜检，但未发现癌病灶。初诊：动则气喘，乏力，下肢浮肿，舌紫胖、苔白厚腻。诊断：瘀阻肺络。治法：祛瘀化痰利水。方以控涎丹（制大戟、炒白芥子、制甘遂）等份研末制成蜜丸（每丸重 5g），每次 1 丸，早晨空腹服下，1 小时内不进任何东西（包括水）。服用第 1 天泻下塘泥样便 4 次，气喘明显好转，乏力改善；但随即出现足部抽筋，用芍药甘草汤 3 剂即愈。但患者因惧足部抽筋而未继续服用控涎丹。其后转某中医院治疗，用药不详，输液后手足面部浮肿更为严重，终不治身亡。如其坚持用控涎丹是否可完全缓解或治愈不得而知，但就仅 1 剂药即见显效，足见其功。[徐国彬．控涎丹治验 2 则．上海中医药杂志，2014，48（2）]

5. 哮喘

某男，67 岁，3 年来，每到冬季即患哮喘。本次发病，始因感寒而发。恶寒发热，咳嗽，喘鸣，吐白色泡沫痰，咯吐不爽，西药后，热退咳喘不减。症见：张口抬肩，喘鸣有声，端坐呼吸，卧则加重，特别是晚间进餐后，胸闷腹胀膨膨然，背冷如拘，体形肥胖，双足踝浮肿、按之没指，舌苔厚腻，右脉虚弦，左脉滑大。诊断为哮喘，证属痰饮阻肺，肺气壅塞。治以攻逐痰饮，方药：控涎丹。每晨 1.5 丸（7.5g），空腹姜汤送下，得泻后糜粥自养。一共服了 8 天，后六君子汤合竹沥化痰汤等巩固善后，诸症平复。1 年后随访，疗效巩固。[邓磊．控涎丹临床新用 3 则．山西中医，2004，（5）]

原按：哮喘多因宿痰内伏，外邪引触而发；痰气搏结，壅塞气道，日久无不兼瘀；痰瘀相兼又加重脏腑衰惫，往往形成恶性循环。本例患者以痰瘀互结为主，故先投以大剂量控涎丹，直挫邪势，阻断恶性循环。攻逐之后，微显虚兆，及时以六君子汤合竹沥化痰汤健脾培土，以绝生痰之源，并配合穴位贴敷，内外兼治，使阳气复振，气机调畅，精微得化，使致喘之宿根得以蠲除，故能巩固疗效。

（二）五官科疾病

耳郭假性囊肿

某女，47 岁，9 个月前冬起，右侧耳壳舟状窝处局限性增厚、隆起，皮色正常，无痛，有时灼热、发痒。自以为受寒引起，未在意。1 个月后，病变范围增大，隆起处渐可摸到波动感，边界清，有弹性。医院诊断为耳郭假性囊肿。采用穴位针刺及氦氖激光局部照射，未见效。诊查：右耳舟状窝处局限性囊肿，边界清，皮色青黄瘀暗，无光泽，触诊有波动感，无痛，微痒。舌质暗、苔滑腻，脉弦细而滑。诊断为耳壳痰包，证属痰湿困耳，气滞血瘀。治以攻逐痰饮。予控涎丹，每日 1 丸（5g），晨起空腹姜汤送下。嘱得泻后饮以糜粥。服完 7 丸控涎丹后，耳壳痰包完全消失，病变局部皮肤色泽红润。1 年后随访，未见复发。[邓磊．控涎丹临床新用 3 则．山西中医，2004，（5）]

原按：清代医家何梦瑶在《医碥》一书中谓："痰在耳轮，则痒痛……"本案病起于严冬季节，寒凝血滞，经气不通，津液不能正常运化，而形成痰包，此正如唐宗海所说："血积日久，亦能化为痰水。"（《血证论》）控涎丹逐痰行瘀，其中白芥子善走皮里膜外，引药直达病所，故收效甚捷。

（三）妇科疾病

1. 痛经

某女，19岁，自15岁月经初潮至今，经期少腹冷痛剧烈难忍，痛甚则呕，热敷少腹部或服用布洛芬可稍缓解，其月经周期为28天，按时来潮，经期4~5天，经血量少色暗有块，伴见手心烦热，唇口干燥，饮食尚可，大小便如常，舌质暗，苔白厚腻，脉细涩。B超检查提示子宫、附件正常，妇科检查未见异常。曾服少腹逐瘀胶囊、痛经宝颗粒等，效果不明显。笔者以为证属冲任虚寒、瘀血阻滞，治当温经散寒、养血祛瘀，因此处温经汤加味，1剂/天，水煎温服，嘱患者自每次月经来之前3天开始服药，服完为止。连续治疗两个月，经期少腹冷痛减轻之程度并不明显。第3个月先用控涎丹，晨起7点空腹温开水送服2g，2小时后呕吐清水少许，后腹泻稀便2次，次日起仍同前服温经汤加味方，连用7剂。服至第4剂时月经来潮，少腹冷痛基本消失，经血量色均正常，服完7剂后手心烦热、唇口干燥等伴见症亦尽皆消失，从此数年痛经解除。[邵雷.控涎丹临床应用札记.陕西中医学院学报，2010]

原按： 患者经期少腹冷、经血量少可知其冲任虚寒；少腹痛、经血色暗有块、舌暗、脉细涩可知其瘀血阻滞；手心烦热，唇口干燥属阴血耗损，用温经汤养血祛瘀、温经散寒本也合理，但连用俩月却效果不佳。从苔白厚腻推测，其或有寒痰水饮盘踞下焦妨碍行经亦未可知，因而用控涎丹峻下逐水。寒饮去后温经汤之效力方得以发挥，而收散寒止痛之功。

2. 外阴乳头瘤

某女，30岁，外阴瘙痒2年余，按阴道炎用药加阴道冲洗多次未效，近2个月来外阴瘙痒加重，自觉外阴部有一肿块来诊。妇科检查右侧大阴唇外侧有一直径6cm大的平坦肿块，皮色不红，质地较软，无压痛，推之可移。立即采集活组织病检，病理诊断为外阴乳头瘤。因患者惧怕手术而要求中药治疗。望形体肥胖，面白神疲，舌体胖大有齿痕、苔白腻，自诉下肢常感酸沉乏累，带下量多，脉沉、弦而滑。证属脾肾阳虚，痰湿凝滞阴部结为肿块。治以温化寒痰消肿。方用控涎丹加天南星各30g，共研末为蜜丸，每丸重5g，晨起空腹服1丸，服后勿进食，待药后得泻徐进米粥。患者服用1丸后1小时，腹疼泻下稀水黏液便约半痰盂，次日又服1丸，泻下减少，连续服药至7丸，自觉外阴瘙痒停止，白带量少，身感轻快，饮食增加。嘱暂停服控涎丹，改服人参归脾丸5日，再间断服控涎丹至20余丸，查外阴乳头瘤消失，诸症悉除，身体健康，随访10年未复发。[赵文研.控涎丹妇科新用治验4例.山西中医，2003，（1）]

3. 多囊卵巢综合征

某女，27岁，结婚5年未孕，B超诊断为多囊卵巢综合征。用西药促排卵加HCG冲击疗法治疗3个月未孕。平素月经稀发，数月或半年一至，量少色暗，带下如水、味腥，腰酸，下肢困重。形体丰盛，面部与下肢多毛，舌体胖大、苔白腻，脉沉细。证属痰湿凝滞型不孕。用控涎丹加安息香、沉香（大戟、甘遂、白芥子各30g，安息香、沉香各10g），共研末为蜜丸，每丸重6g，晨起空腹服1丸，服药1时许，泻下稀便黏液数次，频频矢气，腹部感舒服，次日又服1丸，泻下溏便，阴道排出咖啡色黏滞物约100ml，嘱其暂停服控涎丹以米粥调理胃气3日，再服控涎丹至15丸，患者月经来潮，色暗红有块，下腹胀痛，此次月经5天始净。后投以养精种玉汤合启宫丸，服药3周，后月经40天未至，尿妊娠试验阳性，足月顺产一男婴，母子健康。[赵文研. 控涎丹妇科新用治验4例. 山西中医，2003，(1)]

4. 乳腺导管内乳头状瘤

某女，41岁，双侧乳头流黄水1年余，乳头分泌物化验3次，均未找到癌细胞，乳房活组织病检，病理诊断为双乳乳腺导管内乳头状瘤。患者要求中药治疗。其舌体胖大、苔白腻微黄，脉沉而滑。方用控涎丹加冰片（大戟、甘遂、白芥子各30g，冰片4g）共研末为蜜丸，每丸重5g，晨起空腹服1丸，服药1次，腹痛，大便泻下黄色污秽3次，观正气尚存，继连服5日，每日1丸，服药后呕吐黄色黏液1次，泻下黄褐色稀便多次，双侧乳头流黄水明显减少。后以逍遥丸、龙胆泻肝丸、控涎丹交替服药月余，乳头溢液消失，停药后无其他不适，随访8年未复发。[赵文研，陈荣. 控涎丹妇科新用治验4例. 山西中医，2003，(1)]

（四）男科疾病

慢性前列腺炎

某男，32岁，尿频数年，尤以夜晚为甚，1小时左右1次，会阴部疼痛，夜寐不安，入寐即鼾声如雷，倦怠，头晕。几经中西药物治疗不效。诊查：形体肥胖，舌质暗、苔白厚腻，脉弦滑。肛诊：前列腺肿大压痛，质地饱满，表面欠光滑。前列腺液常规检查：脓细胞（＋）。西医诊断：慢性前列腺炎。中医诊断：淋证。证属痰瘀互结。治宜祛痰逐饮，消癥破瘀。药用控涎丹原方，60g研细，装胶囊，每粒0.5g。嘱其每晚睡前用温开水送服2粒。1周后复诊：尿频、会阴痛消失，每晚解小便1次，夜寐安。鼾症亦基本消失。服药后晨起解大便1次、质软、不成形，无腹泻及腹痛。[李志广. 控涎丹新用. 新中医，2004，(6)]

（五）骨科疾病

1. 腰椎小关节及骶髂关节炎

某女，41岁，劳作后突患腰骶疼痛2天，坐卧不宁，疼痛向臀部及大腿外侧放射。查体见腰骶局部及两侧深压痛，"4"字试验阳性，直腿抬高及加强试验阴性。摄X线腰椎正侧位片及骨盆平片：①腰椎小关节炎；②骶髂关节炎。患者平素咽部如有物梗，吐之不出，咽之不下。察其舌质暗红、苔黄厚腻。中医诊断：痹证。证属痰瘀互结。治宜祛痰逐饮，破瘀利气。方用控涎丹原方。每晚睡前用淡姜汤送服2粒（每粒0.5g）。第2天晨起解水样便1次，腰痛大减。连服3天，其痛消失。二诊改用黄芪桂枝五物汤加补肝肾、祛风湿之品，连服12剂。并予控涎丹24粒，嘱每天睡前用淡姜汤送服2粒，以善其后。[李志广. 控涎丹新用. 新中医，2004，(6)]

原按： 宋代陈言在《三因极一病证方论》中谓："凡人忽患胸背、手脚、颈项、腰胯隐痛不可忍，连筋骨，牵引灼痛，坐卧不宁，时时走移不定……此乃是痰涎伏在心膈上下，变为此疾。"本例患者素有痰湿内盛，复因劳作内伤，使痰瘀互结为患。现代医学认为，本病为关节的无菌性炎症，因周围组织的水肿，刺激周围神经引起疼痛。控涎丹祛痰逐饮、消癥破瘀，药少力宏，能迅速消除病变部位炎症和水肿。

2. 颈椎病

某女，60岁，右颈及右上肢疼痛反复发作2年余，加重1周。右上肢及肩背痛无定处，时轻时重，夜晚尤甚，坐卧不宁。查：右肩关节活动无障碍，臂丛牵拉试验阳性；压头试验阳性。颈椎X线摄片示椎体增生，椎间隙变窄，第4~5椎孔变小。既往有胃病史多年，未作系统治疗，食后常感恶心。察其舌质暗红、苔厚腻微黄，脉弦滑。西医诊断：颈椎病（神经根型）。中医诊断：痹证。证属痰瘀互结。治宜祛痰逐饮，破瘀通络。予控涎丹10粒，每粒重0.5g，每晚睡前用淡姜汤送服2粒。患者晨起解稀便1次、量多，当晚即感疼痛减轻，夜卧能寐。5天后仅天气变化时偶有疼痛，可以忍受，食后恶心消失。再予控涎丹20粒，服法同上，后服六味地黄丸善后。[李志广. 控涎丹新用. 新中医，2004，（6）]

3. 身骨关节病

日籍华人耿某，男，年过六旬，2005年来函，述其遍身骨节疼痛难忍，已逾十年。后购《中医治法与方剂》四版以后，翻阅控涎丹一方所治，差堪对证。因其日本药店无此三药出售，来函请寄。回信言其三药不可出境，属于院内制剂，可以来医馆治疗。未几日耿某遂从日本来求治。询其病情确与此方相符，遂处控涎丹嘱其试服。在医馆治疗1个月之后，周身疼痛逐渐消失，再三致谢而去。[陈潮祖《中医治法与方剂》]

（六）其他疾病

1. 外伤昏迷

某男，41岁，于3年前开始，每至夏季气温升至30℃以上时，则中午胸部（曾被竹篙顶伤处）疼痛，随即头晕意识障碍，自诉昏迷，约1小时后有所缓解。医院检查未作出诊断。平时胸闷，纳差，小便黄等。经治疗未改善。初诊：时头晕，中午有1小时意识障碍；口苦乏味，黄痰；大便干，小便黄；舌一侧紫，一侧淡暗红，苔黄厚腻，脉弦。辨证：肝郁气滞，痰湿阻络。治以疏肝理气，祛痰活络。先后以柴胡疏肝散加减5剂、小柴胡汤加味10余剂、陷胸汤合小柴胡汤5剂；均未取得较好效果。现仍有头昏、胸闷、纳差，痰多，舌紫、苔黄厚腻。证属痰瘀阻络。投以控涎丹（制大戟、炒白芥子、制甘遂）等份研末制成蜜丸（每丸重5g），每次1丸，早晨空腹服下，1小时内不进任何东西（包括水）。服后连续3日每日泻稀黄水4次，最后1次泻下如圆柱形黄色冻状物，质硬有弹性，第4天诸症消失，体健如常。至今二十余年未曾复发。[徐国彬. 控涎丹治验2则. 上海中医药杂志，2014]

2. 雷诺病

某女，23岁，手足冷痛三年，遇寒冷刺激或精神紧张即发作，甚则手足出冷汗，双侧手掌皮肤发紫，伴见口淡不渴，饮食尚可，大便略稀，小便清，月经周期30天，按时来潮，经期 3~5 天，经血量少色淡，有块不多；此时月经已净 3 天，舌质淡胖，边见齿痕，苔白腻，脉沉弦细。诊断为雷诺病，笔者以为证属血虚寒厥，治当养血通脉、温经散寒，给予当归四逆汤 3 剂，服后诸症无改变；二诊以前方加吴茱萸、生姜又进 3 剂，仍无效；三诊去吴茱萸、生姜，加党参、白术、炮姜、制附片，即以当归四逆汤合附子理中汤，再进 3 剂，手足冷痛依然。乃改投控涎丹，晨起 7 点空腹温开水送服 2g，服后干呕，中午 12 点又服 2g，下午 3 点开始腹泻两次，便质如水，澄澈清冷，泻后手足冷痛大减。次日仍用当归四逆汤合附子理中汤，服后手足温暖舒适，肤色红润，6 剂后手足冷痛完全消除而停药，两个月后随访未复发。[邵雷. 控涎丹临床应用札记. 陕西中医学报，2010]

　　原按：此患者临床表现虽符合血虚寒厥，但以当归四逆汤为主竟然三诊无效。其服温里剂而手足厥寒毫不减轻，且仍舌淡胖、苔白腻，莫非有寒饮在内作祟？饮邪阻遏，则清阳不能达于四末亦可手足厥寒。遂试投控涎丹，果然泻去寒饮之后再用养血温经，则效如桴鼓。

　　【临证提要】控涎丹攻逐痰湿，使邪从大便出而达治病目的，对妇科各类良性肿瘤及疑难杂症只要正气尚存，但具备舌苔厚腻，舌体胖大或舌色暗青，脉沉、弦、滑辨证要点的皆可投之。但应用时要注意：①不可久服，衰其大半而止，并注意调理善后。②加味不可太多，以免影响主药的疗效。③随时观察患者服药后的泻下情况，及时调整剂量，不要让患者远离，最好住院服药。④对于顽痰痼疾也可视病情连续攻之。⑤空腹服药，得泻后徐进米粥以养胃气。

　　痰浊阻滞少阳三焦表里之间，骨节结缔间隙之间，多痰浊样的黏涎，其他方法不易有效，控涎丹有搜肠刮骨剔痰之能，非它不效。

大柴胡汤 (《伤寒论》)

　　【药物组成】柴胡 20g　黄芩 15g　半夏 10g　生姜 15g　芍药 15g　大枣 12g　枳实 10g　大黄 10g

　　【制剂用法】水煎，分 3 次，温服。

　　【病机治法】胆经实热。清热利胆法。

　　【适应证候】胆经实热，寒热往来，胁肋胀痛，呕不止，心下痞硬；或心下急痛；或协热下利；或烦躁如狂、发狂，兼见舌红、苔黄，脉弦数有力。

　　【证析方解】寒热往来，胸胁胀痛，或心下急痛，呕吐不止，是本方主症，按脏腑辨证定位，病在少阳胆经；舌红苔黄，脉弦有力，按八纲辨证定性，属于胆经实热。多因伤寒之邪传入少阳胆经，气郁化热，正邪纷争，遂呈往来寒热；气结不通，血运障碍，水津失调，胆胰之液壅滞，遂呈胁肋胀痛，心下痞硬或急痛；胆气犯胃则呕，乘脾则泻。其基本病理是：邪入胆经→气郁、血滞、津凝、液阻、经隧挛急→胆经实热。

　　邪踞少阳胆经，导致气、血、津液壅滞，气郁化热，不通而痛之证，通过清、疏、通、利使壅滞得以宣通，疼痛自然缓解。此方用柴胡疏达少阳气机，祛邪外出，配伍枳实行气、破滞、消痞，疏通气机作用为之增强。黄芩清肝胆之热，大黄泻肝胆之火，并借大黄利胆通腑之功以开邪热下行之路；肝胆同居，胆腑有病，影响肝脏疏泄而致血行不畅，胆汁壅阻，大黄活血行瘀、利胆通腑之功可使血行流畅、胆流无阻、肠道通畅。白芍、大枣有柔肝缓急之功，经隧挛急而致疼痛、呕吐、下利，得此可收柔肝缓急功效。佐半夏辛温燥湿，生姜宣散水邪，其意又在通调津液，恢复脾胃纳运升降功能，达到调理脾胃目的。综观全方，一切药物皆着眼于通，使不通者通，殆为本方宗旨。

此方治疗胆胃实热所致呕吐，疗效较佳，方剂结构亦允称完善。胆道疾病容易引起胆气犯胃，胃气上逆而呕。此方用柴胡疏肝胆之郁，黄芩清肝胆之热，枳实降泄胆胃，芍药、大枣柔肝缓急，缓其急迫之势，通过疏肝、清肝、柔肝，使肝胆功能正常而不犯胃，虽不止呕而呕亦可止。呕吐是胃气上逆的表现，此方用半夏、生姜降逆止呕，正为胃气不降、浊阴上逆机制而设。本方不仅考虑到了胃气上逆、胆气犯胃等机制，更考虑到了肠道腑气是否通调。胃肠以通降下行为顺，若肠道被阻，腑气不通，影响胃气正常下行，上逆作呕，就应泻下通腑，使其胃气下行。此方配伍大黄泻下通腑，体现了上病治下法则，亦即"欲求南薰，先开北牖"之意。此方兼顾到了胃气上逆、胆气犯胃、腑气不通三个方面，所以是治胆胃实热呕吐有效之方。

用此方治疗热泻亦颇合法度。此证是因肝胆有热，疏泄太过，影响脾胃升降失调。通过柴胡、枳实、黄芩疏肝清热，白芍、大枣柔肝缓急，使肝胆疏泄正常，脾胃升降恢复，其利自然可止。下利而用大黄泻下荡热，即通因通用之意。

小柴胡汤与大柴胡汤二方是治少阳病变方。因其各有侧重，故从证象到病机、治法、配伍，都有差异。

（1）二方治证有所侧重。小柴胡汤所治证候侧重于半表半里之手少阳三焦经，所有见证都是少阳三焦气郁津凝进而影响筋膜的病理反映。由于三焦是联系五脏之道，证象可以涉及五脏而不限于胆经。大柴胡汤所治证候侧重于足少阳胆经，而以疼痛为其主症。产生疼痛之机则与气机郁结、血流不畅、津液凝滞、胆胰受阻有关，反映了不通则痛的病理特征。

（2）二方在病机、治法方面存在差异。小柴胡汤证病机属于邪在少阳，大柴胡汤证病机属于胆经实热；小柴胡汤体现和解少阳法，大柴胡汤体现清热利胆法。

（3）小柴胡汤用柴胡、黄芩、半夏、生姜疏解表邪，清泄里热，疏畅气机，通调津液以祛其邪；人参、甘草、大枣补益元气以扶其正，体现了表里同治、寒温共用、补泻同施、升降并调等配伍形式，结构特殊，为和解少阳法之代表方。大柴胡汤用黄芩、大黄行血利胆，以白芍、大枣柔肝缓急，反映了清、疏、通、降四法及一切着眼于通的配伍特点，为清热利胆法的代表方。只有掌握二方异同，才能运用随心，准确无误。

【临床运用】

（一）内科疾病

1. 脏躁

某男，41岁，近1个月出现胸闷，气短，心肺超声查无异常。发作时心前区有憋闷感，喘不上气，心悸不安。不发作时心烦易激，控制不住脾气。夜寐差，入睡难，大便可。舌质红，苔白腻，关脉弦滑躁动。中医诊断：脏燥证（胆郁痰扰）。治以调畅气机、清热化痰。处方：柴胡20g，大黄15g，黄芩15g，枳实15g，清半夏10g，茯苓15g，竹茹15g，陈皮15g，生姜15g，大枣15g，全瓜蒌15g，薤白15g，石菖蒲15g，合欢皮15g，厚朴10g。日1剂温服，7剂后各症状减轻。上方加黄连5g，远志15g，栀子15g继续服35剂。病情告愈。[宓丹. 枢机及脉息术理论指导大柴胡汤临床运用. 光明中医，2024，39（2）]

2. 失眠

某女，66岁，失眠3个月。刻诊：失眠，入睡难，睡后易醒，醒后不易入睡，多梦，伴心烦，善太息，疲乏无力，饮食及二便可。舌质红，少苔，脉弦细，脉息比为5(75/15)。中医诊断：失眠（胆郁痰扰）。治以调和少阳、宁心安神。处方：柴胡24g，大黄10g，枳实12g，黄芩12g，清半夏15g，白芍15g，生姜12g，大枣15g，酸枣仁30g，首乌藤30g，远志12g，琥珀3g，合欢皮15g，龙骨30g，牡蛎30g。10剂，日1剂温服。二诊：患者失眠症状缓解，睡后仍易醒，醒后1小时左右可以再次入睡，梦多。心烦减轻，仍善太息，疲乏无力。舌质红，少苔，脉弦细。上方去枳实、琥珀，柴胡改为12g，大黄6g，黄芩6g，酸枣仁50g，龙骨50g，牡蛎50g，加党参15g，焦栀子10g。14剂，日1剂。三诊：每晚11点左右可以入睡，多梦减轻，每晚2~3点仍醒，但醒后可以再次入睡，疲乏无力也较前缓解。舌质淡红，少苔，脉弦细。上方去柴胡、大黄，加桂枝12g，白芍改为25g。14剂，日1剂。随访患者症状明显改善。[宓丹. 枢机及脉息术理论指导大柴胡汤临床运用. 光明中医，2024，39（2）]

3. 眩晕

患者，男，45岁。主诉：头痛头昏3天，口服药物无效，遂来诊。既往高血压病史两年，口服降压药。平素烦躁易怒。测血压180/110mmHg，面色偏黑无光泽，身体肥胖。舌暗红，苔薄白，脉弦滑，测脉息比5.5。西医诊断：高血压病。中医诊断：眩晕。证属肝阳上亢。治以平肝潜阳息风。给予大柴胡汤化裁治疗：柴胡15g，黄芩10g，白芍10g，半夏9g，枳实10g，生姜6g，大枣10g，白术10g，泽泻18g，茯苓15g，代赭石30g，旋覆花（包煎）12g，大黄3g。5剂，水煎服，每日1剂。服药后症状逐渐减轻，5剂后无不适感，血压接近正常，脉息比4.7。[刘向花. 大柴胡汤异病同治临床应用. 中华中医药杂志，2020，35（8）]

原按：《素问·至真要大论》载："诸风掉眩，皆属于肝。"《素问·阴阳应象大论》载："年四十，阴气自半。"患者易恼怒，气郁化火，使肝阴暗耗，肝肾阴虚，水不涵木，风阳升动，上扰清空之窍，发为眩晕。总之，气盛于上，阴虚于下，因此采用大柴胡汤治疗高血压病效果显著，即"有是证，用是方"。

某男，48岁。头晕1周，动则加重，不敢睁眼，无视物旋转，伴恶心，欲吐，头晕沉重感。纳差，夜眠可，二便如常。舌质红，苔黄腻，脉右关动，脉息比5.3（100/19），脉燥。BP：145/90mmHg，否认高血压病病史。前庭平衡实验阴性，颅内多普勒血流图：大脑后动脉血流速度加快。中医诊断：眩晕（枢机不利，痰浊阻络）。治则：疏利气机，化痰降浊。处方：柴胡20g，酒大黄9g，枳实15g，黄芩15g，清半夏15g，白芍15g，大枣15g，天麻15g，白术10g，泽泻30g，茯苓15g，炙甘草6g，陈皮12g，菊花6g，石决明10g，枸杞子15g，白蒺藜6g。7剂，日1剂水煎服。随访患者服药后症状缓解。［宓丹. 枢机及脉息术理论指导大柴胡汤临床运用. 光明中医，2024，39（2）］

4.头痛

某男，45岁，2022年3月6日就诊。头痛反复发作1年，3天前再次出现头痛，以双太阳穴，颠顶处痛为主，跳痛，5~10分钟发作1次，痛甚则出现恶心，口服布洛芬可暂时止痛，伴口苦，大便溏2~3次/日。查血压、头颅CT未见异常。舌质红，有齿痕，苔薄白，脉弦，左关动，脉息比5.3。中医诊断：头痛（少阳头痛）。治以疏经通络止痛。处方：柴胡20g，酒大黄6g，黄芩12g，清半夏12g，白芍12g，大枣15g，生姜15g，吴茱萸6g，白术10g，党参12g，茯苓12g，天麻15g。7剂，日1剂，温服，头痛治愈。［宓丹等. 枢机及脉息术理论指导大柴胡汤临床运用. 光明中医，2024，39（2）］

原按： 本例患者头痛部位以太阳穴，颠顶为主。足少阳胆经起于目锐眦，上抵头角；足厥阴肝经与督脉会与颠顶。根据六经辨证此例患者的头痛属于少阳，厥阴经气不利所致。《灵枢·根结》曰："枢折，则脉有所结而不通，少阳枢机不利，可引起经气郁结不通，不通则痛。"脉息比5.3，为脉燥。脉燥者，气盛于上。患者大便溏，舌有齿痕，为脾虚寒证。《伤寒论》第378条："干呕，吐涎沫，头痛者，吴茱萸汤主之。"故用大柴胡汤调少阳之枢机，合吴茱萸汤治疗厥阴头痛。配白术、茯苓、党参健脾化湿；用天麻通络止痛。

某男，39岁，身高173cm，体质量76kg，BMI 25.4kg/m²，腹围102cm。患者诉3个月前因紧张或劳累后出现头痛，经休息后缓解。2天前体检发现血压为176/123mmHg。平素性情易激动急躁，工作压力较大；症见头痛，颠顶为主，伴乏力、口干口苦、口气重；偶有耳鸣；易汗出，嗜食甘甜冷饮。饮食、睡眠可，小便黄，大便难解。舌暗红，苔黄厚腻，脉滑数。西医诊断：高血压病3级、肥胖。中医诊断：头痛（肝胃郁热型）。治法：清肝凉血，泄热降浊。以大柴胡汤加减：柴胡15g，大黄10g，枳实15g，黄芩15g，法半夏30g，赤芍30g，鸡血藤15g，荷叶15g，山楂30g，茵陈30g，天麻15g，钩藤30g，牛膝30g，车前子30g，决明子30g，夏枯草30g，生姜10g，大枣10枚。免煎颗粒7剂，日1剂。配合口服厄贝沙坦氢氯噻嗪片、琥珀酸美托洛尔缓释片。上方加减服用1月余，患者BP110/70mmHg，体质量69kg，腹围96cm，BMI23.05kg/m²，停西药，余症无。［唐陆鸿. 大柴胡汤结合归经药物治疗肥胖相关性高血压病经验. 实用中医内科杂志，2023，37（4）］

5.胸痹

某男，61岁。1年前无明显诱因出现心前区憋闷疼痛，伴气短、呼吸困难，服速效救心丸后症状缓解。4个月前患者夜间再次出现心前区剧烈疼痛，持续时间20分钟左右，休息不能缓解，诊断为"冠心病，不稳定性心绞痛"收住入院，行冠脉造影和介入（PCI）治疗后症状明显好转，术后常规服用阿司匹林、阿托伐他汀等。6天前劳累后出现胸痛，后背胀痛，伴气短、乏力，于我处就诊。刻下症：患者神志清，精神可，胸痛不适，后背胀痛，疲乏无力，气短，伴口臭、口干口苦、腹部胀满，食纳一般，睡眠一般，大便偏干，1~2次/日，小便调，舌质红，苔黄厚腻，脉弦滑。中医诊断：胸痹，痰瘀闭阻证。治宜宽胸涤痰，活血通脉，以大柴胡汤为主加减：柴胡15g，黄芩10g，白芍10g，半夏10g，枳实10g，大黄6g，瓜蒌10g，薤白10g，丹参10g，红花10g，甘草6g，水煎，日1剂，连服7剂。二诊：患者胸痛症状缓解，口臭、口干口苦、腹部胀满症状基本消失，大便稀，小便调，睡眠差，舌红苔薄黄腻，脉弦滑。上方去大黄、薤白，加香附10g、酸枣仁15g、远志10g。14剂。三诊：胸痛症状明显好转，余症消失，睡眠可，二便正常，舌红苔白腻，脉弦滑。二诊方去瓜蒌、香附、酸枣仁、远志、丹参、红花，加党参15g，黄芪15g，桂枝10g，7剂。[魏科.大柴胡汤治疗冠心病的临床体会.实用中医内科杂志，2023，37（5）]

6. 感冒

患者，女，34岁，主诉感冒发热2天。症见恶寒发热、鼻塞、四肢酸痛倦怠、口苦咽干、体温38.5℃。舌淡红，苔薄黄，脉浮弦数。测脉息比为7。服用感冒药效果不显。西医诊断：急性上呼吸道感染。中医诊断：感冒。证属风寒束表。治以解肌清热，给予大柴胡汤加减治疗：柴胡24g，黄芩10g，白芍10g，半夏9g，枳实10g，生姜6g，大枣10g，生地黄10g，石膏30g，麻黄6g，葛根30g。3剂，水煎服，每日1剂。1剂后诸症减轻，3剂痊愈。[刘向花.大柴胡汤异病同治临床应用.中华中医药杂志，2020，35（8）]

7. 咳嗽

某女，64岁，感染新型冠状病毒后开始出现咳嗽、少痰、咽中不适1月余，于他院就诊，查肺部CT示双肺多发斑片影，给予静脉滴注抗生素（具体药物不详）7天，并口服复方鲜竹沥液、清肺消炎丸治疗，咳嗽持续，寻中医治疗。刻下症见咳嗽，咳少许白黏痰，咽中有痰，口干苦，纳可，眠可，便秘，2日1行，小便可，舌胖暗、苔薄腻，脉弦滑。既往有反流性食管炎病史。肺部查体未见异常，西医诊断：新型冠状病毒感染后咳嗽。中医诊断：咳嗽，属邪郁少阳，兼阳明腑实证（少阳阳明合病）。治法：和解少阳、内泻热结。予大柴胡汤合半夏厚朴汤加减：柴胡12g，黄芩10g，清半夏10g，生姜10g，大枣10g，枳实10g，白芍10g，生大黄6g，厚朴10g，苏叶6g，茯苓12g，桔梗10g，生石膏30g。7剂，水煎，每天1剂。二诊：患者诉咳嗽频次及程度均减，仍有白黏痰，晚平卧时痰上涌，大便通，口干减，烧心，舌淡红，苔薄，脉弦滑。上方加陈皮30g、煅瓦楞子30g。调理1个月而安。[魏鹏草.柴胡剂治疗新型冠状病毒感染后咳嗽验案4则.湖南中医杂志，2024，40（1）]

8. 肺胀

某男，84岁，咳喘胸闷反复发作20余年，再发1周。气喘胸闷，动则作喘，双下肢外侧痛、痒，皮色暗，四肢不温，水肿。略口干，大便每2~3日1次，先干后溏。舌胖暗，中裂，舌下瘀，苔白腻滑，脉弦滑结。既往史：高血压、脑梗死20余年，现服速尿片、螺内酯等。诊为肺胀（痰瘀阻肺，肺气不降），治以理气化瘀，降逆化痰，以大柴胡汤合苓桂术甘汤加减：柴胡15g，黄芩10g，法半夏15g，生姜15g，枳实12g，白芍12g，大枣15g，酒大黄（后下）6g，桂枝10g，茯苓15g，炙甘草10g，炒白术15g，红花6g，炮附子（先煎）15g。4剂，每日1剂，水煎温服。二诊：咳喘明显减轻，大便略稀，痰黏，清涎多，无口干。下肢肿，仍痒、痛。舌脉同前。处方：柴胡15g，黄芩10g，法半夏15g，厚朴12g，苏叶7g，生姜15g，茯苓15g，杏仁10g，炙甘草6g，干姜6g，五味子10g，桔梗10g，葶苈子12g，焦山楂10g。4剂，每日1剂，水煎温服。服药后，日常活动无明显气喘，不咳，咽中痰黏，时觉气短，上方去茯苓、生姜，加瓜蒌30g，天花粉12g善后。
［郑佳昆. 大柴胡汤治疗慢性阻塞性肺疾病体会. 吉林中医药，2022，42（6）］

9. 郁证

某女，48岁，两年前因情绪刺激出现胃脘部不适，自行口服奥美拉唑等抑酸护胃药物后症状好转，后每因情绪激动时上症反复发作，近1个月再次出现胃脘部不适并加重，伴口苦口臭、潮热盗汗、心烦急躁、善太息、月经错后且量少、寐差易醒。查体：体格肥胖，面红；舌质红，苔厚腻，脉弦滑数。诊为郁证，证属肝气不舒，肝胃郁热证。治以疏肝和胃、解郁清热，选方大柴胡汤加减：柴胡10g、黄芩10g、法半夏9g、大黄6g（后下）、生姜10g、大枣15g、炙甘草6g、黄连5g、白芍15g、竹茹10g、枳实10g、浮小麦30g。5剂，每日1剂，水煎服。复诊：用药后胃脘部不适及口苦口臭症状消失，盗汗减轻，失眠好转，仍有心烦易怒，舌红，苔微腻，脉弦数。守原方，减大黄，加当归10g、龙骨30g、牡蛎30g。连服5剂，后回访诸症皆愈。［薛智慧. 魏玉霞应用大柴胡汤异病同治经验探析. 中国民族医药杂志，2023，29（4）］

10. 呃逆

某男，57岁，呃逆20余年，发作与饮食无关，嗝气连声后觉头晕头痛，双耳闷堵感，目眩，视物不清，行走不利。诸药不效。有慢性胃炎病史，时觉左下腹疼痛，反酸、烧心、恶心、呕吐酸水。口干口苦，饮水不解，舌大满口。性情急躁易怒，乏力。纳一般，少食油腻，食生冷后腹痛。眠差，多噩梦。大便1~2日1行，色黑质黏，排便困难；小便黄。舌红、苔白、舌中有裂纹，双脉弦、右脉寸弱。辅助检查：盆部CT增强扫描，双肺多发结节；肝左叶占位；胆囊术后；膈上、腹腔、腹膜后多发淋巴结、前列腺增大。诊断为呃逆，证属肝郁气滞，治以疏肝行气，和胃降逆止呃。处方：柴胡15g，黄芩12g，姜半夏9g，桂枝9g，龙骨30g，牡蛎30g，枳壳15g，川楝子9g，麦冬12g，蜈蚣2条，首乌藤30g，生地黄18g，川牛膝15g，蝉蜕9g，炙甘草6g。每日1剂，水煎服，早晚分服。共6剂。2019年3月8日二诊：患者服药平妥，药后症缓解。舌红苔白、中有裂纹，双脉弦。原方枳壳加为18g，生地黄加为24g，蝉蜕加为15g，另加珍珠母30g。服6剂，无复发。
［孙莹姗. 刘德山教授应用大柴胡汤治疗呃逆经验总结. 中国中医药现代远程教育，2021，19（13）］

11. 胃痛

某女，65岁，昨日食大量瓜子后，出现胃脘部烧灼感，微痛，发作时自觉有气从胃脘部上冲至头，伴有头痛、恶心，痛苦难耐，阵发性频繁发作，服奥美拉唑等药物无效。症见表情痛苦，面色苍黄，恶心头痛频发，舌淡红，苔厚腻，脉弦滑，测脉息比为6.8。上腹部无明显压痛，无反跳痛。西医诊断：胃炎。中医诊断：胃痛。证属宿食积滞。治宜消食导滞，和胃降逆。拟大柴胡汤化裁：柴胡12g，黄芩10g，姜半夏9g，生姜6g，大枣10g，枳实10g，大黄3g，旋覆花（包煎）18g，代赭石30g，白及6g，海螵蛸15g。3剂，水煎服，每日1剂。第2天电话回访，患者服药1剂，半小时后症状全消。[刘向花. 大柴胡汤异病同治临床应用. 中华中医药杂志，2020，35（8）]

郑子春用炒柴胡、炒黄芩、炒白芍、熟大黄、郁金、姜半夏各10g，炒枳壳6g，代赭石30g，甘草3g治胆汁反流性胃炎。胆囊壁毛糙、伴有胆囊炎加金钱草30g，绵茵陈15g；腹痛剧烈加延胡索10g，莪术10g；明显反酸加黄连3g，吴茱萸3g；大便秘结加白术30g，苦杏仁10g。日1剂，分早晚2次，连续服用8周。治疗胆汁反流性胃炎，总有效率95%。[郑子春. 大柴胡汤治疗胆汁反流性胃炎临床观察. 实用中医药杂志，2023，39（10）]

12. 胃反

某女，70岁，两年半前肿瘤医院检查确诊为"贲门癌"，手术后病理：胃糜烂型腺癌，黏膜内癌，上下切缘未见癌，小弯侧、大弯侧淋巴结（0/11，0/5），大网膜未见肿大淋巴结，术后未行放化疗。近3个月体质量下降10kg。刻下症见嗳气，反酸，嗳气严重时伴咯吐白黏条状分泌物，左上肢乏力明显，自汗出，右脚趾麻木，口咽干苦，多梦，纳尚可，大便秘结，3~4日1行，偶有便前腹痛，排便费力，便稍干，便后腹痛消失，小便尚调，裂痕舌，舌暗，苔白腻，舌下络脉轻瘀，脉细。西医诊断：贲门癌术后。中医诊断：胃反。辨证：少阳阳明合病。治则：和解少阳，清泻里热。拟大柴胡汤合麦门冬汤加减：柴胡15g，酒大黄5g，炒枳壳15g，黄芩10g，清半夏9g，赤芍30g，麦冬50g，北沙参15g，生甘草30g，怀山药30g，煅瓦楞子30g，乌贼骨30g，蒲公英30g，肉桂15g，细辛6g，黄芪30g，生姜3片，大枣5枚。14剂，水煎服，每日1剂。二诊：嗳气、反酸较前好转，乏力，二便正常，舌质暗，苔白腻，舌下络脉不瘀，脉沉细。上方增黄芪50g，后以此方为基本方继续服用，半年后复查病情稳定，症状缓解。[王留芳. 蒋士卿运用大柴胡汤从脾虚论治胃癌. 中医学报，2023，38（3）]

13. 黄疸

某男，72岁。因全身皮肤黏膜黄染、纳差1月余就诊，确诊为胰腺癌，不能进行手术，因体质较差而放弃化疗，寻中医治疗。症见全身皮肤黏膜黄染，疲乏无力，进食恶心，腹胀，大便2~3天1次，陶土色，小便浓茶样，舌暗红苔白厚，右脉浮数芤长，左脉浮数而弦，脉息比5.25。西医诊断：胰腺癌。中医诊断：黄疸。证属胆腑郁热。治以疏肝利胆，通腑散结，给予大柴胡汤加减治疗：柴胡15g，黄芩10g，枳实10g，半夏9g，白芍12g，生姜6g，大枣10g，厚朴10g，神曲10g，大黄3g，醋鳖甲12g。3剂，水煎服，每日1剂。2剂后进食增加，恶心减轻，腹胀消失，大便每日1次。继服10剂复诊，食如常人，但皮肤黏膜仍轻度黄染，略乏力。[刘向花. 大柴胡汤异病同治临床应用. 中华中医药杂志，2020，35（8）]

原按："诸黄，腹痛而呕者，宜柴胡汤""一身尽发热而黄，肚热，热在里，当下之"，黄疸病的病因病机为少阳枢机不利，阳明里实热盛。苁主胃热，长主阳明，弦为腑闭。六腑以通为用，以降为顺，腑气不通，气机不利，壅盛于上，影响肝胆疏泄，以致胆液不寻常道，渗入血液，溢于肌肤，而发生黄疸。脾胃升降失常，则恶心呕吐、腹胀。用大柴胡汤加减治疗，以调畅气机，通腑泄热，效果显著。

某男，26岁，1周前自觉有畏寒发热，最高37.8℃，随后肝区不适，恶心呕吐，纳差，乏力，口苦，尿黄进行性加深，便秘腹胀，夜寐不安。查肝功能明显异常，舌质偏红，苔黄腻，脉滑数。中医诊断：黄疸。辨证肝胆湿热兼腑实。治法：和解少阳、泄热通腑利湿。予大柴胡汤加减：柴胡9g，黄芩15g，茵陈30g，栀子9g，车前草15g，半夏9g，枳实9g，炒白芍15g，制大黄9g，延胡索9g。二诊：服7剂后，发热消退，尿黄开始减淡，大便每日2次，成形，便后自觉腹胀缓解，胃纳改善，无恶心呕吐，苔仍黄腻，但肝区仍有隐痛不适，原方柴胡减量为6g，大黄减为6g，加金钱草30g，继服14贴。三诊：诸症缓解。改用茵陈蒿汤巩固。[张银华．陈建杰教授化裁使用大柴胡汤治疗肝病经验．中国中西医结合消化杂志，2021，29（1）]

原按： 黄疸型肝炎湿热之邪阻碍中焦气机之升降，肝之疏泄失司，胆腑郁热，胆液不循常道，而见全身及尿色黄染。大柴胡汤中柴胡、黄芩和解少阳但清热利湿之力稍显不足，加用茵陈、栀子、车前草清热利湿退黄；去姜枣，以防助热。《素问》曰"六腑者，传化物而不藏，故实而不能满也""浊气在上，则生䐜胀"，患者邪热入里，腑实不通，浊气不能下降，则便秘腹胀。现代研究显示，大柴胡汤有明显的保肝、利胆作用，同时还能松弛胆道括约肌，可显著增加胆道系统中胆汁的排泄。

14. 腹中绞痛

1976年秋，带学生到我老家宜宾县高场区"开门办学"。一年约四旬魏姓患者到医院就诊，随手将一纸包放在案上，拆开一看，全是小铜碎片。问其来历，他说此是在开会前才咬碎的铜钱。再问为何要咬铜钱？患者才说他腹中绞痛已有数年，每隔数日或十天半月即腹中痛如刀绞，必须咬碎铜钱其痛才可立止，别无他病。时学生在侧提问应该如何辨证？余谓此证看似无证可辨，其实有理可寻，应从每次绞痛都要咬碎铜钱其痛立止这一特征求之。此证痛前一切正常而痛后又一切正常，提示此证既非感受外邪，亦非器质性病变，而是功能性疾病，用力咬碎铜钱其痛立止，当是经脉挛急使然。治疗此证，法当柔肝缓急，根据肝木克土病机施治。视其舌红苔黄，病性偏热，遂书大柴胡汤加甘草付之。1978年暑期返乡度假，路经高场，知患者服上方后已年余未发。[陈潮祖《中医治法与方剂》]

15. 呕吐

1975年余与金匮教研室邓明仲先生应邀到四川农学院讲课，兽医系主任王天益先生说有一藏族学员不服水土，呕吐不止，自开学到今已逾两个月，邀邓明仲先生与余诊之。观其体质壮实，余无他病。邓明仲先生请我提出治疗方案，余谓此证是肝木克土，胃部痉挛，以致呕吐不止，宜用大柴胡汤。邓氏建议再加芦根，遂书此方加甘草、芦根付之。当晚10时服药，次日早餐即不吐矣！两个月之疾，一剂而愈。[陈潮祖《中医治法与方剂》]

16. 失眠

某女，59岁。慢性肝病2年，近2个月自觉口臭、口苦，睡眠障碍，情绪焦虑。初诊：入睡难，易醒，时有潮热，两胁胀满不适，喜叹气，晨起口苦，口臭，食欲不佳，食后腹胀加重，大便不畅，舌质偏红，苔黄腻，脉弦。诊断：失眠。辨证：肝胆郁热兼腑实，郁火扰心。治法：和解少阳、轻泻郁热。方予大柴胡汤加减：柴胡9g，黄芩15g，制半夏9g，枳实9g，炒白芍15g，制大黄9g，郁金9g，丹参9g，首乌藤30g，珍珠母30g（先），灵磁石30g（先），14剂。二诊：诉服上方后诸症改善，仍口苦，舌偏红，苔薄黄，脉弦。原方制大黄减量为3g，加黄连3g，赤芍9g，丝瓜络6g。30剂。后以柴胡疏肝散加减调理肝经郁滞而安。[张银华.陈建杰教授化裁使用大柴胡汤治疗肝病经验.中国中西医结合消化杂志，2021，29（1）]

17. 便秘

某女，22岁，1个月前无明显诱因出现排便艰难，质硬干结，3日1行，自行口服乳果糖口服液后症状缓解，停用后症状易反复，伴胃脘胀痛，口干苦伴异味，舌红，苔黄腻，脉滑数。诊断为便秘，证属热结肠腑，治法为导滞泻热、通便润肠。选方大柴胡汤加减：柴胡20g，黄芩10g，姜半夏15g，枳壳20g，大黄10g，干姜5g，大枣20g，黄连5g，白芍15g。5剂，每日1剂，水煎，早晚分服。复诊：用药后大便1日1行，胃脘胀痛较前减轻，口干苦消失，口中异味改善，舌质微红，苔腻、微黄，脉滑数，上方基础上加木香、郁金、当归，5剂，煎服方法同前。后随访上症皆愈。[薛智慧.魏玉霞应用大柴胡汤异病同治经验探析.中国民族医药杂志，2023，29（4）]

某男，84岁，2天前，其不慎摔伤致右侧股骨颈骨折，出现发热、腹胀腹痛、恶心呕吐、纳差、大便难等症状，既往有不完全性肠梗阻、慢性胆囊炎、尿毒症等病史，予以西医对症治疗、中药灌肠及透析等治疗，症状未得改善。入院症见腹部胀满疼痛，按则加剧，呃逆频频，口干口苦，大便3日未解，舌紫暗苔黄腻，脉弦滑。予以大柴胡汤加减：柴胡30g，黄芩15g，法半夏15g，枳实30g，白芍30g，厚朴10g，生大黄10g，生石膏30g，连翘30g，桃仁10g，骨碎补20g，生姜5片，大枣10枚。日服1剂，分3次服。服药3次后，即解大便半盆，体温下降，腹部胀满疼痛明显缓解。[邓艺雄.黄新艳教授应用大柴胡汤的临床经验.中国中医药现代远程教育，2020，18（5）]

18. 恶性肠梗阻

某男，73岁，10天前无明显诱因出现腹胀、排便不畅，自行对症用药无改善，症状持续加重，近3天腹胀满难忍，无大便，无矢气，小便涓滴难出。查CT：肠梗阻，高度怀疑乙状结肠远端占位，乙状结肠近端及升结肠大量宿便瘀滞伴肠壁间积气，或假性积气不除外，肝内转移性占位，胆囊结石。邀中医会诊。刻下：患者烦躁不安，口干，两胁隐痛，腹部高度膨隆，触之硬满，有压痛，舌质暗红，中部干燥有裂纹，脉弦数。辨属少阳病兼阳明里实证。治宜和解少阳、通下里实。方选大柴胡汤合增液承气汤加减：柴胡30g，黄芩10g，法半夏10g，白芍15g，枳实10g，厚朴15g，生大黄15g，芒硝10g，生地黄15g，玄参15g，麦冬30g，2剂。患者服药2次，次日即得便通，诸不适症状随之缓解。后确诊肠癌并肝转移，转他院治疗。[宋爱军.经方治疗急症验案3则.国医论坛，2022，

19. 急性胰腺炎

用加减大柴胡汤治疗急性胰腺炎 85 例。患者病程 2 小时至 6 天。本方含柴胡、黄芩、大黄各 15g，白芍 12g，半夏、枳实、生姜各 10g，老年及儿童酌减。兼发热者加金银花、蒲公英、栀子；便秘者加玄明粉（冲）；呕吐者加代赭石、竹茹；腹胀者加川朴、莱菔子；黄疸者加茵陈、龙胆草；吐蛔者加槟榔、使君子、苦楝根皮；夹瘀血者加郁金、丹参、桃仁；腹痛剧烈者加延胡索、木香、川楝子。结果：痊愈 78 例，好转 6 例，死亡 1 例。[陈潮祖《中医治法与方剂》]

20. 消渴病

某女，38 岁，2 年前患者体检发现空腹血糖 7.1mmol/L，未治疗。今晨门诊测空腹血糖 7.8mmol/L。现症见口干口渴多饮，饮不解渴，口苦，急躁易怒，时有胸闷，乏力，平素嗜食肥甘，形体肥胖，BMI 29.2kg/m²，夜眠尚可，小便无泡沫，大便干，1 日 1 次。舌质红，苔黄，脉弦滑。西医诊断：2 型糖尿病。中医诊断：消渴病，肝胃郁热证。治疗：开郁清热，化瘀泄浊。选方大柴胡汤加减：柴胡 20g，黄芩 10g，生大黄（后下）6g，枳实 10g，枳壳 10g，厚朴 10g，姜半夏 10g，生姜 15g，白芍 10g，桃仁 10g，大枣 6g。共 14 剂，日 1 剂。二诊：患者自诉口干口渴、口苦症状较前改善，仍急躁易怒。BMI 28.6kg/m²。近 1 周测空腹血糖 7.0~7.3mmol/L。上方中柴胡加至 30g。继服 14 剂。三诊：患者上述症状基本消失，BMI 28.3kg/m²。近 1 周测空腹血糖 6.5~7.1mmol/L，今日门诊测餐后 2 小时血糖 7.9mmol/L。继续服用上方 7 剂巩固治疗后，改为口服院内制剂调治 2 个月。随访半年，患者血糖控制尚可，未诉不适。[吉兰洁. 大柴胡汤治疗肝胃郁热型消渴病验案 1 则. 光明中医，2023，38（1）]

21. 消渴肾病

某女，79 岁。口渴多饮 20 余年，有 2 型糖尿病 20 余年，规律使用胰岛素降糖，未监测血糖，曾于多医院就诊，症状未见明显缓解。刻下症见口渴多饮，胸闷，恶心呕吐，头晕，四肢乏力，尿频、尿急、但量少，大便干，舌红，苔白腻，脉细滑。查肾功能：Cr490.9μmol/L，UA713.4μmol/L。西医诊断：糖尿病肾病。中医诊断：消渴肾病，脾肾亏虚，浊毒内蕴。治以健脾益肾，清热利湿泄浊。处方：柴胡 24g，枳实 30g，黄芩 12g，法半夏 10g，白芍 30g，熟大黄 10g，竹茹 10g，苍术 10g，黄柏 10g，薏苡仁 30g，牛膝 20g，胆南星 15g，水蛭 6g，高良姜 10g，大枣 5 枚。日 1 剂，7 剂后诸症皆减轻。[鲍清辉. 大柴胡汤治疗肾脏病医案 3 则. 光明中医，2021，36（4）]

22. 水肿

某女，54 岁。2 个月前无明显诱因出现双侧眼睑及颜面浮肿，未予以重视，未服用药物治疗，现逐渐加重，偶有双下肢浮肿，按之凹陷，口干口渴，尿频尿急，无尿痛，尿量正常，无小腹胀痛，大便正常，舌淡胖苔白滑。既往有高血压病史多年，尿常规示蛋白质（++）。西医诊断：慢性肾小球肾炎。中医诊断：水肿（脾肾阳虚，水湿泛溢）。治以健脾化湿，利湿泄浊。处方：柴胡 15g，枳实 30g，黄芩 10g，法半夏 10g，白芍 30g，熟大黄 10g，猪苓 10g，茯苓皮 30g，白术 20g，泽泻 10g，桂枝 10g，高良姜 10g，大枣 5 枚。

日 1 剂，7 剂。复诊，诸症皆减轻。[鲍清辉. 大柴胡汤治疗肾脏病医案 3 则. 光明中医，2021，36（4）]

某男，32 岁。反复双下肢水肿 7 年余，诊断为"肾病综合征"，未行肾活检检查，经对症治疗后，症状好转出院，期间症状多次复发。现双下肢水肿，膝关节以下肿甚，按之凹陷，神疲乏力，胸闷气短，动则尤甚，腰背酸胀，偶有双膝关节疼痛，口干多饮，精神、夜寐差，尿频，夜尿 3~4 次/晚，大便可。西医诊断：肾病综合征。中医诊断：水肿（脾肾亏虚，水湿泛溢）。治以健脾祛湿，通腑泄浊。处方：柴胡 24g，黄芩 10g，枳实 30g，法半夏 15g，苍术 20g，黄柏 30g，白芍 30g，熟大黄 20g，薏苡仁 30g，水蛭 10g，牛膝 20g，僵蚕 15g，白茅根 30g，车前子 30g，丝瓜络 10g，大枣 5 枚。日 1 剂，连服 7 剂。服后诸症均明显好转。[鲍清辉. 大柴胡汤治疗肾脏病医案 3 则. 光明中医，2021，36（4）]

23. 汗证

某男，19 岁，汗出伴尿频 1 个月，加重 1 周，运动后加重，伴尿频，夜尿增多，无尿急，尿痛，西医相关检查，未见明显异常。刻下症见纳可，大便可，夜寐易醒，醒后即欲行小便，3 个月前感寒后持续畏寒，手足凉，舌淡胖，苔薄白，脉弦。西医诊断：神经性尿频。中医诊断：尿频，太阳蓄水证。予五苓散加味，7 剂。二诊，服药后，除畏寒好转、夜尿消失外，余无改观。西医诊断：神经官能症。中医诊断：汗证，肝经湿热证。处方：柴胡、茯苓各 25g，枳实、白芍、大枣、生姜各 10g，酒大黄 5g，黄芩片、清半夏各 12g，桂枝、麸炒苍术各 15g，牡蛎（先煎）、龙骨（先煎）各 30g，7 剂。水煎服，每日 1 剂。三诊：患者汗出好转，尿频好转，纳差，时欲吐，寐欠佳，舌淡，苔薄白，脉沉弦。上方加浮小麦 100g。3 个月后诸症消失。[齐欢. 大柴胡汤加减临床应用案例思辨. 中国民间疗法，2023，31（3）]

原按：本案患者病机总属上焦湿热、肝郁气滞，汗证总属阴阳、营卫失衡，故以大柴胡汤加桂枝加龙骨牡蛎汤加减以疏肝理气、清热祛湿、调和营卫、安神助眠。思此病案，可知临床患者病常兼杂，辨病需溯其根源，查其神态，神态与脉证俱重，结合而视，方能对证。

24. 腹痛伴出血

某女，10 岁，反复发作性剧烈腹痛 5 年。患儿多于呼吸道感染后出现腹痛，给予常规抗感染、解痉止痛药物均无效，仅有一次在下肢发现 2 个针尖大小的出血点，消化内镜检查示有肠道血管壁出血点，其余理化检查均未见异常。刻见腹部疼痛较剧烈，伴呕吐，压痛点不固定，拒按揉，口唇红赤，口臭时作，大便平素干结，2~3 日 1 行，舌红赤、苔白腻，脉弦滑而数。西医诊断：腹型过敏性紫癜。中医诊断：腹痛，证属湿热证。治以调肝理脾、调和气血，予大柴胡汤加味：柴胡 9g，黄芩 9g，黄连 3g，炒白术 9g，半夏 9g，当归 9g，赤芍 15g，白芍 15g，枳实 9g，厚朴 9g，大黄 6g，生姜 3g，甘草 6g。6 剂，水煎，每日 1 剂，分 3 次口服。二诊：无腹痛，大便通畅，无干结，舌质红赤减轻，苔薄白，继服 6 剂，痊愈。[刁娟娟. 大柴胡汤辨治小儿腹型过敏性紫癜湿热证经验. 中医儿科杂志，2020，16（3）]

25. 脓毒症

某女，68岁，家属代诉，患者5天前因感寒后出现咳嗽咳痰，偶有流涕，畏寒发热，心悸呈阵发性，自行服药（具体不详）及休息后症状无缓解，5小时前患者意识改变，不能识人，言语不清，呼吸急促，高热出汗，送入医院急诊。查体：体温38.8℃，脉搏131次/分钟，呼吸29次/分钟，血压88/54mmHg。患者神志模糊，精神差，舌淡红少津、苔少，脉细数，一系列西医检查后，入院诊断提示肺部感染，脓毒症，感染性休克。西医予抗感染、抑酸护胃、清除炎症因子、营养支持、纠正电解质紊乱、补液补能等对症治疗。中药汤剂予大柴胡汤加味：柴胡12g，黄芩20g，大黄（后下）6g，枳实15g，法半夏15g，白芍15g，大枣5枚，生姜3片，黄芪30g，麦冬15g。水煎，每天1剂，分2次温服。连服3剂后患者诸症缓解，神志转清，间断低热，咳嗽痰多，口干口苦。复查各项感染指标好转。于上方基础上加前胡15g、桔梗12g、胆南星12g。续服3剂后，患者已无发热，精神大为好转，咳嗽咳痰好转，遂转入普通病房继续治疗。[张仕娜．郑爱华运用大柴胡汤加味治疗脓毒症经验．湖南中医杂志，2020，36（11）]

原按： 本案患者为老年女性，毒邪外犯，邪正相争激烈，损伤正气，卫表不固，故壮热汗出；肺为娇脏，首感邪毒，宣肃失常，肺气上逆，聚湿生痰，故出现咳嗽咳痰症状；正气受损，气血运化失常，气血精微难以滋养脑窍，故意识不清；疾病从卫分逐渐深入营血，从少阳深入阳明，则腹胀腹痛，病性属虚实夹杂，预后较差。治疗原则为解表攻下、益气滋阴，方选大柴胡汤加味，切中病机，清热解表、攻下通里，又能滋阴益气、温补中焦，祛邪不伤正气，解表不伤营阴。全方用药精妙准确，又灵活加减，使得邪毒消退，故获良效。

（二）五官科疾病

耳鸣

某女，70岁，耳鸣1个月，1天前因家中事务烦怒，耳鸣加重，如石在耳道堵胀，声如钻鸣，不可忍耐，凌晨2:00~4:00最为剧烈，伴有耳部疼痛、头痛。刻下：患者体瘦，纳可，寐差，二便调，唇色暗，舌淡暗，苔白，脉弦。无高血压病、糖尿病、心脏病病史。西医诊断：神经性耳鸣。中医诊断：耳鸣，肝火炽盛证。处方：柴胡25g，酒大黄、枳实、赤芍、大枣、生姜各10g，黄芩片12g，清半夏12g，7剂。每日1剂，水煎服。二诊：头、耳痛消失，耳鸣较前缓解，如榨汁机之音，夜寐欠佳，舌淡暗，苔白，脉弦。续予上方5剂治疗。三诊：患者耳鸣好转，如蝉鸣，寐可，舌暗，苔滑，脉弦。处方：柴胡、茯苓各25g，酒大黄5g，枳实、赤芍、大枣、生姜、桃仁各10g，黄芩片、清半夏、桂枝各12g，丹皮15g，浮小麦60g，7剂。四诊：患者耳鸣如蚊，舌暗，苔润，脉沉尺弱。处方在三诊方基础上加熟地、泽泻各20g，7剂，煎服法同前。3个月后随访，患者未见耳鸣症状复现。[齐欢．大柴胡汤加减临床应用案例思辨．中国民间疗法，2023，31（3）]

（三）妇科疾病

闭经

某女，26岁。宫腔息肉，宫腔镜微创手术1年余，术后偶有月经延期，此次月经3个月未至。患者平素烦躁易怒，喜食寒凉，纳可，寐差。舌红，苔薄黄，脉弦数。测脉息比为7.9。西医诊断：闭经。中医诊断：月经后期。证属气滞血瘀。治以疏肝降气，活血化瘀，给予大柴胡汤合少腹逐瘀汤加减治疗：柴胡12g，黄芩9g，姜半夏9g，生姜6g，大枣10g，枳实10g，白芍10g，大黄6g，桃仁6g，红花6g，川芎6g，当归10g，肉桂6g，小茴香6g，炮姜6g。5剂，水煎服，每日1剂。服3剂即愈，脉息比恢复至4.26。[刘向花. 大柴胡汤异病同治临床应用. 中华中医药杂志，2020，35（8）]

原按：患者平素进食寒凉，寒滞肝脉，《灵枢·经脉》载："肝足厥阴之脉，起于大趾丛毛之际……循股阴，入毛中，环阴器，抵小腹。"故肝经受寒，胞宫寒凝血滞，加之患者情绪急躁易怒，肝气郁而化火，风火上扰，阳气不能下行温通血脉，故闭经。气机壅盛在上，血瘀气滞在下，故用大柴胡汤调节少阳阳明气机，用少腹逐瘀汤活血化瘀。效如桴鼓。

（四）皮肤科疾病

1. 瘾疹

某女，29岁，2余年前无明显诱因出现全身红色风团，伴有明显瘙痒，多遇寒而发，服抗组胺药物后症状可缓解。刻诊见全身反复发作风团，色淡红，互相不融合，伴有瘙痒，偶感微热，眠差，多梦，烦躁易怒，易上火，月经常推迟半月，口渴，口苦，舌质红，苔稍腻边有齿痕，脉弦滑数，大便干结。无过敏史。西医诊断：慢性荨麻疹。中医诊断：瘾疹，胃肠湿热证。治法：解表清里，祛风止痒。处以大柴胡汤加减：柴胡15g，白芍15g，枳壳15g，黄芩10g，半夏10g，生姜10g，大枣10g，酒大黄2g，荆芥15g，防风10g，连翘30g，5剂。水煎服，日1剂。二诊：患者诉荨麻疹发作次数减少，睡眠改善，现口干不欲饮水，饮后渴不解，晨起稍有脸肿，舌质红，苔稍腻，小便次数增多，解不尽，大便干。上方加桂枝10g，茯苓15g，泽泻15g，生白术15g，猪苓10g，5剂。水煎服，日1剂。三诊：患者诉偶发荨麻疹，发作时风团数量较前减少及皮肤瘙痒症减轻，月经仍未来潮，舌暗红，苔薄白，舌下脉络迂曲，脉弦紧。以大柴胡汤加桂枝茯苓丸佐怀牛膝引血下行，促进月经来潮。7剂后，月经至。月经干净后上方去牛膝续服7剂，诸症愈。[周宇荣. 高立珍主任运用大柴胡汤验案举隅. 中医临床研究，2023，15（25）]

2. 蛇串疮

某女，69岁，5天前无诱因突感右头、前额、眼部疼痛，阵发性，变换体位时明显，较剧烈，并向脑后部放射；伴心悸不适。3天前出现右头、前额、眼部皮疹，呈疱状，凸出皮肤，周围红晕，局部连成片，无破溃、溢脓，伴恶心呕吐、烧心反酸、心悸、汗出，呕吐数次，呕吐物为胃内容物，无咖啡色物，呈非喷射状，伴发热，体温最高38.0℃。右头、前额、眼部可见疱疹，高出皮肤，双肺呼吸音粗，余无异常。舌红、苔黄，脉滑。西医诊断：带状疱疹，急性胃炎。中医诊断：蛇串疮，少阳阳明合病。处方予大柴胡汤加石膏：柴胡 18g，大黄、枳壳各 12g，黄芩、半夏、大枣各 10g，白芍 20g，生姜 6g，石膏 60g。中药配方颗粒剂 2 剂，分次服用。二诊：患者诉口服中药颗粒剂后大便 3 次，头痛明显减轻，仍有恶心，无呕吐，无发热，舌脉同前。初诊方改为柴胡 12g、大黄 6g、石膏 30g。3 剂，服法同前。三诊：诉右头、前额、眼部无明显疼痛，无恶心呕吐，大小便正常，部分疱疹结痂，患者病情好转。[马民凯. 大柴胡汤临证验案 3 例. 山西中医，2023，39（4）]

3. 粉瘤

某男，19 岁，3 年前无意中发现右耳后可触及一桂圆大小肿块，质韧，无压痛，边界清楚，局部皮肤无红肿破溃，半年后又发现左侧耳后肿块，约黄豆大小，外院诊断为"皮脂腺囊肿"，并行肿块切除治疗。后肿块反复发作，多次行手术切除。刻下症见患者右耳后肿块切除术后，伤口干燥，无渗血、渗液，头面部油腻，鼻部反复起痤疮，唇红，大便溏，黏腻不爽，小便可，舌红苔厚腻，脉沉。西医诊断：皮脂腺囊肿。中医诊断：粉瘤，热郁痰阻证。治法：清解郁热，祛瘀散结。大柴胡汤合升降散加减：柴胡 15g，黄芩 10g，半夏 10g，枳壳 15g，白芍 15g，大枣 10g，酒大黄 2g，蝉蜕 10g，姜黄 10g，僵蚕 10g，蒲公英 30g，皂角刺 10g，浙贝母 15g，连翘 30g，生牡蛎 30g，5 剂。二诊：上述症状较前好转，鼻旁再发痤疮，舌质微红苔腻，大便每日 1~2 次，脉沉。上方加栀子 10g，7 剂。三诊：患者鼻旁痤疮基本痊愈，面部油腻好转，右耳后伤口恢复良好，无新发肿块，大便已正常。续二诊方 14 剂。3 个月后随访，耳后未新发肿块。[周宇荣. 高立珍主任运用大柴胡汤验案举隅. 中医临床研究，2023，15（25）]

4. 皮肤红斑

某男，55 岁，面部耳前及双上肢起红斑伴瘙痒 6 年余。曾予吡美莫司及异维 A 酸治疗。刻诊：面部前胸部及双上肢见大片暗紫红斑，伴弥漫性毛细血管扩张，色素沉着明显。口干苦欲饮，矢气多，大便干，日 2~3 行，排便不畅，无畏寒，夜尿 2~3 次，小便频，胁下胀满，舌暗红、苔黄腻，脉滑。诊断：辨六经为少阳阳明合病夹瘀。予大柴胡汤合桂枝茯苓丸加减：黄芩 15g，柴胡、姜半夏各 12g，赤芍、枳实、大枣、桂枝、茯苓、桃仁、丹皮、凌霄花、野菊花各 10g，大黄、生姜各 6g。14 剂，每日 1 剂，水煎服。二诊：面部皮疹、前胸部红斑、胁下胀满减轻，瘙痒缓解，口苦干消失，大便日 3 行，质稀，小便每日 3~4 次。纳差，双上肢伸侧见散在红色丘疹伴瘙痒，舌红、苔黄腻。守上方减大黄至 3g，加瓜蒌仁、青蒿各 10g，14 剂。三诊：面部淡红斑基本消退，仅见少量片状色沉及毛细血管扩张。胸部及双上肢红斑基本消退，毛细血管扩张未减轻，舌红、苔黄腻，予初诊方去大黄、野菊花，加红花、当归各 6g，鸡冠花、青蒿各 10g，14 剂，巩固疗效。[殷进. 曾宪玉运用大柴胡汤治疗皮肤病经验举隅. 山西中医，2021，37（4）]

（五）其他疾病

股外侧皮神经炎

某男，63 岁，1 年前无明显诱因开始出现双侧大腿外侧肌肉疼痛，疼痛部位局限如掌大，似爬山后酸痛感，局部皮肤麻木，未行相关诊治。刻下症仍有双侧大腿外侧疼痛、麻木，饮食尚可，睡眠差，入睡困难，烦躁易怒，口干、口苦，不欲饮，面色暗红，两颊毛细血管扩张明显，唇红，腹部按之充实有力，抵抗感明显，无压痛，舌质红苔腻，舌底瘀点甚多，脉沉弦数有力。腰椎 MRI 提示腰椎退行性变；生化检查未见明显异常。西医诊断：股外侧皮神经炎。中医诊断：痹证，气滞血瘀证。治法：疏肝理气，活血通络。处方：大柴胡汤合桂枝茯苓丸加减：柴胡 15g，黄芩 10g，半夏 10g，枳壳 15g，白芍 15g，大枣 10g，酒大黄 3g，桂枝 15g，茯苓 15g，丹皮 15g，赤芍 15g，桃仁 15g，怀牛膝 30g，生薏苡仁 30g，生牡蛎 30g，7 剂。水煎服，日 1 剂。二诊：患者诉服药后症状减轻，但有关节沉重感，面色暗红，唇红，易烦躁，口干、口苦，夜间甚，舌质红苔腻，脉沉弦。上方加黄连 5g，土茯苓 45g，白术 15g，21 剂后诸证消除。[周宇荣. 高立珍主任运用大柴胡汤验案举隅. 中医临床研究，2023，15（25）]

【临证提要】临床报道应用大柴胡汤加减（柴胡、黄芩、大黄、枳壳、木香、郁金、半夏、白芍、甘草）辨证治疗急性胆囊炎、胆石证、胆道蛔虫证合并胆道感染、急性胰腺炎、急性阻塞性化脓性毛细胆管炎等胆胰系统病 200 例，治疗后 183 例有效，有效率 91.5%。[陈潮祖《中医治法与方剂》]

大柴胡汤为解表攻里剂，主治少阳阳明合病，能够和解少阳，内泻热结。大柴胡汤运用广泛，现代临床则多以之治疗肝胆、胃肠、神经系统类疾病，如急性胰腺炎、急性胆囊炎、胆石症、胆汁反流性胃炎、反流性食管炎、胃及十二指肠球部溃疡、高血压病、抑郁症、支气管哮喘、糖尿病、脂肪肝、代谢综合征、发热等疾病，症见往来寒热，呕不止，郁郁微烦，心下痞硬者，使用大柴胡汤常常能取得明显的疗效。然实际临床上患者症状轻重不一且变化多端，并伴有其他症状，所以需要抓住患者的主症，见症用方，同时方药的运用在经方的基础上临床加减，以对症治疗。

（1）《伤寒论》第 103 条曰："太阳病，过经十余日，反二三下之，后四五日，柴胡证仍在者，先与小柴胡汤。呕不止，心下急，郁郁微烦者，为未解也，与大柴胡汤，下之则愈。"《金匮要略·腹满寒疝宿食病脉证治》曰："按之心下满痛者，此为实也，当下之，宜大柴胡汤。"大柴胡汤功能和解与通下并行，少阳与阳明同治，主要用于治疗少阳阳明里实证。大柴胡汤的辨证要点在于同时具备少阳阳明里实症状，如往来寒热，胸胁苦满，呕吐，心烦，腹部痞硬或满痛，便秘，舌苔黄，脉弦数有力等。"按之心下满痛"是其首要指征。

（2）《伤寒论》用此方共三条。其一是"呕不止，心下急，郁郁微烦者，与大柴胡汤下之则愈"。此条是以呕不止，心下急为主症。所谓心下急，是指剑突下急痛而言。颇似急性胆囊炎或胰腺炎征象。此方有清疏通降之功，用之最为合适。其二是"伤寒十日，热结在里，复往来寒热者，与大柴胡汤"。热结在里，可能出现两种情况：一指热结少阳胆腑，而呈胁下或心下急痛；一指热结阳明肠道，而呈大便秘结。因有往来寒热少阳半表半里证象。故用此方外解少阳，内泻结热。其三是"伤寒发热，汗出不解，心下痞硬，呕吐而下利者，大柴胡汤主之"。心下痞硬是大柴胡汤的用方依据。若但见呕吐、下利，心下痞而不硬，则纯属中焦升降失调，当用泻心汤类，非大柴胡汤所宜。

（3）《金匮要略》："按之心下满痛者，此为实也，当下之，宜大柴胡汤。"按之心下满痛，颇似急性胰腺炎或胆囊炎征象。

（4）本方加青黛、山栀、丹皮、芒硝等清肝通腑之品，治肝火上攻而呈狂证，有效。《类聚方广义》谓本方"治狂证，胸胁苦满，心下痞塞，膻中动甚者，加铁粉，奇效"。

（5）《证治汇补》用此方"治地道不通之呃逆"。地道不通是指大便秘结。呃逆而兼便秘，显系实热，此方有泻热通腑之功；呃逆是筋膜痉挛之象，方中白芍、大枣有柔肝缓急作用，投此颇宜。

（6）总结古今应用本方经验，凡肝火上攻之头痛、脑卒中、耳鸣、耳聋、目生云翳或赤眼疼痛、发狂、惊悸、胁肋痞硬而痛及胆胃不和而呈呕吐不止、心下急痛、胁热下利等证，兼见口苦、舌红、苔黄、脉弦数，即可应用本方。

乌梅丸 （《伤寒论》）

【药物组成】 乌梅600g　蜀椒120g　细辛180g　干姜300g　黄连480g　当归120g　熟附子180g　桂枝180g　人参180g　黄柏180g

【制剂用法】 乌梅用50%醋浸一宿，去核，蒸，余药研成粉末，加蜜和乌梅捣制成丸，每次服15g，日1~3次。若作汤剂，剂量可按比例减少。

【病机治法】 脏寒蛔厥。温脏安蛔法。

【适应证候】

（1）蛔厥。上腹部突然阵发性剧烈绞痛，或钻顶样痛，得食即呕，甚至吐蛔，痛剧时面青汗出，手足逆冷，脉伏。

（2）休息痢。

（3）癣疾。

【证析方解】 蛔厥，亦即胆道蛔虫病。蛔虫寄生于小肠，性喜钻窜，倘使消化系统功能紊乱，如脏寒、发热、过饥引起蛔虫迁居，朝上乱窜，窜入胆道，即成胆蛔病。本方所治是因脏寒引起。其基本病理是：中焦虚寒→蛔虫不安→上窜胆道→疼痛。

蛔虫钻入胆道而呈剧烈疼痛，治疗时应当考虑使其蛔虫从胆道退回肠内。根据蛔虫遇酸则静、见辛则伏的特点，本方遂用乌梅酸味与川椒、细辛的辛麻制蛔止痛；而蛔虫上窜胆道是因肠中虚寒之故，故用干姜、肉桂、附子温其脏寒，而使蛔虫能安居肠内，不致继续上窜；再用黄连、黄柏清肝胆之热，解除因蛔虫上窜胆道引起的发热（感染）征象；复用人参、当归补气养血，扶助正气，共奏温脏安蛔之效。从全方结构分析，属寒热共用、补泻兼施之方，用于寒热错杂之疾。服用本方疼痛缓解以后，应当使用驱蛔药物，以免复发。

本方不仅用于胆道蛔虫有可靠疗效，对于久泻、久痢亦有较好效果。久泻或久痢都是余邪未尽而正气已虚。方中干姜、细辛、桂枝、附子、蜀椒温中散寒，人参、当归补气养血，这一组药在于振奋中焦，恢复功能；黄连、黄柏解毒祛邪，乌梅酸涩止利，这一组药在于祛其余邪。此种扶正与祛邪同用的配伍形式，照顾到了邪正两个侧面，对于寒热错杂之证，用之颇为合拍。

本方所用乌梅、蜀椒、黄连、黄柏都有较强的抑菌作用，其中乌梅抑制真菌作用更佳，又有桂枝、细辛等药从里透达于外，人参、当归鼓舞正气，煎汤内服，可使每一毛窍均无容邪之地，故对癣疾亦有很好疗效。

【临床运用】

（一）内科疾病

1. 失眠

某男，42岁。患者6个多月前出现入睡困难，1个月前症状加重。初诊：入睡难，多梦，每于凌晨1~3时醒来，醒后难以入眠，头昏、健忘、乏力，偶晨起咽干、口苦，心烦急躁，胸胁胀痛，自觉少腹发冷，手足凉，阴囊潮湿，纳差，食后腹胀，大便不成形、黏滞不爽，小便清长、夜尿多，舌暗红、苔黄腻，舌体胖大、有齿痕，脉沉弦。西医诊断：失眠。中医诊断：失眠。治以温阳解郁，燮理阴阳。予乌梅丸加减：乌梅15g，附子9g（先煎），细辛3g，干姜6g，肉桂3g，黄连6g，黄柏12g，当归9g，党参15g，贯叶金丝桃3g，淡豆豉9g，炙甘草6g。7剂。水煎，每日1剂。二诊：患者诉各方面有所缓解，舌暗红、苔腻偏黄，舌体胖大、有齿痕，脉沉弦。予初诊方加远志9g、木香6g、神曲15g，14剂。三诊：各症状明显改善，舌暗红、苔白腻，舌体胖大、齿痕明显，脉沉。予二诊方去黄连、神曲，黄柏减量至9g，加乌药9g、盐益智仁15g、煨肉豆蔻9g，21剂。诸症基本告愈。［王怡. 基于"木郁达之"运用乌梅丸治疗情志病撷要. 江苏中医药，2024，56（2）］

某女，58岁，肺腺癌术后1年。诉：夜寐不实，常于凌晨2~3时易醒，醒后难以入睡，余无不适，舌质暗红，苔薄白，脉细。中医诊断：失眠。本患者症状发生的时间符合"厥阴欲解时"，处方以乌梅丸加减：乌梅30g，黄连6g，黄柏10g，细辛2g，桂枝2g，川椒2g，干姜2g，制附子2g，当归10g，党参10g，玉竹15g，白薇10g。7剂，日1剂，水煎，早饭后和晚上睡前服。二诊：诉服上方后易醒改善，但多梦，余无不适。处方：制乌梅30g，黄连6g，川黄柏10g，细辛2g，川椒2g，干姜2g，制附子2g，当归10g，党参10g，桂枝10g，白芍10g，煅龙骨20g，牡蛎20g，炙甘草5g。服7剂后夜寐安。［张晓娜. 史锁芳运用乌梅丸的临床思路. 山东中医杂志，2023，42（12）］

2. 心悸

某男，54岁，间断心悸心慌4年余，近日感受风寒，四肢觉冷，肩背部疼痛，心电图：①室性早搏；② ST-T段改变，心悸心慌每于凌晨2~3时发作而醒。刻诊见身体壮实，精神可，自述心慌难忍，四肢发凉，口渴喜冷饮，腰膝酸困，眠差夜间易醒，小便正常，大便稀溏。舌质暗红，边有齿痕，苔薄白腻质干，脉沉迟。诊断为肝阳虚，方用乌梅丸加生龙骨10g，牡蛎10g，6剂，水煎服。药尽症除。［孙罕. 吴荣主任运用乌梅丸治疗心系疾病的经验总结. 中医临床研究，2022，14（15）］

3. 胸痹

某女，58岁，间断胸闷、胸痛4年，诊断为冠状动脉粥样硬化性心脏病，有糖尿病史，血糖控制不佳。现为心前区疼痛、胸闷、乏力、气短、畏寒肢冷、夜间汗出、腰酸耳鸣、心慌、纳一般、眠差、二便调、面色暗，舌淡红苔薄黄，脉细数，一诊以知柏地黄丸加五味子、黄芪、白芍、丹参6剂投之，症状稍减轻。复诊时，感身重燥热、夜间汗湿衣衫之后背感凉意，四肢觉冷，气短，舌质淡暗，苔薄黄，脉沉弦紧数而促，按之不实。以乌梅丸加减：乌梅30g，细辛3g，桂枝15g，黄连10g，当归12g，党参15g，干姜5g，附子10g，麦冬10g，花椒10g，6剂而平。再6剂，畏寒肢冷、耳鸣等得解，复再饮数剂以善后。[孙罕. 吴荣主任运用乌梅丸治疗心系疾病的经验总结. 中医临床研究，2022，14（15）]

原按：冠状动脉粥样硬化性心脏病属"胸痹""心痛"等范畴，病机为阳微阴弦，多气滞、痰浊、寒凝、气虚、阴虚等。一诊时从患者的症状表现上看为肝肾阴虚，但忽略本病根源为肝阳虚，乙癸同源、母子相生，阴损及阳，出现上热下寒之四肢厥冷、身重燥热之象，且胸痹无论是痰浊、寒凝，均与肝有关，肝肾失调，精血不能互滋；水不涵木，病则木气不疏，郁勃冲击，故气上冲心，心中疼热也发为胸闷、气短。二诊用乌梅丸寒热同调，消补兼施，以养肝血、补肝阴、温肝阳，平调寒热，症状消失。

4. 晕眩

某男，72岁，高血压病8余年，最高时血压185/110mmHg，规律口服降压西药，就诊时血压145/93mmHg，既往脂肪肝病史、冠状动脉粥样硬化性心脏病史，近日头晕头胀、耳鸣腰酸，烦躁易怒，右半身出汗，手脚发凉、发麻，左手胀痛，两胁隐痛，口苦口干，口不渴，眠差，夜尿2~3次，大便尚可。脉沉弦紧数而促，按之不实，左关稍旺，两尺不足。舌淡红，苔微黄。辨证为肝阳虚之寒热错杂证，投以乌梅丸：乌梅15g，细辛5g，桂枝10g，黄连10g，黄柏10g，当归12g，党参10g，干姜5g，附子5g，延胡索10g，川楝子10g。1周以后复诊，症状减轻，血压降至135/90mmHg，守方再服14剂。三诊：出汗止，麻胀消，睡眠大有改善，头部偶胀痛。[孙罕. 吴荣主任运用乌梅丸治疗心系疾病的经验总结. 中医临床研究，2022，14（15）]

5. 咳嗽

某女，28岁，反复咳嗽5月余，刻下见咳嗽，晨起咳少量白黏痰，偶有呛咳、咽痒，余正常，舌淡，苔薄白，脉弦。西医诊断：咳嗽变异性哮喘。中医诊断：咳嗽，肺卫不固、风邪外袭证。治以疏风宣肺止咳，兼益气固表。处方以止嗽散、桑菊饮、玉屏风散化裁：紫菀12g，百部12g，白前12g，陈皮6g，荆芥6g，桔梗6g，桑叶12g，菊花12g，桑白皮12g，炙黄芪20g，炒白术10g，防风10g，炙甘草6g。5剂，日1剂，水煎服。二诊：诉服用上方后咳痰咽痒已无，咳嗽仍存。患者诉情绪激动及夜间较甚，应从气机升降、厥阴气机失阖着手，改用乌梅丸加减：制乌梅40g，黄连6g，川黄柏6g，细辛2g，桂枝2g，川椒2g，干姜2g，制附片2g，当归10g，党参10g，柴胡10g，前胡10g，茯神10g。14剂后愈。[张晓娜. 史锁芳运用乌梅丸的临床思路. 山东中医杂志，2023，42（12）]

6. 哮喘

某女，5岁，1年前患肺炎喘嗽后出现喘促、咳嗽等，诊断为支气管哮喘。近3个月喘促发作频繁，刻下见反复喘促，晨起明显，伴咳嗽，痰少，不易咳出，偶有鼻痒、鼻塞、流涕，纳可，睡眠可，大便成形。咽稍红，扁桃体无肿大。舌红，苔薄白，脉细。西医诊断：支气管哮喘。中医诊断：哮喘，辨证为寒热错杂证。治法：温清并行、祛风利肺。予乌梅丸加减：乌梅8g，黄柏3g，黄连2g，干姜2g，花椒3g，当归6g，太子参6g，枳壳5g，钩藤6g(后下)，桑白皮6g，炒紫苏子6g，炒蒺藜5g，地龙3g，防风6g。7剂，水煎服，日1剂，分早晚温服。二诊：患儿服药后晨起喘促、咳嗽频次较前减少，仍有鼻痒、鼻塞、清涕，纳可，睡眠可，大便调，舌淡红，苔薄白，脉细。上方去桑白皮，加辛夷6g、苍耳子3g。14剂，煎服同前。三诊：诸症明显好转，予二诊方去地龙，加赤芍6g、杏仁8g。14剂，2日1剂以巩固。随访6个月，哮喘等症未再发作。[李炜. 基于象思维探讨运用乌梅丸治疗支气管哮喘. 现代中医临床，2023，30（2）]

7. 胃痛

某男，20岁。近1周胃脘部发作性疼痛，常于凌晨2~3点痛醒，恶心，纳差，汗多，口干，下肢发凉，便溏，日行3~4次，舌淡边红，苔白稍厚，脉细弦。诊为胃痛，证属厥阴枢机不利，寒热错杂。予乌梅丸加减：乌梅30g，细辛3g，桂枝15g，黄连6g，黄柏6g，当归6g，党参10g，花椒6g，干姜10g，淡附片(先煎)15g，肉桂6g，白术15g。7剂，日1剂，水煎300ml，早晚饭后分服。二诊时胃脘部疼痛消失，余症基本已无，舌淡红苔白，脉细弦。上方改乌梅为50g，14剂，煎服同前，后随访未再发病。[张雪. 运气学说指导下的乌梅丸临床应用体会. 中国中医药现代远程教育，2024，22（7）]

原按：患者于凌晨2~3点时发作胃痛，为丑时，正为"厥阴病欲解时"；口干、便溏、下肢发凉、舌边红等为寒象与热象并见，属寒热错杂表现；患者于木运太过之年出生又逢风木同化之年发病，依天人相应的观点，其受"风木"之气的影响较为明显。综合来看，患者病在厥阴，属厥阴枢机不利，故用乌梅丸加减，有明显疗效。

8. 吞酸

某女，32岁，1年前诊断为慢性浅表性胃炎、反流性食管炎。刻下：胃脘部反酸，灼热感，夜间时有隐痛，上腹部胀满，口苦，平素喜热饮，吃冷食后易便溏，纳寐一般，小便正常，舌暗红，苔薄白质润，脉弦细。西医诊断：胃食管反流病。中医诊断：吞酸，寒热错杂证。给予乌梅丸：乌梅40g，黄连6g，黄柏12g，细辛2g，桂枝2g，川椒2g，干姜3g，制附片3g，当归10g，党参15g，吴茱萸6g，枳壳6g，厚朴6g，炒白芍15g，莪术6g，炙甘草6g。7剂，日1剂，水煎服。后上方改干姜为6g，桂枝换为肉桂3g，去莪术，加入赤芍9g，煅瓦楞子10g，海螵蛸10g，服28剂，告愈。[张晓娜. 史锁芳运用乌梅丸的临床思路. 山东中医杂志，2023，42（12）]

9. 胃胀

某女，45岁，2018年4月3日初诊。不久前体检出幽门螺杆菌感染，西医诊为慢性胃炎，奥美拉唑等三联治疗无效。刻诊：胃胀痛，反酸，纳差，便溏，心烦，口臭，面色不荣。脉沉弦滑数，按之不实。舌红，苔微黄腻。中医诊断：胃胀，属寒热错杂，中焦虚损。予乌梅丸加味：乌梅15g，黄连10g，当归12g，党参15g，半夏10g，细辛5g，川椒5g，制附片12g（先煎），干姜6g，桂枝10g，佛手12g，砂仁6g，白术12g，茯苓12g，佩兰15g。7剂，水煎服，每天1剂。二诊：7剂后诸症明显减轻，效不更方，再服20余

剂后症状消除，二个月后，医院检测幽门螺杆菌为阴性，余症消。（蒋世准、陈逸）

原按：慢性胃炎属中医胃胀范畴，可见脘腹胀痛、不思饮食、嗳气吞酸、食后饱胀、便溏、面色萎黄等脾胃中虚兼气机阻滞等证。本案机制主要是肝郁，肝木克土，脾虚不健，运化失司。干姜、白术、花椒、细辛、桂枝、制附片温煦肝阳，振奋脾阳；黄连、乌梅、花椒抗菌消炎，直接作用于病菌；佛手、砂仁、花椒、细辛理气止痛和胃；砂仁、白术、茯苓、佩兰运脾化浊。

10. 腹痛

某男，75岁，胆囊癌术后9个月余，化疗后。刻下症见反复低热，口干咽燥，胃脘痞满，嗳气，间断腹痛，喜温喜按，大便不成形，面色苍白，倦怠乏力，夜寐不安，易惊醒，小便清长。舌淡红，苔薄白，脉弦细。西医诊断：胆囊癌术后，化疗后。中医诊断：腹痛。辨证：肝阳虚衰，寒热错杂，肝胃不和。治法：温补肝阳，寒热并调，疏肝和胃。方选乌梅丸加减：乌梅30g，细辛3g，干姜6g，黄连3g，当归10g，炮附片8g（先煎），蜀椒6g，桂枝10g，党参10g，黄柏10g，北柴胡10g，白芍10g。14剂，日1剂，水煎服，分早中晚饭后温服。二诊：患者诉热已退，腹痛减轻，大便较前改善，但仍觉乏力，夜寐欠佳，余可。舌淡红，苔薄白，脉弦细。予上方加黄芪30g，远志10g，酸枣仁30g以补气养心安神，14剂。三诊：患者诉诸症较前明显改善，继服30剂以巩固疗效。后随访，患者自觉无明显不适。[张继承. 李平运用乌梅丸治疗胆囊癌经验. 中医药导报，2023，29（7）]

11. 痢疾

某男，36岁，2年前患结肠炎，7天前出现腹痛腹泻伴有黏液脓血便，大便1日3次，不成形，肛门灼热，腹部怕凉，双下肢发凉，纳食不佳，乏力。舌质红苔白脉细。肠镜示患结肠炎。中医诊断：久痢（脾肾阳虚，湿热瘀阻证）。治法：清利湿热，凉血止血，健脾止泻。处方：乌梅10g，白头翁15g，黄连6g，桂枝15g，炮姜10g，附子10g，细辛3g，花椒10g，白芍10g，黄柏10g，秦皮10g，苦参15g，青黛6g，三七6g，木香6g，地榆炭30g，白术30g，陈皮10g，薏苡仁30g，槐花30g，马齿苋15g，徐长卿30g，败酱草15g，焦麦芽15g，炙甘草6g。14剂，日1剂，颗粒，分两次水冲服。二诊：药后各症状减轻。予上方，去秦皮、薏苡仁、马齿苋、焦麦芽，加覆盆子15g，木瓜15g，苍术10g，生黄芪30g，酸枣仁15g。14剂颗粒。三诊：上方去徐长卿、木瓜、覆盆子，加珍珠粉0.6g。调理半个月，后随访未复发。[邓雨清. 李军祥教授运用新乌梅丸治疗慢性复发型溃疡性结肠炎的经验. 中国医药导报，2023，20（34）]

某女，45岁，2003年8月4日初诊。反复下痢4年，曾屡寻中西医治疗均无明显改善。初诊：形体消瘦，面色萎黄，倦怠乏力，腹痛隐隐，里急后重，每日泻黏液便2~5次，伴见白色胶冻状物，口苦口干，舌淡苔厚腻中间黄，脉沉细。陈老曰此系寒热错杂之久痢，方选乌梅丸加减：乌梅30g，黄连10g，干姜10g，细辛3g，党参15g，黄柏10g，当归10g，木香10g，桂枝10g，花椒6g，制附子10g（先煎），水煎，每日1剂，4剂。8月8日复诊：服药后，大便次数减少，精神状况有所改善，守方续进5剂，下痢止而他症亦愈。[贾波，沈涛《陈潮祖医案精解》]

侍诊心得：迁延痢多见于慢性肠炎、慢性结肠炎、慢性痢疾、克隆氏病、顽固性肠功能紊乱等慢性肠道疾病。痢疾发病初期，起因各不相同，每以实证热证多见，病情迁延或治疗失当往往发展成为虚中夹实、寒热错杂，病情日渐深重的复杂局面，其发病机制不能简单地用"气血失调"或"脾肾虚弱"来概括，其治疗方法亦不能简单地用"调气血"或"补脾肾"而获效。本案久痢的特点是脾肾虚寒为主，兼有阴血亏虚，湿热内蕴，气机不畅。

（1）脾肾虚寒为主：疾病发生与脾胃有关。下痢之初，邪侵肠胃，治疗不当，累及中焦阳气，日久损及肾阳。一旦形成肾阳不足，病机演变则呈恶性循环，火不温土，致脾失温煦，加重脾胃虚寒，运化失职之象益重，而致下痢不止。

（2）阴血亏虚：患者形体消瘦，面色萎黄，肢倦体乏，脉沉细，乃因下痢日久，脾胃运化无权，气血生成不足所致。

（3）余邪犹存：患者每日泻黏液便2~5次，伴见白色胶冻状物，口苦口干，舌淡苔厚腻中间黄，是湿热未尽之征。

（4）气机阻滞：患者下痢每伴里急后重，是湿热阻滞肠道，气机不畅之候。本例迁延不愈之根本是正虚邪恋，寒热夹杂，治当邪正兼顾，寒温并用。方中干姜、细辛、桂枝、附子、蜀椒温阳散寒，人参、当归补气养血，二组药相伍，温补脾肾，振奋阳气，恢复脾运；黄连、黄柏清热燥湿，祛除余邪；乌梅酸涩止泻。方中黄连、黄柏、川椒、木香、桂枝、当归、乌梅均有抑制痢疾杆菌的作用，可以清除余邪。川椒、木香行气导滞，缓解肠道激惹证象，消除里急后重。诸药合用，对于寒热错杂，虚实互见之久痢，颇为合拍。

原按：乌梅丸是治疗迁延痢的有效名方，因其病程长久，脾肾阳气已虚，治疗之际，应当抓住余邪未尽，功能已虚两个特点施治，此方即为此证型设也。"调气则后重自除，行血则便脓自愈"是治痢疾之重要法则。本案以川椒合木香行气导滞，桂枝合当归养血活血，寓调气和血之意。

12. 消渴病

某男，60余岁，反复口干多饮3年余，加重2周血糖控制不佳。刻诊：患者面赤，诉凌晨2点开始出现明显口干多饮，口苦，怕冷，手指麻木，无视物模糊，右耳耳聋，左耳听力下降，眠差，余可。舌淡暗，苔黄白腻，脉弦细滑。中医诊断：消渴病（厥阴病），证属寒热错杂，气机失调。予乌梅丸化裁：乌梅30g，细辛5g，干姜5g，黄连10g，附子5g，当归5g，花椒5g，桂枝5g，生晒参5g，黄柏5g。煎服方法：加米醋30ml、大米50g同煎，水煎，去滓，分3次服。服药后，患者凌晨口干、口苦明显减轻，手指麻木感消失，睡眠改善，空腹血糖波动于5.1~7.3mmol/L，餐后血糖波动于4.9~8.9mmol/L，大便干结难解，原方加大黄。守方巩固。随访，血糖控制在正常范围，他症均消失。［黄洁春. 乌梅丸临床病案分析. 世界临床药物，2022，43（5）］

原按：今对消渴病，多以三消立论，有上中下三消之分，基本病机认为以阴虚为本，燥热为标，治疗上以清热润燥、养阴生津为治疗大法。初期以燥热为主，日久以阴虚为主。进而出现阴损及阳，气阴两虚，并可导致阴阳俱虚。清代黄元御《四圣心源·消渴》云："消渴者，足厥阴之病也。"厥阴内寄少阳相火，相火内郁，故见口干多饮、口苦、面赤等热证表现；同时可见怕冷、舌淡暗，苔黄白腻，脉细弦滑等寒证表现，符合里虚寒热错杂的特点。病程中抓住疾病主象，即患者口干多饮症状反复出现于凌晨 2 点（丑时），其余时间段缓解，符合《伤寒论》厥阴病欲解时规律特点。故使用乌梅丸治疗而取效。

（二）五官科疾病

鼻鼽

某女，26 岁。5 年前夏季长时间吹风扇后即出现打喷嚏、流清涕、鼻痒，医院诊断为过敏性鼻炎。此后每于春秋两季发作鼻炎，每次发作持续时间约 1 个月。1 周前夜间受凉后出现上述症状，鼻内镜检查见鼻黏膜苍白水肿，双侧下鼻甲肥大，鼻道大量清水样涕。刻下：打喷嚏、流清涕，晨起频发，鼻痒，鼻干，胸闷，喜冷食，腹泻，每日 2~3 次，口干。舌淡红，胖大，有齿痕，苔白腻，脉细弦。西医诊断：过敏性鼻炎。中医诊断：鼻鼽。辨证：上热下寒证。中医治法：清上温下。予以乌梅丸加味：乌梅 30g，细辛 3g，桂枝 6g，黄连 9g，黄柏 6g，当归 12g，人参 9g，花椒 6g，干姜 6g，炮附片 9g（先煎），蝉蜕 6g，黄芪 16g，白术 16g，苍术 6g，砂仁 4g，白扁豆 12g，苍耳子 6g，柴胡 6g，薄荷 6g，防风 6g。水煎，日 1 剂，早晚分服，15 剂。1 个月后随访，患者诉服药后过敏性鼻炎未再发作。［原梦雪. 李莉副教授乌梅丸治疗鼻鼽临床经验. 光明中医，2023，38（10）］

（三）皮肤科疾病

圆癣

某女，29 岁。1992 年 7 月 4 日以圆癣反复发作 3 年就诊。述：3 年前春夏之交，颈部两侧散发团片状红色痒疹，初未经意，约半个月后有钱币样癣斑形成，随之渐发渐多，延及四肢、胸腹。外用癣药水、内服凉血解毒祛风除湿中草药、住院西医药等治疗，均无效，经介绍，专程来求吾师诊治。观患者全身红色癣斑大如钱币，斑斑相连，体无完肤，舌润，散在降红点；询知红斑处皮下隐隐有刺痒感而不甚，便溏纳减，神疲心烦；审六脉沉细数。诊断：圆癣。辨为脾肾阳虚，湿热郁滞。治以温阳益气，通络解毒。予方乌梅丸：乌梅 30g，蜀椒 3g，细辛 5g，黄连 10g，黄柏 10g，干姜 10g，桂枝 10g，人参 10g，当归 10g，附片 10g（先煎），水煎服，每日 1 剂。服药 1 周后，全身癣斑退尽。嘱其续服 1 周，以防复发。至今已 4 年余，该患者病情从未复发。陈师分析：乌梅丸为治胆道蛔虫要方，业医者皆知。其治正虚邪恋的久泻久痢，不少临床人所熟悉。此方能治癣疾鲜有人知。方中乌梅、川椒、黄连、黄柏都有较强的抑菌作用，其中乌梅尤有良好的抑制真菌作用；桂枝、细辛辛温走窜，通络开闭，从里逐邪透达于外；附子、干姜振奋脾肾之阳；人参、当归益气养血，共同鼓舞人体正气。正气充盛则邪无容留之地，脉络通畅则邪有外出之路，抑菌力专则邪无再生之理，故对癣疾也疗效甚佳。［宋兴《临证解惑 - 陈潮祖教授学术经验研究》］

原按：①以乌梅丸治癣疾，不仅拓宽了该方应用范围，同时也为癣疾的治疗另辟了一条内治的途径。②以抑菌作用释解毒杀虫药，尤其是以抑制真菌作用释乌梅疗效，实予古方以新义，有助于对该方治癣作用的理解和分析。③扶正通络不仅有助固本逐邪，而且有助改善膜腠气血津液的营运布散，促进皮损修复或更新。①便溏、神疲、脉沉细为本案辨证要点。病属正虚邪恋，单纯祛邪，是见标而不见本，故治无必效之功。扶正祛邪，双管齐下，机体祛邪托毒能力被充分调动起来，对祛邪药物作用的反应敏感度也大大提高，则治无不效之理。

（四）骨科疾病

颈椎病

某女，54岁，反复双前臂麻木伴手掌烧灼感2年余，既往有慢性胃炎等病史。本次入院后检查：颈椎退行性变。初诊：麻木、灼热同前，白天麻木缓解，晨起手指僵硬，口苦口干，欲饮温水，头部颠顶胀痛，喜按压，声稍嘶哑，说话费力，咽痛，咽喉异物感，咳少量黄痰，嗳气反酸，腹胀痛，怕冷，下肢明显，近1年夜间甚需穿棉裤袜入睡，少汗，纳可，眠差梦多。舌淡暗，边有齿痕，苔白偏腻。左脉沉弦细，右脉沉细偏滑，重按无力。诊断：肢体麻木（厥阴病）。证属上热下寒，气机失调。予乌梅丸化裁：乌梅30g、细辛5g，干姜5g，黄连10g，附子5g，当归5g，花椒5g，桂枝5g，生晒参5g，黄柏5g。煎服方法：加米醋30ml、大米50g同煎，水煎服，去滓，兑入50ml蜂蜜混匀，分3次服。服药后当日夜间麻木感即消失，手心烧灼感减轻明显。守方巩固，随访半年，未再发作。
[黄洁春.乌梅丸临床病案分析.世界临床药物，2022，43（5）]

【临证提要】

（1）用此方治疗胆道蛔虫病疗效显著，以剑突下面突然绞痛或钻顶样痛、间歇期如常人为其辨证要点。初起寒热证象并不明显亦可使用干姜、附子、黄连、黄柏，用以增加胆汁分泌，利于蛔虫退回肠道。

（2）用于久泻、久痢亦有较好疗效。并可根据正虚邪实情况，改变药物剂量。

（3）用此方治疗癣疾也有意想不到的效果。1974年带学生至宜宾实习，煤建公司一女，患癣疾，求治于余。时值盛夏，患者仅着短袖背心及一条短裤，见其全身一圈连着一圈，已无一点空隙。似体无完肤，从何下手？遂叫学生书乌梅丸，嘱其连服数剂。患者半个月以后前来致谢，全身红圈已完全消失。当时学生问怎不用药外搽？答曰全身是癣，从外治之，总有漏网之鱼，不如从内攻之，才可一网打尽。此方能治胆蛔证、久痢及休息痢，方中乌梅、黄连、黄柏、川椒都有抗菌作用，桂枝、细辛可从内透发出表，每一汗孔都能到达，以此治癣才可一劳永逸。患者于1999年来成都治疗其他疾病，言其癣疾至今未发。

（4）配伍此方的理论根据 《伤寒论》谓："伤寒脉微而厥，至七八日肤冷，其人躁无暂安时者，此为脏厥，非蛔厥也。蛔厥者，其人当吐蛔，今病者静而复时烦者，此为脏寒，蛔上入其膈，故烦，须臾复止，得食而吐，又烦者，蛔闻食臭出，其人常自吐蛔，蛔厥者，乌梅丸主之。又主久利。"此条将蛔厥和脏厥证象作了对比，也是二者的鉴别诊断。如果病程较久，症见肢冷脉微、躁无暂安，是功能衰竭的脏厥；病程很短，时烦时止，其人常自吐蛔者，则是脏寒引起蛔上入膈的蛔厥，蛔厥当用乌梅丸主之。此方如此配伍的依据是什么呢？此证是因脏寒引起蛔虫上窜胆道，继因蛔虫进入胆道引起发热（感染），存在肠道虚寒，蛔入胆道，胆道感染三种矛盾。此方用干姜、桂枝、附子是针对脏腑虚寒而设，乌梅、蜀椒、细辛是针对蛔入胆道而设，黄连、黄柏是针对蛔入胆道以后引起发热而设。三类药物环环相扣，各有针对，现在看来顺理成章，但因过去对于胆蛔一证认识不足，对本属脏寒何以要配黄连、黄柏清热解毒不能理解，才有蛔虫"得苦则下"之说。陈老于从教之初亦沿其说而深信不疑，后来学生问陈老既然蛔虫得苦则下，胆汁是最苦之物，何以蛔虫还要窜入胆道？入胆之后遇到胆汁何以还不下行？此问使陈老无言以对，遂深入研究，有上述解释，不知当否？希学者以此为鉴，要对每方配伍进行思考，不要人云亦云，才能揭示方剂配伍真谛。

四逆汤（《伤寒论》）

【药物组成】制附子 15~30g　干姜 9g　炙甘草 12g

【制剂用法】加水久煮，以不麻口为度，分 3 次温服，1 日量。

【病机治法】少阴阳虚，四肢逆冷。回阳救逆法。

【适应证候】少阴阳虚，四肢逆冷，恶寒蜷卧，神疲欲寐，脉沉微者；中焦虚寒，或吐或利，或吐泻交作，脉迟弱者；误汗或过汗亡阳，恶寒汗出，舌淡苔白者。

【证析方解】肢冷脉微，或吐或泻是此方主症；少阴阳虚，是此证病机；其余证象是阳气衰微的辨证依据。少阴阳虚，阳气不能达于四末，故四肢逆冷；不能鼓动血行，故脉微欲绝；中阳衰微，升降失调，故或吐或泻，或吐泻交作；不能腐熟水谷，故下利清谷。若素体阳虚而误汗、过汗，表卫阳气随汗外泄，则呈恶寒自汗，上述见证反映阳气不固与阳气衰微两种基本病变。

根据"寒者热之"的治疗原则，阳虚阴盛以致肢冷脉微，法当回阳救逆，振奋欲绝微阳，本方即体现这一法则。附子大辛大热，回阳力量很强，使少阴之阳振奋，阳气能达四末而肢冷脉微之证可除。干姜温中散寒，使脾阳得温，能运化水谷而下利清谷之证可愈。干姜与附子同用，一温先天以生后天，一温后天以养先天，相须为用，相得益彰。甘草补元气，通经脉（缓其挛急达到通脉目的），利血气，并能制约干姜、附子之峻猛，成为有制之师，合而成方，能呈回阳救逆之效。此方药简效宏，是较好的古方之一。

原著在太阴、少阴、厥阴、太阳各经均曾用过本方。太阴用此以温中焦之寒，少阴用此以温命门之火，厥阴用此以回四肢之厥，太阳用此以救过汗亡阳，说明本方擅长振奋阳气，专为五脏功能衰竭而设。或谓此方药仅 3 味，而谓能治五脏阳气虚衰，是否言过其实？须知五脏之阳皆根于肾中元阳，方中附子是温煦肾阳佳品，通过温煦元阳，则五脏阳气之来源不乏，虽温一脏而五脏皆受其荫。何况附子"禀雄壮之质，有斩关夺将之气，能引补气药行十二经以追复散失之元阳，引补血药入血分以滋养不足之真阴，引发散药开腠理以驱逐在表之风寒，引温里药达下焦以祛除在里之冷湿"。并非专走一经，气血表里无所不至，实能振奋五脏阳气。辅以擅长温脾肺阳气之干姜、益气之甘草，谓其能温五脏之阳，实非过誉。

【临床运用】

（一）内科疾病

1. 心悸

某女，71岁，2006年3月17日初诊。近一周来，于劳累及上楼梯后出现心累、心慌难受、自觉心中悸动、气短不相接续、多汗、口唇发绀等症状。肺心病病史3年，曾多次住院治疗，症状缓解，然每于冬春季节交替或感冒之后复发。刻诊：神倦，面色苍白，口唇紫暗，夜尿频多，大便正常，胃纳较差，睡时不能平卧，入睡困难，膝部冷痛，脚踝水肿，按之凹陷，舌淡苔白，脉象沉细缓，尺脉尤弱。陈老言此乃心肾阳虚，肺寒饮停之证，法当温补心肾，温化水饮。方选四逆汤、苓甘五味姜辛汤、生脉散合方加味：茯苓20g，干姜15g，细辛9g，五味子15g，麦冬20g，生晒参15g，陈皮12g，枳实15g，生姜15g，法半夏15g，黄芪30g，炙甘草15g，肉桂10g，川芎25g，制附片15g（先煎）。上方水煎服，每日1剂，连服6剂。3月23日二诊：服上方后，心累气短有所缓解，睡眠有改善仍无法平卧，汗出减少。精神转佳，口唇紫暗减轻，脚踝部仍有水肿，舌淡苔白，脉沉细。方中肉桂易桂枝，去川芎，加入猪苓20g、泽泻30g、白术20g。6剂，水煎服。3月29日三诊：诸症基本缓解，上楼时仍有心累感，夜尿亦较多，脉象沉细，舌淡苔薄白。于上方中去猪苓、泽泻、制附片，加入菟丝子15g、淫羊藿20g、怀牛膝30g以温补肾阳。6剂，水煎服。[贾波，沈涛《陈潮祖医案精解》]

侍诊心得：此案以心累，心慌难受，自觉心中悸动为主症，属中医之"心悸"范畴。心累，自觉心中悸动，气短与面色苍白，不得平卧，水肿，脉沉细缓，舌淡苔白并见，是水饮为患之故。水饮凌心则心悸，水饮犯肺则气短，水饮溢于肌肤则水肿。究其水饮之根源，与肺、脾、肾之调水功能失常有关。肺为水之上源，主通调水道，脾位中焦，为运化水津之枢轴，肾为水之主，故治疗水饮应当始终把握肺、脾、肾三脏。水津的敷布与运行必须依赖阳气的推动，气化则水行，阳气虚损，推动无力则水津失于输布，则聚而成饮。本例之病机系心、肺、脾、肾阳气亏虚，调水、布水、运水、主水功能障碍，温化水津功能减弱，致使寒饮内停。治当温补阳气，温化水饮。方用四逆汤、生脉散与肉桂、黄芪、炙甘草温补心肾阳气，干姜、人参、炙甘草（理中丸去白术）温补中焦阳气，甘草干姜汤温补肺之阳气，合用心、肺、脾、肾兼顾，使阳气得复，水饮得以温化运行，是求本之治。干姜、细辛温化水饮，法半夏、陈皮、生姜燥湿散水，茯苓利水渗湿，合用兼顾已停之饮，使水饮得消，是治标之法。口唇紫暗为停饮致瘀，故佐川芎活血祛瘀。枳实、陈皮之用，乃气行则津行。二诊加入猪苓、泽泻、白术以增健脾利水之功，强化消除水肿的力量。三诊水肿已消，遂去猪苓、泽泻，基于气虚患者淡渗分利之品不宜久用，以免伤津耗液，此乃津可载气。增加温补肾阳药物，既寓"治心欲先实肾"之意，又取温肾以化气行水之义，同时兼顾肾阳不足之腰膝冷痛以及夜尿频多。

原按：（1）本例辨证心肾阳虚，肺寒饮停的依据是心悸，气短，面色苍白，神倦，眠差，夜尿频多，膝部冷痛，踝部水肿，脉沉细，尺脉尤弱，舌淡苔白。

（2）水液代谢既赖肺之宣降、脾之运化、肾之气化，又须心阳之温煦、肝气之条达。本案用生姜、细辛开宣肺气，干姜、人参温中健脾，肉桂、附子温壮肾阳，附子、人参振奋心阳，枳实、陈皮疏肝理气，目的是通过恢复五脏功能的协同作用以根治水饮，陈老用药布局周密，确非学验俱丰者莫能为。

（3）本案黄芪用至30g，旨在补气健脾、实卫固表、利水消肿。炙甘草用至15g，乃仲景炙甘草汤之意，一则补益心气，一则甘以缓急，使心脉舒畅。药物功效发挥与剂量密切相关。

某男，32岁，心动过速，呼吸困难2年。曾服黛力新半个月，食多或食用硬食物后发作。颜面苍白，不欲饮水，大便晨起1次，便质稀溏，疲乏，手麻，形体羸瘦，纳可，食后胃脘不适，舌淡暗苔白少腻，脉沉细弱。诊断：心悸。辨证：心脾阳虚。处以四逆汤：炮附片6g，干姜4g，炙甘草4g。免煎颗粒，水冲服，10剂，日1剂。患者10天后复诊，自诉服药期间心悸症状发作较少，周身不太怕冷，且大便慢慢成形，胃口较前好转，手麻木感减轻，守方。后期使用附子汤调理，患者症状改善明显。[赵鑫. 门九章教授功能五态学术思想活用四逆汤验案4例. 光明中医，2021，36（24）]

某男，72岁，2017年11月27日初诊。患者间断心悸18年加重1年。1999年发现高血压，未系统诊治。2016年5月起心悸、胸闷频繁，冠脉造影示"冠状动脉粥样硬化"，美托洛尔治疗症状逐渐加重。2017年11月11日某医院诊断为心律失常，Ⅰ度房室传导阻滞，Ⅱ度Ⅰ型房室传导阻滞，高血压病3级，极高危组，冠状动脉粥样硬化，腔隙性脑梗死。现症见心悸尤以夜甚，心率快时1分钟140次左右，慢则只有40次。伴胸闷、乏力气短、胃痛、腹胀，畏食生冷寒凉，常年背部和四肢清冷，尿频、尿急、夜尿多。精神萎靡，体形消瘦，面色不华，舌淡红胖嫩边有齿印，苔薄白，脉沉细结代。诊断为心悸。以四逆汤合炙甘草汤加减：生地黄40g，桂枝10g，麻子仁10g，郁金10g，阿胶10g，炙甘草15g，熟附片6g，干姜6g，三七粉6g，红参6g，大枣10个，生姜3片。5剂，水酒各半煎，日1剂，分3~4次服。12月2日二诊：心悸、胸闷减轻，守上方生地黄用50g，熟附片用8g，5剂。12月8日三诊：心悸、胸闷诸症明显减轻，四肢已转温，守方生地黄用60g，熟附片10g，20剂后，心悸、胸闷等症状消失，夜能平卧，下肢转温。经动态心电图复查已转为窦性心律，Ⅰ度房室传导阻滞。[叶钊. 四逆汤合炙甘草汤治疗心律失常经验. 中国中医基础医学杂志，2020，26（9）]

2. 心衰

某男，48岁，3年前，外院确诊为"心力衰竭、酒精性心肌病、全心扩大、心房颤动、心功能Ⅳ级"。反复胸闷气促3年，加重半个月，刻下症见四肢冷痛，欲寐，气促胸闷，难平卧，喘嗽咳痰，痰多色黄质黏，乏力，胃脘胀，头胀，口干，纳差，大便可，小便量多（口服利尿药物后）。面色黧黑无泽，舌淡紫胖大，腐苔，六脉沉不可取。有抑郁。彩超示全心增大，升主动脉弹性减低，二、三尖瓣及主肺动脉瓣轻度反流；全心衰。予四逆汤合木防己汤加减：炮附子12g（久煎），炮姜20g，生姜片10g，防己15g，桂枝20g，白术15g，茯苓60g，牛膝15g，柴胡12g，红花10g，红参15g，炙甘草9g。15剂，水煎，日1剂，分早晚温服。二诊：活动后稍胸闷气促，四肢疼痛、身体乏力感已明显改善，可下床活动，夜间偶有咳嗽咳痰，痰少色白，少有头晕，食纳量增加，睡眠改善，大便通畅，小便正常；面色淡黑，光泽渐露，舌淡有齿痕，舌体稍胖，脉沉细弦。予四逆汤加减：炮附子14g（久煎），炮姜20g，防己15g，红枣5枚，桂枝20g，白术15g，茯苓60g，牛膝15g，柴胡12g，红花10g，川芎6g，人参9g，炙甘草9g，生姜10g。30剂，水煎服，日1剂，分早晚温服。后继续服30剂，患者病情稳定，心衰未复发。［马常敏夫．肖长江教授治疗慢性心力衰竭伴抑郁经验总结．广西中医药，2022，45（5）］

原按：患者关键脉证在于"脉沉、气促、抑郁、气促咳唾、欲寐、四肢冷痛"，均是"阳气亏虚、脏腑阴寒"之象；符合张仲景《伤寒论》少阴病条文所述"脉微细、但欲寐"之"阳微欲绝"之基本病机，亦与《金匮要略·痰饮咳嗽病脉证并治》"膈间支饮，其人喘满，心下痞坚，面色黧黑，其脉沉紧，得之数十日，医吐下不愈，木防己汤主之""胸中有留饮，其人短气而渴，四肢历节痛，脉沉紧者，有留饮"等条文所述症状相符。该患者为伤寒六经之少阴病，脏腑辨证明确为"心肾阳虚，痰饮泛滥"之证，治则当以"回阳救逆、温补心肾、化痰逐饮"为法。

3. 失眠

某女，55岁，2019年5月1日初诊。症见入睡困难半年，常整夜不能入睡，睡则眠浅，易醒，醒后难以入睡。晨起极度困乏；心烦，焦虑，多梦；口干，喜温饮；怕冷，不耐寒凉食物。肛门部有下坠感，大便正常。舌质淡，苔薄白，脉沉细。西医诊断：睡眠障碍。中医诊断：失眠。证属元阳不足、阳不入阴。治宜温益元阳，收敛相火。处方：炮附子15g，干姜15g，炙甘草30g，生龙骨30g，乌梅15g，五味子10g，蝉蜕10g。4剂，每日1剂，头煎煮1.5小时，二煎煮1小时，二汁对匀，早晚分服。二诊：5月10日，服上方4剂，症见每晚可以睡眠5~6小时，精神转佳，心烦、焦虑、口干、怕冷等减轻，大便正常，舌质淡，苔薄白，脉沉细。处方：炮附子15g，干姜15g，炙甘草30g，生龙骨30g，乌梅15g，五味子10g。6剂，煎服法同前。三诊：5月24日，服上方6剂，夜间睡眠正常精神好，口干、怕冷消失，守方续服4剂。随访每晚可以睡眠6~7小时。［朱建新．李可学术思想之"土伏火"临床应用四逆汤临证验案．中医临床研究，2021，13（19）］

原按：①入睡困难半年，常常整夜不能入睡，或睡后易醒，醒后难以入睡（土不伏火，相火离位）；②晨起极度困乏（元气、根气无力）；③心烦，焦虑，多梦（土不伏火，相火离位）；④口干，喜温饮（己土不足，阳不化阴、阴火上浮）；⑤怕冷，不耐寒凉食物（己土不足）；⑥肛门部有下坠感（己土不足、厥阴下陷），大便正常；⑦舌质淡，苔薄白，脉沉细。所以本患者主要由于元阳不足，阳不入阴所致，服药后睡眠正常，说明药证相合；四逆汤加味治疗失眠，是从阳虚水寒，阳不入阴，阳不潜藏出发，使真阳之气渐复则阴寒自除，阴阳恢复平衡则自能寐。四逆汤善于温煦一身之阳，厚土气，"火生土，土伏火"，火土相生，增强元气，通过化合之力，以阴裹阳，引阳入阴，寒热熔于一炉，打通中焦，使心肾相交，水升火降，水火既济，药证相合，收效满意。

4. 肺胀

某男，56岁，慢性阻塞性肺疾病，肺心病。平素抽烟多，晨起咳嗽明显，痰多，气紧，肺纤维化，杵状指。足心冷，脐周怕冷。舌红少苔有裂纹，脉沉。诊断：肺胀。辨证：肺肾气虚。处以苏子理肺汤合金匮肾气丸。二诊：喘及咳嗽，痰多，反胃，手足俱冷，下肢更甚，口中有异味，饮水少，便溏。辨证：肺气虚、脾肾阳虚。处以四逆汤：炮附片 6g，干姜 4g，炙甘草 4g。免煎颗粒，水冲服，7 剂，日 1 剂。小柴胡汤加味：柴胡 6g，姜半夏 6g，黄芩 6g，党参 9g，紫苏子 9g，款冬花 9g，紫菀 9g，炙甘草 6g，生姜 3 片，大枣 4 枚。水煎服，7 剂，日 1 剂。2 周后复诊：喘及咳嗽更有改善，气紧感略减轻，晨起痰较以前少，未见反胃，手足、脐周较温，大便渐渐成型。仍处以四逆汤 7 剂（剂量服法同上方）。加苏子理肺汤：紫苏子 9g，款冬花 9g，紫菀 9g，姜半夏 6g，陈皮 6g，茯苓 12g，炒白术 9g，桔梗 6g，僵蚕 9g，炙甘草 6g，生姜 3 片，大枣 4 枚。水煎服，7 剂，日 1 剂，晚饭前半小时服用。四诊时患者诸寒证改善明显，手足转温，后期以四逆汤与苏子理肺汤轮服 20 余剂，患者自觉症状得到明显控制，遂停药。[赵鑫. 门九章教授功能五态学术思想活用四逆汤验案 4 例. 光明中医，2021，36（24）]

原按：慢性阻塞性肺疾病属于中医"肺胀""咳嗽""喘病"范畴，本虚标实，病机为外邪侵袭积滞于内而致肺部痰湿内生，肺气不行，宣降失司，继而子盗母气而脾失健运。脾本为生痰之器，反之又使水湿之气停聚于肺，加重肺部症状。肺主呼吸，肾主纳气，肺气不行则殃及于肾，肾不纳气又致喘息加重。医家之治皆在于理肺益气，健脾补肾。今有阳虚之证时多处以"四逆辈"配合理肺气之方，在唤醒患者阳气的同时治疗患者肺脾肾病变。二诊之时见患者阳虚症状明显，此时单纯调理肺肾已不合时宜，故以四逆汤回阳，且能振奋患者肾功能；并处小柴胡汤加紫苏子、款冬花、紫菀以调理肺气。之后仍以四逆汤及苏子理肺汤调理，在回阳之时重点调理患者肺部症状。此处四逆汤虽不针对患者肺部症状，但其可振奋伴见阳虚证患者之功能，且能温中回阳养胃气，在本病治疗中不可或缺。

5. 泄泻

某男，41 岁，腹泻 1 年。症见腹泻 1 日 3~4 次，水样便，多梦，食凉后腹胀，口干不欲饮，口苦，怕冷，冷过肘膝，偶腹痛。诊断：久泄。辨证：脾阳虚。处以四逆汤：炮附片 9g，干姜 6g，炙甘草 6g。免煎颗粒，水冲服，10 剂，日 1 剂。并嘱患者：忌食寒凉。10 天后患者复诊，患者自诉服药后自觉胃部、四肢暖适，大便渐渐成形，解便次数减少，怕冷改善。原方 10 剂，2 天 1 剂。之后以理中汤进服，如此调理月余，患者大便恢复正常停药。[赵鑫. 门九章教授功能五态学术思想活用四逆汤验案 4 例. 光明中医，2021，36（24）]

6. 消渴病

某女，52 岁，2018 年 6 月 5 日初诊。主诉：疲乏、消瘦、失眠、眩晕、四肢欠温。病史：患者近 3 年来，血糖升高，在 18mmol/L 以上，采用几种降糖药联合治疗，血糖仍在 12mmol/L 以上。近来出现反复眩晕，体质量下降，失眠，极度疲乏，每天腹泻 3~4 次，面容憔悴，畏寒肢冷，舌胖大、苔白，脉迟无力。诊断：阳虚型消渴病。治法：补肾壮阳，健脾。处方：制附子（先煎 2 小时）60g，肉桂 5g，干姜、炒白术各 20g，补骨脂、淫羊藿、炙甘草、人参各 10g，益智仁 15g，黄芪、怀山药各 30g。日 1 剂，连服 10 剂后，空腹血糖降为 8mmol/L，再进 10 剂。诸症好转，四肢转温，胃口增加，大便每天 1 次，成形，精神好转，血糖降至 6mmol/L 左右停服西药降糖药。之后患者间断服用该方加减 2 年

多，一切如常人。[陈作文. 四逆汤加减治疗糖尿病. 新中医，2021，53（12）]

7. 慢性疲劳综合征

某女，60 岁。症见胸憋，怕冷，背痛，焦虑，睡眠差。自诉手足发冷，下肢更甚，背冷，5 月时仍穿棉裤。腰困，饮水不多，近期消瘦，纳差，乏力明显，劳累后更甚，偶有小腹胀，遇暖可减轻，大便时干时稀，日 1 次。诊断：慢性疲劳综合征。辨证：脾肾阳虚。予四逆汤：炮附片 6g，干姜 4g，炙甘草 4g。免煎颗粒，水冲服，10 剂，2 日 1 剂。后四逆汤与附子汤（炮附片 6g，党参 9g，炒白术 9g，白芍 9g，茯苓 12g。水煎服，7 剂，2 日 1 剂）交替治疗，患者病情皆明显改善后停药。[赵鑫. 门九章教授功能五态学术思想活用四逆汤验案 4 例. 光明中医，2021，36（24）]

某女，53 岁。2019 年 9 月 23 日初诊，症见：①极度乏力，腰背酸困 6 个月余；②入睡困难，易醒，醒后难以入睡，伴头晕，耳鸣；③怕冷，不耐寒凉食物；④大便正常；⑤舌质淡，苔薄白，脉沉细。实验室化验及相关检查未发现引起疲劳的内科疾病。西医诊断：疲劳综合征。中医诊断：虚证。证属元阳不足，相火离位。治法：温益元阳，敛降相火。方药以四逆汤加味：炮附子 18g，干姜 18g，炙甘草 30g，菟丝子 30g，黄精 15g，生龙骨 30g，磁石 20g，乌梅 10g，五味子 10g，5 剂，每日 1 剂，头煎煮 1.5 小时，二煎煮 1 小时，二汁兑匀，早晚分服。二诊：10 月 6 日，自诉服上方后，①乏力，腰背酸困明显减轻；②头晕，耳鸣好转；③睡眠改善，能入睡 5 小时；④怕冷缓解，饮食正常，舌质淡，苔薄白，脉细。予上方加生晒参 18g，10 剂。煎服同前。三诊：10 月 18 日，诉乏力基本消失，睡眠正常，头晕，耳鸣等伴随症状消失，随访未复发，原方继续治疗。[朱建新. 李可学术思想之"土伏火"临床应用四逆汤临证验案. 中医临床研究，2021，13（19）]

原按： 本病与少阴病提纲原文中"少阴之为病，脉微细，但欲寐"相对应，以三阴虚损为病机，属于中医的"三阴病"。李可认为"坎中一点真阳乃人身立命之本。"元气是生命之本原，无非先后天两本，是李可中医药学术思想之先后天两本的"火生土与土伏火"。四逆汤善于温煦一身之阳，厚土气，大补元阳；炙甘草将熟附子、干姜二药的阳热之气伏于土中，并降沉至土之下水中，即"土伏火"。乌梅、五味子合用酸甘化阴厚土伏火，乌梅配炙甘草阴阳双补、酸甘化阴，增强益土伏火之力；《本经逢原》"黄精，宽中益气，使五脏调和，肌肉充盛，骨髓强坚，皆是补阴之功"。所以取效者，在于元气恢复充足，阳气一行，气机流动，五脏得养，生生不息，此即运中土，溉四旁，保肾，故可使疲劳缓解。

（二）五官科疾病

口疮

某男，35 岁，2019 年 1 月 3 日初诊。症见：①反复口腔溃疡 3 年，加重半个月，反复发作，此起彼伏，溃疡疼痛难忍，多处诊疗，未能根治，灼痛影响进食；②早醒，醒后难以入睡；③纳差；④口干，喜温饮；⑤反复感冒，怕冷，不耐寒凉食物；⑥大便时干时稀；⑦舌质淡，苔薄白，脉沉细；⑧检查：嘴唇内侧、舌体有多个溃疡面，大小约0.2cm×0.3cm，颜色淡红。西医诊断：口腔溃疡。中医诊断：口疮。证属元阳不足，虚火上浮，治宜温益元阳，收敛相火。处方：炮附子 15g，干姜 15g，炙甘草 15g，甘草 15g，蝉蜕 10g，菟丝子 30g，乌梅 10g，生龙骨 30。6 剂，每日 1 剂，头煎煮 1.5 小时，二煎煮 1 小时，二汁对匀，早晚分服。二诊：1 月 17 日，诉口腔溃疡愈合，饮食倍增，怕冷减轻，舌质淡，苔薄白，脉细。处方：炮附子 15g，干姜 15g，炙甘草 30g，五味子 10g，菟丝子 30g，骨碎补 10g，乌梅 10g，生龙骨 30。取 5 剂，煎服法同前。三诊：5 月 22 日，诉近半年口腔溃疡未复发，也未感冒，怕冷症状消失，舌质淡，苔薄白，脉细。处方：炮附子 10g，干姜 12g，炙甘草 30g，乌梅 10g。取 5 剂，煎服法同前，随访口腔溃疡未复发。[朱建新. 李可学术思想之"土伏火"临床应用四逆汤临证验案. 中医临床研究，2021，13（19）]

原按：医家龚廷贤认为："口疮，连年不愈者，虚火也。"此患者考虑元气虚火不归元，虚火上灼生口糜。"水寒龙火飞"，水寒是患者刻诊的主要矛盾，龙火飞发生了阳明界面的热化后深伏体内，如此之不同界面不同部位的阴阳俱损、寒热虚实难辨，是临证难对治的病机。水寒加脾土太弱，龙火不得潜藏，浮火上越，土薄不伏火，上犯君火，则口腔溃疡反复。本案因土气不足，寒热内生，病机根本在于三阴本气不足，依据李可老中医强调的先固护三阴本气，以四逆汤搭配乌梅，生甘草和炙甘草各半，具有以下特点。①土伏火，方中熟附子、干姜温元阳、暖土气，二至三倍于附子的炙甘草将熟附子、干姜二药的阳热之气伏于土中，并降沉至土之下水中，即"火生土，土伏火"大法。②土载木，乌梅既禀冬令之水精而又得春生之上达，使生气上升，则逆气自下，同时可恢复厥阴、阳明主阖的功能，阳明阖则坎水足，元气增强。③益土气并兼治土中内生寒热二邪；甘草"气味甘平，主治五脏六腑之寒热邪气，通贯阴阳，故治理脏腑阴阳之正气，以除寒热阴阳之邪气也。"阴阳脏腑之气皆归土中，久服则土气有余。④乌梅配炙甘草阴阳双补、酸甘化阴，增强益土伏火之力；收敛离位之相火；此即"火生土，土伏火"大法之应用。

（三）妇科疾病

1. 绝经前后诸证

某女，51 岁，2015 年 9 月 11 日初诊。诉已绝经 1 年，自绝经后出现烘热汗出，烦躁，抑郁，背心痛，头冷痛，手足凉，易感冒，腰腿痛，四肢乏力，面色无华，失眠，纳差，返酸，舌尖痛。舌质淡胖边有齿痕，苔薄白根部厚腻，脉沉细。中医诊断：绝经前后诸证。方用四逆汤加减：附片（0.7/6g×12 袋，颗粒剂），干姜 20g，桂枝 20g，吴茱萸 10g，陈皮 10g，茯苓 15g，白术 15g，远志 10g，龟甲 20g，甘草 10g。连服 3 剂，烘热汗出减少，怕冷改善，饮食稍增，仍感烦躁、抑郁、背心痛、腰腿痛、舌尖痛，舌质淡胖边有齿痕，苔薄白，脉沉细。上方加柴胡 8g，杜仲 10g，续断 10g，郁金 10g。继服 5 剂，烘热汗出减少，感烦躁、抑郁改善，怕冷减轻、偶感背心痛。后守方 20 剂，诸症悉减。[林雯. 四逆汤妇科病临证治验案报道. 中国民族民间医药，2017，26（10）]

原按：本例患者起初因绝经后出现烘热汗出、烦躁、抑郁。前多诊为阴虚火旺型，过用滋阴类药物，致损伤阳气，出现头冷痛、手足凉、易感冒、乏力、舌质淡胖、边有齿痕、脉沉细等阳虚内寒的表现。本方用大辛大热之附子以温发阳气、祛散寒邪。桂枝可发表解肌、温经通脉。干姜可温中散寒，降逆和胃。用炒白术、茯苓以健脾除湿，吴茱萸、柴胡、郁金以暖肝温胃、疏肝解郁。诸药合用可扶先天真阳，温少阴之气，逐在里之寒而诸症悉除。

2. 慢性盆腔炎

某女，29岁，2015年3月14日就诊。诉下腹冷痛，腰酸，白带量中等，色白，无异味。唇色淡白，易怒，乏力，纳差，眠差，二便调。舌质淡胖边有齿痕，苔白腻，脉沉细。患者平素月经规律。末次月经2015年3月2日。今日于外院行阴道B超检查有较大管状无回声区，中医诊断：慢性盆腔炎。方用四逆汤加减：附片（0.7/6g×12袋），干姜20g，桂枝20g，杜仲15g，续断20g，大血藤15g，败酱草30g，延胡索10g，川楝子10g，远志10g，益智仁10g，吴茱萸10g，甘草10g。连服5剂，下腹冷痛及腰酸明显改善，仍感眠差，舌质淡胖边齿痕减轻，苔薄白，脉沉细。上方加茯神10g，艾叶10g。继服10剂，下腹痛已消失，无腰酸，舌质淡红，苔薄白，脉沉。4月19日行阴道B超复查，较之前检查管状无回声区已明显缩小。守方再服15剂，管状无回声区已消失。其后跟踪随访半年，未再复发。[林雯. 四逆汤妇科病临证治验案报道. 中国民族民间医药，2017，26（10）]

3. 月经后期、月经过少

某女，32岁，2015年5月24日就诊。自诉平素月经60~90天1行，经期2~4天，末次月经2015年5月17日，月经量少，色暗红，无血块，无经行腹痛，无经前乳房胀痛。经前及行经期怕冷，手足凉，易感冒，乏力，头晕，面色无华，唇色淡白，小便频，腰酸痛，舌质淡胖边有齿痕，苔白根部腻，脉沉细。中医诊断：月经后期、月经量少。方用四逆汤加减：附片（0.7/6g×12袋），干姜20g，麻黄8g，细辛6g，桂枝20g，炒白术15g，茯苓15g，陈皮10g，桑寄生10g，杜仲10g，黄芪30g，甘草10g。连服5剂，乏力、头晕、怕冷改善，小便次数减少，仍感腰酸痛，舌质淡胖，边有齿痕，苔薄白，脉沉细。上方加吴茱萸10g，继服10剂，服药期间于2015年7月1日行经，经量较前稍增，色暗红，无痛经。经前及行经期怕冷、手足冷明显减轻，乏力、头晕缓解，自服药后已不易感冒，舌质淡稍胖，边齿痕减轻，苔薄白，脉沉。守方再服10剂，诸症消失。随访半年，患者月经周期及经量均正常。[林雯. 四逆汤妇科病临证治验案报道. 中国民族民间医药，2017，26（10）]

原按：中医学则认为月经后期、月经过少多由精亏血少或邪气阻滞，或寒凝瘀阻，冲任气血不足，血海不能按时满溢或满溢不足而致。本例患者由于素体阳气不足，阴寒内盛，脏腑虚寒，气血生化不足，气虚血少，冲任不能按时满溢，而出现月经后期、经量过少。阳虚则肾气不足，外府失养，故腰酸无力。阳气不布，故面色无华、唇色淡白。膀胱有寒，失于温煦，故小便频。本证用四逆汤可温补阳气，祛散寒邪。用麻黄、细辛可助阳达表，炒白术、茯苓可健脾除湿。全方共凑温阳祛寒，温肾健脾之功。

4. 崩漏

某女，46岁，2015年8月25日就诊。自诉阴道不规则流血3个月余，量时多时少，腰酸痛，小腹冷痛，头晕，乏力，纳眠尚可。舌质淡胖夹青边有齿痕，苔白腻，脉沉细。平素月经28~32天1行，经期4~6天，经量中等，色暗红，无血块，无经行腹痛。中医诊断：崩漏。治宜温阳散寒、止血。方用四逆汤加减：附片（0.7/6g×12袋），干姜10g，艾叶炭 15g，乌贼骨 30g，茜草 15g，败酱草 30g，黄芪 30g，杜仲 15g，续断 20g，甘草 10g。连服 3 剂，阴道不规则流血明显减少，腰酸痛减轻，偶感小腹冷痛，乏力、头晕改善。舌质淡胖，苔薄白，脉沉细。上方加小茴香 10g。继服 5 剂，已无阴道流血，小腹冷痛消失，舌质淡红，苔薄白，脉沉细。守方再服 5 剂，患者服药期间于 9 月 29 日正常行经，经期 7 天即净，经量中等，色暗红，夹少量血块，无痛经，无腰酸。经净 3 天后守方再服 10 剂，其后随访 2 个月，均未出现阴道不规则流血。[林雯. 四逆汤妇科病临证治验案报道. 中国民族民间医药，2017，26（10）]

（四）其他疾病

成人斯蒂尔病

某女，42 岁，2018 年 8 月 28 日初诊。经临床生化检查确诊为成人斯蒂尔病，经西药（甲氨蝶呤＋盐酸泼尼松＋羟氯喹）干预治疗半年余，控制不理想。主诉关节肌肉酸痛，咽痛，乏力，怕冷。既往史无特殊，无家族遗传史。初诊：胸前及颈后有形态不规则红斑，压之褪色。面色凝重，偶有潮热汗出，心烦急躁。纳可，二便正常。舌质胖大，有齿痕，苔薄白，脉沉细弱。处方：白芍 10g，附片 9g，党参 10g，防风 10g，干姜 6g，桂枝 10g，黄芪 30g，雷公藤 9g，山慈菇 9g，石膏 30g，盐知母 10g，白术 15g，炙甘草 6g。颗粒，14 剂，每日 1 剂，早晚分服。9 月 14 日二诊：自诉关节疼痛有所缓解，皮肤红斑增多。上方加紫草 15g，丹皮 12g。中药水煎，14 剂，每日 1 剂，早晚分服。9 月 30 日三诊：自诉身体较前松快，偶有咳嗽，咽喉不适。纳可，睡眠较浅，易惊醒，入睡困难，大便通畅，日 1 行，小便正常。舌红苔薄白，脉沉细。上方去白芍、丹皮，黄芪改为 15g，石膏改为 15g，加玄参 9g、酸枣仁 30g。14 剂，煎服同前。10 月 16 日四诊：自诉脚腕、膝盖和拇指关节处劳累时仍有肿胀不适。处方：制附子 6g，党参 10g，干姜 6g，白术 15g，炙甘草 6g，雷公藤 9g，山慈菇 9g，石膏 15g，知母 10g，紫草 15g，黄芪 15g，延胡索 30g，牛膝 30g。14 剂。10 月 30 日五诊：受凉后体温略有升高，红斑增多，脚腕，膝盖和拇指关节处劳累时仍有肿胀不适感。上方加入重楼 6g，玄参 9g。14 剂。11 月 22 日六诊：自诉症状减轻，怕冷好转，整体比较平稳。处方：杏仁 10g，五味子 20g，甘草 20g，黄芪 15g，雷公藤 9g，墨旱莲 15g，牛膝 30g，山慈菇 10g，紫草 15g，益母草 30g，茯苓 30g，白术 30g，薏苡仁 30g，制附子 5g。30 剂。后上方改甘草为 9g，继续服用。2019 年 2 月 11 日停激素药，随访至 1 年半后痊愈。[张文娴. 王振亮运用四逆汤治疗成人斯蒂尔病经验. 中国医药科学，2024，14（11）]

原按：女子六七之年，三阳脉衰于上，"阴常不足，阳亦常虚"。起病半年有余，以发热、皮疹瘀斑和关节疼痛等为主症，服用激素可控制，但减量或停用激素高热再起。初诊舌脉呈现舌质暗、苔淡黄腻，脉细数，辨为阳虚寒凝血瘀，药用四逆汤加味。四逆汤药味虽少但只要抓住阳虚寒凝的病机，宗仲景之法，临床中灵活运用，随证加减，均可出奇制胜，扩大经方的应用范围，体现辨证论治的优势。

【临证提要】

（1）《济生方》云："姜附汤（即本方）治五脏中寒，口噤，四肢强直，失音不语；或卒然晕闷，手足厥冷者。"说明本方不仅能治久病阳气衰微，亦能治疗寒邪直中三阴，引起脉络挛急、气血不通的证候。

（2）《古方便览》云："世医所谓中寒中湿，及伤寒阴证，霍乱等诸证，厥冷恶寒，下利腹痛者，皆可用四逆汤。"这是侧重于中焦的见证。

（3）《类聚方广义》云："四逆汤，救厥之主方也。然伤寒热结在里者；中风卒倒，痰涎沸涌者；霍乱吐下，内犹有毒者；老人食郁，及诸卒病闭郁不开者，纵令全身厥冷，冷汗脉微，能审其证，以白虎、泻心、承气……备急、走马之类解其结，通其闭，则厥冷不治自复，若误认为脱证，遂用四逆、真武，犹如救经引足，庸工杀人常坐此。"指出本方并非适用于一切四肢逆冷，若系真热假寒而误投此方，则有抱薪救火之失。

（4）本方能兴奋心脏及胃肠功能，促进血液循环，治疗新陈代谢机能低下或衰竭。可用于急性胃肠炎吐泻过多，或急性病大汗出而呈现虚脱者。以本方为基础加减，治胃下垂亦有效。

研究表明：四逆汤加味对心力衰竭、慢性心功能不全、雷诺病、冠心病、急性心肌梗死、心源性休克、肢体闭塞性动脉硬化、高血压、慢性阻塞性肺疾病、过敏性鼻炎、变异型哮喘、便秘、腹泻、糖尿病、脓毒性休克、非小细胞肺癌、乳腺癌、肠癌、寒凝血瘀型原发性痛经、小儿腹泻等都有较好疗效。

炙甘草汤 （《伤寒论》）

【药物组成】 炙甘草 12g　桂枝 9g　人参 6g　生姜 9g　大枣 12 枚　生地黄 40g　阿胶 6g　麦冬 10g　麻子仁 10g

【制剂用法】 余药水煎，汤成，去渣，内阿胶（黄酒 30g 烊化），分 3 次，温服，1 日量。

【病机治法】 阴阳两虚，脉呈挛急。阴阳双补，甘以缓急法。

【适应证候】 脉结代，心动悸。

【证析方解】 脉有暂停现象，称为结脉；停有定期，称为代脉。出现这种脉象，是因心病日久不治，血气虚衰，脉气不能相续，脉管时呈痉挛所致。心动悸是指心慌难受，动悸不安，也是阳气不足，不能鼓动血行，营血亏损，不能充养心体所致。综上所述，此证的基本病理是气血阴阳虚损，脉管时呈挛急。前者是基础物质病变，后者是组织结构病变。西医称为传导阻滞，属于心脉连接处的窦房结、窦室结、房室束病变。

治疗此证，法当补益阴血以养心体，温补阳气以复心用，舒缓经脉以解挛急，才能兼顾阴阳两虚与经脉挛急的病理改变。此方养血滋阴药物较多，其中生地黄用量又超出诸药数倍，似乎君药非此莫属，其实不然，甘草才是当之无愧的主药。甘草，既无补血功效，益气力量亦远逊于人参，怎能作此方主药？这是因为甘草有"通经脉，利血气"（《名医别录》）的作用。如再深究能通经脉与利血气之理，则与此药能够舒缓经脉有关。《素问·调经论》说："五脏之道，皆出于经隧，以行血气。"脉呈结代，是心功能异常，脉隧不能正常传导，血气不能正常流通使然。用大量甘味的甘草、大枣以缓其急，使心功能恢复正常，脉隧不呈抽掣，气血运行自然无碍，故是恢复脉律的关键药物。复用桂枝、清酒振奋心阳，畅旺内荣之血；生姜辛温而散，通调卫外之气；人参大补元气，治其心气之虚；生地黄、阿胶滋补营血，疗其营血之损；麦冬、麻子仁生津润燥，补其阴津之耗，呈为补虚与通脉并用的配伍形式。令心体得养，心用得宣，气血通调，脉道舒和，则脉结心悸可渐恢复正常。此方又名复脉汤，说明纠正脉律是其欲达目的。

【临床运用】

（一）内科疾病

1. 失眠

某男，47岁。患者近1年来，入睡困难，醒后难以入眠，夜尿清长，2~3次，伴有乏力，气短，腰膝酸软，耳鸣，纳食尚可，大便偏干。舌红，苔薄白，脉细。患者拒服中药汤剂，遂予以九味维肾膏口服。3周后复诊，患者诉睡眠有所改善，夜尿1次，精神好转，大便日行1~2次，成形。继予九味维肾膏治疗。1月后复诊，睡眠质量明显提高，二便调。继予九味维肾膏巩固治疗。[巴元明. 炙甘草汤加减的临床新用. 辽宁中医杂志，2016，43（4）]

原按：患者肾阴虚，无以上承于心，心失所养，心神不安，故见失眠；腰为肾之府，肾主骨，开窍于耳，肾阴虚，滋润不足，形体官窍失养，故见腰膝酸软，耳鸣；肾气虚，固摄无权，可见夜尿次数多，夜尿清长；肾主纳气，肾气虚，肾失摄纳，可见乏力，气短。舌脉从证。予以九味维肾膏，滋阴养血，益气通阳，使心神得养，肾气得固，血脉得通。九味维肾膏即以炙甘草汤少佐蜂蜜熬制成膏。

2. 眩晕

某男，55岁，经常出现头晕乏力症状，夏季明显，近半年加重，发生了2次晕厥，测血压多在80/50mmHg上下。患者体瘦，面色淡白，头晕，乏力，自诉平时心悸，多寐却不易入睡，伴有四肢乏力，记忆力差，舌淡少苔，脉细弱。西医诊断：低血压合并心律失常。中医诊断：眩晕（气血两虚）。给予中药治疗，处方：炙甘草30g，何首乌20g，枸杞20g，人参10g，黄芪20g，酸枣仁15g，生地黄15g，升麻10g，柴胡10g，陈皮10g，枳壳5g，当归20g，五味子10g。服药1周后测血压，升至100/70mmHg，自觉头晕，乏力等症状明显好转，再服15剂，痊愈。1年后遇其，告知头晕、心悸未再发作过，曾数次测血压，均正常。[姬水英. 炙甘草汤临床新用. 云南中医中药杂志，2012，33（9）]

某男，60岁。患者20年前因反复发作性头晕，诊断为高血压病，平素服用拜新同等治疗，效可。现患者头晕伴心慌，气短乏力，走路不稳，无视物旋转，纳眠差，二便调。查体：血压160/80mmHg，心率40次/分钟，神志清，律齐，二尖瓣可闻及2/6级吹风样杂音。既往有2次昏厥病史。24小时动态心电图示窦性心动过缓，平均心率40次/分钟，有3次大于2s的心脏停搏。血、尿、大便、肝肾功大体正常。西医诊断：高血压病，窦性心动过缓。中医诊断：眩晕，气血亏虚证。予炙甘草汤加减：炙甘草20g，桂枝20g，红参 12g，熟地黄 10g，川芎 20g，焦山楂、焦神曲、焦麦芽各 20g，煅牡蛎 20g，龙眼肉 20g，火麻仁 30g。水煎服，每天 1 剂。3 剂后，患者自述大便次数增加，便溏，口干加重，查心率 45 次 / 分钟，上方加附子 6g、麦冬 30g，患者服药后，病情稳定。治疗 2 周后患者自觉头晕减轻，无明显心慌，无气短乏力，心率 53 次 / 分钟。患者出院后，仍续服上方，改为 2 日服 1 剂，随访 3 个月，心率达 60 次 / 分钟左右，无头晕心慌发作。[周忠云. 炙甘草汤加减治疗窦性心动过缓验案 1 则. 湖南中医杂志，2016，32（1）]

某男，60 岁，2009 年 4 月 10 日初诊。诉腔隙性脑梗死 3 年，近 2 个月来常感头昏眩，活动后加剧，遇劳则发，神疲乏力，耳鸣心悸。曾口服脑心通、丹参滴丸等药，病情能稍好转，但劳累后复发。查体血压 90/60mmHg，心率 60 次 / 分钟，心电图正常，舌质淡有齿痕，苔薄白，脉细弱。中医辨证属于气阴两虚，心脑失养而致，治以益气养阴，活血通络。予炙甘草汤加减：炙甘草 20g，人参 15g，桂枝 10g，麦冬 20g，生地黄 20g，丹参 10g，炒酸枣仁 15g，麻仁 9g，阿胶 6g，生姜 15g，大枣 6 枚，升麻 3g，葛根 10g。6 剂后，自觉头昏神疲乏力好转，又服用 10 剂，上述症状消失，半年未复发。[成秀明. 炙甘草汤临证应用体会. 基层医学论坛，2011，15（29）]

原按： 脑梗死日久气血已伤，大量应用扩张血管药物，导致气虚血行乏力，心脑失之所养。炙甘草汤气血阴阳并补，养心复脉安神，眩晕自愈。

3. 心悸

余姐继美，年逾古稀，1990 年患心脏病住院治疗，因其肾功损害亦较严重，医院已下病危通知，余往视之，舌淡少苔，脉细，心律不齐，每分钟可多达脉停 37 次，遂书此方付之，服至 10 剂，心律即已完全正常。[陈潮祖《中医治法与方剂》]

李某，年逾花甲，时感心悸难受，求治于余，脉律不齐，每分钟可多达脉停 24 次，书此方付之，连服 8 剂而心律正常。[陈潮祖《中医治法与方剂》]

某女，65 岁，胸部闷痛不适、气短乏力 3 个月余，无明显诱因发病，伴头晕、心慌、痰多、体乏，劳累或生气后加重，心电图提示频发期前收缩。西医诊断：心律不齐。现舌淡、尖红，苔薄白，脉结代。中医辨证：患者平素劳累，气血虚耗、瘀阻胸阳而致胸痹。治以炙甘草汤益气通阳、补血养阴。服 5 剂后，胸闷、心痛明显好转，守方调理 2 个月，心电图复查无明显异常，诸症皆轻，继服，又两周，无症状。[王志萍. 炙甘草汤的临床应用举隅. 中国民间疗法，2019，27（9）]

某男，74 岁，阵发性心慌胸闷，活动后加重，气短乏力，怕冷，口干口苦，纳差，畏食寒凉，眠差，小便黄，大便少干，舌质暗，苔白腻，脉细结代。24 小时动态心电图结果，西医诊断：心律失常。中医诊断：心悸，证属气阴两虚、胸阳不振。治宜益气养阴、通阳复脉，拟炙甘草汤加减：炙甘草 20g，党参 30g，桂枝 20g，炮附子 10g（先煎），麦冬 30g，生地黄 20g，阿胶 11g，火麻仁 12g，龙骨 30g，牡蛎 30g，赤芍 12g，生姜 10g，大枣 5 枚。水煎服，日 1 剂，分早晚两次温服。二诊：上药服用 1 周，诸证减轻，唯乏力怕冷未见明显缓解，上方加黄芪 20g、干姜 9g 以益气温阳，继服 2 周。三诊：患者自觉较前明显好转，偶有阵发性心慌，上方加黄连 10g、青蒿 15g、肉桂 10g 以清热解毒，引火归元，服 14 剂后症状缓解。[豆娟娟. 炙甘草汤临床应用举隅. 山东中医杂志，2016，35

（2）]

某女，22 岁，2011 年 10 月 26 日初诊。自诉平素自感易疲乏，畏寒，不耐劳作，学习紧张时有心悸、睡眠差，食欲欠佳，近半年来月经推迟，量少，2 天即净。曾服用温经汤，效果欠佳。查心电图提示房性期前收缩，初诊：体型瘦弱，面色晦暗，精神欠佳，咽部充血，舌胖大，苔薄白，脉结代。中医辨证为心阳不振、气血两虚。予炙甘草汤加减：炙甘草 18g，生地黄 10g，党参 15g，桂枝 12g，麦冬 10g，生姜 10g，大枣 12g，白术 10g，火麻仁 12g，黄芪 15g，阿胶 6g（烊化）。3 剂，水煎。二诊脉仍结代，易党参为人参 12g，改生地黄为 25g，加白酒 50ml，服 6 剂后患者精神佳，面色红润，食欲及睡眠明显改善，咽部充血明显减轻，复查心电图未见异常，继以一诊方巩固疗效。随访半年心电图正常，月经周期亦正常。[许远．炙甘草汤治疗青年女性期前收缩 2 例体会．河西学院学报，2016，32（5）]

某女，51 岁，诊断为室上性心动过速五年，心率最快 284 次 / 分钟，口服普罗中白酮、美托洛尔、冠心苏合丸等药物对症治疗。现心慌、心悸 1 个月余，伴胸部憋闷，头晕，身软乏力，颈项酸困不适，睡眠不实，多梦易醒，双目憋胀，视物模糊，舌淡，苔薄白，脉细。辨证：心气阴两虚，心脏失养所致心悸。予以炙甘草汤加味治疗：炙甘草 15g，丹参 30g，干姜 6g，生地黄 6g，麦冬 15g，火麻仁 30g，阿胶 10g，红参 10g，葛根 30g，陈皮 10g，五味子 10g，瓜蒌 15g，薤白 15g，桂枝 15g，生姜 3 片，大枣 5 枚，酸枣仁 30g，生龙骨、生牡蛎各 30g，天麻 15g，白蒺藜 15g。每日 1 剂，水煎服。服 5 剂后，诸症状明显减轻，并予以守方调理 4 个月，停用西药后，未再发作。[王志萍．炙甘草汤的临床应用举隅．中国民间疗法，2019，27（9）]

某男，50 岁，半个月前感冒发热，门诊输液治疗后好转，后出现心悸、胸闷，心前区隐痛，身软乏力，活动、受凉后尤甚，心电图示室性心律失常，ST 段下移。西医诊断：病毒性心肌炎。予以口服美托洛尔对症治疗，症状缓解不明显。现舌淡有瘀点，苔薄白，脉细。中医辨证：心气血不足、气滞血瘀之心悸。予以炙甘草汤加川芎 15g、当归 15g、赤芍 12g，每日 1 剂，水煎服。服 7 剂后，症状明显好转，停服西药，再服 5 剂，心电图查示室早消失，临床痊愈。[王志萍．炙甘草汤的临床应用举隅．中国民间疗法，2019，27（9）]

4. 喘证

某男，63 岁，于 10 余年前因反复感冒发热后出现阵发性心慌、气短，活动及劳累后加重，逐渐不能从事劳动，当地医院诊为冠心病。近日上述症状加重，刻下症见阵发性胸闷气短，时心慌，咳嗽、咳少量白痰，乏力，自汗，纳少，夜寐不宁，尿少浮肿，面色晦暗，舌淡少苔，脉结代。结合查体、心电图、超声心动图等西医诊断为扩张型心肌病，心律失常。中医诊断：喘证，证属气血阴阳亏虚，心脉失养。治宜益气养阴、温阳利水。拟以炙甘草汤加减：炙甘草 20g，党参 30g，桂枝 20g，干姜 9g，炮附子 10g（先煎），麦冬 30g，生地黄 20g，阿胶 11g，火麻仁 12g，五味子 15g，茯苓 20g，泽泻 20g，葶苈子 20g，酸枣仁 30g，生姜 10g，大枣 5 枚。水煎服，日 1 剂，分早晚两次温服。上药服用 10 剂，症状较前缓解，但仍有心悸气促，夜寐不宁，脉细弱。上方加龙骨 20g、牡蛎 20g 以潜镇安神。连服上方 10 剂，三诊病情明显缓解，诸症减轻，后又继服 10 余剂以巩固疗效，病情稳定。[豆娟娟. 炙甘草汤临床应用举隅. 山东中医杂志，2016，35（2）]

5. 预激综合征

某男，40 岁，心慌 1 月余。无诱因心前区闷痛不适，受风寒加重，劳累或剧烈活动后明显。心脏彩超示左心室假腱索，主动脉瓣多发钙化；心电图提示预激综合征。舌淡、苔薄白，脉大缓无力而结。辨证：气阴两虚，心脏失养。予以炙甘草汤加味：炙甘草 15g，丹参 30g，干姜 6g，生地黄 6g，麦冬 15g，火麻仁 30g，阿胶 10g，人参 10g，葛根 30g，陈皮 10g，五味子 10g，瓜蒌 15g，薤白 15g，桂枝 15g，生姜 3 片，大枣 5 枚。每日 1 剂，水煎服。5 剂后复诊，诸症状明显减轻，守方调理 2 个月，预激综合征消失。[王志萍. 炙甘草汤的临床应用举隅. 中国民间疗法，2019，27（9）]

6. 缺铁性贫血

某女，42 岁，反复头晕乏力，心悸，伴双下肢麻木浮肿 3 年。患者面色苍白，语声低微，懒言，双下肢有轻微浮肿，舌淡苔白，脉细弱，自诉日常工作时心慌、心跳严重，久坐或久站出现水肿，劳作后加重，不欲饮食。外院诊断为缺铁性贫血，予速力菲、黄芪口服液治疗后症状有所缓解，但停药后又出现上述症状。证属气血亏虚。治以益气养血，调补阴阳。予炙甘草 20g，生姜 15g，人参 10g，生地黄 50g，桂枝 15g，阿胶 10g，麦冬 15g，麻仁 15g，大枣 30 枚。3 剂，日 1 剂，早晚各 1 次。二诊：患者服完 3 剂药后，胃口大增，心悸、心慌、双下肢水肿等症状消失，舌淡白，苔白，脉细。效不更方，巩固月余，后随访，患者血红蛋白基本正常，此前症状全部消失。[林昱达. 运用炙甘草汤治疗缺铁性贫血验案 1 则分析. 中医临床研究，2016，8（26）]

某女，42 岁，2015 年 4 月 5 日初诊。主诉：反复头晕乏力，心悸，伴双下肢麻木、浮肿 3 年。刻下：面色苍白，语声低微，懒言，双下肢有轻微浮肿，舌淡苔白，脉细弱，心慌、心跳严重，久坐或久站出现水肿，劳作后加重，纳差。外院血常规：血红蛋白为 60g/L，提示小细胞低色素性贫血。该院诊断为缺铁性贫血，予速力菲（铁剂）、黄芪口服液治疗后症状有所缓解，但停药后反复。证属气血亏虚。治以益气养血，调补阴阳。予炙甘草 20g，生姜 15g，人参 10g，生地黄 50g，桂枝 15g，阿胶 10g，麦冬 15g，麻子仁 15g，大枣 30 枚。3 剂，1 日 1 剂，早晚服。二诊：患者服完 3 剂药后，胃口大增，心悸、心慌、双下肢水肿等症状消失，舌淡白，苔白，脉细。嘱再服用 7 剂。三诊：患者服完药，自诉效果没有第一次明显，但心慌、心悸症状没有再出现，复查血常规，血红蛋白为 65g/L。患者因上环下阴长期出血，建议其尽快取环，继服炙甘草汤 1 个月后随访，患者血红蛋白基本正常，此前症状全部消失。[林昱达. 运用炙甘草汤治疗缺铁性贫血验案 1 则分析. 中医临床研究，2016，8（26）]

7. 萎缩性胃炎

某女，48 岁，纳呆半年，加重 1 个月余。主诉：纳呆，乏力，心下痞闷，睡眠差，心烦，口干。大便 3~4 日 1 行，质干结，量少，舌淡红、苔少，脉细。西医诊断为萎缩性胃炎。中医辨证为气阴两虚。以炙甘草汤方化裁：炙甘草、桂枝、麦冬、阿胶、麻子仁各 15g，党参 20g，生地黄、黄芪各 30g，白芍、沙参各 9g，生姜 5 片，大枣 4 枚。每日 1 剂，

水煎服，连服10剂，慢性萎缩性胃炎痊愈。[姬水英．炙甘草汤临床新用．南中医中药杂志，2012，33（9）]

8. 便秘

某男，65岁，主诉大便干结，伴有胸闷、心慌、气短1周。自诉平素大便干硬、排除困难。排便时努挣乏力汗出，既往有冠心病（心肌缺血）5年。舌质淡，苔少，脉沉。诊断：气虚便秘。处方：炙甘草20g，生地黄25g，麦冬、麻子仁、阿胶、枳壳、瓜蒌各15g，党参、桂枝、生姜各10g，大枣10g。7剂，每日1剂，水煎服。服药后，大便通畅，心慌气短症状基本消除。[姬水英．炙甘草汤临床新用．云南中医中药杂志，2012，33（9）]

原按：炙甘草汤具通阳复脉，养血滋阴功能，在炙甘草汤原方中加入枳壳、瓜蒌，具有通阳利气，宽中除满，润肠通便之功效，加之炙甘草气血阴阳双向调节，在治疗便秘的同时也使心悸气短等症得以缓解。故炙甘草汤加味不失为治疗老年便秘的经方新用案例。

9. 慢性肾病

某男，75岁。1年前诊断为慢性肾病3期，予以改善肾脏血液循环、护肾排毒等治疗。近1个月患者自觉乏力明显，双下肢中度水肿，遂来本院就诊。就诊时双下肢水肿，乏力，纳差，夜尿2~3次，大便偏干。唇、甲色淡，舌质淡，苔少，脉细。尿液分析：隐血（＋），蛋白（＋＋＋），红细胞30.3/μL。中医予以九味维肾膏（以炙甘草汤少佐蜂蜜熬制成膏）口服，西医予以控制血压、降尿酸、利尿等常规治疗。半个月后复诊，乏力好转，双下肢水肿减轻，纳食一般，夜尿3次，大便调。尿液分析：蛋白（＋＋＋）。查肾功能明显好转。效不更方，门诊随诊治疗。[巴元明．炙甘草汤加减的临床新用．辽宁中医杂志，2016，43（4）]

10. 汗证

某男，71岁。患者1年前冬季发作盗汗，自购虚汗停冲剂口服1周盗汗愈。2个月前盗汗再发，醒来感身热，身皆汗，前胸为主，头面部及下肢少，每夜如此，白天畏寒，大便干，易疲劳，双下肢易酸软，纳差。再服虚汗停无效，中医以玉屏风散、生脉饮、甘麦大枣汤合方加味，效差。今来诊，症状如前，盗汗多发在凌晨4至5点钟，醒后难入睡，晨有咳出少许白痰。查体：形体中等偏瘦，面色略暗，舌淡红稍暗、舌下脉络略增粗、苔薄白稍腻，脉沉结。中医诊断：盗汗病，心血亏虚证。治以养心血、通心阳立法。选方炙甘草汤：生地黄50g，桂枝10g，生姜10g，大枣15g，党参15g，麦冬15g，阿胶珠（烊冲）9g，炙甘草12g，火麻仁30g。5剂。水煎每日1剂。二诊：诉药后，当晚盗汗量明显减少，尽剂后，凌晨4~5点钟身有热感，但不出汗，大便头节仍呈颗粒状，日行1次。原方加瓜蒌子30g。三诊：诉本周盗汗无发作，大便先头仍较硬，胃纳可，但偶有反酸现象，晨起咳痰不明显。原方去瓜蒌子，加炒枳壳15g、芒硝6g，以期理气软坚通便。[吴静．活用经方治疗疑难症医案三则．浙江中医杂志，2024，59（5）]

某女，58岁，2010年6月12日初诊。患者自诉夜间起床时忽然大汗出，衣服全湿透，头晕，心慌气短，恶风，不能入睡。患原发性高血压10余年，平素血压控制尚可，口服硝苯地平缓释片（Ⅱ）20mg，日2次，检查血常规、血脂、血糖均正常，当时血压140/90mmHg，心电图大致正常，舌体胖，苔薄白，舌边有齿痕印，脉细弱。辨证属于心阳气虚。予炙甘草汤加减：炙甘草20g，黄芪12g，防风3g，桂枝9g，制附子6g，麦冬

12g，阿胶 9g，火麻仁 10g，生地黄 15g，党参 12g，大枣 5 枚，生姜 3 片。5 剂后，仍有汗出，但较以前明显减轻，心慌气短好转，又服用 5 剂，后改用归脾丸善后。[成秀明. 炙甘草汤临证应用体会. 基层医学论坛，2011，15（29）]

原按：汗为心之液，心阳不足，则汗出，心阴受伤致心气阴两虚。予炙甘草汤气阴双补，黄芪、防风卫外固表，使得汗止，诸证消失。

（二）五官科疾病

1. 视神经萎缩

某女，5 岁，半年前发现双眼视物不清，无眼胀眼痛等不适，医院确诊为双眼视神经萎缩，给予营养视神经等治疗，效不显。专科检查：双眼裸眼视力指数 FC/30cm。眼压：右侧 11mmHg，左侧 10mmHg。眼轴：右侧 22.21mm，左侧 22.19mm。双眼眼前节未见异常，视乳头色苍白，边界清，C/D=0.3，视网膜血管走向正常，黄斑中心凹光反射弥散。患儿形体瘦小，神疲乏力，气短懒言，纳差，寐尚可，大便干结，2 日 1 次，小便正常，舌质干而瘦小，少苔，脉虚细。属气血不足、脾虚失运、阴阳不调，治以调和阴阳、益气活血、健脾益气。予炙甘草汤加减：炙甘草 10g，生地黄 25g，大枣 3 枚，阿胶 3g，麻子仁 6g，麦冬 6g，桂枝 6g，生姜 3 片，生晒参 6g，茯苓 10g，山药 10g，焦山楂、焦神曲、焦麦芽各 6g。每日 1 剂，分 2 次温服。西医予甲钴胺片、胞磷胆碱钠片口服。调理 3 个月，查患儿裸眼视力双眼 0.05，纳寐可，自觉视物较前清晰，全身状态良好。舌仍偏瘦小，苔薄白，脉虚。方药继续服用。[钟梓铭. 吴西西教授运用炙甘草汤加减治疗眼病验案举隅. 广西中医药，2019，42（4）]

2. 黄斑变性

某女，61 岁。5 年前无明显诱因发现视物逐渐模糊，无视物变形，无眼胀、眼痛等，在外院确诊为老年黄斑变性。患者形体消瘦、乏力，偶有心悸、干咳无痰，纳寐差，夜梦多，易惊醒，大便干，小便黄，舌质暗红而瘦小，苔黄，脉细数结代。辨证为气血不足，虚火内扰。以炙甘草汤合酸枣仁汤加减：炙甘草 12g，生地黄 50g，大枣 5 枚，阿胶 6g，麻子仁 10g，麦冬 10g，桂枝 10g，生姜 5 片，生晒参 10g，茯苓 10g，酸枣仁 15g，川芎 10g，知母 10g。7 剂，每日 1 剂，水煎分 2 次服。复诊时心烦、失眠、夜梦多、心悸乏力等症均较前好转，自觉胸满，常郁郁寡欢，易生气，予上方加柴胡 10g、黄芩 10g、郁金 10g。续服 1 月余，视力恢复明显，其他症状明显好转。[钟梓铭. 吴西西教授运用炙甘草汤加减治疗眼病验案举隅. 广西中医药，2019，42（4）]

3. 干眼症

某女，46 岁，1 年前无明显诱因出现双眼干涩伴异物感，偶有眼胀、眼红、眼痒，反复发作。现症见双眼自觉干涩，有异物感，眼痒，无眼胀眼痛等。生化、B 超检查均未见明显异常。患者形体瘦小，易心烦，口干喜饮，眼干，皮肤干燥，纳少，寐差，大便干结，小便黄，舌淡，少苔，脉虚数。中医辨证：气血阴阳失调、阴虚火旺。治以益气养阴、补虚清热。予炙甘草汤合百合知母汤加减：炙甘草 15g，生地黄 50g，大枣 3 枚，阿胶 6g，麻子仁 10g，麦冬 10g，桂枝 6g，生姜 3 片，生晒参 10g，南沙参 10g，百合 10g，知母 10g。西医予玻璃酸钠滴眼液、七叶洋地黄双苷滴眼液及重组牛碱性成纤维细胞生长因子凝胶外用于双眼。一周后复诊，患者诉眼干及全身症状均较前好转，觉口苦，予前方加柴胡 12g、黄芩 12g、法半夏 10g。续服药 1 周后复诊，患者诉双眼无明显不适，心烦、口干、皮肤干燥、口苦等症较前明显好转。[钟梓铭. 吴西西教授运用炙甘草汤加减治疗眼病验案举隅. 广西中医药，2019，42（4）]

4. 青光眼

某女，52 岁。35 岁时右眼青盲失明，近年来左眼视物模糊，如隔纸张，时红时白，眩晕，眉棱骨疼，烦躁不安。舌中光绛，脉沉细。辨证：阴精亏虚，虚阳上越，致心神涣散、目光不敛。治宜补阴益血、凝神潜阳。处以炙甘草汤加龙骨、牡蛎各 10g（先煎）。3 剂后，病情大为好转，红、白光几近消失，但仍模糊不清，再予原方，后愈。[王志萍. 炙甘草汤的临床应用举隅. 中国民间疗法，2019，27（9）]

5. 暴盲

某女，45 岁，左眼突然失明 1 周。初见视物如有黑点遮挡，后逐渐成片，现症视物不见，漆黑一片，眼酸痛干涩，伴头晕，舌淡，脉细。辨证：瘀阻睛络而致光华尽失，治宜滋阴养血，佐以固涩。予炙甘草汤去桂枝、生姜，加黄芩片 10g，地榆 10g，白蒺藜 12g。6 剂末，疼痛渐缓，目视渐复。改用杞菊地黄丸加黄芩片 10g，阿胶 6g，地榆 10g 治之，视物渐清，后予一甲复脉汤（炙甘草 18g，干地黄 18g，牡蛎 30g，白芍 18g，麦冬 15g，阿胶 9g）巩固。[王志萍. 炙甘草汤的临床应用举隅. 中国民间疗法，2019，27（9）]

（三）妇科疾病

1. 崩漏

某女，30 岁，以"月经失调 5 个月，阴道流血量多 15 天，伴头晕乏力 3 天"为主诉，症见神清，精神疲倦，头晕乏力，心悸，面色白，口淡，阴道流血量多，色淡质稀，无血块，胃纳差，眠可，二便调畅，舌质淡，苔白，脉沉细。患者有月经过多病史，且近期工作压力较大。中医诊断：崩漏（气血两虚）。处方：炙甘草 30g，党参 20g，阿胶 12g，炒白术 10g，熟地黄 15g，桂枝 10g，五味子 9g，金樱子 20g，赤石脂 20g，干姜、当归各 6g，大枣 10 枚，每日 1 剂，水煎服，3 个疗程后，月经趋于正常。[姬水英. 炙甘草汤临床新用. 云南中医中药杂志，2012，33（9）]

原按： 崩漏发生机制与脏腑功能失调、气血盛衰、冲任亏损等有关，以脏腑、气血、冲任调和是诊疗的关键，"妇人以血为先"（《妇人良方》），而气血是基本要素。方中麦冬、阿胶、熟地黄、麻子仁滋阴养血止血，重用炙甘草、党参、大枣补气生血，"气旺则血生"，佐以桂枝、干姜、肉桂温阳通脉，如此阴阳平衡，气血调和，崩漏自止。炙甘草汤治疗妇女气虚血少崩漏，是"异病同治"思想的体现，疗效满意。

2. 绝经前后诸证

某女，58 岁，近来频发大汗不止，面色苍白，手足不温，心慌气紧，失眠多梦易惊醒，时有情绪烦躁，舌淡苔薄白，脉细弱。西医诊断：更年期综合征。中医辨证为阳气虚弱，心阳失养，致汗出、心悸不安；阳复损及阴，心失所濡，故夜眠难安。遂以温阳固卫、滋阴益气为治。方以炙甘草汤加炮附片10g，每日1剂。3剂后，汗出止，手足转温，但仍心悸不安。继服5剂，心悸减轻。因患者素体较虚，嘱其常服补中益气丸及归脾丸，气血双补而自愈。[王志萍.炙甘草汤的临床应用举隅.中国民间疗法，2019，27（9）]

（四）其他疾病

干燥综合征

某女，50岁，眼干、口干、阴部干燥、畏光两年余，且双手关节变形，伴心悸、失眠。眼泪分泌试验：0。角膜荧光素染色：角膜上皮点状剥脱。西医诊断：干燥综合征。舌淡红少苔，脉细弱，初以养阴清热方治疗无效，后用炙甘草汤，诸症见轻，继服至今。[王志萍.炙甘草汤的临床应用举隅.中国民间疗法，2019，27（9）]

【临证提要】

（1）此方滋阴药物甚多，用量超出益气温阳药物一倍，吴鞠通加减复脉汤及一甲复脉等方均由此方减去阳药而成，是滋补心阴方之鼻祖，开滋补心阴法之先河。

（2）虚证每多夹滞，古人配方注意补中寓通，方中桂枝、生姜、清酒之用，即补中寓通之法。

（3）五脏经隧是由肝系筋膜构成，筋膜为病，不外挛急、松弛、破损、硬化几种病理改变，其中挛急最为常见。治疗筋膜挛急多用甘药，故《素问·脏气法时论》说："肝苦急，急食甘以缓之。"仲景治疗筋脉挛急，常遵经旨而用甘药缓其挛急。如橘皮竹茹汤治哕逆，甘草用至六两，是缓胃腑之急；芍药甘草汤治两脚拘挛，甘草用至四两，是缓筋脉之急；甘草泻心汤治日下利数十行，腹中雷鸣、干呕，甘草用至四两，是缓胃肠之急；甘草干姜汤治烦躁吐逆，甘草用至四两，也是缓胃肠之急；桂枝人参汤治协热下利，甘草用至四两，是缓肠道之急；此方治脉结代、心动悸，炙甘草可至四两，是缓心脉之急。仲景之方，大枣多用十二枚，此方可至三十枚，也是甘以缓急之意。本方所用甘草，伤寒注家均以补益心气解释，其实并未揭示此药真正用途。如果只补心气，不如重用人参，何必重用甘草。

（4）脉结代，心动悸，是慢性病，服用此方至少需要10剂始能见功，少服则无效。盖冰冻三尺，已非一日之寒，不似新病易于见效故也。此方重用生地黄、麦冬，益阴增液，有稀释血液浓度，以利血行，恢复心脏传导作用。

凡见气血俱虚的脉结代，心动悸，可用此方。

炙甘草汤乃辛温助阳之品与甘寒养阴之味相配伍，体现酸甘化阴、辛甘化阳之效，使阳生阴长、阴中求阳、阳中求阴，共补气血阴阳、同调五脏。

临床炙甘草汤用于眼科的指征可总结为以下3点。①症状：红肿热痛，羞明流泪，慢病久病，或视物模糊，酸胀疼痛，不能久视，或眼睛干涩，伴心悸、心烦、失眠多梦等；②舌象：舌象正常，或淡红少苔，或光绛无苔；③脉象：沉细、沉迟、细弱或结代。

五苓散 (《伤寒论》)

【药物组成】 桂枝 9g　白术 12g　茯苓 12g　猪苓 12g　泽泻 24g

【制剂用法】 按比例做散剂，每日三次，每次 5g，米汤送服；或水煎服。

【病机治法】 肾失气化，脾失健运，水液失调。温阳化气，运脾除湿法。

【适应证候】

（1）外感风寒，内停水湿。症见头痛发热，渴欲饮水，水入即吐，小便不利，苔白脉浮。

（2）水湿内停之水肿、身重、泄泻、小便不利及吐泻等证。

（3）痰饮。脐下动悸、吐涎沫而头眩者。

【证析方解】 水液能在体内升降出入，有赖肾阳气化，脾气运输，肺气宣降。如果外感风寒，引起营卫运行之机受阻，肾命化气行水功能障碍，脾胃运化水湿功能异常，即会外见头痛发热，内见小便不利；脾不运湿，津不上承，故渴欲饮水；所饮之水仍因脾运障碍而不为肠道吸收，故水入即吐。如果不因外感而纯属脾肾功能失调，水湿停滞，可见肿、重、吐、泻等证。湿滞体表则身重，水邪外泛则身肿，内侵胃肠，升降逆乱，则吐利。亦有水饮停滞三焦，下见脐下动悸，中见吐涎，上见眩晕者。综上可知，所有证象都是水液失调。再究水液失调之理，则因肾失气化，脾失健运使然。

脾肾功能失调，水湿为患，法当温肾阳以助气化，健脾胃以助输津。故方用桂枝直达下焦，温肾命之火，恢复肾阳气化功能，气化正常，则水精四布，五经并行。白术健脾输津，恢复脾胃运化水湿功能，脾能输津，则渴欲饮水，水入即吐，泄泻等证可愈。津停为湿，又宜淡渗利水，通调水道。故用茯苓、猪苓、泽泻通调三焦，利其已停水湿。此方一面调理脾肾治其本，一面祛除水湿治其标，合而用之，能呈运脾除湿，化气利水功效。

《素问·经脉别论》云："饮入于胃，游溢精气，上输于脾，脾气散精，上归于肺，通调水道，下输膀胱，水精四布，五经并行，合于四时五脏阴阳，揆度以为常也。"此方着重调理脾肾功能，白术运脾，是助脾气散精上归于肺；茯苓、泽泻利水，是通调水道令水津下流归肾；桂枝温肾命之火，使津化为气以后才能水精四布，五经并行。其升降之机与内经之旨一脉相承，若与真武汤合参，可以窥见仲景组方奥秘，学者识之。[陈潮祖《中医治法与方剂》]

陈老指出，研究此方，须深入思考几个问题。

（1）此方所治，《伤寒论》注家谓系太阳表里同病，膀胱气化失司。病位限于足太阳经，是否能够揭示病变本质。

（2）注家根据论中所列六条分析病机，谓有表里证，自然无可非议。所用桂枝，有发汗解肌、活血调营、化气行水三大功效，外可解肌和营卫，内可化气调阴阳，与茯苓、白术配伍，用于表里同病，水液失调，亦与机制相符。但不全面，如将《伤寒论》《金匮要略》所列九条予以综合分析，不难发现此方所治病位应在脾肾。脾肾功能异常，水液运行障碍，才是病变本质。若谓仅属膀胱气化失司，则渴欲饮水，水入即吐，是脾不输津现象，谓系膀胱气化不行，恐难令人信服。霍乱吐利明是脾胃升降失调，谓系膀胱气化不行，亦难令人信服。本方九条之中，就有八条都有口渴证象，仅配桂枝温阳化气，不配白术运脾输津上升于肺，恐难令人信服。脐下有悸，吐涎沫而颠眩，明是脾肾功能异常，水饮停滞三焦，谓是膀胱气化失司，亦难令人信服。所以，不能限于原著，应当进行综合分析，才能全面认识它的病变本质。

（3）此方有谓以泽泻为主，有谓以茯苓为主。有谓以桂枝为主，众说纷纭，莫衷一是。何药为主才合此证机制，亦宜深究。

（4）一个完整之方，常由消除致病原因、调理脏腑功能及流通、补充气血津精三类药组成。药物之间既各有用途而又相互协同。此方以桂枝为主药。因为，此证是外寒或自身阳虚引起脾肾功能失调，导致水湿阻滞。茯苓、泽泻仅能祛除已停水湿，不能恢复脾肾功能，白术虽能健脾输津，亦不能兼祛表邪，振奋阳气，唯桂枝能够兼顾。或谓：泽泻用量最重，应是主药。是否属于主药，应视此药在方中是否起到主导作用而定。桂枝既可解肌发汗，又可温阳化气，有表证时可以兼顾表里，无表证时可以化气行水，在此方中居主导地位，故为主药。

【临床运用】

（一）内科疾病

1. 失眠

某女，29岁，因失眠多梦5天就诊。2021年12月5日初诊，患者1周前曾患外感，自行服用感冒药后出现夜寐不实，多梦，小便频数，口渴欲饮，手足逆冷，头重如裹，大便3~4日1行，小便可，月经量少。舌边齿痕，苔白，脉沉。中医诊断：失眠。予五苓散加味：茯苓12g，猪苓10g，泽泻9g，白术30g，桂枝10g，巴戟天6g。6剂，水煎服，日1剂。二诊：患者诉服药后，尿频及睡眠好转，大便可，舌苔白，脉沉。前方去白术，加炒白术15g，枳壳10g，女贞子9g，墨旱莲9g。共6剂，煎服法同前。三诊：诸症减轻，月经量少。舌苔薄白，脉沉细。前方加百合30g，紫苏10g。6剂后，诸症皆除。[谭天祥.刘克勤运用加味五苓散治疗失眠症验案一则.中医临床研究，2023，15（20）]

2. 眩晕

某男，55岁。主因眩晕振作3天就诊。头晕振作，时伴晃动感，无视物成双、言语不利、肢体活动不利、耳鸣、耳聋、发热，未见血压升高，伴口干、口渴，纳可，小便淡黄，大便干燥难行，舌淡红，胖大有齿痕，苔薄黄伴水滑，脉弦细。既往高血压、冠心病史。查：BP130/80mmHg，心肺（-），神经系统检查未见异常。中医诊断：眩晕。辨证为痰湿上蒙清窍，治以化痰祛湿。组方：茯苓15g，泽泻9g，猪苓9g，桂枝6g，生白术30g，瓜蒌30g，炒白芥子10g，菊花10g，石菖蒲10g，郁金10g，厚朴20g，枳实20g，当归15g，白芍15g，柴胡15g，黄芩9g。7剂，颗粒剂型，日1剂。后电话随诊，诉7剂服毕眩晕缓解。[姚玉玺.董荣芬临床运用五苓散之验案举隅.大医生，2022，7（24）]

眩晕即《金匮要略》所说颠眩。审其兼见吐涎，舌体淡胖，即属阳虚气化不及，水邪上干清阳。用此方化气行水，可以获效。1970年在盐亭办学时，剑阁一60余岁男子，眩晕不能站立，口中时吐清涎。因其血压很高，余明知是五苓散证亦不敢用桂枝，改投四苓散，服七日无寸效。后由李克光老师接管，仍用五苓散，数剂以后血压即趋正常，眩晕随即消失。有此一案，始信此方不用桂枝则不能呈其化气行水之功，徒用利水药无济于事。古方不可随意加减，于此可见一斑。[陈潮祖《中医治法与方剂》]

3. 尿毒症、脑积水

某女，53岁，2020年4月2日首诊。患者频繁恶心、呕吐伴头晕，诊断：尿毒症（血肌酐952μmol/L）；脑积水。建议血液透析治疗。因患者颅内肿瘤手术后颅内置管未敢接收，转中医治疗。刻诊：患者消瘦，舌淡红，苔淡黄腻，脉弦。予五苓散合小半夏汤：桂枝10g，茯苓15g，猪苓15g，白术10g，泽泻15g，制半夏10g，红枣10g，生姜10g。4剂。4月6日二诊：呕吐止，头晕减轻，予原方14剂。4月20日三诊：诸症续减，血肌酐降至856μmol/L。[何月敏. 应用五苓散验案七则. 中国乡村医药，2022，29（15）]

原按：《金匮要略》提及"假令瘦人脐下有悸，吐涎沫而癫眩，此水也，五苓散主之"。患者消瘦，恶心呕吐、头晕，仍按照"有是证用是药"的思路，舌苔白腻，脉弦一派水饮内停之相，加用小半夏汤增强止呕功效。

4. 心悸

某男，46岁，2018年4月25日，因阵发性心悸3个月，加重3天初诊。自述3个月前因受寒感冒后出现心悸，未系统诊治，近3天加重。现症：心悸，时有胸闷、气短，心烦头晕，双下肢酸重，易疲劳，呃逆，自觉双侧腘窝发凉，触诊腘窝体表温度低于别处，睡眠欠佳，口渴，渴欲饮水，食纳可，小便频，大便秘结，3日1行，舌质淡暗，苔薄滑，脉沉滑数。查体：BP135/75mmHg。心率：112次/分钟，余无异常。查心电图：窦性心动过速，房性期前收缩，QRS额面电轴不偏，轻度ST-T改变。西医诊断：心律失常（房性期前收缩）。中医诊断：心悸病，饮邪上泛证。予五苓散加减：桂枝10g，茯苓12g，猪苓10g，泽泻10g，白术10g，清半夏10g，炙甘草10g，干姜12g。7剂，日1剂。5月3日二诊：患者自述晨起心悸，偶有胸闷、气短，仍呃逆，胃中有振水音症状增加，余症好转，舌脉同前。心率：98次/分钟。前方桂枝改为20g，加首乌藤30g，炒酸枣仁15g，7剂水煎服，服法同前。5月11日三诊：患者自述基本无心悸、胸闷、气短症状，余症减轻，大小便可，舌质淡暗，苔薄白，脉沉。心率：80次/分钟，原方去炒酸枣仁、首乌藤、干姜，桂枝调为15g，加山药10g，枸杞15g，生地黄15g。7剂以善其后。[张东泽. 姜丽红教授运用五苓散治疗心悸验案. 中西医结合心血管病电子杂志，2019，7（26）]

5. 中风

某男，62岁。主因头晕伴右侧肢体活动不利1天入院。入院时即有呃逆振作，头晕伴视物旋转及视物成双，右侧肢体活动不利，大口饮水呛咳，保留导尿，尿色黄，大便偏干。舌暗红，少苔，脉弦细。中医诊断：中风病、中经络、阴虚风动。治疗予滋阴息风通络。方用育阴通络汤加减：地黄20g，酒萸肉6g，钩藤15g，天麻9g，牛膝9g，白芍12g。2剂，颗粒剂型，日1剂。2剂服毕，头晕好转，呃逆振作仍在。改用滋生青阳汤及天麻钩藤饮及针灸治疗，对呃逆均无效。请董荣芬会诊：症状如前，苔黄伴水滑，脉弦滑。中医诊断呃逆，辨证为下焦水停气滞，阳明腑实。予五苓散加味：泽泻 12g，猪苓 10g，茯苓 10g，白术 12g，桂枝 6g，大黄 6g，枳实 20g，厚朴 30g，半夏 9g，甘草 6g。3剂，颗粒剂型，日 1 剂。服完第 1 剂后患者呃逆发作即有减少，3 剂服毕，呃逆发作明显减少，头晕消失。水滑苔转为黄苔，且伴有口苦、咽干，改为小柴胡汤加减：柴胡 12g，黄芩 9g，半夏 9g，甘草 6g，旋覆花 9g，赭石 20g，牛膝 20g，生石膏 20g，茯苓 10g，白术 15g，大黄 6g，枳实 20g，厚朴 30g。2 剂服毕，呃逆消失。直到出院，呃逆未再发作。［姚玉玺．董荣芬临床运用五苓散之验案举隅．大医生，2022，7（24）］

6. 胸痹、头晕

某女，76 岁，2018 年 1 月 6 日初诊。患者高血压病 20 余年，近因头晕，胸闷心痛，短气乏力，血压不稳定，到当地医疗机构诊断为冠心病，高血压病 3 级，椎 - 基底动脉供血不足，脑动脉狭窄，脑动脉硬化。患者惧怕手术，求中医治疗。辅助检查：血压波动于（180~220）/（120~60）mmHg，脉搏 55~64 次 / 分钟。血脂：总胆固醇 6.69mmol/L，甘油三酯 3.06mmol/L，低密度脂蛋白 3.75mmol/L。症见神疲乏力，气短懒言，胸闷心痛，头晕脑涨，眠差多梦，颈项不适，时面潮红，恶寒，动则汗出，时心悸，口渴欲饮，纳差少腹满，小便不利，大便日 3 行，质溏，舌淡胖大苔薄微腻，脉沉迟。中医诊断：头晕，胸痹。予五苓散：猪苓 10g，茯苓 10g，白术 10g，桂枝 6g，泽泻 18g。30 剂，水煎服。继续服用原自备降压药（拜新同、缬沙坦）。2 月 5 日二诊：血压 120/68mmHg，脉率 78 次 / 分钟。精神可，走路稳健，睡眠可，胸闷短气明显缓解，胸痛未作，无心悸，颈项不适头晕脑涨已消，恶寒汗出止，口渴缓解，纳可，腹满缓解，小便可，大便调，舌脉如前。上方改为泽泻 15g。30 剂，水煎服。继续服用自备降压药。3 月 10 日三诊：血压稳定，精神饮食睡眠可，偶活动时有轻微心悸胸闷，时口易干，多尿，大便调，余同前。继用上方 30 剂，嘱停降压药。随访：患者服上药后，血压稳定，精神体力可，无明显不适，故停药，定时监测血压，不适随诊。［陈剑坤．徐晓峰应用五苓散治疗杂病医案．按摩与康复医学，2022，13（3）］

7. 咳嗽

某女，68 岁。主因言语不利 142 天入院。其为脑出血恢复期康复患者。患者在住院过程中出现咳嗽，咳少量白痰，无发热、流涕、打喷嚏。纳少，眠安，二便调。听诊双肺呼吸音粗，未闻及干湿性啰音。舌淡红，苔水滑，脉沉滑。据此诊断为咳嗽，辨证为脾虚湿盛。治疗以健脾化痰止咳、利水渗湿。组方：茯苓 12g，猪苓 10g，泽泻 10g，白术 12g，桂枝 9g，陈皮 9g，半夏 9g，甘草 6g。4 剂，日 1 剂。4 剂服毕，咳嗽明显减少。因舌脉较前无明显变化，遂追方 3 剂，咳嗽痊愈。［姚玉玺．董荣芬临床运用五苓散之验案举隅．大医生，2022，7（24）］

8. 哮喘

某女，35 岁，2017 年 10 月 16 日初诊。患者于 3 个月前无明显诱因而咳嗽，喘促，后因加重于当地医院诊治，听诊双肺可闻及哮鸣音，临床诊断哮喘，先后吸入、口服及静脉使用激素、茶碱等药物，以及中医药治疗，仍反复发作，而转诊。刻下见体胖，咳嗽，夜间尤甚，常彻夜难眠，痰多清稀，鼻涕多水样，呼吸不畅，素怕冷，神疲乏力动则喘促，头晕乏力，面部三角区红疹，无瘙痒，双上肢晨起麻木2年余，口渴欲饮，饮不解渴，纳可，小便不利，大便调，舌红胖大，苔薄白，脉沉数。中医诊断：哮喘（太阳阳明太阴合病）。治以五苓散：猪苓10g，茯苓10g，白术10g，桂枝6g，泽泻15g。7剂，水煎服。二诊，10月23日：患者诉服药2剂后，咳嗽、气喘基本缓解，能安睡，唯冷空气刺激时偶有咳喘，7剂服完，症状消失，再予5剂巩固。半年后随访，咳嗽气喘未再复发。[陈剑坤．徐晓峰应用五苓散治疗杂病医案．按摩与康复医学，2022，13（3）]

原按： 本例患者以反复咳嗽，气喘为主症，夜间咳嗽为重，影响睡眠，并伴痰多清稀，鼻涕水样，怕冷，故病在太阳。口渴欲饮则病在阳明。伴神疲乏力，小便不利，舌胖大等太阴证。故表不解，里有停饮，饮郁化热的五苓散证均具备。

9. 呕吐

某女，25岁，2021年10月30日初诊。主诉：呕吐5天。病史：3个月前因反复呕吐10余天在当地住院治疗，诊断为幽门痉挛，经治疗后症状好转。5天前与家人争吵后呕吐再发，每日呕吐10余次，水入即吐，吐出清稀酸水。初诊：面黄白，体胖，精神萎靡，纳差，口干口渴欲饮水，水入即吐，舌质淡红、苔薄白，脉濡。中医诊断：呕吐。证属脾虚湿盛证，治宜化气行水。方选五苓散：桂枝10g，猪苓20g，茯苓20g，泽泻30g，白术20g。3剂，日1剂，浓煎取汁300ml，少量频服。药尽二诊，患者诉服药后呕吐次数减少，日2~3次。上方继服5剂，电话随访告知病愈。[周宇荣．五苓散验案举隅．国医论坛，2023，38（3）]

原按： 水入即吐，名曰水逆，属五苓散的适应证。患者中焦运化失常，水饮停聚，邪水不去，正水不布，故渴欲饮水，水入即吐。

10. 泄泻

某男，20月龄，2021年9月10日初诊。主诉：腹泻7天。病史：其母诉患儿大便色黄质稀，味不臭，日7~9次，某医院给予口服抗生素、蒙脱石散等药物未效。初诊：患儿神疲倦怠，肤白体瘦，面色萎黄，易出汗，纳差，肛门不红，大便稀，色淡黄，小便少，舌质淡、苔白腻，指纹淡。中医诊断：小儿泄泻。证属脾虚泻，治宜益气健脾。方选五苓散加减：猪苓3g，茯苓5g，泽泻6g，白术6g，肉桂3g，葛根6g。3剂，日1剂，水煎取汁150ml，早晚分服。药尽二诊：其母诉服药次日大便即转为日1次，食欲较前好转，舌淡、苔白润，脉缓。处方：桂枝6g，白芍3g，生姜5g，大枣5g，炙甘草3g，麦芽6g。5剂，煎服法同上，以资巩固。[周宇荣．五苓散验案举隅．国医论坛，2023，38（3）]

11. 便秘

1982年应邀到省干疗院诊病，每周两次。某女，50余岁。自述大便困难，5~7日1行，服药无效已有年矣！讯其四肢无力，别无所苦，面色淡黄，舌淡脉缓。遂嘱助手小许书五苓散一帖付之，亦未说明何以要用此方。第二周复去应诊，患者自述服此方后竟一日大便两次，一周来已1日1行。余问小许是否知道使用此方之理？回答不知。余谓：便秘一证，无非四种基本病理，一是阴津枯竭，二是水津不布，三是传导无力，四是三焦气滞。今患者面色淡黄，舌淡脉缓，身软无力，显系肾的气化不及，以致水精不能四布，五经不能并行，虽有湿滞体表证象，肠道却见燥涩，与水肿而兼便秘同理。用此方化气行水，令其水精四布，内渗肠道，大便自然正常。医者但知五苓散能治气化失常的泄泻，不知能治气化不行的便秘，是对《黄帝内经》"水精四布，五经并行"之理未透彻理解，亦对治病求本之旨尚未彻底明了。［陈潮祖《中医治法与方剂》］

12. 黄疸、鼓胀

某女，33岁。1个月前，患者无明显诱因出现腹胀、纳差、乏力、倦怠，劳累后加重，休息后症状稍缓解，未重视、未行治疗。随后腹胀、乏力、纳差反复出现。1周前，各症状明显加重，并出现身目黄染，尿黄，遂来就诊。刻下症见皮肤和巩膜黄染，皮肤瘙痒，腹部胀大如鼓，四肢头面不肿。语声低微，纳差，小便不利，大便色苍白质稀，每日1行。舌暗红、苔白腻，脉沉。结合患者症状、体征及辅助检查，初步中医诊断：鼓胀（肝脾两虚证），黄疸（阴黄）。西医诊断：乙肝肝硬化（失代偿期）并腹水，胆囊结石。患者要求门诊治疗且拒绝输注白蛋白，遂予抗病毒治疗，恩替卡韦每次0.5mg，每天1次；予利水消肿治疗，呋塞米片每次20mg，螺内酯片每次40mg，均每天2次。中医以养肝健脾、利水退黄为治则，方选茵陈五苓散合水红花子汤加减：白术15g，泽泻20g，猪苓20g，茯苓30g，桂枝6g，茵陈20g，水红花子15g，泽兰15g，黄芪70g，大腹皮30g，冬瓜皮30g。因患者腹水量大，方为颗粒剂。7剂，每日1剂，早、晚餐后30分钟冲服。1周后复诊，患者皮肤、巩膜黄染较前减轻，尿量明显增多，颜色较前变浅，皮肤瘙痒好转，腹胀明显改善，仍有乏力、口干，大便黏，色黄，舌暗红、苔白腻，脉沉缓。查体腹部膨隆，触诊腹壁张力较前减小，压痛减轻。复查肝功好转。予上方改白术30g，加茯苓皮40g、白茅根30g、龟甲15g、苦杏仁9g。14剂，每日1剂，服法同前。2周后复诊，所有症状明显好转，继续服用中药，1个月后随访，患者黄疸完全消退，仅剩少量腹水，下腹深度20mm。纳眠可，体力尚可，无其他不适。［王翔宇. 经方治疗乙肝肝硬化腹水1例. 中国中医药现代远程教育，2024，22（7）］

某男，79岁，2022年8月20日首诊。患者自2021年1月起出现腹胀、腹痛，后腹部逐渐膨隆，同年7月外院活检发现胆管细胞癌，体虚未行手术及放化疗。刻下：腹部胀大，绷急如鼓，腹脉络凸显，腹围89cm，全身皮肤及巩膜黄染，腹痛，胸闷气急，心悸，口干，乏力，畏寒，食少，四肢羸瘦。舌淡胖苔白，脉弦细。中医诊断：鼓胀、黄疸。辨证：阳虚水停证。治法：温肾助阳，利水消肿退黄。方用真武汤合茵陈五苓散加减：附子10g（先煎），赤芍20g，白术15g，茯苓30g，泽泻30g，车前草15g，泽兰15g，桂枝10g，大腹皮20g，通草10g，茵陈15g，金钱草15g。加生姜5片同煎，14剂，日1剂，水煎分早晚服。9月10日二诊：患者腹围82cm，腹部脉络不显，皮肤黄疸较前减轻。自诉现已不觉心悸，腹痛、胸闷气急症状较前明显好转，口干、乏力、畏寒症状亦有减轻。舌淡苔薄白，脉弦细。前方附子用量增至15g，加党参15g。14剂，煎服法同上。9月25日三诊：腹围80cm，肤色与常人无异。诉腹痛明显减轻，仍感腹胀，偶见胸闷气急，余无明显不适。舌淡苔薄白，脉弦。予原方加紫苏梗15g，调理气机。14剂，煎服法同上。1个月后随访，患者病情平稳。［王云阳. 真武汤合茵陈五苓散治疗肿瘤继发鼓胀验案一则. 中国乡村医药，2024，31（8）］

原按：鼓胀属于中医四大顽症之一，患者虽腹大绷急如鼓，而未投之以峻下逐水之品，乃考虑到患者癌病日久，不耐攻伐，当以温药逐渐恢复患者肾阳气化功能，同时清利膀胱，使水从小便出，鼓胀得解。肿瘤后期患者病机复杂，多见肾阳虚气化无力之证象，以真武汤、五苓散温阳化气，能取得满意疗效。

13. 鼓胀

某男，55岁，初诊时间：2023年2月11日。主诉：间断腹胀、乏力6月余，再发加重1个月。症见腹部膨隆胀大，身体消瘦，乏力，右胁肋部不适，纳差，大便不成形，小便量少，色黄，日尿量约500ml。舌质淡红，舌体胖大，苔白腻，脉弦数，患者有长期饮酒史。查体：肝病面容，腹部膨隆，巩膜无黄染，肝脾肋下未触及，移动性浊音阳性，双下肢轻度水肿。据彩超及肝功能检查，西医诊断为酒精性肝硬化活动性失代偿期（腹水、脾大、门脉高压）。中医诊断：鼓胀，脾虚湿盛证。中医治疗以健脾化湿、行气利水。方以五苓散加减：茯苓皮、葛根、玉米须各30g，泽兰、猪苓、桂枝、枳椇子、当归、炮姜、北柴胡、鸡内金、陈皮、枳实、鳖甲各10g，泽泻20g，车前子、牡蛎各15g，黄芪60g，姜半夏、炙甘草各9g，水蛭6g。7剂，日1剂，水煎服。同时在西医治疗方面给予补充白蛋白和利尿治疗。2月19日二诊：患者日尿量1000ml左右，腹胀症状较前改善，但腰膝酸软症状明显。处方：茯苓皮、葛根、玉米须各30g，泽兰、猪苓、桂枝、枳椇子、当归、炮姜、柴胡、鸡内金、陈皮、枳实、鳖甲各10g，泽泻20g，车前子、牡蛎、地黄、白芍、枸杞子、吴茱萸各15g，黄芪60g，姜半夏、炙甘草各9g，水蛭、牛膝各6g。14剂，水煎服，日1剂。治疗3周后达正常人尿量，腹胀缓解，腹水消退，移动性浊音阴性。出院随诊至今，病情基本稳定。[张亚亭.刘光伟教授以"气利"论治鼓胀.中西医结合肝病杂志，2024，34（1）]

14. 黄疸

某男，54岁，2018年7月13日初诊。主诉：胃癌术后1年，黄疸腹痛2个月。现病史：1年前因胃癌，外院先后行空回肠吻合术、化疗、靶向治疗。3个月前突然消化道出血，检查示全身多器官转移，并继发梗阻性黄疸，腹水，遂行胆囊造瘘术。术后第3天引流管自动脱出，突发腹痛，予腹部造瘘引流，腹痛仍不止，黄疸迅速加重，病情日益加重，腹痛剧烈时需肌内注射吗啡止痛，医院数下病危通知，而转求中医诊治。刻下见卧位，全身重度黄染，痛苦面容，面暗黑，双下肢凹陷性水肿，右侧第3胁肋间放置导管，蛙形腹，右下腹置引流管，引流出青绿色液体，量多。腹胀腹痛不止，怕热多汗，恶风，口干不欲饮，纳少，腹痛拒按，压痛明显，小便疼痛，量少，色深黄，大便1周未行，舌淡苔黄而燥，脉沉细。西医诊断：胃癌术后多发转移并梗阻性黄疸。中医诊断：黄疸。予茵陈五苓散加大黄汤：猪苓10g，茯苓10g，白术10g，桂枝6g，泽泻18g，大黄6g，茵陈45g。日1剂，煮2次分服。7月14日微信随诊：患者未再引流出液体，疼痛好转，口仍干，小便疼痛减轻，用开塞露后，解黑色大便。上方续服。7月21日随访：患者已于7月18日拔除引流管，当时有腹痛，继续服用上方后，现情况好转，腹痛无，黄疸减轻，可下床活动，自行步行百余米，汗多。7月29日随访：黄疸已不明显，诉双下肢凹陷水肿，右脚明显，腹胀，改服猪苓10g，茯苓10g，白术10g，桂枝6g，泽泻18g。30剂，水煎服。连续随访3个月，患者病情稳定。[陈剑坤.徐晓峰应用五苓散治疗杂病医案.按摩与康复医

学，2022，13（3）]

原按： 患者为胃癌晚期，已有多器官转移，就诊时主要以黄疸、腹痛、腹水胀满、便秘为主要表现。患者有恶风，多汗，说明病在表，在太阳；腹痛，腹胀，腹水，下肢水肿，表明病在少阴；便秘，舌黄而燥表明病在阳明，故为太阳阳明太阴合病，采用茵陈五苓散加大黄汤治疗。方中五苓散解表化饮，茵陈清湿热，退黄疸，大黄通下。考虑患者为本虚标实，故予以攻补兼施，大黄用量亦小，不可大量峻攻。方药虽然简单，亦达到起死回生之效。

15. 淋证

某女，75岁。2021年3月18日以尿频、尿血、尿痛1天就诊。平素血压正常。来诊症见口干，尿频，尿急，10分钟排尿1次，尿急不可耐，少许遗尿，伴尿血，尿痛，头晕，夜卧不安，失眠，饮食正常，大便正常，血压170/100mmHg，舌淡苔白，脉浮细。考虑为太阳阳明合病，五苓散方证。处方：猪苓6g，茯苓6g，泽泻10g，白术6g，桂枝6g（中药颗粒剂）1剂。嘱其喝热粥，助药力发汗，观后效。次日复诊，患者诉诸症皆愈。查：血压150/90mmHg，无尿频、尿血、尿痛，无头晕。再予1剂巩固疗效，善后。1个月后随访诉：近来小便正常，血压恢复正常，无其他不适。[何巧芬．五苓散治疗淋证的临床体会．南京康复医学会，2024]

16. 水肿

某女，87岁，2021年2月17日初诊：双下肢水肿间作半年余，加重1个月，渐至周身水肿，伴腰背酸痛，活动受限，时有下腹胀满疼痛不适，反酸烧心，胸闷心慌，纳食欠佳，夜寐一般，大便1~2日1行，质偏干。望之面色黄暗，无油光，肌肉松软，触之双下肢凹陷性水肿，舌质淡，苔薄白，脉缓。中医诊断为水肿，辨证属脾肾阳虚，三焦不利，治疗予温肾健脾，通利三焦。处方：泽泻30g，茯苓30g，猪苓30g，白术30g，桂枝6g，黄芪20g，太子参15g，麦冬10g，五味子10g，川牛膝10g，怀牛膝10g，泽兰10g，通草6g，玉米须30g，焦神曲10g。7剂，每日1剂，水煎服。2月23日复诊：周身及双下肢水肿较前改善，下腹胀，大便偏干。原方加炒莱菔子15g。14剂，水煎服。药后诸症渐除，原方续服巩固。随访3个月，病情稳定。[严晓双．陆为民教授基于"蓄水体质"运用五苓散经验拾萃．吉林中医药，2024，44（2）]

17. 蓄水证

某男，43岁，2022年6月22日初诊。1周前无明显诱因出现肉眼血尿，尿色鲜红，并见1粒小砂石从尿道排出，于当地医院就诊，诊断为泌尿系结石，予以消炎镇痛静脉滴注治疗，肉眼血尿消失，现患者左侧腰部不适，小便可。寻中医治疗。既往史：高血压、糖尿病病史5年，肾结石体外碎石手术史，高尿酸血症病史。查体正常。舌红，苔白，脉细。结合辅助检查西医诊断为右肾积水、双肾结石。中医诊断：蓄水证。属水饮内停，下焦湿热证。猪苓15g，茯苓50g，泽泻10g，桂枝10g，白术10g，黄芪15g，金钱草30g，海金沙15g，冬葵子30g，王不留行12g，瞿麦30g，萹蓄15g，川楝子12g，滑石20g，乌药12g，党参15g，知母10g，黄柏10g。28剂，水煎（浓），日1剂。7月27日复诊：患者诉1周前排出尿石8枚，前几日再发肉眼血尿，口干、矢气频、大便稀溏均较前好转，小便有泡沫，双下肢乏力，夜尿1次，大便1~2次、时干时稀，纳可，眠稍差、入睡困难，舌红，苔白，脉细。辅助检查可见肾积水消失，左肾结石明显缩小，患者临床症状明显改善。处方：去五苓散，加紫花地丁10g，蒲公英10g以清热解毒利湿。共28剂，水煎，日1剂。[刘馥溧. 巴元明基于"水石互结"运用五苓二金汤治疗肾积水经验. 湖北中医药大学学报，2023，25（5）]

18. 尿崩

某男，47岁，2014年1月21日首诊。尿崩10年，西药醋酸去氨加压素维持，腰背酸痛，午后下肢浮肿，口干欲饮，每天最多饮热水4瓶，尿多，饮不解渴，舌红，白苔满布，脉沉弦数。予五苓散加味：桂枝10g，茯苓15g，猪苓15g，白术10g，泽泻15g，制附子9g，葛根30g，麻黄6g。7剂。1月27日二诊：上症稍减，守原方7剂。2月6日三诊：下肢肿退，余证如前，减西药量，守原方14剂。2月24日四诊：停西药10天，诸症见减，饮水减至热水2瓶，守原方。[何月敏. 应用五苓散验案七则. 中国乡村医药，2022，29（15）]

19. 尿失禁

某女，65岁，2018年8月9日首诊。尿失禁10余年，初起时仅滴沥几点，但逐渐加重，每欲尿即须迅即如厕，稍慢即会尿湿裤子，日常行走稍快亦会漏尿，咳嗽、发笑，或大声讲话均可加重，甚则无法控制而全数尿出。视之形体偏瘦，面色萎黄，纳可，便溏，舌淡红，苔薄白腻，脉沉微弦。予五苓散合麻黄细辛附子汤加味：肉桂6g，桂枝6g，泽泻20g，猪苓15g，茯苓15g，苍术15g，白术15g，麻黄6g，制附子9g，细辛6g，炙甘草6g，乌药15g，黄芪15g，沉香曲6g。7剂。8月16日复诊：漏尿似有改善，但不明显。守原方，增麻黄至9g、制附子至12g。7剂。8月23日三诊：漏尿稍有改善，大便仍溏，脉舌如前。改予五苓散合四逆汤加味：肉桂6g，桂枝6g，泽泻20g，猪苓15g，茯苓15g，苍术15g，白术15g，麻黄9g，制附子12g，干姜6g，炙甘草6g，乌药15g，黄芪15g，沉香曲6g。7剂。8月30日四诊：漏尿明显改善，但咳嗽、发笑或大声讲话时仍可加重，大便稍干。守原方，增干姜至9g。7剂。[何月敏. 应用五苓散验案七则. 中国乡村医药，2022，29（15）]

（二）五官科疾病

1. 视瞻昏渺

某男，33岁，2016年5月10日初诊。诉5天前熬夜后出现左眼眼前黑影遮挡，视物不清，视力下降。既往双眼视力1.0。专科检查：右眼视力1.0，左眼视力0.4，左眼眼底黄斑区盘状脱离，黄斑水肿，中心凹光反射消失；光学相干断层扫描检查示左眼黄斑区色素上皮脱离；眼底荧光造影检查可见视网膜后极部荧光素墨迹样渗漏。西医诊断：左眼中心性浆液性脉络膜视网膜病变。中医诊断：左眼视瞻昏渺（脾虚湿泛）。予五苓散合四物汤加减：泽泻15g，猪苓10g，茯苓20g，白术15g，桂枝10g，南沙参20g，山药20g，郁金15g，合欢花10g，白芍20g，当归10g，枳壳15g，甘草5g，鸡血藤25g，红曲6g。15剂，水煎服。5月26日复诊，患者诉眼前黑影变小，视物较前清晰。专科检查：左眼视力 0.7；光学相干断层扫描示左眼黄斑区色素上皮脱离明显减轻。于上方减枳壳，加陈皮10g。6月24日三诊，诉眼前黑影基本消失。专科检查：左眼视力0.9，黄斑部可见少量黄白色渗出，中心凹反光存在。故于上方加酒川芎10g以活血祛瘀，石决明20g以清肝明目。1个月后随访，左眼视力1.0，痊愈。［袁晨．浅谈五苓散在眼科的应用．中国中医眼科杂志，2019，29（6）］

2. 眼外伤

某男，25岁，2017年6月17日初诊。患者1天前因外力撞击致视力下降，遂到当地医院就诊，予抗炎眼药水滴用。自觉左眼视力持续下降，遂来就诊。既往双眼视力1.0。专科检查：左眼视力0.2，眼睑瘀血水肿，结膜轻度充血水肿，角膜轻微擦伤，前房下1/3处可见前房积血。眼底未见明显异常。西医诊断：左眼钝挫伤（前房积血）。中医诊断：左眼撞击伤目（络伤出血）。予五苓散合桃红四物汤加减：泽泻15g，猪苓20g，茯苓15g，白术15g，桂枝5g，桃仁20g，丹参10g，川芎10g，红花10g，赤芍15g，生地黄20g，甘草5g。7剂，水煎服。6月25日复诊：患者诉视力有所提高。专科检查左眼视力0.5，眼睑瘀血、水肿减轻，前房积血减少。继续服用上方。7月13日三诊：诉视力明显提高。专科检查左眼视力0.9，眼睑瘀血水肿明显减轻，前房积血消失。于上方加昆布15g以利水消肿散结，石决明15g以清肝明目。2个月后随访，左眼视力1.0。［袁晨．浅谈五苓散在眼科的应用．中国中医眼科杂志，2019，29（6）］

3. 干眼症

某女，47岁，2015年5月25日初诊。诉6个月前无明显原因出现眼干、眼涩，伴有口鼻、咽喉干燥，并逐渐加重，被三级医院确诊为干燥综合征，平素自行滴用人工泪液，未系治疗。10天前自觉眼干涩加重，偶有微痒、微痛、畏光等症，视物尚可，伴有口干咽干，平素疲乏无力，食欲不振，小便量多不黄，大便稍稀溏。舌质淡红边有齿痕，苔稍腻，脉细。专科检查双眼睑缘充血，睑板腺口有大量白色泡沫状分泌物阻塞，结膜轻度水肿等。西医诊断：双眼干眼，干燥综合征。中医诊断：双眼白涩症（肺脾两虚）。予五苓散合沙参麦冬汤加减：泽泻15g，猪苓10g，茯苓15g，白术15g，桂枝10g，北沙参20g，麦冬10g，天冬10g，生地黄10g，麦芽20g，郁金15g，粉葛20g。7剂，水煎服。6月15日复诊：患者诉眼干涩及口干咽干明显减轻，食欲增加，仍疲乏无力，大便稍稀。专科检查双眼睑缘充血消失，睑板腺口分泌物明显减少，结膜水肿消失。于上方减猪苓、麦芽，加黄芪30g、黄精20g、神曲20g。7月2日三诊：诉诸证均明显减轻，嘱其继续服用。［袁晨．浅谈五苓散在眼科的应用．中国中医眼科杂志，2019，29（6）］

4. 黄斑水肿

某男，55岁，2018年7月26日初诊。诉10天前患者无明显原因出现右眼视物模糊，三级医院确诊为右眼孔源性视网膜脱离，并行右眼视网膜脱离修复术，术后常规抗感染治疗，今来我处就诊。专科检查右眼视力0.06，眼底视网膜可见裂孔封闭，裂孔位于手术嵴上，视网膜水肿。西医诊断：右眼视网膜脱离术后（黄斑水肿）。中医诊断：右眼视衣脱离术后。予五苓散加减：泽泻15g，猪苓10g，茯苓15g，白术12g，桂枝5g，车前子25g，枸杞子10g，决明子10g，茺蔚子10g，葶苈子15g，川牛膝10g，丹参15g，甘草5g。10

剂，水煎服。8月10日复诊。患者诉右眼视力提高。专科检查右眼视力0.2。继续服用上方。于9月2日电话回访，患者诉右眼视力0.5，视网膜水肿消失。[袁晨. 浅谈五苓散在眼科的应用. 中国中医眼科杂志，2019，29（6）]

5. 鼻炎

某男，30岁。初诊：患者2年前无明显诱因出现阵发性鼻痒、喷嚏、大量清水样涕，伴鼻塞，无头痛、头晕、发热及脓涕，外院皮肤变应原皮试示屋尘螨（++）、粉尘螨（+），服抗组胺类药物疗效欠佳。2年来上述症状反复发作，近2周症状加重。刻诊：患者除上述症外，咳嗽，怕冷，易汗出，小便频，大便稀。舌淡，苔薄白，脉沉、尺脉略浮。鼻内镜示双侧中、下鼻甲黏膜色淡水肿，双侧下鼻道及鼻底可见水样分泌物。诊断为变应性鼻炎。用五苓散加味：猪苓10g，泽泻15g，白术10g，茯苓10g，桂枝10g，车前子10g，党参15g，黄芪20g，防己10g，防风10g，干姜6g，细辛3g，五味子10g，北沙参10g，玉竹10g，丹皮6g，白芍10g，大枣10g。7剂。二诊：患者鼻部诸证均明显减轻，睡眠欠佳，多梦，舌质淡舌尖红，左寸、尺脉偏浮。上方去干姜、细辛、五味子，加栀子10g、淡豆豉10g、生地黄10g、龙骨30g、牡蛎30g。7剂。三诊：患者鼻部症状消失，其余诸证亦明显改善。[蔡婷婷. 从太阳经论治变应性鼻炎. 环球中医药，2021，14（5）]

6. 喉痹

某女，76岁，以反复咽部灼热辛辣感、口渴半年余，于2021年3月16日就诊。现症咽部灼热辛辣感，口渴，饮水而不解渴，喜热饮，自觉口腔粗糙，纳差，大便正常，小便短赤。1个月前因该病在某三甲医院诊断为咽喉炎，服西药无效。查体：舌暗红，苔白腻，脉浮。中医诊断：喉痹病，证属湿浊阻滞兼血瘀证。予五苓散合桂枝茯苓丸加减：茯苓20g，桂枝20g，泽泻15g，白术20g，猪苓15g，桃仁15g，赤芍15g，丹皮20g，水蛭6g，山茱萸30g，石斛30g，甘草10g。共9剂。3个月后电话回访诸症已消失。[褚雪菲. 周军怀运用五苓散经验. 长春中医药大学学报，2024，40（6）]

原按：喉痹指因外邪犯咽，或邪滞于咽日久，或脏腑虚损，咽喉失养，或虚火上灼，咽部气血不畅所致。以咽部红肿疼痛，或干燥、异物感，咽痒不适等为主要表现的咽部疾病。即西医学所说的急、慢性咽炎。该患者年老久病则肾虚，膀胱气化失司，气化功能失常，出现小便不利，下焦蓄水，津液不能敷布上滋，故见口渴，气不化水，水津不得输布，则口干饮水不解渴，渴甚。故首选五苓散为主方以化气布津。又因该患者病程日久多瘀，故见舌质暗淡、口腔粗糙感。水湿内停与气机失调、瘀血内阻有着密切关系，治疗时应注重气、血、水同时调理，使气行则血行，血行则水湿得消。加用桂枝茯苓丸活血化瘀，另加山茱萸、石斛补益肝肾。

7. 喑哑

某女，33岁，2022年6月1日初诊。诉半年前无明显诱因出现声音嘶哑，某医院行喉镜检查未见明显异常，服用中西药未效。初诊：体胖，肤黄白，稍有浮肿貌，声音嘶哑，咽干，口渴欲饮热水，饮水不多，时有眩晕，小便次数多、量少不畅，色清，大便溏，舌质淡胖、边有齿痕，苔滑腻，脉沉。诊断：喑哑。辨属脾胃湿滞证，治宜温阳利湿。方选五苓散：桂枝10g，茯苓15g，猪苓15g，泽泻25g，白术15g。5剂，日1剂，水煎服。

药尽二诊，患者诉服药后声音嘶哑明显好转，小便较前通畅。上方继服10剂，病愈。[周宇荣.五苓散验案举隅.国医论坛，2023，38（3）]

原按：《灵枢·经脉》曰"足阳明胃经之脉……其支者：从大迎前下入迎，循喉咙，入缺盆，下膈属胃络脾""脾足太阴之脉……上膈，挟咽，连舌本，散舌下"。脾胃二经循行均过咽喉，故咽喉功能与脾胃密切相关，有赖于脾胃运化水谷精微的濡养。患者体胖，肤黄白，有浮肿貌，舌质淡胖、边有齿痕、苔滑腻符合五苓散证体质特征，口渴喜热饮，小便不利属于五苓散之指征。其喑哑发病病因病机在于脾胃运化功能失调，水湿不化，客水不去，津液不布，咽喉失于水谷精微濡养而发病，方选五苓散调体治本。五苓散可温阳化气，使湿邪得去，津液得以输布，咽喉得以濡养，故喑哑可愈。

8. 口疮

某男，21岁，2021年3月2日初诊。患者近1年大约每间隔1个月发作1次口腔溃疡，多发于紧张焦虑后，本次发作于12天前，近2天加重，查血常规及组织活检均未见异常。西医诊断为复发性阿弗他溃疡（RAU），并予抗炎、补充维生素、外敷冰硼散等治疗，效果不佳。中医曾多次以清热泻火之剂施治，疗效甚微。刻诊见口腔舌上、颊部共有3处溃疡，溃疡表面有黄白色假膜，不易剥离，周围有红晕，疼痛剧烈，自觉燥热，口干欲饮，食欲不振，心烦眠差，小便短少，大便干结，舌红苔少而滑，脉浮。中医诊断：口疮。予五苓散：茯苓、猪苓、白术各12g，桂枝10g，泽泻20g。每日1剂，嘱服药后饮大米粥一杯，饮温水，保持口腔清洁。6剂后，诸症减轻，疼痛感消失，口不渴，溃疡面明显缩小，饮食可，二便调。停药后嘱其近期饮食保持清淡，规律作息。3日后随访，溃疡痊愈。继随访8个月余未再复发。[崔正九.五苓散治疗复发性口腔溃疡验案1例.山西中医，2022，38（3）]

（三）儿科疾病

1. 地图舌

某男，5岁，2022年9月10日就诊。患儿舌中部反复出现剥脱苔半年，伴腹胀、纳差，口臭，大便质黏，常不成形，每日1~2行，小便短少，夜寐欠安，平素爱哭闹，易反复呼吸道感染。形体瘦小，舌红，舌中部苔白腻，舌边尖部及舌根部舌苔剥落，脉濡细。诊断为地图舌。予五苓散合玉屏风散加减：猪苓6g，泽泻10g，茯苓15g，桂枝3g，白术10g，防风6g，黄芪10g，稻芽10g，鸡内金10g，炙甘草6g。7剂，1日1剂。9月17日二诊：见患儿根部舌苔已复，舌红，中根部苔薄白，边尖部舌苔尚少，食欲增加，睡眠较前安稳，大便已成形，小便量增。上方7剂，服法同前。9月24日三诊：舌苔、食欲、睡眠及大便均已恢复正常，再5剂巩固，2日1剂。随访至今，舌苔未再脱落。[郑仁.鲁艳芳运用五苓散治疗儿童脾虚湿困型地图舌经验探析.中国民族民间医药，2023，32（15）]

原按：该患儿在出现地图舌的同时，伴有腹胀、纳差、大便稀溏等脾胃失运之证象，脾失健运，则内生湿浊，湿滞中焦，阻滞津液运行。此类地图舌的形成，主因脾主升清功能失常、津不上乘阻于中焦所致，而并非津液不足，当气化津行，则舌苔得复。

2. 黄疸

某男，2个月15天，2022年1月5日初诊。患儿出生后24小时内发生黄疸，持续不消。曾于新生儿科病房住院治疗，诊断为胆汁淤积性黄疸、CMV感染，予西药保肝、利胆、增强免疫力、抗病毒等治疗，但仍有黄疸，纳乳差，体质量不增，形体消瘦，肝功能异常等，寻中药治疗。现症见神清，精神尚可，形体消瘦，皮肤及巩膜中度黄染，面色晦暗，呈阴黄貌，未见出血点，浅表淋巴结未触及，口唇淡红，咽无充血，双肺呼吸音粗，未闻及干湿性啰音。舌淡，苔白腻，指纹淡红，位于风关。西医诊断：肝功能异常，脾轻度肿大。中医治法：利湿退黄，温中健脾。方选五苓散加减：茯苓10g，猪苓10g，泽泻10g，桂枝6g，苍术10g，白术10g，厚朴3g，陈皮6g，甘草3g，车前子10g，茵陈5g，大枣2g，炙黄芪10g。10剂，水煎，每天1剂，分早晚2次温服。1月15日二诊：患儿黄疸减轻，面色苍白，余症同前。黄疸得到控制，在原方基础上加砂仁3g、炒薏苡仁15g。7剂，煎服法同前。7剂后患儿黄疸消退，皮肤及巩膜无黄染，纳乳少，腹胀气，大便黄色，日2~3行。以胃苓汤加减治疗3个月后诸症去，体质量渐增。[孙玉红. 周炜运用五苓散治疗婴儿巨细胞病毒感染性黄疸1例. 湖南中医杂志，2023，39（7）]

3. 喉瘤

某男，4岁，2019年3月4日就诊。患儿因声音嘶哑就诊于外院，检查发现喉部多发乳头状瘤，于2019年2月27日手术，术中发现瘤体位于喉部、气管、食管，遂对部分瘤体予以激光切除。刻下：声音嘶哑，性情急躁，易出汗，舌尖红，苔薄白，舌根部苔略厚腻，脉滑、尺脉浮。中医诊断：喉瘤。方选五苓散加减：茯苓6g，猪苓6g，白术6g，桂枝6g，橘核6g，荔枝核6g，黄芪10g，北沙参10g，桃仁6g，丹皮6g，赤芍6g，防己6g，黄芩10g，车前子10g，甘草6g。每日1剂，水煎，分3次饭后服。服药7个月后，2019年10月外院检查喉部残留乳头状瘤消失。遂停药。患儿瘤体消失后恢复正常饮食，包括过敏及不耐受食物。2020年11月，患儿因声音嘶哑于外院复查，喉镜示左侧声带、咽侧索、咽后壁及右侧梨状窝食管入口处乳头状瘤复发。刻下：患儿声音嘶哑明显，舌淡红，苔薄白，脉略滑、尺脉浮。予五苓散合小柴胡汤加减：茯苓6g，猪苓6g，泽泻10g，白术6g，桂枝6g，柴胡6g，黄芩6g，法半夏6g，龙骨10g，牡蛎10g，当归6g，败酱草10g，蒲公英10g，黄芪10g，生姜6g，大枣6g。继服7剂。并嘱忌过敏食物及不耐受食物。2周后复诊：患儿声音嘶哑明显改善。此后规律复诊，守方加减治疗。2021年9月复查喉镜示左侧声带、咽侧索乳头状瘤消失，左侧咽后壁及右侧梨状窝处乳头状瘤明显缩小。[王昭倩. 从太阳经辨治小儿喉乳头状瘤. 中国中医药信息杂志，2022，29（12）]

（四）男科疾病

1. 前列腺增生

某男，77岁，以腹部胀满、尿不尽3个月于2019年12月9日就诊。症见餐后腹部鼓胀明显，心下痞硬，按之心下满痛，早饱，尿频、尿急、尿不尽，大便排不尽感，每日大便5~6次，大便成形，纳可，眠差，口干烦躁，多饮，下腹不适，患前列腺增生3年，舌暗，苔白腻，脉弦，胃肠镜检查无异常，大小便检查均未见异常。中医诊断：精癃病，证属湿瘀互结证。予大柴胡汤，效果不显。12月18日二诊：细问患者知其症因感冒服用退热药发大汗后诱发。予五苓散合桂枝茯苓丸加减：茯苓15g，猪苓15g，泽泻20g，桂枝10g，白术60g，桃仁15g，槟榔10g，炒莱菔子20g，鳖甲10g，土鳖虫10g。共15剂，颗粒剂冲服。2020年1月4日三诊：诉夜尿每晚由4~5次减为2~3次，大便每天1~2次成形，其他症状也明显减轻。原方继服15剂。[褚雪菲.周军怀运用五苓散经验.长春中医药大学学报，2024，40（6）]

原按：精癃，由肾元亏虚等多种病因，导致精室肿大，膀胱气化不利，相当于前列腺肥大、增生症。现代医学称前列腺增生症，是老年男性的常见疾病之一。临床以尿频，尤其夜尿次数增多，渐有排尿困难，余溺不尽，严重时可有尿闭或小便失禁。

某男，72岁，2002年8月11日初诊。述：尿频，尿急，尿来中断，尿等待2年余，加重半年。西医诊断为前列腺肥大，医生建议手术治疗，患者恐年事已高，手术有危险，故寻求中医治疗。初诊：尿频，尿急，尿来中断，尿等待，时分叉，小便色黄，质浑浊，尿道口无分泌物。大便正常。有高血压病史，但控制良好。舌红体胖，苔心薄、白腻、边薄少，舌面润，脉滑偏弦。辨证：水湿内阻，膀胱气化不行。治法：温阳化气行水，除湿固精。予五苓散合四逆散加减：茯苓20g，桂枝15g，白术20g，泽泻20g，猪苓20g，柴胡10g，枳壳10g，白芍10g，甘草10g，萆薢30g，虎杖20g，黄柏10g。水煎服，每日1剂，3剂。3剂后症状改善，后以此方调理1个月后诸症消失，免受手术之苦。[贾波，沈涛《陈潮祖医案精解》]

侍诊心得：中医辨治前列腺肥大，常见病机有四，一者下焦湿热壅阻；二者肾阳亏虚，气化不及；三者阴阳两虚，气化失常；四者瘀血阻滞。

因此治疗要从消除这几方面的病因入手。下焦湿热者治当清热除湿，可以八正散、龙胆泻肝汤等佐加活血药治疗；肾阳亏虚者，治当补肾温阳，以肾气丸加减治疗；水液停滞者，治当化气行水，一般用五苓散或真武汤；瘀血阻滞者，治当活血化瘀，可选桃核承气汤、抵当汤等加减治疗。

此案以小便排尿异常，舌体胖，苔润，脉弦滑有力为主症，可知其为气化不行，水液停滞，故投五苓散化气利水。其尿频急又无热结膀胱之征，可知乃水停于内，导致膀胱口的平滑肌痉挛所致，治又宜缓解痉挛，而肝主身之筋膜，故合四逆散，以柴胡、白芍调肝，又有芍药甘草汤缓解痉挛。同时以黄柏泄相火，萆薢除湿固精，虎杖活血利湿。诸药合用，既化气行水，又疏肝缓急，还可活血化瘀，自可有效改善前列腺增生诸症。

原按：对于前列腺增生之疾，中医辨证习以活血化瘀为治疗要点，却不知局部组织如果水湿聚遏，同样是导致肥大的常见病因。由于出现小腹拘急、小便频急，因此常以利尿通淋治之，可筋膜挛急才是导致拘挛诸症的根本原因，因此，师治疗此病，常从化气行水配合缓解挛急入手，每能获得较好疗效。

某男，68岁，2019年5月29日初诊。患者因排尿不畅2年，留置导尿5天，于5月14日~5月23日在当地医院住院治疗，诊断为尿潴留，神经原性膀胱，泌尿系感染，前列腺增生。经治疗无效，转至本处治疗。刻下见小便不利，点滴难下（已导尿），四肢麻木，乏力，腰以上出汗，久坐时腰痛，耳聋，大便5~6日1行，大便先干后稀，口渴欲饮，夜间为甚，夜间反酸明显，上腹胀，舌淡红，苔白腻，脉浮缓。予以五苓散：猪苓15g，茯苓15g，泽泻30g，白术60g，桂枝10g。9剂，水煎，日3服。6月11日二诊：病情明显好转，拔除尿管后能自行小便，仍口干，汗多，大便4日1行，每晚夜尿4~5次，尿频，尿不尽。上方改泽泻45g。15剂，水煎，日3服。随诊，患者小便不利及尿频等症状明显好转，余无不适。［陈剑坤．徐晓峰应用五苓散治疗杂病医案．按摩与康复医学，2022，13（3）］

2. 阳痿

某男，29岁，已婚，2020年9月13日初诊。主诉：阴茎勃起困难2年。患者于2年前无明显诱因出现阴茎勃起困难，或勃起亦不坚硬，或幸得交合，亦中途即痿。近2年多方求治，辅助检查均无明显异常，服用补肾壮阳药虽能取效一时，但停药阳痿即作。汗多口干，渴欲饮水，小便频数，尿后不尽，大便偏溏，日行1~2次，纳可，寐调。舌尖红，苔白腻水滑，脉细。患者平素身体健壮，性格开朗，无糖尿病、高血压等慢性病史，无腰膝酸软、潮热盗汗、阴囊潮湿等症状。西医诊断：勃起功能障碍。中医诊断：阳痿。辨为水湿内停、阳郁不行证。治法：利水通阳。处方予五苓散加减：桂枝10g，白术15g，茯苓15g，泽泻25g，猪苓15g，滑石15g。5剂，颗粒剂，每次1袋，早晚饭后温服。5天后患者来电告知阴茎勃起已正常，要求继续服药巩固疗效。续服上方10余剂后，房事满意。2年后得知其已生育一胎。［洪建勋．从五苓散治阳痿谈中医临床思维．中医药通报，2022，21（9）］

（五）皮肤科疾病

1. 面游风

某女，49岁，2023年4月25日初诊。患者2天前使用化妆品后面部出现红斑、鳞屑、瘙痒，水肿明显，伴口渴、咽干、烦躁、小便少、睡眠差，舌边尖红、苔薄黄，脉浮数。西医诊断：过敏性皮炎。中医诊断：面游风。方选五苓散合桑菊饮加减：泽泻15g，茯苓10g，白术10g，桂枝6g，地肤子15g，蝉蜕5g，蒺藜10g，桑叶10g，菊花10g，薄荷5g，桔梗10g，连翘15g，金银花15g。3剂，每日1剂，分3次服。4月30日复诊：面部无新发皮疹，瘙痒减轻，红斑消退，仅见面部轻微浮肿，舌淡红、苔薄黄，脉浮数。于原方去蝉蜕、蒺藜、金银花、连翘，加猪苓10g。3剂，煎服法同前。半个月后电话随访，皮损未复发。［范佳敏．五苓散加减治疗皮肤病验案举隅．国医论坛，2024，39（2）］

2. 湿疹

某女，48岁，2022年7月1日初诊。患者手足散在皮疹反复发作2年余，伴渗出瘙痒，足部明显，梅雨季加重，冬季减轻，皮肤科诊为湿疹，治疗效果不佳。平素汗多，纳寐可，二便可。舌质淡，苔薄白，脉细。中医诊断：湿疮。治以淡渗利湿祛风。处方：泽泻30g，茯苓30g，猪苓15g，白术15g，肉桂3g，柴胡15g，黄芩10g，姜半夏10g，党参15g，干姜3g，大枣15g，防风10g，荆芥15g，地肤子15g，薏苡仁30g，川牛膝10g，甘草6g。14剂，每日1剂，水煎服。7月13日复诊：手足皮疹较前改善，瘙痒未作，汗出减，纳寐可，二便调。上方去甘草，加六一散15g，熟大黄3g。14剂后诸症缓解，继服巩固。随访至今，病情平稳。［严晓双．陆为民教授基于"蓄水体质"运用五苓散经验拾萃．

吉林中医药，2024，44（2）］

某男，47岁，2021年4月18日诊。诉肛门瘙痒已半年余，伴肛周及阴囊周围潮湿不爽，曾口服祛风止痒之中药治疗，症状无缓解。近日肛门瘙痒症状加剧，伴身微恶寒、汗出、口干而渴，小便不利，大便黏腻不爽。专科检查：肛周潮红，粟粒样小丘疹密布，渗液较多。舌淡红、苔薄白，脉浮缓。诊为肛门湿疹。处方：茯苓20g，泽泻、白术、猪苓、桂枝各12g。水煎，早晚分服。1剂后，患者自觉肛周渗水明显减少，汗出亦减，恶寒消失，口干减轻。复进6剂而诸症皆消，肛周皮损处干燥脱屑，随访半年未复发。[范宜堂. 经方五苓散异病同治在肛肠科的应用. 中国中医药现代远程教育，2023，21（23）]

3. 瘾疹

某女，23岁，2023年7月10日初诊。患者7天前无明显诱因于躯干出现红斑、风团伴瘙痒，自行服用氯雷他定片后风团消退，但反复发作，皮疹由躯干部渐及四肢，情绪烦躁时皮疹加重，痒甚，夜不能寐，神疲肢倦，口苦，不思饮食，大小便正常，舌淡红、苔薄白，脉弦细。西医诊断：荨麻疹性血管炎。中医诊断：瘾疹。方选五苓散合逍遥散加减：泽泻15g，茯苓15g，猪苓15g，炒白术15g，柴胡10g，当归15g，白芍15g，薄荷10g，炙甘草10g。3剂，每日1剂，分3次服。7月14日复诊：周身风团水肿基本消退，夜间时有皮疹复发，瘙痒减轻，情绪稍有改善，食欲好转，睡眠仍较差。原方去猪苓，加首乌藤10g，酸枣仁10g。3剂，用法同前。7月17日三诊：周身风团未再起，夜间睡眠改善，情绪稳定，食欲尚可，予二诊方3剂巩固疗效。后电话随访，瘾疹未再复发。[范佳敏. 五苓散加减治疗皮肤病验案举隅. 国医论坛，2024，39（2）]

原按：荨麻疹性血管炎是一种皮损，类似于普通荨麻疹，但组织病理上呈白细胞碎裂性血管炎改变的临床综合征。临床症状以水肿性红斑、风团为主，部分患者可出现皮肤坏死、皮疹、多形红斑、环状红斑，西医治疗以糖皮质激素为主，其他常规治疗药物有抗组胺药、甲氨蝶呤、秋水仙碱等。中医将其归于"瘾疹"范畴。本案患者皮肤出现红斑、风团，伴瘙痒、情绪烦躁、夜不能寐、口苦、纳差、神疲肢倦，辨属肝脾不和，予五苓散合逍遥散加减，使脾胃运化有权，气血生化有源；调和肝脾治本，消除风团水肿治标，标本兼治，疗效显著。

4. 血管神经性水肿

某女，39岁，2023年6月22日初诊。患者昨天吃火锅后，感唇部瘙痒不适，后口唇出现肿胀，今晨起床后发现口唇部红肿加重。现症见双唇红肿，皮色光亮，痒痛明显，口渴面赤，情绪焦躁，大便干结，小便黄，舌红、苔薄黄，脉细数。西医诊断：血管神经性水肿。中医诊断：风水肿。方选五苓散合导赤散加减：泽泻15g，茯苓15g，猪苓15g，白术15g，生地黄15g，川木通10g，淡竹叶10g，甘草10g。3剂，每日1剂，水煎分3次温服。6月25日二诊：口唇红肿瘙痒显著减轻。守方续服，再予3剂后痊愈。[范佳敏. 五苓散加减治疗皮肤病验案举隅. 国医论坛，2024，39（2）]

5. 多发性疖肿

某男，13岁，2014年3月12日首诊。体丰身高，头顶及枕项后多发性疖肿，小如绿豆，大如黄豆，此伏彼起半年余，舌淡略胖苔润，脉稍数。予五苓散合葛根汤：桂枝10g，猪苓 15g，茯苓 15g，白术 15g，泽泻 15g，葛根 30g，麻黄 9g，白芍 9g，大枣 9g，生姜 3 片。7 剂。3 月 26 日其父代诊曰：药后疖肿消，但停药 1 周，昨日似又欲作，且右颌下可触及黄豆大淋巴结，乃与原方稍事加减，7 剂。[何月敏. 应用五苓散验案七则. 中国乡村医药，2022，29（15）]

原按：患者疖肿不用清热解毒，化痰散结之药，而选择五苓散，则因其人体丰，舌淡胖润，水湿之相明显。疖肿在枕项后，位属太阳经循行之处，合用葛根汤，以增强升津解表之功。

（六）骨科疾病

膝痹

某女，61 岁。因左膝关节肿痛 2 个月余于 2019 年 6 月 27 日初诊。就诊时症见左膝关节肿痛，局部无红热表现，自诉痛甚，上下楼梯时关节疼痛明显。核磁显示右半月板损伤（Ⅱ级）伴关节腔中量积液。舌暗苔厚腻，脉滑。中医诊断：膝痹。证属痰瘀阻滞兼脾肾亏虚证。方用五苓散合桂枝茯苓丸加减：茯苓 15g，泽泻 15g，桂枝 15g，白术 15g，桃仁 15g，赤芍 15g，红花 10g，牛膝 30g，桑寄生 30g，熟地黄 45g，川乌 5g，细辛 5g，续断 15g，威灵仙 20g。共 7 剂，颗粒剂，水冲服，配合外贴风湿骨痹膏。7 月 5 日二诊：诉症状明显减轻，左膝肿胀已不明显，要求服药巩固治疗。效不更方，原方继服 15 剂。[褚雪菲等. 周军怀运用五苓散经验. 长春中医药大学学报，2024，40（6）]

（七）其他疾病

1. 瘰疬

某女，46 岁，2021 年 3 月 9 日初诊，主诉：发现甲状腺结节 1 年余。现症：平素性情急躁，时有颈部疼痛，口干不欲饮，手足发凉，小便频量少，纳寐一般，大便调。舌质淡胖，苔薄白，脉数。查体：可触及甲状腺部结节，结节光滑，质稍韧，无粘连，压痛（-）。辅助检查：甲状腺超声提示甲状腺左叶低回声结节。予五苓散加味：猪苓、茯苓各 15g，桂枝 10g，泽泻 15g，土鳖虫 10g，百合 12g，僵蚕 10g，白术 20g，玉竹 12g，赤芍、白芍各 12g，五味子 10g，炙甘草 12g。连服 14 剂。3 月 23 日二诊：颈部疼痛明显好转，口干较前减轻，小便频数较前好转，夜尿较多，近期大便次数增加，1 日 3~4 次，质稀。上方去赤芍、玉竹，加肉苁蓉 12g。4 月 13 日三诊：颈部无明显不适，口干明显好转，二便尚调。二诊方去白芍，加全当归 15g，桃仁 10g。加减继续服用 8 个月余，后复查甲状腺彩超提示结节明显变小。[张银玉. 方朝晖教授运用五苓散治疗甲状腺结节的临床经验. 山西中医药大学学报，2022，23（6）]

2. 瘿病

某女，36 岁，2018 年 2 月 8 日就诊。患者近 1 个多月四肢震颤，双下肢乏力。就诊当地医院，彩超示甲状腺肥大并双腋下淋巴结肿大。昨日甲状腺功能检后结论：甲状腺功能亢进。刻下见四肢震颤，饮食及持勺时明显，双下肢乏力，尤以下楼梯时明显，单肢站立时颤抖，气短，怕冷，纳可，小便不利，易腹泻，舌红胖大苔薄白，脉沉细数。中医诊断：瘿病（水饮证）。予五苓散：猪苓 10g，茯苓 10g，白术 10g，桂枝 6g，泽泻 15g。30 剂，水煎服。2月24日二诊：服药15剂后，患者四肢震颤症状明显缓解，无气短，仍有小便不利，大便偶溏，纳可，眠安，继服上药。4月6日三诊：前药共服用2个月，诸症消，无特别不适，复查甲状腺功能趋于正常。随诊，患者后于2018年9月4日再次复查甲状腺功能已正常。[陈剑坤. 徐晓峰应用五苓散治疗杂病医案. 按摩与康复医学，2022，13（3）]

【临证提要】

（1）五苓散证：按脏腑辨证，病在脾肾；按八纲辨证，病性属寒；按气血津液辨证，是津行障碍。但是，上述证候只能反映病位和水液失调，寒的辨证依据不足，应该兼见舌淡、苔白，才能使用本方。

（2）小便不利与渴欲饮水，水入即吐并见：是脾肾功能障碍的反映，可以使用本方。

（3）吐利：《灵枢·五乱》有"清气在阴，浊气在阳，营气顺脉，卫气逆行，清浊相干，乱于肠胃，则为霍乱"。外寒相侵，表为寒闭，津气不能出表，妨碍脾胃水津上输于肺，升降失常，呈为吐利。用此方化气行水，运脾输津，令其功能恢复，吐利自然停止。治疗吐利而不使用升清降浊药物，体现治病求本治则，与头痛医头者比，有如天壤之别。

（4）泄泻：大便清稀如水，一日数行，审非疫毒侵入肠道，纯属脾运障碍，可用此方调理脾肾，使功能恢复，泄泻自愈。泄泻是水液不循常道，用此方恢复水液正常运行，从正路而出，即所谓利小便以实大便的分利法。

（5）水肿：多由肺脾肾三脏功能异常，水邪泛溢而致。此方有化气行水之功，用治脾肾同病的水肿，可望获效。《本草汇言》谓"治诸湿肿、痰胀、水胀，以五苓散加旋覆花最妙。气实者，加葶苈子一二钱"。加入旋覆花或葶苈子即呈肺脾肾三脏同治的结构，可谓深得制方原理。

（6）身重：一身沉重、酸软无力是湿留肌肉证象，审其舌淡苔白脉缓则确系寒湿困脾，可用此方导湿下行，与平胃散合用，疗效尤佳。

（7）鼻流清涕：《素问·痹论》有"胞痹者，少腹膀胱，按之内痛，若沃以汤，涩于小便，上为清涕"。审属肾的气化不及，水从上窍泄出，可用此方助其气化，调其升降，水液下行，清涕可止。凡鼻流清涕，鼻咽峡肥大者，审其舌淡，即可应用。

（8）寒疝：疝病可据基础物质阻滞情况而分气疝、血疝、水疝等型，察其阴囊肿坠，舌淡而胖，即属气化不及，水湿下注前阴而成。《世医得效方》"五苓散，连根葱白二寸，灯芯十茎，盐炒茴香一撮，川楝子三个去核，煎汤调下，大效"。

（9）肥胖、前列腺肥大：此方治肥胖病的机制与真武汤同。治前列腺肥大用此方与四逆散合用加川芎、当归、石菖蒲、天台乌药；常食炒南瓜子。[陈潮祖《中医治法与方剂》]

真武汤（《伤寒论》）

【药物组成】 附子 15~60g　生姜 10~30g　白术 10~15g　芍药 10~20g　茯苓 15~25g

【制剂用法】 附子先煮60分钟，余药后下，煮至药汁无麻口为度，分3次，温服。

【病机治法】少阴阳虚，水湿内停。温阳化气法。

【适应证候】少阴阳虚，水液失调，痰饮水湿，阻滞三焦。①见于本脏：其人小便不利，或不通，或阴囊潮湿，或蓄水为疝，或带下清稀，或经淡如水，或遗精滑泄，或阳痿不举，或体渐肥胖。②滞留体表：肢体酸软、怯冷、重着、疼痛、浮肿；或阳气不足，表卫不固，体常自汗，或过汗亡阳，或易于感冒，或风丹瘾疹。③脾肾同病，升降失调：腹满，腹痛，呕吐，泄泻，便秘。④壅滞肝经：胁肋胀痛，头目眩晕，筋惕肉瞤，肢体痿废，呃逆。⑤水气凌心：胸痹疼痛，心悸、怔忡，精神异常。⑥水泛高原：或喘或咳。⑦上干清阳，壅阻七窍：头部昏、胀、重、痛，头发脱落，记忆减退；或鼻塞流涕，或喷嚏不止，或视物昏花，或牙龈肿痛。⑧气化不行，湿滞经脉：声音嘶哑，或咽中如有物阻，舌体淡胖有齿痕，苔白滑，脉无定体。

【证析方解】上列证象都可使用本方，并无主症可言；少阴阳虚，水液失调，是所有证象的基本病理；舌体淡胖有齿痕，舌苔白滑，是确定诸证为少阴阳虚、水液失调的辨证依据。水液经食管下入胃肠，并由肠道吸收，上输于肺，再经肺气宣降，使津液敷布于体表，下输于肾系。但水液能在体内升降出入，运行不息，却赖肾阳将水津蒸化为气，循三焦到达五脏六腑，四肢百骸，呈为"水精四布，五经并行"的正常状态。由此可知，水津能在体内升降出入，必须具备两个基本条件：一须五脏协同配合，一须少阳三焦为其通路。

少阴阳虚，可见阳虚不能化气，阳虚不能化血，阳虚不能化津，阳虚不能化精四类病变。本方所治诸证，主要反映阳虚不能化津，水液失调；但阳虚不能化气而呈心阳虚衰，表卫不固，筋脉失温，亦较常见；阳虚不能化精证象，间亦有之。

就气化不及，水液失调而言：反映了津液壅滞，升降紊乱，出入失常三类证象。肾系的小便不利，小便不通；体表酸、软、重、痛；肝系胁肋胀痛，肢体痿废；心系心悸、怔忡，精神异常；肺系喘咳；七窍闭塞，都是津液变生痰饮水湿阻于各部的证象。肾系阴囊潮湿、带下清稀及脾胃的呕吐、泄泻都是津液升降紊乱的证象。体表浮肿、自汗、便秘又是津液出入失常的反映。

上述见证虽然气化失常都可出现，但又不是气化不及的独有象征，必须兼见畏寒怯冷、手足不温、舌体淡胖有齿痕、脉象沉迟，才是阳虚水停机制。其中舌体淡胖有齿痕更是阳虚水停的辨证依据。是何原因能使舌体胖大？是水湿壅滞。因为，体内气血津液流动全身。气血充足是正常现象，不会引起舌体变大，唯有水液才易壅滞，如果水湿停滞，可从舌体反映出来。因此，舌有齿痕是舌体胖大指征，舌体胖大是水湿壅滞指征，舌质淡嫩是阳虚指征。舌体淡而且胖，自是阳虚气化不及，引起水湿壅滞使然。

就阳气虚衰，反映证象而言：肾阳为五脏阳气根本，肾阳一虚，五脏均可受其影响。肾病及脾，可呈中焦虚寒腹痛；肾病及心，可呈心阳虚衰心悸、怔忡；肾病及肝，可呈筋脉失温筋惕肉瞤；影响肺系，可呈表卫不固，易于感冒，形寒怯冷，体常自汗等证。

就肾阳不足不能化精之病理而言：肾阳有化谷精为肾精，化阴精为阳气的功能。肾阳虚损，既不能将阴精转化成为阳气，又不能将水津蒸化成为水气，湿浊下注，一面扰其精室，一面使精隧松弛，精关不固，于是阴精外泄，呈为滑泄。若阳虚不能化谷精为阴精则谷精凝结为脂，不能化水津为水气则水津停积为湿，脂凝液积可呈为体渐肥胖。

阳虚不能化气，以致水湿停蓄，法当温肾阳以助气化，调五脏以复功能，利水道以疏壅滞，令已虚阳气得温，已乱功能正常，已滞水湿得行。故本方用附子以复肾脏化气行水功能，肾命阳气旺盛，则气化行矣！附子温煦少阴之阳，虽能蒸腾气化，若脾之输机不运，肺之宣降异常，肝之疏泄失职，则水湿仍会为殃。故用生姜温胃散水，白术运脾除湿，脾胃健运，则水有所制矣！生姜又可辛开肺气，启上闸以开水源；茯苓淡渗利水，通三焦使水从下去，则水源开而水道通矣！芍药有通顺血脉，解除经隧挛急作用，用此调理肝之疏泄，缓解经隧挛急以开水液下行去路，譬如开沟引水，沟渠宽阔则水流畅矣！由此可见，真武汤主药固是附子，若无白术、生姜、白芍协调五脏，茯苓祛其积水，亦不能成为治水神方。

发汗利水为治水两大法门。此方生姜之用，是欲借此辛散宣通毛窍，温化之中不忘达邪出表，实寓两法于一方。若换为干姜，温运脾阳之力虽强，却失去原方本意。

【临床运用】

（一）内科疾病

1. 眩晕

某女，38 岁，2017 年 6 月 2 日初诊。眩晕病史 10 年，反复发作，每次发作需到医院静滴扩张脑血管、活血化瘀类药物数日，并卧床 1 周才能下床活动。今晨睡醒后即感头晕目眩，如坐舟车，闭目休息几分钟后勉强坐起，下地走路如踩棉花，头重脚轻，有欲倒之势，不敢睁眼和转头，否则会加重天旋地转的感觉。由家属送至急诊。刻下症见形体中等，面色暗淡，紧闭双眼，神疲倦怠，眩晕不止，呕吐清水痰涎，口中和，手足冷，冒冷汗，二便调，舌淡胖，有齿痕，苔水滑，脉沉弱。头颅 CT 平扫未见异常。中医诊断为眩晕。辨证为下焦虚寒，痰饮上逆，蒙蔽清窍。治宜温阳镇水，化饮降逆。予真武汤：制附子 15g，茯苓 30g，炒白术 20g，白芍 20g，干姜 20g。免煎颗粒热水冲后少量频服。服药三小时后感眩晕已去大半，呕吐止，敢睁眼，效不更方，继服 3 剂，诸症悉除。[张滨滨. 真武汤急症应用探析. 中国中医急症，2019，28（1）]

原按： 本例头晕目眩，步态不稳，如踩棉花，正是"振振欲擗地者"，方证对应，效如桴鼓。日本汉方家指出真武汤可治疗阴证之眩晕，表现为腹部柔软无力、颜色苍白、手足厥冷、脉亦软弱。古有"无痰不作眩""无虚不作眩"之说，可见眩晕一症与痰、虚密不可分，而真武汤正是治疗阳虚水泛，痰饮上冲的良方。

某女，66 岁，2009 年 6 月 17 日初诊。患者眩晕 2 周，发作时天旋地转，不能站立，迭经中西医诊治，病无起色，平素时时汗出，动辄益甚。初诊：舌淡苔白，脉沉微。陈老曰：此为少阴阳虚不能化气，清阳不升，浊阴不降，可用真武汤。令疏方如下：白晒参15g，茯苓 30g，白术 20g，白芍 15g，生姜 15g，泽泻 20g，制附片 20g（先煎）。水煎服，每日 1 剂，连服 3 剂，病获痊愈。[贾波，沈涛《陈潮祖医案精解》]

侍诊心得： 陈老临床擅用真武汤，尤其是 20 世纪 70、80 年代使用颇多。本例属阳虚不能化津，阳虚不能化气，兼而有之。《伤寒论》第82条谓："太阳病发汗，汗出不解，其人仍发热，心下悸，头眩，身眴动，振振欲擗地者，真武汤主之。"病在表而里阳素虚，发汗后里阳愈虚，则火不制水，正如柯琴所谓："坎宫之火用不宣，则肾家之水体失职，不润下而逆行。"水湿上犯清阳则眩晕；太阳之表阳以少阴之里阳为基础，里阳亏虚，则表卫不固，故患者平素自汗。予真武汤既温阳以行水，又温阳以化气，津气两顾，则眩晕汗出皆止。考虑患者年事已高，且脉沉微，故加人参补益元气，合附子以振奋阳气，合白术、茯苓健运脾气；加泽泻寓泽泻汤之结构，增强导浊阴下行之力。

原按： 陈老使用真武汤的基本依据是舌体淡胖，本案未见湿滞舌体之淡胖，何以用之？此仍证与象不符。象有表象、真象、假象之分，同一个证表象多端，真象、假象可同时表现，年轻医生初入临床，多有迷惑。陈老曰，五脏系统中都有相反的证象，如五苓散可治疗水泻，而余尝用其治疗便秘，截然相反的症却隐含了相同的证，即水湿阻滞。前者为水湿停于肠道，下注后窍，发为泄泻，后者为水湿停滞，津不布肠，则大便干燥发为便秘。他如防己黄芪汤治体表之肢体浮肿与体常自汗，麻杏石甘汤治七窍之鼻塞与流涕等，俱为象异而证（病变的机制）同。此案舌体淡而不胖，与患者平素多汗，津从表泄有关。用本方治阳虚湿滞之带下量多，因湿从前阴而走，舌体亦多呈淡而不胖之特点，临证用方切不可按图索骥。

2. 中风后遗症

某女，52岁，已婚，1985年5月6日初诊。患者诉1985年4月3日因急怒猝然仆倒，不省人事。送某医学院附属医院住院抢救，脱险后遗留右侧半身不遂，头昏重痛，检查诊断为脑血管痉挛，医治2周无效，又转住入某军医院治疗2周，亦无效果，遂求治于陈老。初诊：右侧肢体不遂，活动不利，握力减小，口齿不清，右口角流涎。纳少，小便基本失禁，大便无力，日1次，量少。询知发病因乃与邻居激烈争吵引起。诊查：舌质淡胖，边有齿痕，苔薄白水滑，脉沉缓无力。辨证为气虚血瘀，兼阳虚水停。治宜益气血，温阳利水，舒缓经脉挛急。拟补阳还五汤合真武汤加味：黄芪120g，当归10g，川芎10g，白芍60g，红花10g，桃仁12g，地龙30g，干姜10g，白术12g，茯苓15g，川牛膝30g，粉葛40g，全蝎10g，制附片30g（先煎）。日1剂，水煎服，守方长服。6月11日复诊：诉上方服用10剂以后，头不重痛而呈颈痛难忍。继服10剂，颈部不痛而腰痛甚剧。再服6剂腰痛突然消失，一切恢复正常，计服此方26剂而愈。[贾波，沈涛《陈潮祖医案精解》]

侍诊心得： 本证因急怒而发病，常易辨为肝阳上亢，但观其证象，大小便无力，舌淡胖，边齿痕，苔白滑，脉沉无力，均非肝阳上亢之征，右侧肢体不遂，伴大小便无力，脉象沉弱提示气虚血瘀之征，而舌淡胖，边齿痕，苔薄白水滑提示阳虚水停之征。气虚无以鼓动血脉，而致瘀血内阻，阳虚不能化气行水，而致水湿内停。补阳还五汤长于益气活血，舒经通络，真武汤温阳利水，二方相合，益气活血，温阳利水，正好符合此证病机。然此病是因急怒而使脑络痉挛，所以加入全蝎，重用白芍、粉葛、地龙，意在缓解脉管挛急，标本兼顾，故收满意疗效。此外，值得一提的是，为对陈老精湛的医术表示酬谢，患者专程登门以千元奉赠，虽苦苦剖白意出至诚，但陈老坚持不肯收，并谓医者当有仁心，治病乃是医者应尽之责，若收奉赠，有愧于医者之风，陈老之医德高风亮节可见一斑。

原按： 陈老对此患者的辨证，与常规辨治中风有所不同，吾等认为其要有二，其一是辨治中风后遗症，气虚血络不通乃常见病机，益气活血是常法，补阳还五汤是常方，此患者确实出现了气虚血瘀之证，所以补阳还五汤当用。然其舌质淡胖，有齿痕，提示其不仅有气虚血瘀之征，还有阳虚水停之象。阳气虚衰，不能温运气血，可致气血运行不畅而加重血瘀，且阳气虚衰，不能温化水液，每致水液停聚，水停则导致气机不畅，气乃血之帅，气滞则血运不利，亦加重瘀血之病变。因此，治疗不仅要益气活血，还必须温阳利水。此患者脉沉细无力，气虚不能鼓动脉管乃一因，而心阳不振，不能充分泵血也是一因，因此益气还要强心，真武汤既能强心，又能温阳化气行水，所以合用该方。用真武汤治疗中风后遗症，此确乃陈老之独到思维之处。其二是陈老素来辨治疾病，不仅重在辨其基础物质——气、血、津、液、精的盈、虚、通、滞，还重视组织结构的改变，也就是有无痉挛、松弛、增生、破损等。此患者西医诊断为脑血管痉挛，提示其血脉因气虚失于濡养而挛急不舒，导致脑之血管因挛急而气血运行不畅，因此一方面当益气温阳，疏通其气血，以治其本，另一方面当缓解其血管痉挛，血管筋膜由肝所主，所以重用白芍、粉葛、地龙，缓解筋膜痉挛，以治其标。如此既可使气血津液畅行流通，又能复筋膜组织的正常伸展功能，此亦陈老之独特辨治的另一体现。

3. 心悸

某女，77岁，2001年11月26日初诊。患肺气肿、冠心病20多年，去年由某省级医院诊断为病态窦房结综合征。20多天前感心中悸动，动则心累，咳嗽气紧，痰白量多，胸闷气喘，不能平卧，下肢肿，按之凹陷，曾服西药（药名不详）治疗，未获寸功。询知除上症外，尚伴纳少，大便稀，小便量少，舌淡胖，苔薄白润，脉结代。陈老谓：此阳虚饮停，治以温补肾阳，温肺化饮，以真武汤合苓甘五味姜辛夏汤加味：茯苓20g，白芍10g，法半夏15g，五味子10g，桂枝10g，北细辛6g，生姜20g，白术20g，红参10g，炙甘草10g，黄芪20g，制附片15g（先煎）。上方连续服15剂后，诸症平息，整个冬天未再复发。
[贾波，沈涛《陈潮祖医案精解》]

侍诊心得： 本案以心悸、脉结代为主症，诸中医学子皆知《伤寒论》中有炙甘草汤可以治疗"脉结代，心动悸"，不知真武汤亦可以治之。炙甘草汤证阴阳两虚而偏于阴虚，故重用生地滋阴，然动悸脉结之症并非仅独阴虚也。陈老认为，究心悸脉结之根，为心系血脉时有痉挛，气血失于通利，不能相续所致，而血脉痉挛除有阴血不足，不能濡养外，阳虚饮停也常可见。此证一派肺肾阳虚，水饮停滞之征，确非炙甘草汤可缓解也。故宗"治病求本"的原则，用真武汤温阳强心，化气利水，心阳得助，阳复水去，血脉无饮内阻，自然血行畅通；再加炙甘草与芍药合用，甘以缓急，使血脉恢复正常，不呈痉挛，则心血通利，脉来连续，心悸结代可愈。而咳嗽痰多色白，提示肺寒有饮，故用苓甘五味姜辛夏汤温肺化饮。患者年事已高，动则气紧气喘，提示心气亏虚，故加人参、黄芪益气补虚。

原按： 陈老本身阳虚体质，早年时常抱恙在身，常拟真武汤自服。陈老在临床运用真武汤治疗很多阳虚之证，药虽平常，却很精彩，故有"陈真武"之称。病态窦房结综合征的常见致病因素，多见于冠心病、风心病、高血压性心脏病、心肌病、心肌炎、心包炎等因素造成窦房结供血不足或纤维化，以致窦房结功能减退，临床以缓慢性心律失常为主要特征。

4. 头痛

某女，45 岁，2017 年 9 月 1 日初诊。自诉年轻时因异位妊娠术后颠顶头痛，遇风痛甚，易感冒，胃脘部时有作痛，感冒一作则恶心欲呕，呕吐酸水，吐后颠顶痛减，胃脘痛减，此症至今 10 年有余。背恶寒，纳可多食，知饥可耐饥，日常食素，欲食荤而闻之不欲食，喜温食，五味嗜甘，腹部无恶风，性情急躁易生气，平素劳作，膝下无儿女，平素易感冒，恶风寒，寐安，二便平。现已绝经，2 次异位妊娠史后行绝育术。舌质淡暗、苔薄白、体大齿痕，左右脉弦而有力、尺沉。处方：附片 6g，茯苓粉 1 瓶（3g），白术 20g，白芍 10g，生姜 6g。14 剂，嘱荤忌冷。9 月 16 日二诊：颠顶痛缓解，无感背寒，仍恶风，服药期间仍吐酸水两次量少，仍偶胃痛（堵塞感）。舌质红、苔薄白，左右脉略弦、尺沉。处方：守上方 14 剂，嘱荤忌冷。自行继服前方 1 个月，颠顶头痛未发作。[王阳. 熊卫标治疗颠顶头痛验案 2 则. 江西中医药，2018，49（5）]

5. 喘证

某男，22 岁，2017 年 7 月 11 日 9:00 初诊。4 周前受凉后出现鼻塞、流涕、微咳嗽，基本痊愈，2 周前出现胸闷心悸，活动后加重，心肌酶谱 CK、CK-MB、LDH 升高、肌钙蛋白 0.31ng/mL，呼吸道病毒检测阴性，心电图正常。超声心动图示二尖瓣、三尖瓣少量反流，EF50%。诊断为病毒性心肌炎，治疗，好转出院。近 5 天劳累后出现胸闷气急、心悸，由家属送至急诊。刻下症见形体瘦高，面色白，颜面浮肿，神情紧张，端坐呼吸，气喘吁吁，心慌胸闷，咳少量泡沫样白痰，口唇发绀，颈静脉怒张，形寒怕冷，手足湿冷，头汗如洗，足背水肿，口中和，小便少，大便调，舌淡嫩，苔白腻，脉沉细弱数。查体：心率 110 次 / 分钟，律齐，心尖区可闻及 Ⅱ 级吹风样收缩期杂音，心界向左扩大，两肺满布细湿啰音。BNP480pg/mL。心电图示窦性心动过速，S-T 段压低，频发室性早搏。考虑急性左心衰，予吸氧、强心、利尿后仍喘促同前，试用中药治疗。中医诊断为喘证，辨证为心肾阳微，气化无能，水邪内泛，逆射凌心。治宜振奋心肾阳气，利水豁痰降逆。予真武汤加味：制附子 25g，茯苓 30g，炒白术 30g，白芍 20g，干姜 20g，肉桂 10g，生龙骨 15g，生牡蛎 15g。免煎颗粒热水冲服。12:30 患者解出大量小便，气喘减轻，汗止。继服 3 剂，气喘缓解，仅在剧烈活动后感心悸气短，水肿渐消，予桂枝加龙骨牡蛎汤合生脉散调理善后。随访半年，无后遗症。[张滨滨. 真武汤急症应用探析. 中国中医急症，2019，28（1）]

原按： 本例患者病毒性心肌炎未愈，劳累后引起心脏负荷过大，而导致心力衰竭。心力衰竭属中医"喘证""水气病"范畴，《素问·汤液醪醴论》提出治水三法，即"开鬼门、洁净府、去菀陈莝"，真武汤为"洁净府"之法。此患者病机为阳虚水泛，凌射心肺，故选用温肾强心、宣痹利水之真武汤，正是取壮火制水之意，乃是治本之大法。加入肉桂、生龙骨、生牡蛎乃是取桂甘龙牡汤之意，加强温补心阳，潜镇心神。

6. 急性发热

某女，50 岁，2017 年 8 月 15 日 13:00 初诊。上午突发畏寒发热，周身酸痛，头痛如裂，自测体温 39.5℃，服"美林"10ml 后汗出湿衣，体温却不降反升，由家属送至急诊室。刻下症见形体偏胖，面色少华，精神疲软不振，昏昏欲睡，回答问题缓慢，发热，体温 39.7℃，恶寒，微出汗，头身疼痛，一上午无尿，口咽干，欲饮热水但不多，愠愠欲吐，四肢不温，舌淡胖，苔滑腻，脉浮弱数。查体：咽淡红，心肺无殊。血常规：WBC 5.1×10^9/L，N 40%，hs-CRP 15mg/L，SAA 109mg/L。甲、乙流抗原检测（-）。尿常规正常。中医诊断为外感热病。辨证为少阴外感，汗出伤阳，阴盛于内，格阳于外，兼水饮内停之候。治宜温阳解表，利水化饮。予真武汤合桂枝汤：制附子 15g，茯苓 20g，白术 20g，白芍 15g，干姜 20g，桂枝 10g，炙甘草 10g，大枣 20g。免煎颗粒热水冲服，1 剂分 4 份，隔 1 小时服 1 次。16:20 体温退至 38.5℃，17:20 热退身凉。但自感体虚自汗，身重乏力，纳食不香，予四君子汤合生脉散调理善后。[张滨滨. 真武汤急症应用探析. 中国中医急症，2019，28（1）]

原按：急性发热属中医"外感热病"范畴，《伤寒论》开创了六经辨证治疗外感病的先河。此患者属少阴感冒，多见于阳虚体质者，肾阳衰弱，呈现一派"慵懒"之象，正是"但欲寐"，可选用桂枝汤加附子，考虑患者有尿少，呕吐的水饮之象，故选用真武汤合桂枝汤扶阳抑阴，散寒除湿。

7. 胸痹

某女，62 岁，2006 年 10 月 4 日初诊。病者患冠心病 10 余年，平素自服稳心颗粒、丹参滴丸等，控制甚佳。1 周前因婆媳关系不和而争吵，自觉心前区憋闷疼痛，心悸，心电图示心率 50~110 次 / 分钟不等。服前药症状未见明显缓解，遂到门诊求治。诊时除上述见症外，尚见气短，时自汗出，虽厚衣厚被而手足仍感不温，双下肢浮肿，便秘，舌质淡胖，苔水滑，脉沉而无力。陈老曰：此阳虚之体，复因情志之变而诱发，以温阳大法稍加疏解，取薏苡附子散合真武汤加减。薏苡仁 20g，茯苓 20g，白术 20g，白芍 10g，太子参 15g，生姜 10g，全瓜蒌 20g，桂枝 15g，薤白 20g，枳壳 15g，炙甘草 15g，制附子 20g（先煎）。5 剂，水煎服，每日 1 剂。10 月 10 日二诊：胸前区憋胸疼痛大有缓解，双下肢浮肿亦有减轻，唯觉气短乏力，上下楼梯气喘，上方去白芍，加黄芪 30g。继服 4 剂。10 月 16 日三诊：患者诸症悉平，嘱服《金匮》肾气丸以巩固疗效。[贾波，沈涛《陈潮祖医案精解》]

侍诊心得：此次心前区憋闷疼痛虽因婆媳不和引发，陈老认为其病变既与阳虚水停，水气凌心，心阳受困，痹阻心脉，筋脉拘挛有关，又与情志不遂，气郁不舒有关。何以知阳虚水停？患者手足不温，双下肢浮肿，气短乏力，时自汗出，脉沉无力，舌质淡胖，苔水滑是其佐证。至于排便困难，属阳虚传导无力，气郁腑气不畅所致。此案之病机以阳虚水停为主，气机郁滞为次，治宜温阳利水，兼以行气解郁。仲景谓"胸痹缓急者，薏苡附子散主之。"取附子温里祛寒，通阳止痛；薏苡仁既淡渗利湿，以导浊阴下行，又柔筋缓急，以解筋脉拘挛致痛之变。少阴阳虚水停，自当选用真武汤。方中取附子温肾暖脾，振奋阳气，温运水湿；生姜宣散水气；白术健脾燥湿；茯苓淡渗利湿；白芍通血脉，柔肝急，利小便。诸药合用使阳气得复，水湿得除。薤白、枳壳、瓜蒌宽胸理气，祛痰散结，是针对心胸憋闷疼痛而配；用全瓜蒌兼能通便润肠。二诊时诸症皆减轻，但觉气短乏力显著，则加黄芪以增强益气之力。

陈老临证，善用真武汤合薏苡附子散治疗前列腺肥大、肾病水肿、风湿性心脏病、肺源性心脏病、高血压、冠心病等病。凡病机为少阴阳虚，水湿内停，证候以舌质淡胖、苔水滑、脉沉迟或脉沉而无力为特点，每以此加减。

原按：本案证属本虚标实。本虚乃心肾阳虚，肾虚为主，标实为痰气互结，痹阻心脉，筋脉拘挛。治宜温补心肾，祛痰利水，行气活血，缓急止痛。方中附子上温心阳，下壮肾阳，合桂枝、太子参、甘草构成温补心肾，温肾为主结构，为治本而设。枳壳、薤白、桂枝、瓜蒌为仲景"枳实薤白桂枝汤"去厚朴，该方是治胸阳不振，痰气互结之常用方。本案用之，取其宽胸理气，祛痰散结之功；真武汤中之生姜、白术、茯苓分利水湿，通调三焦；桂枝兼能活血通脉，合用构成气血津液并调，但以祛湿化痰为主的结构；白芍、薏苡仁缓拘挛、止疼痛，针对心脉的拘挛。上述药物俱为标实而用。此案遣方用药，展示了调理脏腑功能，调理气血津液之基础物质，调理组织结构的配伍思路，可资后学揣摩。

8. 咳喘

某女，35岁，1999年11月4日初诊。咳嗽喘急15天，加重2天。X线胸片提示心脏增大。超声心动图诊断为风湿性心脏病。初诊：面色萎暗，咳喘不得平卧，下肢浮肿，小便不利，平素易感冒，舌淡胖苔薄白，脉结代。处方一：真武汤合防己黄芪汤加减。茯苓15g，芍药12g，白术12g，生姜9g，制附片30g，防己15g，黄芪20g，葶苈子12g。7剂，水煎服，1日3次，日1剂。11月12日复诊：药后咳喘、下肢浮肿明显减轻，小便利。处方二：于原方去葶苈子，制附片减为15g，加人参9g，五味子12g，陈皮9g。继服10剂后，诸症基本告愈。[李汶峰. 陈潮祖教授别具匠心妙用真武汤临床经验撷菁. 成都中医药大学学报，2021（1）]

原按："五脏六腑皆令人咳，非独肺也"引起咳喘的原因有外感，也有内伤。患者外感症状虽并不明显，但素体阳虚、卫气不足，体内水液失调之症较著。陈老治疗咳喘少用止咳平喘之品，而是直中病本，运用温阳化气，通调气津之品。方用附片温肾阳以复气化，生姜温胃散水、辛开肺气，茯苓、防己淡渗利水、除湿消肿，黄芪益卫实气、兼可利尿行水，白术健脾除湿、协同黄芪扶正祛邪，葶苈子泻肺平喘、行水消肿，但性情峻猛，应中病即止。后期加入人参补益五脏元气，五味子收纳肺气，陈皮醒脾燥湿，巩固疗效。全方攻补兼施，表里兼顾，气津并调，配伍精当。针对咳喘严重，肺病及心之症，如心前区憋闷疼痛，陈老于真武汤中加郁金、降香理气开郁，桂枝通利血脉，泽泻淡渗利水，虚者加入人参补气以助血运，实者增加活血化瘀之品以攻邪。临床辨证，不可一见心脏病变，辄取活血益气之品服用，如西药抗血小板聚集药物、抗凝药物或三七粉等。活血太过，耗伤正气，反而加重痰饮水湿。

9. 泄泻

某女，53岁，2017年5月13日19:00初诊。患者中午进食海鲜后出现阵发性脐周绞痛，恶心呕吐，无咖啡色物质，腹泻20余次，初为稀褐色便，无黏液脓血，后为淡黄色水样便，无里急后重感。刻下症见形体瘦弱，面色苍白，精神疲倦，头昏欲睡，周身酸痛乏力，怕冷，低热，体温37.8℃，手足尚温，无汗，肠鸣腹痛，泻下清水样便，从中午到现在未解小便，口干，喜饮温水，舌淡红，苔薄白，脉沉细数。血压90/60mmHg。血常规：

WBC 6.8×10^9/L，N 60%，超敏 C 反应蛋白（hs-CRP）18mg/L，SAA 90mg/L。血钾 3.15mmol/L。血钠 130mmol/L。血氯 89mmol/L。大便常规：白细胞 6~8/HPF，隐血（++）。中医诊断为下利。辨证为少阴太阴合病，脾肾阳虚，水饮留肠。治宜温肾助阳，利水止泻。予真武汤：制附子 20g，茯苓 20g，白术 15g，白芍 20g，干姜 20g。免煎颗粒热水冲服。同时予静脉补充电解质。21:00 患者腹泻止，腹痛减轻，精神转佳，怕冷消失，解小便 1 次，血压 110/75mmHg，体温 36.5℃。复查电解质正常。予参苓白术散调理善后。[张滨滨. 真武汤急症应用探析. 中国中医急症，2019，28（1）]

原按： 阳明下利多湿、热、实，太阴下利多饮、寒、虚。本例属太阴下利，肾阳亏虚，火不暖土，腐熟无权，膀胱气化不利，故泄泻和尿少同见。龙野一雄认为真武汤可用于虚证的下利，特征为水样便或泥状便，尿利减少，有时腹部钝痛，排便后有脱力感者多。《类聚方广义》谓腰疼腹痛、恶寒、下利、日数行，夜间尤甚者，称之为疝痢，宜此方。又久痢，见浮肿，或咳，或呕者，亦良。

10. 腹胀

某男，52 岁，1978 年 2 月 23 日就诊。自述每日上午觉肚脐不断吸气，渐吸而腹亦渐胀，直至膨闷难忍，虽用长巾紧束腰腹亦无济于事。后半夜频频矢气，腹胀随之渐消。周而复始，每日必发，历时 1 年，苦不堪言。辗转求医，医皆不识为何病何证，盲目用药，百无一效。吾师初以为患者故作无稽笑谈，后经患者反复剖白申言，始信其非妄，乃详为诊治。询知患者曾服行气宽中药多剂，症情反加重，余无所苦。观其面白无华，舌胖而淡，余无特殊发现。诊断：间歇性腹胀。辨证：阳气虚衰，表卫不固。治法：温肾扶阳，益气固表。方用真武汤合当归补血汤加味：制附片 30g（先煎），白术 15g，茯苓 20g，白芍 10g，干姜 10g，当归 6g，黄芪 30g，五味子 10g。水煎服，每日 1 剂。连服 3 剂后，肚脐吸气感消失，腹胀亦随之而愈。[宋兴《临证解惑 - 陈潮祖教授学术经验研究》]

原按： ①本案"怪"在肚脐有"吸气感"，脐与外界并不相通，内亦不与肺脏相连，何得吸气？真是闻所未闻。此种症状确易一叶障目，蔽人视听。但值得注意的是，舌胖而淡、面白无华等反映阳气虚衰本质的蛛丝马迹也同时存在，诊断时切切不可忽略！②服行气宽中药症状加重，是气虚而又耗散，致愈散而愈虚，欲通而愈滞，这对辨证具有重要参考价值，可提示医者从逆向思维角度去探求病本。

11. 水肿

某男，77 岁，2019 年 7 月 4 日初诊。患者于 3 年前出现双下肢水肿，肌酐 150μmol/L，诊断为糖尿病肾病、慢性肾功能不全。刻下症见双下肢中度可凹性水肿，倦怠乏力，腰膝酸软，纳差，大便干，日 1 次，留置导尿，右下肢间断不自主肌肉痉挛及抖动，面色黧，有水斑，舌淡紫有齿痕，中有裂纹，苔薄白腻水滑，脉沉细弱。中医诊断：水肿病，阳虚水泛证。用真武汤加减：茯苓 30g，白术 20g，附片 10g，白芍 20g，干姜 20g，党参 20g，炙甘草 20g。免煎颗粒，日 1 剂，早晚服，7 剂。7 月 11 日二诊：服用上方 7 剂后双下肢水肿、倦怠乏力、腰膝酸软、眼睑水肿等减轻，未再出现右下肢不自主肌肉痉挛及抖动，现诉活动后气喘。舌暗紫齿痕减轻，中间苔黄腻，脉沉细弱。予真武汤加厚朴、杏仁以温阳利水、宣通肺气。处方：赤芍 15g，生姜 15g，茯苓 15g，生白术 10g，附片 5g，厚朴

10g，杏仁10g。免煎颗粒，日1剂，早晚分服，7剂。服用后，水肿进一步减轻，喘憋消失，未再出现右下肢不自主肌肉痉挛及抖动，倦怠乏力及腰膝酸软减轻，病情好转。[马新童.真武汤临证运用举隅.光明中医，2022，37（10）]

某男，64岁。曾因前列腺增生、排尿无力、夜尿频在门诊就诊，给予瓜蒌瞿麦丸、肾气丸、无比山药丸等药物治疗后，患者排尿无力及夜尿频改善。2019年12月5日患者再次就诊。诉排尿无力，夜尿2次，双侧足踝部水肿，腰酸腿困，后背怕冷，腰痛，纳可，大便可，日1次，舌紫苔水滑，舌体从上到下均有裂纹，脉沉弦细。中医诊断：水肿病（肾阳不足、水饮内停）。治以温阳利水消肿。给予真武汤加味：茯苓30g，生姜30g，附片15g，白术20g，赤芍30g，菟丝子30g，党参30g。免煎颗粒，早晚温水冲服，日1剂，7剂。12月12日二诊：患者诉双足踝水肿减轻，排尿较前有力，夜尿2次。纳可，大便可。舌象及面色从阴转阳，面色明亮光泽，眼神明润。后背怕冷改善。舌紫苔水滑，舌体有裂纹，脉弦细。上方加巴戟天30g，益智仁15g，乌药15g，附片改为20g。7剂，服法同前。12月19日三诊：患者诉夜尿1~2次，足踝处水肿减轻，排尿较前有力，后背部怕冷缓解。纳可，大便可。舌紫苔水滑，舌体有裂纹，脉弦细。处方：茯苓30g，生姜30g，附片20g，白术20g，赤芍30g，菟丝子30g，党参30g，巴戟天30g，益智仁15g，乌药15g，肉苁蓉15g，枸杞子15g。7剂，服法同前。治疗后患者足踝水肿消退。[马新童.真武汤临证运用举隅.光明中医，2022，37（10）]

原按：此患者足踝水肿，怕冷，舌紫苔水滑，舌体从上到下均有裂纹，脉沉弦细，为肾阳不足、水饮内停表现，故选用真武汤治疗，因患者乏力，舌有裂纹，考虑精气两亏，故加入党参；患者夜尿频，脉细，考虑肾精不足，故加入菟丝子。《本草新编》记载菟丝子"菟丝子入心、肝、肾三经之药。益气强阴，补髓添精……能断梦遗"。二诊时病情缓解，继续加入巴戟天补肾填精，仿缩泉丸，加入益智仁、乌药。《神农本草经》指出巴戟天"主……阴痿不起，强筋骨"。三诊加肉苁蓉、枸杞子进一步补肾填精。

真武是北方之神，与肾相应。肾为封藏之本，主生殖。真武汤是调气化的一个方子，如果加入补精的药物，比如肉苁蓉、枸杞子、菟丝子等，调气化和补精，兼顾形和气，可以治疗肾精亏乏所导致的气化不利的疾病，体现了"神气形同调"的治疗理念。

某女，47岁，2013年10月23日初诊。甲状腺功能减退症17年，经规范治疗，病情一直稳定。近1年来，面部及周身浮肿，晨起尤为明显，复查甲状腺免疫三项各项指标大致正常，内科从心、肾、肝体检亦无异常发现，左甲状腺素钠片加量后症状也不见缓解。刻下：面浮身肿，双下肢尤重，动作迟缓，面色不华，语声低微，四肢发凉，腹满便溏，舌淡、苔白腻，脉沉弱。考虑为脾阳不振，运化无权之阴水，予实脾饮加减：干姜10g，附片10g，白术12g，茯苓20g，车前子20g，木瓜12g，厚朴10g，大腹皮15g，炙甘草6g，大枣12g，生姜10g。服药4周，浮肿改善不明显，仅大便成形。再审脉症，因羁病日久，久病必虚，肾阳衰微，脾肾阳虚，寒水内停，实脾饮虽属对症，但偏重于治脾，温肾扶阳力度显然不够，遂改用真武汤加味内服。处方：附子15g，肉桂8g，白芍12g，白术15g，茯苓30g，干姜10g，薏苡仁30g，车前子20g，淫羊藿15g，补骨脂12g，菟丝子

15g，泽兰叶 20g。连续服药 14 剂，浮肿稍减，腹满、便溏进一步改善。效不更方，继续以真武汤为基础加减，先后服用 60 余剂，浮肿完全消失，余症均退，左甲状腺素钠片继续服用维持量，每日 50μg，剂量未作增减。[彭慕斌. 真武汤临床新用 3 则. 中医文献杂志，2018，36（5）]

原按： 甲状腺机能减退症临床多见，本案为顽固性水肿，虽与"甲减"有关，但从体质学角度来说，主要为脾阳不足，日久肾阳受损，脾肾衰微，气化不行，水湿内停所致。实脾饮温阳健脾利水，然而其治脾有余，温肾不足，故服药后症状改善不明显。真武汤温肾健脾，化气行水，功专力宏。肉桂、淫羊藿、补骨脂、菟丝子加强温阳补肾之功，薏苡仁、车前子增强健脾利水之能。方中泽兰叶一味，苦辛，微温，入肝、脾二经，用量重达 20g，通九窍而利小便，有"血行水行"之妙。诸药合用，共奏温阳补肾，健脾利水之效。全方脾肾双补，标本兼治，从而达到肿消症减之目的。

某男，34 岁，有多年肾小球肾炎病史，经检查蛋白尿（+++），近因下肢水肿加重前来诊治。初诊：腰痛，心悸，倦怠乏力，不思饮食，下肢水肿，小便不利，手足不温，怕冷，舌质淡，苔薄白略腻，脉沉弱。辨为心肾阳虚，水气浸淫证。治当温阳利水，健脾益气。给予真武汤、防己黄芪汤与四君子汤合方加味：附子 5g，白芍 10g，生姜 12g，防己 3g，黄芪 5g，白术 12g，大枣 5g，红参 12g，茯苓 12g，川牛膝 24g，山楂 24g，通草 10g，炙甘草 12g。6 剂，第 1 次煎 35 分钟，第 2 次煎 25 分钟，合并药液，每日 1 剂，每天分 3 服。二诊：下肢水肿减轻，前方继服 6 剂。此后服前方 80 余剂后，腰痛消失，饮食佳，心悸止，复查蛋白尿（-），以前方改为散剂巩固，每次 6g，坚持服用。随访 2 年，一切尚好。[王付. 真武汤方证的探索与实践. 中医药通报，2016，15（4）]

原按： 据腰痛、怕冷为肾阳虚，据心悸、怕冷辨为心阳虚，因下肢水肿辨为水气浸淫，以此辨为心肾阳虚，水气浸淫证。方以真武汤温心肾利水气；以防己黄芪汤辛开苦降，健脾益气，行散水湿；以四君子汤健脾益气制水；加山楂消食和胃，川牛膝补肾壮腰止痛。

某男，65 岁，2006 年 10 月 21 日初诊。患者于 2004 年 5 月在省级医院确诊为糖尿病，服用二甲双胍、格列苯脲等，血糖波动较大。经 2005 年 2 次住院治疗后，病情有所好转，医生建议用胰岛素注射，因疑虑而未使用，希服中药治疗。患者自述口渴甚，饮水多而不解，并觉饮停于胃肠而辘辘有声，视物模糊（住院期间曾检查眼底尚无糖尿病眼底病变），肢冷畏寒，观其面色苍白，双下肢浮肿，舌质淡胖有齿痕，苔水滑，脉沉。门诊测得餐后血糖为 14.5mmol/L。陈老曰：此消渴，病机为脾肾阳虚，水湿不化。法宜温补脾肾，化气行水，予真武汤合苓桂术甘汤治疗：茯苓 20g，白术 20g，白芍 25g，生姜 10g，桂枝 15g，炙甘草 15g，制附子 20g（先煎）。6 剂，水煎服，每日 1 剂。10 月 29 日二诊：口渴、双下肢浮肿明显减轻，视物模糊、肢冷畏寒未见改善，切其脉沉无力而不浮，加干姜 10g，寓有四逆汤之意，继服 7 剂。11 月 7 日三诊：诸症明显好转，患者规律监测全天血糖 1 周，均在正常范围内。陈老建议口服西药降糖药，同时继服上方 6 剂，每日 2 次，每剂服 2 天。[贾波，沈涛《陈潮祖医案精解》]

侍诊心得： 口渴与肢冷畏寒，面色苍白，双下肢浮肿，舌质淡胖有齿痕，苔水滑，脉沉并见，是典型的阳虚水停，水津不布之证。患者年已逾"八八"，肾气渐衰，复因患糖尿病2年多，致使肾阳亏损，气不化津，水湿内停。水湿变动不居，证象繁杂。水邪上干清阳，则头晕；壅滞目窍，瞳孔为水气所蒙，则显象模糊，视物昏花；水湿停聚而不上承于口，则口渴；饮水过多，饮留中焦，脾胃运化失司，则感胃肠辘辘有声。治法当"以温药和之"，故取真武汤合苓桂枝甘汤温补脾肾，化气行水。方中附子温肾壮阳；桂枝温阳化气，兼温通血脉，与白术、茯苓相配，温补脾阳，健运中焦。生姜开宣肺气，以调水之上源；白术健脾燥湿，则水有所制；茯苓淡渗利湿，三药合用，"宣上、畅中、渗下"，为水湿寻其出路。白芍通血脉，利小便。七药伍用，脾肾兼顾，津血并治，通调三焦，使阳气得复，水津得布，则口渴渐愈。

原按：对于消渴病机的认识，历代医家多以阴虚为本，燥热为标立论。西医用中成药者，每以六味地黄丸为首，中医辨病者，常以滋阴为先，结果犯虚虚实实之诫。以消渴日久之疾，累及肾脏，体质不同，阴阳偏损，当各有所重。属阴虚燥热者，确应以六味地黄丸、玉女煎之类加减；属阳虚湿滞者，宜以真武汤、肾气丸之类化裁。陈老常谓，为医者当胸有定见，见证而立法组方，而不是胸有成见，见病而为法套方。陈老诊治消渴等代谢性疾病更是强调整体观念与辨证论治。因其病程较长，非朝夕之功，涉及脏腑功能衰退，非局部取胜。因此，对代谢性疾病每从三焦论治，以调治气血津液运行通路为首要，而不是局限于一病一方，给我们临床启迪颇深。

12. 肥胖、鼾证

某男，49岁，2006年8月10日初诊。睡觉呼噜声大多年。初诊：肥胖，体重83kg，身高167cm，常感身体困重。舌淡红，苔白，舌边齿印明显，脉沉细。处方一：真武汤合胃苓汤加减，茯苓20g，白术20g，白芍15g，制附片20g，生姜15g，桂枝15g，泽泻15g，猪苓15g，苍术15g，炙甘草10g，陈皮15g，厚朴15g，大枣10枚。5剂，水煎服，日1剂，1日3次。2006年8月22日复诊：呼噜声减半，体重减轻3kg，走路轻盈了不少。处方二：处方一加石菖蒲10g，南沙参20g。6剂。药后症状基本消失。[李汶峰.陈潮祖教授别具匠心妙用真武汤临床经验撷菁.成都中医药大学学报，2021（1）]

原按：《景岳全书·杂证谟》记载了肥人多气虚、多痰湿，易致气道不利，故多非风之证。陈士铎在《石室秘录·肥治法》谈到"肥人多痰，乃气虚也"，故治痰须补气兼消痰，并补命火，使气足则痰消。陈老临床辨治肥胖，认为阳虚致胖亦是常见病机。胖者多鼾，《诸病源候论·瘿瘤等病诸候》言"鼾眠者，眠里喉咽间有声也。人喉咙，气上下也，气血若调，虽窈寐不妨宣畅；气有不和，则冲击喉咽而作声也。其有肥人眠作声者，但肥人气血沉浓，迫隘喉间，涩而不利亦作声"，说明鼾证多属脏腑虚弱，气血不畅，痰瘀阻滞。陈老认为肾中所藏的真阴真精是由谷精转化而成，肾阳虚衰，既不能化水谷之精为肾精，又不能化水精为水气。气津升降出入失调，出现了脂溢液积，充填于三焦膜腠之间，体渐肥胖。运化输布功能减退，痰湿积聚，阻于气道，则可导致肺失宣降而打鼾。肥胖者本虚而标实，气虚阳虚为本、多痰多湿为标。本患者虽表现为鼾声如雷，以打鼾就诊，追问病史，以体重增加为始因，治病求本，该患者又以阳虚水湿内停而致。取方真武汤合胃苓汤，温阳利水，用治阳虚导致的虚胖，最能促进气化，排废泄浊，推陈致新。陈老紧扣阳气虚损，水液失调的病机，用附片、桂枝温阳化气，恢复脏腑功能，用白术、苍术、陈皮、厚朴燥湿化痰，理三焦之气，用茯苓、泽泻、猪苓、生姜利水除湿，畅三焦之水液，用白芍、甘草缓气道之痉挛，石菖蒲芳香化浊，南沙参补肺化痰，大枣固护脾胃，合而用之，使阳气得复，水津四布，五经并行，则肥胖、打鼾可愈。

13. 呃逆

某男，34 岁，1975 年 7 月 18 日以呃逆就诊。自述两周前回家探亲途中，骤发呃逆，断续不止，3~5 分钟一呃，服中西药 10 余日不效。询知纳呆便溏，气短心悸。观其精神疲惫，面色苍白，舌体胖淡。审六脉皆弱。诊断：呃逆。辨证：阳气虚衰，筋膜失养。治法：温阳益气解痉。方用真武汤化裁：茯苓 15g，白芍 20g，人参 10g，干姜 15g，白术 20g，制附片 30g（先煎 60 分钟）。水煎服，每日 1 剂。2 剂尽，呃止纳增，精神好转。嘱 2 日 1 剂，续服 3 剂，以固前功。[宋兴《临证解惑 - 陈潮祖教授学术经验研究》]

原按：治呃当分寒热虚实，呃声连续不止属实，断续而作属虚。中焦虚寒可用丁香柿蒂汤温中止呃，本案属下焦阳虚，古法多用参附汤治之，今用真武汤加人参，参附汤已在其中，且真武汤中的芍药有柔肝解痉作用，以此方为基础既可补阳虚之本，又可缓膈肌痉挛之标，较单用参附立意更为周详。①患者年华方壮，又当盛暑，吾师却能通过四诊，抓住阳损气耗本质，以温阳益气为治则，立定脚跟用药，确非历练深厚，学验俱丰者莫能为。②论阳虚呃逆并非自吾师始，而以真武汤治阳虚呃逆，应属吾师之首创，且说理透辟，化裁精妙，于人启发良多。③本案以舌体胖淡，六脉皆弱为辨证要点，而不可以壮年、盛暑为立法依据。因时因人制宜固属中医治疗学的重要原则，但最终都要落实到证上，这些原则才能得到正确体现，所以因证制宜才是核心。若舍证而就时顺人，是弃实而求形，则形无所附。

14. 汗证

某男，65 岁，2014 年 2 月 25 日初诊。有慢性支气管炎病史多年，反复咳嗽、咳痰，形体偏胖。近 4 年来，自汗明显，活动后加重，伴怕冷，易疲劳，大便稀溏，舌淡、苔白，脉细。曾服桂枝加黄芪汤、玉屏风散不效，改服金匮肾气丸 3 个月余，症状改善不明显。参合脉症，考虑为阳虚汗证，给予真武汤加味：制附片 12g，白术 12g，白芍 15g，茯苓 20g，生姜 10g，生龙骨 30g，生牡蛎 30g。药服 5 剂，汗出减少，余症减轻。再服 15 剂，出汗明显减少，怕冷减轻，大便成形。继以金匮肾气丸善后，病情稳定，感冒咳嗽发作频率明显减少。[彭慕斌. 真武汤临床新用 3 则. 中医文献杂志，2018，36（5）]

原按：患者咳嗽日久，肺气受损，肌表疏松，表虚不固，反复感受风邪，导致营卫不和，卫外失司而自汗。自汗日久，阴液受损，阴损及阳，表现出较气虚更进一层的阳虚证候群。桂枝加黄芪汤益气固表，调和营卫，玉屏风散补肺益气固表，两方以肺气不足，表虚失固之证为宜，对于阳虚症状突出之汗症显然力度不够。金匮肾气丸似属对症，但"丸者缓也"，如同杯水车薪。慢性咳嗽，迁延未愈，肾元亏虚，阴损及阳，脾肾阳虚，当温阳益气，固表敛汗。真武汤是经典的温阳利水方，《黄煌经方使用手册》描述真武汤适用人群有"头晕、心悸、乏力、多汗；脉沉细、舌胖大、苔滑"等，受此启发，笔者将真武汤用于阳虚汗症的治疗，果获奇效。

15. 督脉冷痛

某女，61岁，2015年8月31日初诊。脊背正中冷痛多年，尤以大椎穴处明显，症状加重6个月，夜间需用热水袋敷之方可入眠，伴面色黄晦，精神疲惫，偶有胸闷不适。乳腺癌根治术后6年，化疗2个疗程。平素怕冷，手足不温。舌质淡胖、有齿痕，苔白，脉沉细。考虑为督脉阳虚，予真武汤合黄芪桂枝五物汤加味。处方：制附片12g，桂枝10g，白术12g，茯苓20g，白芍15g，黄芪20g，当归12g，淫羊藿12g，鹿角霜30g，生姜10g，大枣15g。服药7剂，症状稍减，上方附片加至15g，再进7剂。三诊：脊背部发冷减半，不用热敷已能安卧，神疲、怕冷亦减轻。用上方增减，服药巩固3个月，诸症消失。[彭慕斌. 真武汤临床新用3则. 中医文献杂志，2018，36（5）]

原按：督脉行于脊柱内部正中，上至头面，诸阳经均与之交会，能调节全身阳经经气，有"阳脉之海"之称。患者素体阳气虚弱，肾阳不足，督脉阳气也虚，阴寒内盛，阳气不能外达，故脊背发凉，神疲，面暗；寒性凝滞，气血运行不畅，不通则痛。真武汤本为阳虚水泛而设，能温阳利水；黄芪桂枝五物汤本为"血痹"专方，可温经通痹，可加强真武汤温阳之功。经方与时方配合，功专力宏，加上调补督脉之阳气不足的鹿角霜，通督脉之气，达到阳气升、寒气散、血脉畅、督脉通的疗效。

（二）男科疾病

遗精

某男，25岁，1988年3月7日初诊。遗精2年，2~3次/周，曾在某市中医院诊治1年未愈，览其提供处方，多为温肾壮阳或涩精止遗之品。初诊：体重骤减，形体削瘦，面色㿠白，焦虑不安，神疲乏力，胃纳不佳，小腹隐痛，腰酸头晕，舌体淡胖，有齿印，苔白润，脉沉迟。处方一：真武汤合五苓散加味。制附片20g，白芍20g，生姜15g，白术15g，茯苓20g，桂枝12g，泽泻20g，猪苓12g，柴胡12g，枳壳10g，乌药10g。6剂，水煎服，1日3次，日1剂。嘱：禁饮酒、忌食生冷；穿着宽松衣裤；按时作息、切忌赖床，勿阅撩欲之书刊。1988年3月14日二诊：小腹坠痛消除，本周遗精2次，余无明显改善。处方二：于处方一加人参10g，菟丝子20g。1988年3月21日三诊：本周遗精1次，胃纳渐增，乏力，腰酸，头晕均减轻。处方三：于处方二减猪苓，加淫羊藿12g、煅龙骨30g、牡蛎30g。1988年3月28日四诊：本周未遗精，精神佳，食欲大振，舌淡红有齿印，苔薄白，脉沉。处方四：于处方三去泽泻、乌药，6剂。1988年4月4日五诊：本周亦未遗精，守方继服1个月，病渐痊愈。[李汶峰. 陈潮祖教授别具匠心妙用真武汤临床经验撷菁. 成都中医药大学学报，2021（1）]

原按："肾者，主蛰，封藏之本，精之处也"，故医家大多首选固摄收涩之法治疗遗精。此案陈老首诊却以通为用，充分展现了其"五脏宜通"的思想。此案患者肾阳虚衰，津液停滞，水湿沿少阳三焦下犯前阴，湿浊浸淫输精管，致输精管松弛，精关不固，则出现肾精不藏而外泄。陈老认为五脏经隧均由肝系筋膜组成，调解气津要照顾筋膜的弛张异常，故加入了疏肝行气的柴胡、乌药，柔肝缓急的芍药，待症状缓解，气津流通后，才稍用收涩的龙骨、牡蛎平肝潜阳，收敛肾精，杜绝了闭门留邪。除方药对证以外，医嘱也十分重要。生冷之物会直折阳气，饮酒会变生湿热，均会使本已外越之阳更难收敛。不看撩欲书刊则是清静思想，使神志安宁，避免梦遗，正如《景岳全书》说："凡有所注恋而梦者，此精为神动也，其因在心。"

【临证提要】

真武汤是陈老最常用的方剂之一，所治的病症涉及五脏六腑，表里内外，如感冒咳喘、风丹湿疹、心肺衰竭、神志异常、呃逆泄泻、尿频水肿等，看似纷繁复杂，毫无关联，实可用此方施治，充分体现了中医治病求本，异病同治的思想。现代药理研究发现真武汤具有强心、利尿、降脂、抗氧化、改善肾功能和平衡水液代谢等诸多功效，与其温阳利水的作用相吻合。应用本方，陈老以少阴阳虚、水液失调这一核心病机作为临床应用指征，辨证但见其机，则加减应用，疗效显著。[李汶峰. 陈潮祖教授别具匠心妙用真武汤临床经验撷菁. 成都中医药大学学报，2021，44（1）]

此方治疗水邪为患而不强调用利水药。主要通过恢复五脏协调作用，振奋脾肾功能，达到治疗目的，充分体现了治病求本精神。

陈老就此方所治诸证和所用诸药提出了以下几点启示。

第一，要谨察病机，不能只看表面现象，应该以证象为依据去推求病理，揭示病变本质。

第二，要注意不同证象的本质完全一致，相同证象的本质又各不相同这一辨证关系。

第三，同一病机而证象可见于五脏所属任何部位的，只有气血津液发病后涉及范围才如是广泛。由于气血津液是五脏功能活动的物质基础，发病后自然也就可以危害五脏。

第四，气血津液为病的证象甚多，是与它的流通道路—膜腠三焦遍布全身分不开的。津气以腠理为通路，血液以脉络为通路。脉络与三焦无处不有，所以津液变生的痰饮水湿可以停于任何一部，并因停滞的部位不同，证象也就有别。

第五，津液的输泄与肺脾肾三脏的功能正常与否相关。三脏中任何一脏的功能失调，都可使水湿停滞三焦。肾脏的气化不及，自然要影响水液的生化输泄而表现为病态。

第六，在五大系统中都有相反的证象，如体表的肢体浮肿与体常自汗，脾胃的泄泻与便秘，肝系的四肢痿废与筋惕肉，七窍的鼻塞与流涕等。虽然证象完全相反，但病变的本质相同，仅有水湿阻滞，出入失常，升降紊乱的区别。

第七，方中附子温煦少阴，复肾命气化之常；白术运脾除湿，复脾胃运化之职；生姜宣降肺气以布散水津，茯苓淡渗利湿以通调水道，芍药柔肝缓急以调理肝的疏泄。五药同用，兼顾肾阳的气化，心阳的温煦，脾胃的运输，肺气的宣降，肝气的疏泄，三焦的通调。本方结构反映了体内水液运行有赖五脏协同作用的整体观思想在方剂配伍法度中的具体运用。通过此方协调五脏功能，可以恢复水液的正常输泄。由于以温化阳气为主，故是治疗阳虚水泛的有效名方。

此方以温肾助阳，化气行水见长，因而临床应用范围较广，凡阳气不足，以及因阳虚引起的水液失调诸证，无论证象见于何脏，均可运用。陈老临证运用如下。

（1）前列腺肥大：以小便不利、不通为主症。中年以后，阳气渐衰，气化不及，水湿停滞，从少阳三焦下注前阴，形成前列腺肥大，压迫尿路，以致小便困难，审其舌体淡胖，陈老用此方化气行水，取效。若因湿热或气虚下陷，则非本方所宜。

（2）肾病水肿，肾功衰竭：陈老用本方加人参、鹿茸益气温阳，桂枝、桃仁、丹皮之属，改善血运，肾功可望逐渐恢复。陈某，58岁，重庆某军工干部，1985年患肾炎，1986年因肾功衰竭住院医治数月无效，求治于陈老，因其舌体淡胖，陈老以此方加人参、桂枝、桃仁、丹皮治之，连服3个月，肾功基本恢复，于1987年2月出院，后7年，三度检查肾功，均正常。

（3）遗精滑泄：因湿随三焦下注前阴，扰其精室，有如强盗踞室，主人外审者，陈老用此方化气行水，令湿不下注，滑泄可愈。某大学一学生，滑泄无度，每周必遗泄四五次，求治于陈老，因观其舌淡而胖，即以此方加牡蛎治之，数服后减为1个月遗二三次，已趋正常。

（4）肥胖病：多因肾阳虚损，既不能化谷精为肾精，又无力化水津为水气，于是"脂"凝液积而形体肥胖。此证多见于中年以后，但亦有青年即患此证者。周某，婚后一年，体形发胖，渐至步履艰难，不能劳作而求治，陈老以此方加泽泻治之，数十剂后，体态始渐正常，体力亦渐恢复。

（5）阳虚感冒：此证多见于阳虚或表虚患者，气候稍有变化，即直接影响水液失调，而变生清涕、咳喘、眩晕诸证者，可用此方治之。通过振奋阳气，调理水液，可以收到良好的治疗效果。陈老素体阳虚，每患感冒即以此方加当归、黄芪，一二剂即愈。盖表虚太甚，不仅不能解表，还须固表，才能杜绝邪气的不断侵袭。方中附子、干姜须重用，方能见效。

（6）过汗亡阳或产后阳虚：以自汗不止为主症。陈老用本方加黄芪、当归、人参、五味子、牡蛎温阳益气，固表敛汗，多获良效。某女医，暑天产后自汗不止，自拟桂枝汤调和营卫，无效。求治于陈老，见其舌体淡胖，为书此方加上药数剂而安。

（7）风丹：属于表卫阳虚，遇冷即发者，用此方加当归、黄芪、桂枝、甘草、大枣（即桂枝汤、真武汤、当归补血汤三方合用）效佳。1980年春，宜宾某厂一职工，患风丹，每发即昏倒，两度住院，仍未根治，陈老以此方加当归、黄芪、甘草、人参治之数剂而安。

（8）风湿：关节不红不肿，或只肿不红，疼痛，遇寒加剧，属于寒湿型者，陈老以本方加麻黄、桂枝、细辛、防己、川芎，效佳。

（9）风湿性心脏病：面色晦暗，咳嗽喘息，面浮，重者不得卧，脉结代，陈老说以本方加防己、黄芪、桂枝，增强行水之功。如喘不得卧、自汗出者，加人参、五味子益气固表。

（10）高血压：眩晕头痛，耳鸣心悸，行动气急，夜尿增多，舌淡胖有齿痕者，以本方加牛膝、桑寄生、泽泻治之效佳。某女，56岁，宜宾喜捷区人，1976年患高血压，头昏不能站立，陈老观其体胖舌淡，以此方加牛膝、泽泻、桂枝治之。服10余剂后，血压回归正常，余症消失。几年后知陈老途经喜捷，特寻来相告，诉其一切正常。

（11）冠心病：症见心痛、短气、心悸、自汗，陈老以本方加瓜蒌壳、薤白、半夏通阳宣痹。某出版社，钱某，1973年，患冠心病，观其舌体淡胖，陈老用此方加味治之，二月而安，十余年未见复发。

（12）肺源性心脏病：咳嗽、气喘、心悸，吐痰清稀，口唇发绀者，陈老用本方加陈皮、半夏、桂枝、细辛、五味子，温阳化气，祛痰行水，并将生姜换为干姜，常能改善症状。若病情严重，心悸、气喘、不得平卧，尿少身肿，下肢尤甚，面色灰暗，舌体淡胖，苔滑腻，脉沉弱者，多以此方与五苓散同用。

（13）心力衰竭：心悸、气喘，畏寒怯冷，尿少，面色苍白，全身浮肿，舌淡苔白，脉沉或结代者，陈老每将本方中生姜换为干姜，并加桂枝、泽泻增强温阳利水功效，加人参增强附子的强心作用。

（14）心动过缓：心率每分钟仅40~50次，审其舌体淡胖者，陈老用本方加人参补益心气，生姜改干姜，效佳。

（15）阵发性心动过速：阵发时心率每分钟在100次以上，未阵发时每分钟不到60次者，陈老认为可用本方。宜宾吴某，50余岁，每月必患心动过速1~2次，阵发时心率每分钟竟达160次左右，每次数小时。患者平素嗜茶，年来已不欲饮，是水气凌心之象，陈老先以真武汤合己椒苈黄丸温阳逐饮，继以真武汤加人参，愈后未再复发。

（16）小儿麻痹：症见患肢不温，或较健侧稍冷，沉重不用，疼痛，食欲减退或正常，舌淡苔白滑，脉沉细，病程较长者，陈老以此方与舒筋活血的牛膝、当归、红花、丹参之类配伍。连服数月，有一定疗效。

（17）精神异常：气血津液郁滞，皆可导致精神异常，水饮痰湿引起精神异常尤为常见。因痰浊或湿热而致者，人皆易晓，因少阴阳虚，水湿壅阻而致者，则少有论及。陈老审其舌脉证象确属阳虚，往往投此获效。亦可加入甘遂，增加逐水力量。

（18）慢性咽炎：以咽中如有物阻为主症，系气郁津凝，阻于咽部的病理现象。不偏寒热者，陈老用半夏厚朴汤降气逐痰；阳虚湿滞者，用此方合麻黄细辛附子汤以宣上温下，连服数剂，可望获效。声音嘶哑，亦用此法。

（19）视物昏花：目能视物，须赖精血充足，已为医所习知，故养血填精似已成为治疗视物昏花定法。其实，水湿壅滞令人昏花亦较常见。须知湿滞眼底，犹如水气蒙镜，故而视物模糊，如雾如烟，如蚊蝇飞舞。若系湿热，宜用三仁汤、甘露消毒丹之类清热除湿；若系痰浊，可用温胆汤之类除湿祛痰；不偏寒热，可用当归芍药散以养血调肝，健脾除湿；若系阳虚气化不及，即宜用真武、五苓之类化气行水。湿能令人昏花，古人已经注意到了这一病理影响的客观存在，观驻景丸中配伍车前子即其实例。

（20）头发脱落：适用于湿阻皮下，毛窍闭阻，发失营养的脱落。此方有温阳行水之功，水行则窍隧通畅，营卫流行，发自得养，本方对阳虚湿滞的发落可以阻其复落。

当归芍药散 （《金匮要略》）

【药物组成】当归90g　川芎240g　芍药480g　白术120g　茯苓120g　泽泻240g

【制剂用法】为散，每次服5~10g，酒和，1日服2次。若作汤剂，用原剂量的十分之一。

【病机治法】肝虚血滞，脾虚湿滞。调肝活血，健脾除湿法。

【适应证候】

（1）腹中诸疾痛，面色萎黄，舌体淡胖。

（2）妊娠腹痛。

（3）妊娠或产后下利、腹痛、小便不利、腰脚麻痹无力。

（4）眼目赤痛，兼见头眩、涕泪甚多。

（5）肝脾肿大。

【证析方解】腹痛是本方主症；肝虚血滞，脾虚湿滞，是此证病机；其余证象则是辨证依据。脾主大腹，腹痛自然属脾，但因疼痛多系经脉收引和血行不利所致，故当责之于肝。这种病位在脾而病机在肝之证，称为肝脾不和。肝藏血而贵流通，主筋膜而贵和柔，此证以疼痛为主，是经脉挛急与血行不畅之综合反映，面色兼黄是血虚不荣之象，以上属于肝系病理改变。脾主运化，喜燥恶湿。下利兼见小便不利，或腰脚麻痹，或目赤疼痛兼见涕泪甚多，舌体淡胖，都是津液壅滞现象，以上属于脾病病理改变。所以此证用脏腑定位，病在肝脾；用气血津液辨证审查基础物质盈虚，是血虚与血滞、脾虚与湿滞并见；用八纲辨证定性，应是不偏寒热的虚中夹实证候。故属肝虚血滞，脾虚湿滞机制。

肝虚血滞，经脉挛急而呈疼痛，法当补血治其不足，活血治其瘀滞，柔肝解其痉挛；脾失健运，津凝为湿而呈下利溺少，麻痹无力等症，又宜复其脾运，渗其水湿。故方以当归、川芎、白芍调血柔肝；白术、茯苓、泽泻补脾渗湿。白术补脾，是恢复脾运，茯苓、泽泻渗湿，是泻其水邪；当归、白芍养血，是补其不足；当归、川芎活血，是通其瘀滞。六药同用，泻中寓补，能呈调血、柔肝、补脾、除湿功效。方中芍药用量独重，说明柔肝是其主要用途；重用川芎、泽泻说明血瘀津阻是其主要矛盾，故是以通为主、以补为辅的结构。

此方川芎、当归、白芍活血而不峻猛，补血而不滞血；白术、茯苓、泽泻健脾而不碍湿，利水而不伤脾，泻中寓补，较逍遥散、四逆散、柴芍六君汤、小建中汤之类尤为灵动，用之常获良效。[陈潮祖《中医治法与方剂》]

【临床运用】

（一）内科疾病

1. 眩晕

某男，48岁，2022年5月3日初诊。患者2年前无明显诱因出现头昏沉感，时常泛恶，口干口苦，表情淡漠，面色萎黄，口唇紫暗，双侧胸锁乳突肌压痛，腹部时有满胀不舒感，触之腹部皮肤柔软发凉，按之脐周硬痛，平素郁郁寡欢，易急躁多虑，进食水果为多，纳食水谷较少，眠可，小便可。大便偏稀略黏，进食凉性食物后易腹泻。查颅脑CT未见明显异常。西医诊断：慢性脑供血不足。中医诊断：眩晕，辨证属肝郁脾虚证。治宜疏肝健脾。方选当归芍药散合柴胡桂枝干姜汤：当归15g，白芍10g，川芎10g，茯苓20g，白术15g，泽泻12g，柴胡9g，桂枝10g，干姜10g，炙甘草6g，牡蛎10g，天花粉

10g。7 剂，每日 1 剂，2 次温服。药尽二诊，各症状好转。效不更方，原方继服 10 剂，后电话随访，告知病已痊愈。［李梦飞．当归芍药散临床运用举隅．中国中医药现代远程教育，2024，22（11）］

原按： 本案病发于情志不畅，恣食生冷，以致木郁土壅，运化不及，浊气在上，清气在下而发面色萎黄、头昏沉、泛恶、腹胀诸症。脾气亏虚，脾运不健，以致血行不畅，水津不化，血水互结于腹部，故脐周硬痛，治疗当选当归芍药散以疏肝健脾、活血利水。从口干口苦、双侧胸锁乳突肌压痛、腹部皮肤冰凉、大便稀黏、进食生冷后易腹泻等症状分析，该患者又兼有胆热脾寒之病机，单用当归芍药散恐健脾温阳之力不足，故加用柴胡桂枝干姜汤，在疏解少阳郁热的基础上增强温阳健脾之力。

某女，69 岁，2023 年 7 月 29 日初诊。2 个月前出现头晕伴视物旋转，严重时伴呕吐、大汗，期间服用盐酸倍他司汀片未见好转。现头晕间日发作，发作时伴视物旋转，呕吐，大汗淋漓，无法活动，平素耳鸣，口苦，盗汗，寐差，大便数日 1 行，质地偏硬，小便正常，舌红苔白腻边有齿痕，脉沉细。中医诊断为眩晕，方用当归芍药散加减：茯苓 20g，白术 10g，泽泻 20g，当归 10g，白芍 15g，桂枝 10g，姜半夏 15g，生姜 40g。3 剂，日 1 剂，早晚分服。8 月 3 日二诊：服药期间头晕明显减轻，发作 2 次，发作时自觉头重脚轻感，视物旋转、恶心呕吐、大汗淋漓消失，可小幅度活动，无口苦口干口渴，耳鸣减轻，盗汗基本消失，睡眠好转，二便正常，舌红略紫苔白腻，脉沉。上方去姜半夏、生姜、桂枝，白术加量至 20g，加川芎 10g，继进 7 剂。8 月 11 日三诊：服药期间眩晕发作 1 次，片刻即可恢复，时有耳鸣及左侧后脑勺堵塞感，无其余不适。上方持续调理，2 个月后眩晕未再复发。［杨怡．当归芍药散异病同治验案举隅．实用中医药杂志，2024，40（4）］

原按： 眩晕伴恶心呕吐，齿痕舌，为脾胃不足，水湿运化不利，水气上逆则呕吐，上犯清窍则发为眩晕，治疗重点在健脾利湿泄浊，故在使用白术、茯苓、泽泻的基础上加姜半夏、生姜降逆止呕，易川芎为桂枝平冲降气，合茯苓通阳化气行水。大剂量运用生姜有散水饮、通阴阳之妙用。二诊时头晕程度显减，无呕吐，知水气上冲之势已减，原方去半夏、生姜；无口苦，睡眠好转，盗汗基本消失，耳鸣减轻，知阴血渐复，热势退而肝阳潜；见舌红略紫，去桂枝，加川芎，以减方剂之热性，加强活血化瘀之力，全方共奏调肝血、健脾利湿、滋阴潜阳的功效。

某女，49 岁，2007 年 6 月 23 日初诊。自诉今日晨起时自觉气血上冲头顶，太阳穴胀闷，头晕眼花，头重脚轻，口苦，自测血压 180/100mmHg。望其面色红赤，口唇干燥，双目白睛赤缕。有高血压史 2 年余，平时口服降压灵、复方罗布麻片控制血压，基本处于正常血压高限。询知：平素痰多，常感口中黏腻不适，口干却不思饮，眠差，梦多，小便黄，大便干，胃纳尚可。昨日又因家务杂事心中不悦。舌暗红，舌体胖，苔腻微黄，脉象弦紧。陈老言此为眩晕，证属痰瘀阻遏，肝风内扰。治以调肝活血，化痰息风，解痉清肝。方选当归芍药散合四逆散加减：当归 25g，川芎 25g，白芍 30g，白术 20g，茯苓 20g，菊花 30g，泽泻 30g，柴胡 15g，枳实 15g，细辛 6g，葛根 30g，龙骨 30g，生甘草 6g，钩藤 30g。3 剂，水煎服，每日 1 剂。6 月 26 日二诊：服上方后，气血上冲基本缓解，太阳穴胀闷感减轻，头晕缓解，睡眠仍较差，口唇干燥，大便干，小便黄，舌红苔黄，脉弦细。上方去细辛、泽泻，加五味子 15g、麦冬 20g、制首乌 25g。3 剂。6 月 29 日三诊：诸症缓解，血压控制在正常范围内，唯口苦尚明显，舌红苔薄黄，脉弦细。于上方去钩藤、煅龙骨，加炒麦芽 30g、黄芩 15g、栀子 15g。连服 5 剂。[贾波，沈涛《陈潮祖医案精解》]

侍诊心得：陈老指出，对高血压一病诊治，中医多据肝阳上亢、肝风内动之病机，宜平肝息风而予镇肝熄风汤、天麻钩藤饮等方，此确为常法常方。然血压升高是血量与脉管的病理改变，论治应从脉内、脉管两方面考虑。血中水分太多，脉管舒缩异常，均可引起血压上升。本案发生机制与脉内、脉管有关。自觉气血上冲头顶，太阳穴胀闷，头晕眼花，面色红赤，是血气上升太过所致。血之上升，是因脉隧紧张；脉管之紧张，乃管内痰瘀阻滞。何以知痰瘀阻过？太阳穴胀闷，平素痰多，常感口中黏腻不适，口干却不思饮，舌暗红，舌体胖，苔腻是其依据。治宜调肝，一则脉络由肝系的筋膜构成；二是"诸风掉眩，皆属于肝"；三是此次发病以情志不舒诱发。治疗本案的关键在于调肝，而调肝的关键则在于通调气血津液，缓解血脉痉挛。方中川芎、当归活血养血以祛瘀；白术、茯苓、泽泻燥湿利水以祛痰；四逆散疏肝解郁以行气；重用白芍、葛根合甘草缓急解痉以舒络；钩藤、龙骨平肝息风；细辛宣通、龙骨沉降，一升一降，对于恢复肝之疏泄功能大有裨益。其中茯苓、泽泻、龙骨下行之势，可引血下行；钩藤、菊花清透肝热；白芍、当归滋阴养血以潜阳。诸药相配，津血畅行，脉无阻塞之患；脉管血络正常舒缓，血无逆而上升之忧；肝气条达，无化风上扰之虑，用药既兼顾脉内、脉管，又兼顾肝风、肝热、肝阴，故收良效。

二诊之时，加五味子与川芎相配，旨在增强调肝养神安眠之功；加入麦冬、制首乌意在增强养阴之效，一方面针对患者口唇干燥、大便干的症状，同时增强滋阴潜阳之力。三诊之时，清解余热兼以健脾，加栀子、黄芩以清解肝热；由于肝阳上亢，横逆之肝气极易犯脾胃，故加炒麦芽，使之与白术相配，为治诸疼痛、肝脾肿大等之常用方，然用其治高血压却少有报道。此案之应用，既扩大了二方应用范围，又为高血压的治疗提供了思路。

高血压应从脉内、脉管两方面考虑，脉内瘀湿阻滞，脉隧紧张痉急，以致血压升高，故从流通气血津液、柔肝解痉舒络治之。此亦为该病的治疗赋予了新义。

当归芍药散合四逆散不仅调气血津液，更能缓解脉隧之痉急，气血津畅行则无脉络之痉，脉隧柔和，自无气血津之郁，二者相辅相成，相得益彰。

2. 头痛

某女，45 岁，2021 年 6 月 19 日初诊。患者 1 年多前因与家人吵架出现头涨痛，以前额及左侧颞枕部为著，连及颈肩部，遇风受冷或生气急躁时加重，左侧胁肋部有发胀感，腹部脐周压痛，晨起后易打喷嚏、流浊涕、鼻痒、气喘，睡眠差，入睡困难，梦多，夜尿频，食肉后大便干，舌红苔燥，脉沉细。外院 CT 头颅无异常、颈椎退行性改变。腹部查体：脐周压痛，腹部摸有条索状物。西医诊断：紧张型头痛。中医诊断：头痛。方选当归芍药散合葛根苍耳子散：当归 10g，白芍 12g，川芎 12g，泽泻 10g，白术 12g，茯苓 15g，葛根 30g，苍耳子 6g，辛夷 6g，薄荷 10g，白芷 15g。7 剂，水煎，每日 1 剂，分 2 次服。药尽复诊，诉头痛减轻，左侧胁肋部发胀感消失，睡眠较前改善，晨起打喷嚏、流鼻涕消失，大便可。腹部查体：脐周压痛减轻，腹部摸有条索状物较初诊范围缩小。守方继服 10

剂，后电话随访，告知病已获愈。[杨怡. 当归芍药散异病同治验案举隅. 实用中医药杂志，2024，40（4）]

原按：患者情志不遂，肝胆疏泄失常，土虚木乘，不能散精于肺，风邪干肺，郁而化热，终至阳亢火升，上扰头窍而发头痛。治宜疏肝利胆、健脾祛湿、宣肺通窍，故选当归芍药散合葛根苍耳子散治疗。当归芍药散合葛根苍耳子散使肝气得舒、脾气得运、肺气得宣、官窍得通，故诸症自除，疾病乃愈。

某女，36 岁，1996 年 7 月 6 日初诊。6 个月前始常感头顶绵绵作痛且晕，欲呕。CT 检查未发现实质性病变，服药罔效。近 2 个月头顶隐隐作痛更甚，伴恶风自汗，疲倦乏力，晕则欲呕，动则更甚，面色㿠白，唇甲不华，时有心悸，纳少，舌淡，脉浮缓细弱。证乃脾虚气弱，气血乏源，气虚卫外不固，引发头痛缠绵。治宜健脾养血，益气固表。拟当归芍药散合玉屏风散加减：当归、白芍各 15g，白术 18g，防风、川芎各 10g，黄芪 20g，党参 30g。4 剂。水煎服，日 1 剂。药尽头痛、头晕大减，自汗、恶风均失，面部及口唇稍红润，指甲略华。守方去防风，加山药 15g，西洋参、茯苓各 9g，续服 12 剂，诸症消失而愈。[吴雪华. 当归芍药散新用. 河北中医，2003，25（9）]

原按：头痛、头晕为临床上常见症状，本例乃因气血不足，脑失所养，故头痛且晕；血虚不能上荣于面，则面色㿠白，唇甲少华；气血虚卫外不固，故易感冒，自汗恶风；血不养心，则心悸少寐；肢乏体倦，纳食减少，舌淡，脉浮缓细弱，均为气血不足之征。方中以当归芍药散健脾益胃，补血行气；玉屏风散固表益气，使卫外得固，腠理致密。诸药合拍，头痛、头晕自愈。

3. 失眠

某女，45 岁，2020 年 5 月 6 日初诊。患者 3 年前无明显诱因出现失眠，多梦，易醒，需要服用艾司唑仑帮助睡眠，患者 2 个月前因工作压力大出现失眠加重，甚至彻夜难眠，服用艾司唑仑片效果不佳，善太息，情绪低落，偶有腹胀，月经量少，面色少华，大便溏，纳食欠佳，小便调，舌淡红苔白脉弦。中医诊断：失眠。属肝脾不调，血虚湿阻。治当疏肝健脾，养血除湿。处方：当归 12g，川芎 10g，白芍 40g，白术 15g，茯苓 15g，泽泻 15g，甘草 6g，苍术 12g，酸枣仁 15g，合欢花 12g，柴胡 9g，玫瑰花 12g，7 剂，水煎，日 1 剂，分三餐温服。5 月 13 日复诊：夜寐不安减轻，易醒，月经不调，面色稍红润，大便溏，舌脉同上，守上方改白术 30g，14 剂，煎服法同上。5 月 27 日三诊：夜寐不安基本缓解，面色红润，大便调，舌脉同上，守上方改酸枣仁 30g，14 剂，煎服法同上。后电话回访，患者失眠再未复发。[孙立. 严光俊运用当归芍药散异病同治临床经验举隅. 中医临床研究，2022，14（15）]

4. 泄泻

某男，61 岁，2021 年 5 月 13 日初诊。患者于 1 个月余前无明显诱因突然出现腹痛，呈发作性，每日发作 3~4 次，痛时欲便，大便稀薄如水样。颈肩部板滞不舒，头颈部易汗出，下午易出现头晕，按之心下有振水音，腹部皮肤松软，深按腹部有条索状物，平素易激惹、心烦，遇事着急生气，眠浅梦多，小便可，舌质红、苔黄腻，脉弦涩。西医诊断：慢性肠炎。中医诊断：泄泻，肝郁脾虚、湿热内盛证。治宜疏肝健脾、祛湿清热。方选当归芍药散合葛根芩连汤：当归 10g，炒白芍 12g，川芎 9g，茯苓 18g，白术 12g，泽泻 12g，葛根 20g，黄芩 10g，黄连 6g，炙甘草 6g。7 剂，每日 1 剂，分 2 次服。药尽二诊，患者发作性腹痛、腹泻减轻，每日发作 1~2 次或不发作，其余诸症也好转。守方继服 10 剂后诸症愈。[李梦飞. 当归芍药散临床运用举隅. 中国中医药现代远程教育，2024，22（11）]

原按：患者脾虚失健，无力运化水湿，日久饮结于心下、腹部，故按之心下有振水音、腹部有条索状物。患者平素易激惹，易急躁生气，当为肝气不舒所致，郁久化热，湿热上扰头颈，故头颈汗出，湿热阻滞气机，致筋脉不利，故颈肩部板滞不舒。下午阳气渐消，阴气渐长，湿为阴邪，得阴则助，更为阻滞气机，使清阳不升无以上养头窍，故出现头晕。眠浅梦多亦为肝气不舒、肝魂不藏所致。舌脉亦为患者肝郁脾虚、湿热内盛的佐证，选用当归芍药散以疏肝健脾、祛湿利水而治其本，合葛根芩连汤以清热祛湿止泻而治其标。

5. 痞满

某女，44 岁，2020 年 10 月 25 日初诊。患者近 1 年来出现食欲减退，脘腹胀满，平素易急躁生气，急躁生气时症状加重，月经量少、色淡，夜寐多梦，小便可，大便黏滞不爽，舌体大、舌质淡、苔白腻，脉细。于外院行胃肠镜检查均未见明显异常，C$_{14}$ 呼气试验结果为阴性，腹部及妇科彩超结果未见明显异常。腹部查体：脐周压痛明显，腹主动脉搏动应指。西医诊断：功能性腹胀。中医诊断：痞满。方选当归芍药散合五苓散：当归 12g，白芍 12g，川芎 9g，茯苓 24g，白术 24g，泽泻 12g，桂枝 12g，猪苓 9g。7 剂，每日 1 剂，分 2 次服。11 月 3 日复诊：自诉腹胀已明显减轻，遇事易急躁生气较前减轻，脐周压痛消失，腹主动脉搏动较前减弱，大便正常，原方继服 10 剂，后电话随访，诸症愈。[李梦飞. 当归芍药散临床运用举隅. 中国中医药现代远程教育，2024，22（11）]

原按：《景岳全书·痞满》云"怒气暴伤，肝气未平而痞"，急躁生气，故肝气郁滞，失于疏泄，进而乘脾犯胃，导致脾虚不运、水湿内生，临床表现为脘痞、纳差、大便黏滞不爽等症。脾虚则气血生化乏源，故月经量少色淡。气血生化乏源加之肝疏泄失职，导致肝血不足，血不养魂，则夜寐多梦。脐周压痛为血与水结于腹中，不通则痛，腹主动脉搏动应指亦为水结的表现，体察舌脉，亦合本证之外候。故方选当归芍药散调肝理脾、活血利水。该患者水湿内盛较重，当归芍药散利水之力不足，故加用五苓散以增强温阳化气利水之功。

6. 便秘

某女，56 岁，2020 年 4 月 20 日初诊。患者 1 年前无明显诱因出现排便困难，4~5 日一行，大便干，偶有腹胀，无腹痛、呃逆等不适，需要药物辅助排便，停药后或情绪改变时上述症状易发作。1 个月前因与家人争吵后出现排便困难加重，7~8 日 1 行，大便干结，腹胀，口干，无腹痛、呃逆、反酸烧心等不适，纳差，夜寐尚可，小便调，舌淡暗，苔厚，脉细。辅助检查肠内无异常。西医诊断：功能性便秘。中医诊断：便秘。方选当归芍药散加减：当归 15g，川芎 15g，白芍 30g，赤芍 15g，白术 30g，茯苓 15g，泽泻 15g，甘草 6g，火麻仁 15g，郁李仁 15g，柏子仁 12g，苍术 12g，大腹皮 15g，苏梗 15g。7 剂，日 1 剂，水煎分 3 次服。4 月 27 日复诊：患者诉排便困难较前减轻，2~3 日 1 行，大便干，腹胀减轻，纳转佳，舌淡红，苔白，脉细。守上方改白术40g，苏梗20g，大腹皮20g。14剂，煎服法同上。5月12日三诊：患者诉大便较前通畅，每日1次，大便稍干，无腹胀，舌淡红，苔白，脉细，守上方加麦冬15g，玉竹20g，21剂后电话回访，患者大便恢复正常。[孙立. 严光俊运用当归芍药散异病同治临床经验举隅. 中医临床研究，2022，14（15）]

某女，69岁，1996年10月20日初诊。便秘3年，3~5日1行，甚则更长，腹胀满、大便干燥，解后常感意犹未尽，伴眩晕，气短，动则尤甚，舌淡胖有齿印、苔白略厚、脉缓。治宜益气养血，润肠通便。处方：白芍、白术、当归各20g，泽泻、茯苓、枳实各15g，川芎6g。日1剂，水煎分3次服。3剂后便秘明显改善，后连进数十剂，诸症悉除。[吴雪华. 当归芍药散新用. 河北中医，2003（9）]

某女，58岁，2021年6月5日初诊。患者半年前因结肠癌行手术治疗，术后行FOLFOX静脉化疗，2个周期后出现便秘，少则2~3日一行，多则7~8日一行，故中断化疗。患者用开塞露塞肛或开塞露灌肠辅助排便，苦不堪言，遂求助于中医。刻下：大便坚硬难解，6日未行，上腹部胀满疼痛不适，乏力纳差，口干口苦，夜寐差，舌质紫暗，舌边有瘀斑，苔黄燥，脉弦细。中医诊断：便秘。辨证：气滞血瘀，肝脾不和。治法：行气活血，调和肝脾。予当归芍药散化裁：白芍20g，当归10g，白术10g，川芎12g，枳实20g，桃仁10g，茯苓12g，泽泻15g，鸡内金30g。7剂，水煎，每日1剂，分2次温服。6月12日二诊：服药期间大便2次，仍干结难下，上腹部胀满疼痛不适症状缓解，纳食增加，舌质仍暗，苔黄腻，脉弦。上方加决明子20g，莱菔子15g，14剂，水煎服。6月27日三诊：大便已通畅，1~2天排便1次，上腹部胀满疼痛症状消失，无明显口干、口苦，夜寐安，食欲渐增，舌质淡红，苔薄白，脉细弦。建议患者继续行静脉化疗，化疗期间仍以当归芍药散为基本方稍事加减，未再出现便秘症状，饮食二便正常，顺利完成化疗。[阳国彬. 当归芍药散辨治恶性肿瘤并发症4则体会. 中医药通报，2023（12）]

原按：便秘是结、直肠癌患者术后及化疗过程中的常见并发症之一，主要与手术后肠道粘连、化疗药物不良反应等密切有关，影响患者的生活质量，严重者常被迫中断西医抗肿瘤治疗的进程。本案患者便秘发生于术后化疗过程中，大病术后，正气受损，加之化疗药物影响脾胃，脾胃虚弱，气机壅滞，使肝木失于条达。气滞不能推动血液运行，体内血瘀积聚，气滞血瘀而致便秘。患者病程日久，气滞血瘀愈加严重，而致便秘症状日渐加重。故从活血化瘀、行气通腑、调和肝脾入手而选用当归芍药散加味。

7. 肝痞

某男，50岁，2004年3月22日初诊。患者2周前体检显示轻度脂肪肝、血清总胆固醇（TC）6.8mmol/L、甘油三酯（TG）2.4mmol/L、谷丙转氨酶（ALT）67U/L。西医予降脂药物，患者因惧怕降脂药物有肝损害的不良反应，故就诊于中医处。初诊：患者体形肥胖，身高167cm，但体重达82kg，自诉半年前即觉肝区不适，常觉胀满，局部跳动，晨起口苦口黏，口中有异味，大便黏腻不爽，舌苔中部厚黄腻，脉弦而有力。予当归芍药散合四逆散加味：当归10g，白芍15g，川芎20g，泽泻30g，白术20g，茯苓20g，柴胡10g，枳壳10g，茵陈20g，苍术15g，厚朴15g，陈皮15g，甘草10g。7剂，水煎服，每日 1 剂。并嘱其少食肥甘，忌饮酒。3 月 29 日二诊：肝区胀满、局部跳动明显减轻，口中黏腻，口气较大，舌脉如前。上方加藿香 10g，佩兰 10g。7 剂。4 月 5 日三诊：偶觉肝区胀满、局部跳动，口苦、口中黏腻改善，舌苔中部厚黄腻，脉弦而有力。上方加桂枝 15g，猪苓 20g，7 剂。4 月 12 日四诊：症状如三诊，但舌苔减退，薄黄苔中部微腻，脉弦而有力。方药不变，改为散剂，嘱其连服 3~6 个月。9 月 13 日五诊：患者到某医院复查，结果 B 超示肝胆未见异常，血清总胆固醇（TC）6.5mmol/L、甘油三酯（TG）1.6mmol/L、谷丙转氨酶（ALT）35U/L。患者精神佳，已不觉肝区胀满，局部跳动，略有口苦、口黏，舌苔薄黄微腻，脉弦。嘱继续服药 2~3 个月。[贾波，沈涛《陈潮祖医案精解》]

原按： 脂肪肝是因过食油脂，凝积肝系少阳三焦组织间隙所致。少阳三焦，是由膜原与腠理组成，大至皮肤之中，分肉之间，胸膜育膜，小至每一细胞，均由筋膜构成，膜外间隙，即是腠理。膜腠遍布全身，外通肌表，内接脏腑，表里上下，无处不有，乃是津气升降出入之路，营血新陈代谢之所。脾系胃肠，是主纳运饮食之器官。所摄营养物质跟随水津进入肠道夹层间隙，与肺系吸入之清气、肾系生化之精液汇合以后，运行三焦，称为卫气。如果过食肥甘，营养甚，脂凝液聚，阻于大腹间隙之中，则腹如孕妇，高高突起。如果肝的筋膜间隙脂肪堆积，则发为肝痞，西医称之为脂肪肝。三焦组织间隙阻滞，妨碍血络新陈代谢，胆液流通不畅，胆固醇等停留血内，高于正常之量见矣！综上所述，治疗此证，法当通调三焦津气，疏通肝系胆流，肝脾并调，才与病机相符，此一病案，即是肝脾同治例证。

8. 水肿

某女，60 岁，2023 年 7 月 1 日初诊。常年夏季眼睑及下肢水肿，多次至当地医院查心、肝、肾功能未见明显异常，未予药物治疗。患者以眼睑及双下肢水肿为主，按之凹陷，移之可复起，平素头汗量多，时有头晕耳鸣，眼干畏光，口干多饮，无胸闷心慌，无腹痛腹胀，舌淡红苔薄白，舌底瘀血，脉沉。西医诊断为特发性水肿。中医诊断为水肿。辨证为肝脾亏虚、水湿浸渍，治法为补血活血、健脾利湿。方选当归芍药散加减：当归 10g，白芍 10g，川芎 6g，白术 10g，泽泻 20g，茯苓 30g，防己 10g，黄芪 15g。7 剂，日 1 剂，早晚分服。7 月 8 日二诊：眼睑及双下肢水肿较前明显好转，头晕未作，前额沉重，头汗出，无耳鸣，眼干好转，仍畏光，无口干多饮，舌淡红，舌底瘀血苔薄白，脉沉。上方加羌活 10g，继进 7 剂。7 月 15 日三诊：眼睑浮肿已除，下肢偶见水肿，以晨起多见，活动后可缓，久立后小腿自觉酸胀，无头晕，前额沉重明显好转，头汗减少，无耳鸣，眼干好转，畏光，无口干多饮，舌淡红苔薄白，舌底瘀血减轻，脉沉。上方加生薏苡仁 30g，继进 7 剂。1 个月后电话随访，眼睑及下肢水肿均不显。[杨怡. 当归芍药散异病同治验案举隅. 实用中医药杂志，2024，40（4）]

某男，43 岁，1998 年 9 月 12 日初诊。慢性肾小球肾炎 3 年，面浮肢肿时发，面色蜡黄，倦怠乏力，大便溏。尿常规：蛋白（++），红细胞（+）。肾功能：尿素氮（BUN）8.6mmol/L，肌酐（Cr）180μmol/L。舌淡苔薄，脉弦细。证属肾病日久，气虚血滞，脾失健运，水湿不化。治宜运脾益气、祛瘀胜湿，以当归芍药散加味：当归 10g，炒白芍、茯苓、泽泻、泽兰、党参各 12g，白术 15g，川芎 6g，炙黄芪、六月雪、石韦各 30g。每日 1

剂，水煎服，服药 15 日后下肢水肿消退，精神转振。守方调治 3 个月复查尿常规、肾功能均正常，嘱服金匮肾气丸以善后。后 2 年多次查尿常规、肾功能均在正常范围。［吴雪华. 当归芍药散新用. 河北中医，2003，25（9）］

9. 淋证

某男，58 岁，2022 年 7 月 13 日初诊。患者于 5 个月前因膀胱癌行手术治疗，随后出现尿频、尿急、排尿困难。自诉静止休息时及下午症状明显，尿中泡沫多，尿量少，排尿时左侧下腹部疼痛明显，按之心下有振水音，腹主动脉搏动明显，夜尿频繁，每晚约 10 次；大便秘结，活动时双下肢沉重无力。舌质暗、舌尖红、苔薄白，脉沉。西医诊断：膀胱癌术后。中医诊断：淋证，饮停血结证。治宜利水，活血，行瘀。方选当归芍药散合桂枝茯苓丸：当归 10g，炒白芍 12g，川芎 9g，茯苓 18g，白术 12g，泽泻 12g，桂枝 12g，丹皮 10g，桃仁 9g。5 剂，每日 1 剂，分 2 次服。药尽二诊，患者尿频、尿急较前好转，每晚夜尿 5~6 次，排尿时左侧下腹部疼痛略减，按之心下振水音减轻，腹主动脉搏动较前减轻，小便泡沫较前减少明显，仍有排尿困难、小便量少、活动时双下肢沉重感，大便秘结，舌尖红、苔水滑，双脉沉细涩。原方白术药量增至 45g，加大黄（后下）6g。7 剂。1 周后三诊，患者尿频、尿急较前好转，每晚夜尿 4~5 次，排尿时左侧下腹部疼痛基本消失，心下振水音消失，小便泡沫较少，排尿困难好转，双下肢沉重感消失，大便仍略有秘结。嘱守方 10 剂以巩固效果，半个月后随访诸症渐愈。［李梦飞. 当归芍药散临床运用举隅. 中国中医药现代远程教育，2024，22（11）］

10. 痹证

某男，51 岁，2022 年 8 月 1 日初诊。1 年前患者于某综合医院行腹部 CT 检查发现食管下段 - 胃底贲门部胃壁增厚，胃小弯侧、肝门区及腹膜后多发淋巴结肿大，行胃镜活检进一步确诊为食管 - 贲门腺癌，遂行食管 - 贲门腺癌切除术，术后行化疗和免疫治疗（奥沙利铂针，信迪利单抗），共治疗 4 个周期。2 个月前患者出现手指、足趾麻木，遇寒则加重，并有逐渐加重趋势，考虑为化疗药物所致手足综合征，服用甲钴胺胶囊、维生素 B_{12} 等药物，症状未见缓解，寻中医治疗。刻下：手指及足趾麻木、疼痛，遇冷尤甚，手足部可见色素沉着，大便干，3~4 日 1 行，小便调，夜寐不安，口干口苦，舌质绛，苔白而略厚，脉弦涩。中医诊断：痹证。辨证：气血亏虚，瘀血阻络。治法：益气养血，活血逐瘀。方用当归芍药散合黄芪桂枝五物汤化裁：赤芍 30g，茯苓 12g，白术 12g，川芎 10g，当归 10g，泽泻 20g，水蛭粉 3g（冲服），桂枝 6g，黄芪 30g，生姜 10g，大枣 10g。15 剂，水煎服。8 月 17 日二诊：四肢末端麻木、疼痛减轻，偶有腹部疼痛，小便调，大便 1~2 日 1 行。原方加延胡索 15g，鸡血藤 15g，首乌藤 15g，30 剂。9 月 17 日三诊：四肢末端麻木、疼痛较前明显减轻，大便每日 1 行。效不更方，守首诊方续服 30 剂后患者无明显指（趾）端麻木、疼痛症状，腹痛消失，饮食二便正常，余无不适。［阳国彬. 当归芍药散辨治恶性肿瘤并发症 4 则体会. 中医药通报，2023，（12）］

原按：手足综合征是肿瘤患者在接受化疗或分子靶向药物治疗过程中出现的一种周围神经损伤或毒性反应，主要表现为末梢神经病变，如四肢末端麻木、疼痛，或者手足部皮肤出现红斑、水疱、脱屑、色素沉着等皮肤损害。本案患者因手术损伤正气，并造成离经之血留于体内，而奥沙利铂针化疗时加重了正气的损伤，导致气血亏虚、瘀血阻滞。气血虚，不能濡养四末，血行无力，脉络瘀滞，肌肉筋脉失于濡养，出现四肢末端麻木、疼痛和感觉异常等症。寒主凝滞，故遇冷时则血脉瘀滞加重，四肢末端麻木、疼痛亦加重。本病以正虚为本，以血瘀为标。故治疗当以益气养血、活血逐瘀为法。《金匮要略》："血痹阴阳俱微，寸口关上微，尺中小紧，外证身体不仁，如风痹状，黄芪桂枝五物汤主之。"当归芍药散以气血同治为立方之旨，黄芪桂枝五物汤以气和血通络而立论，当归芍药散合黄芪桂枝五物汤与本案之病机相符、方证相应。腹痛加延胡索、鸡血藤、首乌藤以活血止痛。

（二）五官科疾病

1.双目失明

某女，34岁，1984年1月8日初诊。自述双目失明1年余，经省级中西医眼科医生检查，均谓不能复原，求诊于陈老。症见视物不明，茶杯口大的"人民日报"四字都不能辨识，目睛流泪，泪多清冷，眼不痒不痛，时有眼眵，色白质黏，大便偏稀，食冷即泄，小便色白，余无所苦，舌质淡，舌体胖大，边有齿痕，苔薄白润，脉沉滑。处方：当归15g，川芎10g，白芍10g，车前子30g，白术15g，茯苓30g，猪苓15g，泽泻30g，肉桂6g，炙甘草10g。水煎服，每日1剂。1月16日二诊：自诉服此方8剂即能看清"人民日报"四字。时值春节将临，再书上方嘱其带回家继服。1985年1月8日患者从达川来信，信中说道"去年今日是我求你治疗眼病日期，今已复原，特表感谢"，始知其病已愈。[贾波，沈涛《陈潮祖医案精解》]

侍诊心得：陈老非眼科专家，中西医眼科已谓不可治愈，但陈老认为虽为眼病，其实均属机体脏腑功能失调所致，只要明辨病因病机，不妨一试。患者舌体淡胖有齿痕，显系阳虚水停；病程日久，应当还有膜络挛急，血行不畅的机制同时存在。脾主运化水湿，肾主化气行水。若脾胃运化功能不足，肾命化气行水功能衰惫，水湿停于少阳三焦，上泛眼窍，即呈视物不明，冷泪时流等症。其基本病机是脾肾阳虚，气化不行，水湿停滞，从三焦上泛眼窍，遂书车甘五苓汤加当归、川芎付之。

此方由张仲景的五苓散、苓桂术甘汤、当归芍药散三方相合再加车前子而成，体现温阳利水、活血通络治法。方中肉桂，擅长振奋脾肾阳气，病由脾肾阳虚，功能衰惫，导致水湿停滞，用此可温下焦命火助其气化，可暖中焦脾胃复其健运，与脾肾阳虚水停的机制相符。辅以白术、甘草健脾益气，恢复中焦健运，杜其水湿再停，三药着重恢复脾肾功能，是治其本。再用茯苓、猪苓、泽泻、车前子甘淡渗湿，令已停的水湿下行外出；车前子又兼明目之功，一举两得；复加当归、川芎、白芍养血活血，既可畅行血络，又可柔肝养血使肝血上达于目。数药合用，标本兼顾，直中病机，则视物不明，冷泪时流等症尽愈。

2.鼻槁

某男，63岁，2004年3月29日初诊。半年前曾患中风，口歪，眼斜，右半身偏瘫。经治疗基本恢复正常。近两个月自觉鼻腔干痛，鼻涕减少，伴咽干，嗅觉减退。经省级医院确诊为慢性萎缩性鼻炎。初诊：患者体形偏胖，面色稍白。饮食尚可，小便清长，大便不成形，日 1 次。观其舌歪斜、色暗、边有齿痕，苔白腻，脉沉缓。陈老谓之为肺脾两虚，肺气不宣，血滞痰凝。治以健脾宣肺，活血行津。方用当归芍药散合半夏散及汤加味：白芍 10g，当归 10g，川芎 10g，炙甘草 10g，白术 20g，桂枝 20g，茯苓 20g，泽泻 20g，葛根 15g，法半夏 15g，细辛 6g，麻黄 10g。水煎服，每日 1 剂，6 剂。4 月 5 日复诊：鼻干略有好转，药后鼻内时有胀痛，大便较前成形，舌暗略转微红，脉象如前。考虑到患者中风病史，尚有风痰阻络，原方加白附子 20g，5 剂。4 月 11 日三诊：鼻干明显好转，嗅觉改善，舌淡红，苔薄黄腻，脉沉缓。陈老曰：久病入络，加虫药之走窜以搜风通络。予一诊方加蜈蚣 3 条、水蛭 4g、厚朴 10g、车前子 15g。并嘱患者服 10 剂，以资巩固。1 个月后，患者前来诊所，面有喜色。自述又服 18 剂，自觉鼻腔内有湿润感，嗅觉提高。经五官科检查：鼻黏膜红润，鼻甲饱满。仍以上方去水蛭，再服 10 剂，以善其后。[贾波，沈涛《陈潮祖医案精解》]

侍诊心得：萎缩性鼻炎，属中医"鼻槁"范畴，为顽难之症。多数医家认为病机为肺肾阴虚，阴虚火旺，法循清肺泻火，益气养阴，用药主张清润甘寒。但该患者中风后继发此病，加之舌歪斜、色暗、边有齿痕，苔白腻，脉来沉缓，湿浊阻滞血络比较明显。陈老指出，咽干、鼻干世人皆以为是因津液不足导致，其实更常见的是血络不通，津液敷布障碍。大便不干反溏，苔白腻，表明脾气虚弱，清阳不升。故辨为肺脾气虚，肺气不宣，津液不布，脉络闭阻之证。鼻的窒塞和不闻香臭，与人体气血津液输布不畅，不能上升到达鼻部密切相关。鼻黏膜整体萎缩、鼻甲缩小乃精微物质不能充盈。诊治此类疾病，应注意把握"流通气血津液，在流通中获得充实"这一治疗思路，方能治收全功。方中当归、川芎、白芍调血滞，白术、茯苓、泽泻渗脾湿，用治血瘀津滞；麻黄、细辛宣通肺气；白术、茯苓健脾益气，培土生金。半夏散及汤原治疗寒凝少阴鼻咽之疼痛，配入旨在温通津血。二诊效不更方，并结合患者中风后的体质特征为风痰阻络，故加白附子以祛风化痰。三诊患者症状改善明显，但考虑到该病的顽固性，亦即叶天士所云，"初病在经，久病入血"，故加虫药以搜剔通络，蜈蚣性善走窜，通络止痛；水蛭为虫蚁之品，破瘀通络，更是升降灵动，凡沉疴顽疾，血瘀于络者，用之可以去其病根。二药配合，陈老谓其具有"通"（蜈蚣）、"破"（水蛭）的特点，为搜风通络常用药对，是散瘀祛顽之上品。萎缩性鼻炎属瘀阻重证，多为久治不愈，二药合麻黄、细辛，气血水津与经络齐通，更与病变特点相符。加厚朴、车前子助化湿利湿之力。

原按：①麻黄乃肺经专药，被誉为"宣肺第一要药"，陈老治疗肺系（肺脏 - 气管 - 咽喉 - 鼻窍）的疾患，必委之以重任。《杂病源流犀烛》亦谓"鼻之窒塞……皆肺气不和，气不宣通故也"。②本案疗程较长，陈老并不希冀毕其功于一役，而是审时度势，不囿陈法，注重气血津液等基础物质的流通盈亏，以通为主，通则气血津液可充。经云，"燥淫于内，治以苦温，佐以甘辛"。此案陈老辨证论治，改诸家甘寒清润之药为助阳气行津血之品，对于此类病症的临床治疗，颇多启迪和思考。

（三）妇科疾病

1.绝经前后诸证

某女，47 岁，2021 年 4 月 21 日初诊。患者月经量少 4~5 年，经期约为 2 天，色淡、无血块，时有腰部酸软，面色萎黄，面部有淡褐色瘀斑，时有发热汗出，二便可，眠浅，舌质淡、苔薄白，脉沉细。行 B 超检查子宫、附件，未见明显异常。西医诊断：围绝经期综合征。中医诊断：月经不调，血虚水停、营卫不和证。治宜养血利水、调和营卫。方选当归芍药散合桂枝汤加减：当归 15g，白芍 15g，川芎 10g，茯苓 18g，白术 12g，泽泻 12g，桂枝 10g，生姜 9g，炙甘草 6g，大枣 5 枚。7 剂，每日 1 剂。4 月 27 日二诊：自诉眠浅较前改善，面部淡褐色瘀斑减半，时有发热汗出较前好转，仍时有腰部酸软不适，守上方加怀牛膝 12g，在下次月经前继服 10 剂。半个月后三诊，患者诉月经较前量多，经期 5 天，面部瘀斑消退更为明显，腰部酸软改善。续服上方 10 剂以资巩固。[李梦飞. 当归芍药散临床运用举隅. 中国中医药现代远程教育，2024，22（11）]

原按：《灵枢·决气》曰："中焦受气取汁，变化而赤，是谓血。"患者中焦脾胃虚弱，纳运水谷不佳，气血乏源，故月经量少、色淡、舌淡、脉细。脾虚无以化生精微，气血不能润泽于颜面而致面色萎黄、面部有淡褐色瘀斑。故方用当归芍药散以补血活血、健脾升清。该患者时有发热汗出，此为营卫不和之象，《伤寒论》言"时发热，自汗出而不愈者，此卫气不和也，先其时发汗则愈，宜桂枝汤"，故选用桂枝汤以外调营卫、内和脏腑气血。该患者时有腰部酸软，而腰为肾之府，故加用怀牛膝以补肝肾、强筋骨。

某女，57 岁，2023 年 8 月 12 日初诊。燥热汗出间作 8 年余，未予治疗，近半个月病情加重，影响生活。现燥热汗出，双肩疼痛，前胸痛，后背酸痛，情绪低落时加重，口苦，上腹疼，恶心感，每日大便 2~3 次，悲伤欲哭，往来寒热，舌体胖大色淡紫、苔薄白腻，脉沉细弱。西医诊断为更年期综合征。中医诊断为绝经前后诸证，辨证属脾虚肝乘、血瘀水停，治以健脾柔肝、活血利水。方用当归芍药散加减：当归 10g，白芍 10g，川芎 6g，桃仁 10g，丹皮 10g，泽泻 20g，白术 10g，茯苓 30g，桂枝 10g，柴胡 24g，法半夏 15g，党参 10g，炙甘草 10g，黄芩 10g，大枣 10g，生姜 10g。7 剂，日 1 剂，早晚分服。8 月 26 日复诊：燥热汗出明显好转，双肩疼痛，前胸痛，后背酸痛，按压舒适，情绪好转，口苦明显好转，上腹痛，腹泻疼痛加重，无恶心感，无悲伤欲哭，往来寒热明显好转，腹泻频繁，舌体胖大色淡紫、苔薄白腻，脉沉细弱。上方加枳实、桔梗各 10g，继进 14 剂。1 个月后症状未反复。[杨怡. 当归芍药散异病同治验案举隅. 实用中医药杂志，2024，4（40）]

原按：更年期综合征在中医中为绝经前后诸证，是由于卵巢功能衰退、体内激素水平失衡等因素引发的一系列症状。据统计，有 20%~25% 的女性在更年期会出现多汗的症状，严重者会影响到正常的睡眠和社交，因此多汗症常常被更年期女性作为寻求医疗帮助的主要症状之一。《素问·阴阳应象大论》曰："年四十，而阴气自半也，起居衰矣。"患者年过半百，精血亏虚，虚热内生，逼津外泄，症见燥热汗出，脉沉细弱；平素脾胃虚弱，肝气乘脾，故上腹痛；舌体胖大色淡紫、苔白腻，知脾虚湿盛；水不利则病血，舌紫、体痛，且伴情志异常，均为之佐证；故以当归芍药散健脾利湿，养血活血，合桂枝茯苓丸加强活血化瘀之功。又见往来寒热，口苦，情绪低落，提示少阳枢机不利，合小柴胡汤和解少阳。药后燥热汗出、体痛、情绪及往来寒热均明显好转，上腹痛，腹泻加重，仍见舌淡紫、苔白腻，知瘀血仍在，加枳实、桔梗，宽胸行气，气行则血行，以增活血之力。

2. 乳癖

某女，38岁，2020年7月16日初诊。患者半年前无明显诱因出现双侧乳房胀痛，情绪波动时加重，有时呃逆，腹胀，纳可，月经正常，夜寐尚安，大便调，舌淡暗，苔白，脉弦涩。乳腺彩超双侧乳腺增生。西医诊断：乳腺增生。中医诊断：乳癖。证型：肝郁脾虚，气滞血瘀。治法：疏肝健脾、活血化瘀。处方：当归15g，川芎15g，赤芍12g，白芍15g，白术15g，茯苓15g，泽泻15g，柴胡12g，郁金10g，玫瑰花12g，益母草15g，陈皮10g，百合30g，合欢花12g，甘草6g，夏枯草20g。7剂，日1剂，分三次温服。7月23日复诊：患者乳房胀痛减轻，腹胀减轻，舌脉同上，守上方改当归10g，加山药15g，14剂，煎服法同上。8月6日三诊：无明显乳腺胀痛，舌脉同上，守上方14剂，巩固疗效。[孙立. 严光俊运用当归芍药散异病同治临床经验举隅. 中医临床研究，2022，14（15）]

3. 月经先期

某女，25岁。月经先期2年余，月经每次提前4~5天。月经来之前的1周左右出现舌左侧肿胀，乳房胀痛。阴道排出2~3滴咖啡色样液性物质，一直持续到月经来潮。经期小腹闷痛，经量适中，暗红色有血块，经期4~5天。月经第1、2天起床颜面部轻度水肿，头晕乏力，手紧，下肢轻度水肿，活动后消失。白带正常。月经期间口淡无味。有脚气3年余。大便先干后稀。舌红、边有齿痕，脉沉细。中医诊断：月经先期。处方：当归15g，芍药15g，川芎10g，茯苓30g，白术15g，泽泻10g，益母草30g。水煎服，每日1剂，分2次温服。服12剂恰逢月经来潮，诸症痊愈。[高巍巍. 当归芍药散妇科应用举隅. 江西中医药，2014，（1）]

4. 盆腔炎

某女，36岁。下腹坠胀闷痛时轻时重2个月余，大便时坠胀感加重，症见白带多，色质清稀，腰骶部疼痛，精神倦怠，乏力，食欲不振，胁肋部胀痛，大便溏薄，舌淡苔薄，脉细数。B超示双侧附件略厚，宫腔积液12mm。西医诊断：盆腔炎。中医辨证属肝脾不和。处方：当归10g，白芍15g，川芎10g，茯苓10g，泽泻10g，白术15g，苍术10g，黄芪20g，柴胡10g，陈皮10g。水煎，每日1剂，分早晚2服。服7剂后诸症消除。[高巍巍. 当归芍药散妇科应用举隅. 江西中医药，2014，（1）]

5. 子肿

某女，28岁。患者孕2产0，现孕27周，自孕25周即有下肢浮肿，休息后缓解。近1周浮肿，休息后不能缓解。血压正常，症见下肢轻度浮肿，自觉下肢沉重，下腹隐痛，面色无华，神疲乏力懒言，头昏，纳差，大便溏薄。舌淡胖、边有齿痕，脉沉滑。西医诊断：妊娠肿胀。中医诊断：子肿。方用当归芍药散加减：当归10g，白芍15g，白术15g，苍术15g，茯苓25g，泽泻15g，黄芪15g，牛膝10g，桑寄生10g，砂仁6g。5剂，水煎，日1剂，分2次温服。服药后浮肿减轻，病情较前好转。续服7剂后浮肿明显消退，纳食

可，精神好转。孕40周平安分娩一男婴。[高巍巍. 当归芍药散妇科应用举隅. 江西中医药, 2014,(1)]

原按： 女子妊娠后血聚以养胎，气血愈虚，至脾失健运，胞胎失养，则下腹隐痛；脾虚不能运化水湿则湿邪留置于中焦，见纳差；脾不布精致下肢浮肿；脾虚不能升清则头昏。舌淡胖，边有齿痕均为脾虚湿滞的表现。方中当归、白芍、白术、苍术、黄芪养血健脾化湿；茯苓、泽泻健脾利水渗湿；牛膝、桑寄生、砂仁补肝肾、安胎，引药下行。全方可使脾气调健，气血得运，湿邪速消，故收效甚捷。

6. 月经先后无定期

某女，28岁，2000年8月8日初诊。患者月经先后无定期2年，近2个月来，月经错乱，上次月经净后半月复转，此次月经落后10天而行，适值行经第一天，经量少，色紫暗，夹血块，经行不畅，伴胸胁乳房、少腹胀痛，嗳气纳呆，舌苔薄白，脉弦滑。证属肝脾不和。治宜舒肝解郁，培土益血。予以当归芍药散加味：当归12g，白芍10g，川芎10g，白术10g，茯苓10g，泽泻10g，香附10g，柴胡6g，郁金15g，山楂15g。5剂，水煎，每日1剂。9月6日二诊：月经来潮，量增多，色暗红，有小血块。胸胁乳房、少腹胀痛明显减轻，纳增。舌苔薄白，脉弦滑。守上方加茺蔚子10g。依法调理3个月经周期，月经转准，诸恙悉除。[金真. 当归芍药散在妇产科临床应用举要. 江苏中医药, 2006,(1)]

原按： 本例属月经先后无定期，主要病因为脾虚肝郁。因肝主藏血，脾主统血，肝脾不和，则藏统失司，唯使肝脾协调，月经才能复常。

7. 妊娠、黄疸

某女，27岁，2001年8月7日初诊。妊娠8个月，右上腹隐痛。皮肤瘙痒3天，伴胸胁胀痛，烦躁易怒，嗳气，神疲倦怠，恶心欲吐，大便秘结，小便黄赤。舌淡红、苔黄腻，脉弦滑。查：肌肤、巩膜轻度黄染，腹平软、肝脾未及，右上腹压痛。ALT 150U/L，TBil 37.3μmol/L。中医诊断：妊娠合并黄疸。西医诊断：肝内胆汁淤积症。证属脾虚肝郁，湿热蕴结。治拟健脾化湿，疏肝利胆，和胃安胎。方选当归芍药散加味：当归10g，白芍10g，川芎10g，白术10g，茯苓10g，泽泻10g，黄芩10g，竹茹10g，苏梗10g，茵陈30g，柴胡6g，垂盆草15g。5剂。水煎服，1日1剂。8月12日二诊：服上方后，上腹隐痛、胸胁胀痛、皮肤瘙痒均消失。呕吐已止，纳增，精神转佳，大便调，小便转清。舌淡红、苔薄白，脉弦滑，巩膜黄染已消失。守原方再进5剂。8月22日三诊：复查肝功能正常，TBil 8μmol/L。B超示肝脏正常大小，回声分布均匀，胆囊未见明显异常。诸恙悉除。当归芍药散加砂仁善后。[金真. 当归芍药散在妇产科临床应用举要. 江苏中医药, 2006,(1)]

8. 产后腹痛

某女，36岁，2003年8月6日初诊。患者产后36天，小腹疼痛，喜按。恶露未净，量中、色红，伴头晕腰酸，神疲肢倦，纳呆便溏，面色萎黄。舌淡、苔薄，脉弦细。证属产后肝脾不和，冲任亏虚，气机不调，运行迟滞。治宜调和肝脾，养血疏肝，健脾生血。方宜当归芍药散加味：当归10g，白术10g，茯苓10g，泽泻10g，香附10g，白芍24g，炙甘草18g，川芎6g，陈皮6g，黄芪15g，熟地黄15g，仙鹤草15g。水煎，每日1剂，分2

次服。上方服用 3 剂后，腹痛消失，恶露干净，诸症亦除。原方再进 3 剂，以善其后。[金真．当归芍药散在妇产科临床应用举要．江苏中医药，2006，（1）]

原按：本例产后腹痛系产后血虚气弱，肝虚血滞，气机不调，运行阻滞，脾虚湿胜，健运失调，以致肝脾不和的腹痛。故方中选用芍药敛肝止痛；白术、茯苓、陈皮益气生血；泽泻淡渗利湿；佐以当归、熟地黄调肝益血，取当归补血汤意；加黄芪补气；因产后月余而恶露未尽，乃排出乏力，宿血内停，故以香附行滞、川芎活血，以排出宿血；又用仙鹤草引新血归经。如是配伍，服后疗效颇著。

9.不孕症

某女，36 岁，2002 年 6 月 8 日初诊。患者曾生子 8 岁，因游泳不慎，淹水而夭，2 年未孕。经前胸胁、乳房胀痛，烦躁易怒，嗳气叹息，经期少腹胀，经量少，色紫暗，肢体倦怠，纳容不馨，舌淡红、苔薄黄，脉弦细。子宫输卵管碘油造影示双侧输卵管通畅。男方精液常规检查正常。证属肝气郁结，脾虚湿胜，肝脾不和。治宜疏肝理气，健脾胜湿，调和肝脾。方用当归芍药散加味：当归 10g，白芍 10g，白术 10g，茯苓 10g，泽泻 10g，香附 10g，合欢花 10g，郁金 15g，川芎 6g，柴胡 6g。5 剂。水煎，每日 1 剂，分 2 次服。嘱每于经前 1 周服用上方 5 剂。如此连服 3 个月经周期而受孕，嗣后生一健康男婴。[金真．当归芍药散在妇产科临床应用举要．江苏中医药，2006（1）]

原按：本例患者曾生子 8 岁而失，精神抑郁不舒。经前胸胁、乳房胀痛。盖乳房属胃，乳头属肝，情绪不畅。肝气郁滞，木横克土，肝脾不和而致不孕症。方选当归芍药散加味以调和肝脾。方中芍药敛肝止痛；白术、茯苓健脾益气，悦胃补土而令心安；泽泻淡渗利湿；当归、川芎调肝养血；香附、郁金、合欢皮疏肝解郁、蠲忿息怒，使木得以条达舒畅，逍遥自在；柴胡为厥阴的引经药，疏肝清热。上方宜于经前 3~5 天服用，连用 3 个月经周期，可获显效。

（四）男科疾病

前列腺癌放疗后尿潴留

某男，71 岁，2019 年 11 月 23 日初诊。2 个月前患者因尿血在外院检查，前列腺特异性抗原结果为 120ng/mL（正常值为 0~4ng/mL），前列腺穿刺活检病理结果显示前列腺导管腺癌，行前列腺癌放射治疗。近 1 周来，患者感下腹部胀满不适，小便淋漓涩痛，阴囊水肿，在当地医院行膀胱彩超检查示残余尿 220mL，诊断为尿潴留，行导尿术，患者小便得通，症状得以缓解，遂拔除导尿管，之后患者仍排尿困难，再次行导尿术。如此反复，患者不堪导尿管刺激之痛苦，遂来就诊。刻下：下腹部胀满疼痛，小便涩痛淋漓难下，食欲不振，大便干，阴囊凹陷性水肿，心烦易怒，夜寐不安。舌质绛，苔黄燥，脉细涩。中医诊断：癃闭。辨证属肝郁脾虚、瘀血阻滞于下焦。治宜疏肝健脾，利水消胀，逐瘀止痛。方选当归芍药散加味：茯苓 20g，泽泻 30g，赤芍 15g，白芍 15g，当归 10g，车前子 10g，白术 12g，川芎 10g，延胡索 10g，鸡内金 30g，枳实 20g，益母草 20g，川牛膝 10g，苏木 6g。7 剂，水煎，每日 1 剂，分 2 次温服。11 月 30 日二诊：前方服用 2 剂后小便即能自行排出，尿痛症状亦减轻，大便每日 1 行，腹痛较前亦稍有减轻。效不更方，继予前方 7 剂。

12月8日三诊：排尿困难情况大为缓解，大便偏稀，日行1~2次，腹胀、腹痛及阴囊水肿消除大半，精神、饮食亦好转，彩超示残余尿70ml。前方加酒大黄10g，蜈蚣2条，7剂。

12月15日四诊：唯觉口渴心烦，寐差，其余症状均缓解，舌质红少苔，脉细，复查彩超示残余尿10ml。予前方加阿胶10g（烊化），滑石6g，猪苓10g，7剂，水煎服。后诸症消失，复查膀胱彩超示未见异常。[阳国彬. 当归芍药散辨治恶性肿瘤并发症4则体会. 中医药通报，2023，22（12）]

【临证提要】

（1）腹痛：本方原著用治"妇人腹中诸疾痛"，自然以治腹痛见长。引起腹痛的机制不一，有因寒而致者，有因热而致者，有因虚而致者。本方药味平和，泻中有补，略事增减即寒热虚实皆宜；有柔肝解痉、活血行津之功，无论疼痛部位在上、在中、在下，审其确属挛急和瘀滞而痛，皆能治之。原书限于妇人，其实男女皆宜。

（2）妊娠腹痛：尤在泾云："㽲按《说文》，音绞，腹中急也，乃血不足而水反侵之也。血不足而水侵，则胎失其所养而反得其所害矣。腹中能无㽲痛乎！"尤氏分析妊娠腹痛之理颇为贴切，强调了本方的养胎作用，用时可适当减少川芎、当归的剂量。

（3）妊娠或产后下利：妊娠须血养胎而血不足，产后失血而营血虚，复患下利兼见小便不利，自是水液失调，不循常道。此方用当归、白芍、川芎养血和肝，白术、茯苓、泽泻理脾渗湿，颇为对证。

（4）腰脚麻痹无力：多因水湿下趋，滞留肌肉，血运不利，腰脚失营所致。此方有养血活血与健脾祛湿作用，使水湿去则肌肉强健，血行畅则下体得养，麻痹无力自愈矣。若再加入干姜、防己、黄芪、小茴香，疗效更佳。

（5）眼目赤痛：若系外感风热，当从清肝凉血、疏散风热论治。此证眼目赤痛，显系血郁于络；涕多说明病性偏寒，水液未亏反呈壅阻。用此方通血络之郁滞，祛水湿之壅阻，颇为符合病情。陈老曾用此方治1例30余岁女患者，视力突降，睹物模糊，经眼科检查，皆谓难治，投以此方并加桂枝、甘草、车前子，17剂而愈。

（6）肝脏肿大：用此方治疗肝脏肿大有较好疗效。肝藏血，主疏泄，肝脏之所以肿大，不外气滞、血瘀、津凝、液结等原因。此方擅长补血活血、健脾除湿，稍加行气利胆的枳实、木香、茵陈，即可全面照顾，故有效。偏寒者加桂枝、吴茱萸；偏热者加丹皮、栀子；血滞甚者加桃仁、红花、山楂、大黄，连服数十剂。腹部包块也可应用。

（7）《三因极一病证方论》云："常服畅通血脉，不生痈疡，消痰养胃，明目益津。"《素问·调经论》说："五脏之道，皆出于经隧，以行血气，血气不和，百病乃变化而生。"此方以川芎行气，当归、白芍活血，茯苓、泽泻行津，无病常服能令五脏安和，津血流畅，百病不生。

（8）《青州医谈》说："当归芍药散最深之证，面色萎黄，腹中如有物而非块，又如包物之状，若是者用之奇效。要是因血滞而水亦滞者也。"指出血瘀津滞是本方证的基本病理。

（9）汤本氏云："妇人胃及子宫之痉挛，用本方多有奇效。"指出痉挛是疼痛的主要原因。不论痛在何部，审属经脉痉挛，血郁湿阻，均可使用。

（10）《类聚方广义》云："脱肛肿痛，出水不止者，奇效。"肿痛出水都是血瘀津阻证象，使用本方，自可获效，加入枳壳、柴胡、甘草尤佳。

陈潮祖自拟方

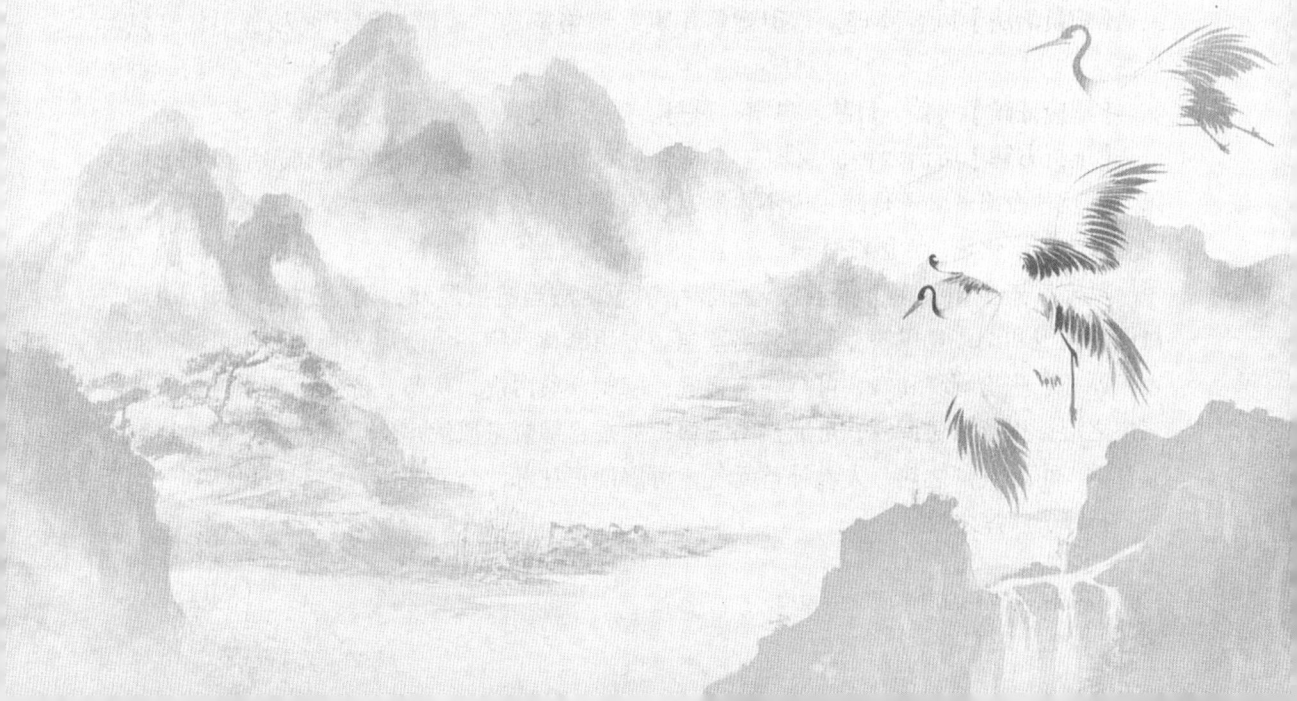

苍辛桂枝汤 （《中医治法与方剂》）

【药物组成】桂枝 15g 芍药 15g 生姜 15g 甘草 10g 大枣 15g 苍耳子 10g 辛夷 15g

【制剂用法】水煎，分 3 次，温服。

【病机治法】风邪伤卫，营卫不和。调和营卫法。

【适应证候】外感风寒，自汗恶风，清涕如注，舌淡脉缓。

【证析方解】素体阳虚，腠理不固，感受外邪，以致营弱卫强，汗出恶风；水津蒸化之气受寒，凝于腠理三焦，从鼻窍外泄而呈清涕如注；舌淡脉缓，病性属寒，所以此证是因风寒伤卫，营卫不和所致。

风邪伤卫导致营卫不和，法当疏风散邪，调和营卫。是故方用桂枝、生姜辛温散寒，宣通营卫，令阳气不郁则卫不强；白芍补益营阴，令营阴足则营不弱；甘草、大枣之甘，与姜桂之辛合用可温通阳气；与芍药之酸合用又可调和营血，营卫和调，则恶风自汗止矣！阳气恢复，气化正常，水气通调，则清涕止矣！再加苍耳子、辛夷辛散寒邪，宣通肺窍，可令清涕速止。

【临床运用】自汗恶风、鼻流清涕是用此方指征。陈老素体阳虚，年轻时每患感冒即呈桂枝汤证而清涕长流，服此方半日之内鼻涕即止，再过半日则霍然而愈。其后每遇此证投此即效。

愈尔敏汤 （《中医治法与方剂》）

【药物组成】麻黄 10g 荆芥 15g 防风 10g 川芎 10g 僵蚕 10g 蝉蜕 10g 厚朴 15g 陈皮 10g 茯苓 15g 桑白皮 10g 赤小豆 20g 连翘 20g 人参 10g

【制剂用法】水煎服，1 日 1 剂，连服数剂。

【病机治法】风客腠理，营卫运行不利，膜络挛急。疏散风邪，调和营卫，息风解痉法。

【适应证候】头昏、目眩、鼻塞、风丹、瘙痒、皮肤顽麻，舌尖微红。

【证析方解】所治六种证象均与《太平惠民和剂局方》消风散证相同，是风邪郁于少阳三焦及其血络，外不得疏，内不得泄，以致营卫失调，膜络挛急，呈为上述证象。所不同者，唯气已化热，舌微红耳。

风邪客于少阳三焦，营卫失调而膜络挛急，法当疏散风邪，消除致病原因；通调气血而令营卫和调；息风解痉而缓膜络挛急。方用麻黄、荆芥、防风开泄腠理，可祛风邪出表；厚朴、陈皮醒脾利气，可行三焦之气；麻黄、桑白皮、茯苓、赤小豆利水行津，可导三焦之湿；川芎活血调营，可通血络之痹；僵蚕、蝉蜕息风解痉，可解膜络之急；连翘辛凉宣散，可解气郁之热；人参补益元气，可以助正祛邪，合而成方，能起疏风、利气、活血、行津、解痉之效。

《伤寒论》能治荨麻疹的方剂有葛根汤、桂枝麻黄各半汤、桂枝合真武汤，方中都用桂枝温通血脉以开血痹。消风散和本方之用川芎，亦为温通血络而设，学者留意。

【临床运用】 上述诸证，若见舌尖微红，即可使用本方。根据不同证象，可作如下加减。

（1）头昏胀重痛：是风邪夹湿，客于头部，加白术30g，泽泻30g，运脾除湿，导湿下行。陈老曾治一50岁男子，头胀昏痛已逾两年，诸医束手，用此方1剂昏胀即解。

（2）鼻塞：过敏性鼻炎，加苍耳子10g，辛夷10g；鼻涕多，加乌梅20g，五味子10g，敛其津液，或桂枝、白术、泽泻各15g，运脾除湿，温化水湿；鼻孔发痒，加细辛5g，刺蒺藜10g，祛风利窍，或加桂枝温通血络。

（3）风丹：西医称为荨麻疹，属过敏性疾病。陈老从事方剂研究四十余年，所见古方能治此证者甚多。如系寒邪闭郁，营卫失和，可用葛根汤辛温解表，解痉和营，桂枝麻黄各半汤亦同此法；少阴阳虚，表卫不固，遇寒即发，用真武汤与桂枝汤、当归补血汤三方相合，再加人参，温阳化气，调和营卫，益气固表，防御邪侵；风客腠理，气郁湿滞，用《太平惠民和剂局方》消风散疏风解痉，宣通腠理；三焦湿热，用麻黄连翘赤小豆汤宣通腠理，清利湿热，临证50年来，所治甚多，若见舌尖微红，即用消风散与麻黄连翘赤小豆汤加减，无不应手而效，故名其方为愈尔敏汤。本方于消风散中去羌活、薄荷而加麻黄，是因羌活宣通腠理之力不如麻黄；麻黄还有较强利水作用，与桑白皮、赤小豆、茯苓相伍，可免湿热蒸腾，上蒙清窍而呈神昏耳聋之弊，更符湿滞腠理三焦机制。再用连翘清热，故对消风散证之偏于热者，投此即效。

（4）瘙痒：原因不一，感受疫毒者有之，可加苦参、贯众、地肤子、白鲜皮之属杀虫止痒。风邪入络，血络不通者有之，可加桂枝、赤芍活血通络。《药性论》谓枳壳能治"遍身风疹，肌中如麻豆，恶痒"，亦可随证加入，增强疗效。血虚生风者亦有之，可加生地黄、当归、赤芍、何首乌养血和营，共呈养血息风之效。

（5）皮肤顽麻：有湿滞肤表与气虚不荣之别。此方有祛风除湿功效，减去连翘，加入白术、黄芪，则益气、除湿二法兼而有之。

苍辛五苓汤（《中医治法与方剂》）

【药物组成】 桂枝15g　白术20g　猪苓15g　茯苓20g　泽泻30g　苍耳子10g　辛夷15g

【制剂用法】 水煎服，1日1剂，连服数剂。

【病机治法】 少阴阳虚，水邪上溢。温阳化气，宣通肺窍法。

【适应证候】 鼻流清涕，长期不愈，舌体淡胖有齿痕，脉缓。

【证析方解】《素问·经脉别论》说："饮入于胃，游溢精气，上输于脾，脾气散精，上归于肺，通调水道，下输膀胱，水精四布，五经并行，合于四时五脏阴阳，揆度以为常也。"指出水液运行，有赖脾气输运，肺气宣降，肾阳气化。其中尤赖肾阳将其水津蒸化成为水气，始能水精四布，五经并行，发挥濡润脏腑形骸，制约阳气不亢等功能。如果肾阳亏损，气化不及，水湿内停，从少阳三焦上行，溢出鼻外，则鼻流清涕见矣！堵塞鼻窍，则鼻塞不通或鼻甲肥大之症见矣！观其暮年鼻常清涕自出，即知阳气已虚，若非晚年而流清涕，也是阳虚气化不及使然。

气化不及，湿浊阻窍，治宜温阳化气，振奋衰惫之阳；宣通肺窍，复肺宣降之旧；健脾运湿，令脾运输正常；淡渗利水，引导水液下行。是以方用桂枝之温，助肾阳气化；白术健脾，助脾胃运输水津；苍耳子、辛夷祛风通窍，助肺气宣通；茯苓、猪苓、泽泻利水，导水液下行，合而成方，共奏温阳化气、宣通鼻窍之效。

【临床运用】以鼻流清涕而舌体淡胖有齿痕为其使用本方指征。盖舌淡为阳虚偏寒之象，舌胖为水湿阻滞之证故也。若阳虚更甚，可与真武汤合用，增强温阳化气功力。若加细辛、白芷，疗效亦佳。

病案：刘某，男，16岁，右鼻肿痛，在某省级医院诊断为鼻窦炎。做穿刺手术并服西药1个月而肿痛未减，且恶心欲呕。为书苍辛五苓汤温阳利水，并加砂仁、半夏温运脾阳，麻黄、细辛开宣肺气，金银花解毒，嘱服3剂。二次来诊脓涕大减，肿痛已消。续用此方调理半月而安。

加减青龙汤 （《中医治法与方剂》）

【药物组成】麻黄 10g　桂枝 10g　干姜 10g　细辛 5g　半夏 15g　白芍 10g　甘草 10g　桔梗 15g　杏仁 15g　白术 20g　泽泻 20g

【制剂用法】水煎服。连服数剂。

【病机治法】风寒束表，肺失宣降，气郁津凝。辛温解表，宣肺行津法。

【适应证候】外感风寒、恶寒、发热、身痛，喉痒喉痛，失音声嘶，舌淡、苔白，脉象浮紧。

【证析方解】寒邪束表，初起可见两类证象。寒热身痛，是寒侵肺卫，毛窍收缩，津气出入受阻，营卫运行受限之象；鼻塞流涕，喉痒喉痛，失音声嘶，是津气郁痹肺系之征。两类证象都因寒邪相侵，肺失宣降，气郁津凝使然。

外感风寒，肺失宣降，气郁津凝，阻于肺系，法当辛温解表，散其外束之寒；宣肺除湿，通其津气之滞；缓急解痉，舒其经脉之挛。是故方用麻黄、桂枝、细辛辛温解表，开泄腠理毛窍，令其寒散腠开，恢复津气出入；麻黄、杏仁、桔梗宣降肺气，干姜、半夏、白术、泽泻温运脾阳，淡渗利湿，令其津气下行，恢复津气升降；再用白芍、甘草缓解经脉挛急，恢复气隧之常，合而成方，共奏辛温解表、宣肺行津功效。

此方宣肺除湿功力较强，宣肺气之痹有麻黄、杏仁、桔梗，除津液之痹有干姜、半夏、白术、泽泻。麻黄、杏仁宣降肺气，使肺能布津；干姜、半夏、白术温运中焦，使脾能输津；桂枝温煦肾命，使阳能化水为气，三组药物调理肺脾肾三脏功能，再用泽泻利其已停水湿，用于气郁湿滞病理，若合符节，故治喉痛声嘶，咳嗽痰稀之证，投之而效。

【临床运用】以喉咽痒痛、失音声嘶，兼见表证或舌淡苔白为其用方指征。若治咳嗽痰稀，应加五味子，即小青龙汤与五苓散之变方，陈老治寒嗽痰稀，常用此方，疗效甚佳。

麻辛附桔汤 (《中医治法与方剂》)

【药物组成】麻黄 10g　细辛 5g　附子 15~30g　桔梗 20g

【制剂用法】水煎，分 3 次，温服，连服数剂。

【病机治法】寒邪闭郁，津气受阻，声带变厚。宣上温下，调气行津法。

【适应证候】暴哑失音，或日久不复，舌淡苔腻，脉象沉缓。

【证析方解】会厌今称声带，如琴之簧，受到肺气鼓动，与唇舌配合就能发出不同声音。声带能够发音，须具备两个条件，一是声带保持正常，二是肺气充足通畅。此证突然失音，绝非慢性疾病引起，而是寒邪侵袭表卫及其少阴经脉使然。表为寒闭，经脉受寒，津气宣发受阻，内归肺系，肺气异常则不能宣降，津凝声带则肥大变厚，振动不灵，成为声重、声嘶、声哑。其病变过程是：寒邪侵袭→肺卫为寒所郁，经脉为寒所痹→气郁津凝，声带变厚，振动不灵→声重、声嘶、声哑。

寒邪闭郁，津气受阻，声带变厚，以致声音嘶哑。治宜开宣上焦肺气，温煦下焦阳气，辛通少阴经脉。故用麻黄开宣肺气，逐其外入之寒；附子温煦命火，振奋疲惫阳气；细辛解其痉挛，辛通上下，通其经脉阻滞；桔梗泄肺利咽，成为他山之助，以上是从温通阳气施治。麻黄又有利水除湿作用，附子又有温阳化气之功，温阳利水，双管齐下，则津液自行，以上是从温化水湿施治，以此组合成方，则宣上温下，调气行津之法俱备，用治寒湿痹阻之暴哑最宜。

【临床运用】以暴哑失音，舌淡苔白为其辨证要点。1970 年在盐亭办学，一张姓男子年约四旬，前来求治，相隔咫尺而不知其所云，细询始知声哑已逾三载。观其舌淡苔厚而白，遂书此方付之。相隔二日，前来复诊，声音已近正常，三年之疾，一剂即效，实非始料所及。后遇失音之疾，审其偏寒，投此皆效。

楂曲平胃散 (《中医病机治法学》)

【药物组成】苍术 10g　厚朴 10g　陈皮 10g　甘草 3g　半夏 10g　茯苓 15g　山楂 15g　神曲 15g　麦芽 15g

【制剂用法】水煎服。

【病机治法】寒湿困脾，食积阻滞。燥湿运脾，消食化积法。

【适应证候】寒湿困脾，脘痞腹胀，不思饮食，倦怠嗜卧；或食积停滞，脘腹胀痛，嗳腐吞酸，呕恶，泄泻，舌淡苔白，脉濡缓。

【证析方解】此方可以用于两类见证，一是寒湿困脾，一是食积停滞。脘痞腹胀，不思饮食，倦怠嗜卧，是中焦受困，运化失司，湿凝气阻之象。若见嗳腐吞酸，胃脘胀痛，即属食积阻滞，津气运行受阻之征。舌淡、苔白、脉濡则是病性属寒的辨证依据。

此方由平胃散合二陈汤加消食药物而成，能治湿困脾阳与食停胃脘两类证候。因其治疗对象不同，方义也就随法而变。若从寒湿困脾剖析其理，燥湿芳化才是针对病机施治。

故方用苍术、半夏之辛温以燥湿运脾，厚朴、陈皮之芳香以化湿利气，茯苓、甘草之甘淡以健脾渗湿，山楂、神曲、麦芽配入方中仅为助脾化食而已。若用此方治疗食积则不然，消化食积的山楂、神曲、麦芽才是消除病因主药，燥湿、芳化、淡渗的平胃散、二陈汤方中诸药，仅为协助主药利气行津之用。方随法变，法随证变，于此可见一斑。

选用此方的目的有二。①使初学者明白，一个成方可从不同的角度解释其理，可以作为方虽不变而法随证变的范例。上述解释虽然都是根据病变本质释义，其侧重点却有所不同。②保和丸以二陈汤为基础加消食药而成，说明共同基础都是利气行津，从而提示了食积停胃导致津气运行受阻是其基本病理。

【临床运用】

（1）寒湿困脾，脘痞腹胀，不思饮食，四肢倦怠，舌淡，苔白，脉濡，可用此方燥湿化浊，恢复脾运。湿重可加白豆蔻、砂仁、猪苓、泽泻之属，增强芳化淡渗力量。

（2）脘腹胀痛，恶食、嗳腐吞酸，或泻利臭秽，是食积象征，可用此方消食化积，亦可加入莱菔子、鸡矢藤等增强消积功效。

参芩乌黛汤 （《中医治法与方剂》）

【药物组成】 柴胡 10g　黄芩 10g　半夏 15g　生姜 10g　人参 15g　甘草 10g　大枣 15g　乌梅 15g　青黛 10g

【制剂用法】 水煎服。

【病机治法】 气虚肝热，血溢脉外。益气清热，敛肝止血法。

【适应证候】 气虚肝热，血溢脉外，痔血、尿血、崩漏，心悸气短，体倦无力，舌尖微红，脉弱无力。

【证析方解】 下部出血，是本方主症；气虚肝热，是此证病机；其余证象，是气虚肝热辨证依据。血行于脉，有赖肝为疏调，气为固摄。如果肝经有热，疏泄失常，卫气虚损，不能固摄，则血溢脉外而下部出血诸症见矣！何以知属肝热气虚？因舌尖微红为血热之象，心悸气短为元气虚损之征，故知之。

此证有气不摄血、热迫血溢两种病理存在，治宜益气清热，双管齐下，才与机制相符。此方是由小柴胡汤加青黛、乌梅而成。方中人参、甘草、大枣补益元气，半夏、生姜运脾和胃，使中焦健运则卫气有源，血得气摄则血不外溢。黄芩擅清肝经气热，青黛擅清肝经血热，柴胡疏肝理气，杜绝气再郁结化热，使血能内贮于肝而不外泄。复用乌梅敛肝止血，遂呈益气摄血、清肝宁血、敛肝止血三法俱备之方，所以用治出血，疗效甚佳。

【临床运用】《仁斋直指方》谓小柴胡汤加乌梅能治诸热出血。陈老在此方再加擅清肝经血热的青黛，则止血功效尤著。不仅下部出血可用，如果减去生姜、柴胡改用青蒿，则上部吐血、咯血、鼻衄、发斑，审属两种机制同时存在，亦可使用。若欲增强清热止血作用，可加炒地榆 20g；若欲增强收涩止血作用，加入乌贼骨 30g，茜草 10g。

病案 1：某女，65 岁，2001 年 12 月就诊。自述阴道下血，淋漓不断，已逾 1 个月。曾经某省级医院妇科检查，子宫并无异常。陈老思患者年逾花甲，且兼心悸气短，遂书此方

3 剂付之。二次来诊，血已停止，唯在小便以后纸上尚有一点血迹，原方再加乌贼骨、茜草，嘱其再服 3 剂，两个月之后，未见复发。

病案 2：某男，32 岁，2002 年元月来诊。自述小便尿血已有数月，遇劳加重，曾经西医检查，既非肾系结核出血，也非尿路结石损伤出血，原因至今不明。书此方 3 剂付之。二次来诊，谓已半个月未曾见血，嘱其再服，以免复发。

病案 3：某男，31 岁，2004 年 8 月 3 日就诊。自述行房精中带血，多方医治无效，求治于陈老，观其舌淡，遂书此方加黄芪、白术、蒲黄、三七、龙骨、牡蛎付之，服 6 剂精中已无血液，嘱再服数剂，巩固疗效。

益气升压汤 （《中医治法与方剂》）

【药物组成】人参 15g　黄芪 30g　白术 20g　炙甘草 10g　升麻 10g　柴胡 10g　当归 6g　陈皮 10g　麦冬 10g　五味子 10g

【制剂用法】水煎服。

【病机治法】中气不足，气虚下陷。补中益气，升阳举陷法。

【适应证候】血压偏低，头目眩晕，起坐、睡卧动作稍快即感昏眩，困倦无力，少气懒言，舌淡，脉弱。

【证析方解】头晕目眩，是本方主症；气虚下陷，是此证病机；其余脉症，是气虚下陷辨证依据。脾肾生化的元气，运行三焦，输布五脏，成为五脏功能活动的动力。心赖此气以推动血行，肺赖此气以司呼吸，脾赖此气而能传化。今因气虚下陷，心气不足则搏动无力，搏动无力则输出血量减少，上行于脑血量亦就不足，脑络因失血充而呈短暂挛急，牵引脑膜，于是头晕目眩证象见矣！其病理转归是：中气虚损导致卫气虚损，卫气虚损导致心气不足，心气不足导致搏动无力，搏动无力导致脉中血量减少，脉中血少导致上行脑络血量不足，膜络常因体位改变出现短暂挛急，终成为眩晕。

治疗此证，法当补中益气，升阳举陷。使中气旺则卫不虚，卫不虚则心气旺；心气旺盛，搏出血量充足，上行于脑之血不虚，则膜络不挛，眩晕可止。本方是由补中益气汤与参麦散两方相合而成。方中人参有益气强心作用，更以黄芪、白术、炙甘草补中益气，升麻、柴胡升举清阳，从而体现益气升陷之法；陈皮芳香，醒脾利气，既助脾运，也防气滞；当归辛温，既可补血行血，畅旺血行，又可激发少阳春生之气，助卫气上升；加入麦冬养阴生津，使血中液充则脉络充盈；五味子经药理实验证明"对中枢神经系统有兴奋作用""对不正常的血压有调整作用；对循环衰竭者，升高血压颇为显著"（《中药大辞典》），配此可为人参他山之助，合而成方，能奏益气升压之效。

【临床运用】　此方升压效果甚佳，一般服 3~8 剂即趋正常，曾用此方治疗低血压患者数十例，均获效。将此方命名为益气升压汤，目的是使学者知其方名即可知其效用也。

滋阴潜阳汤（《中医治法与方剂》）

【药物组成】 生地黄 30g　山药 20g　麦冬 15g　山茱萸 10g　丹皮 10g　茯苓 15g　泽泻 15g　骨碎补 15g　牡蛎 30g

【制剂用法】 水煎服。

【病机治法】 肾阴亏损，虚阳上浮。壮水制火，镇敛浮阳法。

【适应证候】 牙齿松动疼痛，舌红少苔，脉象细数。

【证析方解】 肾主骨，齿为骨之余。牙中髓质是由肾精化生，坚固牙周肌肉有赖阴津充盈。牙齿是否坚固，与肾水阴精的盈虚休戚相关。是以齿牙松痛一证，用脏腑辨证定位，病在肾系；兼见舌红少苔，脉细微数，用八纲辨证审其寒热，病性属热；用气血津液辨证察其虚实，属阴津亏损。其机制是：肾阴亏损致阳失阴济，化热上炎，或肌失津充，牙龈萎缩，终使牙齿松痛。

齿牙松痛，是因虚阳上浮；虚阳上浮，是因阴津亏损。是故治宜壮水之主，始合治病求本原则。方用生地黄滋其肾阴，干山药滋其脾阴，麦冬滋其肺胃之阴，三焦阴津充盈，自可充实牙周之肌，并制偏亢之阳。虚阳上浮，单滋其阴，治法仍然未臻完善。故配丹皮之凉，清其虚热；山茱萸之酸，收敛浮火；生牡蛎之重，潜镇浮阳；茯苓、泽泻之降，引热下行，虚热下行则牙齿松痛之症可愈。《本草纲目》谓骨碎补能"入骨治牙"；张锡纯谓"能引肾阳归肾"，共奏壮水之主、镇敛浮阳功效。

薛立斋云："肾经虚而（牙）痛者，六味丸加骨碎补。"《本草汇言》谓六味地黄丸加骨碎补能"治肾虚耳鸣、耳聋，并牙齿浮动，疼痛难忍"。本方加麦冬，既可滋其水源而令肾水充盛，又可清金润肺而令肺气肃降。再加牡蛎，介类潜阳，复有山茱萸收敛浮火，茯苓、泽泻引阳下行，骨碎补引阳藏肾，故较原方滋阴潜阳之力更强。

【临床运用】 牙齿松痛兼见微热者，可用本方。《雷公炮炙论》谓骨碎补去毛用蜜拌蒸12小时，晒干捣末，猪肾为引空心吃，"治耳鸣"。可见本方对肾阴虚损的耳鸣也有疗效。若再加入磁石，可能更为理想。

变通玉女煎（《中医治法与方剂》）

【药物组成】 生地黄 30g　玄参 20g　麦冬 20g　石膏 30g　知母 10g　牛膝 15g　骨碎补 15g

【制剂用法】 水煎服。

【病机治法】 少阴不足，阳明有余。气血两清，胃肾同治法。

【适应证候】 牙龈红肿，牙齿松痛，发热口渴，舌红少苔，脉大而数。

【证析方解】 牙龈红肿，热在阳明；牙齿松痛，病在少阴；发热口渴，是气分热盛津伤；舌红少苔，是血分营阴受损。综上，此证属于少阴不足，阳明有余。

少阴不足，阳明有余，法当滋其不足之阴，泻其有余之阳。方用石膏、知母清其气热，生地黄、玄参、麦冬凉血滋阴，五药既是胃肾同治，也是气血两清。牙龈红肿是因充血，故配牛膝引血下行；牙齿松痛，是因肾虚火炎，故配骨碎补引其浮阳下归于肾。二药虽非滋阴清热之品，却可令其肿消痛止。

木香蜈蚣散（《中医治法与方剂》）

【药物组成】广木香 10g　蜈蚣 3 条

【制剂用法】共研细末，分 3 次服，大人白酒冲服，小儿煮甜酒服。可连服数十剂。

【病机治法】寒凝气滞，脉络不通。行气疏肝，解毒通络法。

【适应证候】睾丸一侧或两侧肿大而痛者。

【证析方解】睾丸虽属肾系而与肝经有关。肝经输经脉、络阴器，肝郁气滞则气机不通，气机不通则肿大疼痛。即《圣济总录》所谓"寒气客于经筋，足厥阴经脉受邪，脉胀不通，邪结于睾卵"，即呈"卵胀"。

寒凝气滞，脉络不通，法当温散寒凝，宣通脉络。方中木香辛温无毒，"乃三焦气分之药，能升降诸气，气滞者宜之，乃塞者通之也"（时珍）。蜈蚣辛温有毒，专走肝经血分，《名医别录》谓能"去恶血"，《日华子本草》谓能治"癥癖"，时珍则谓能治"小儿惊痫搐脐风，口噤丹毒，秃疮瘰病"，可见本品有以毒攻毒、祛风解痉、活血通络之功。此方用木香入三焦气分，疏畅气机，开其窒塞；蜈蚣入血分，解毒止痉，活血通络；用酒以行药力，共呈行气通络、解毒消肿之效。俾气血流通而无壅滞之患，则卵肿之疾自愈。

【临床运用】此方用治睾丸肿大，药味虽简而疗效卓著，无须辨别寒热虚实亦无须加减。本方和四逆散同用亦可。

陈老用此方治疗睾丸肿痛，数以十计。今附病案之一于下。

1976 年夏，带学生到宜宾县、高场区实习。应区卫生所所长江林禄之邀，看一住院患者。患者在 1 个月前做过输精管结扎手术。术后睾丸肿痛，使用消炎抗菌药物，治疗月余，依然如故，肿痛不消。遂以此方研末，用酒冲服，1 日 1 剂，5 天之后肿痛全消，出院。

首乌养血汤（《中医治法与方剂》）

【药物组成】当归 12g　熟地黄 15g　制首乌 15g　黄精 15g　山药 10g　生地黄 10g　天冬 10g　麦冬 10g　蝉蜕 6g　防风 10g　炙甘草 6g

冬天加桂枝 10g，夏天加黄芩、玄参各 10g，顽固者加全蝎 6g，气虚加人参、黄芪各 15g。

【制剂用法】水煎服。

【病机治法】血虚生风。养血祛风法。

【适应证候】老年性瘙痒。

【证析方解】痒证原因不一，有因外感菌毒，皮肤生长疥癣而痒；有因外感风邪，郁于腠理三焦，成为风丹瘾疹而痒；此症见于暮年，是因血虚生风所致。脏腑形骸均赖气以煦之，血以养之，津以濡之。老年阴血枯竭，无以濡养经脉，风邪乘虚客之，遂呈瘙痒难禁。

内有津血干枯，治宜滋阴养血；外有风邪侵袭，治宜祛风散邪。当归、熟地黄、制首乌、黄精都是补血药，配此旨在养血，生地黄、天冬、麦冬、山药都是补阴药，配此旨在滋阴，阴血得充则燥涩得濡，这组药是在治本；蝉蜕、防风有疏散风邪作用，风邪得疏则血无风搏，这组药在于治标。两类药物标本兼顾，能呈养血祛风功效。配伍甘草有甘守津还之意，亦有可取。

【临床运用】此方纯为血燥身痒而设。《证治要诀》谓："血虚皮肤痒者，宜四物汤加防风七钱半；如以四物半贴，水二盏，调消风散一钱亦可。妇人血气，或通身痒，或头面痒，如虫行皮中，缘月水来时为风所吹，不然则是产褥中食动风物致之，亦宜如前四物汤调消风散。有脾虚身痒，本无疥癞，素非产褥，孑然一身，痒不可住，此乃脾虚所因。"看来用养血药合祛风药治疗身痒已早为古人使用，此方不过是在上述基础之上有所加减而已。若加川芎通其血络之滞，则配伍更趋完善，盖痒由血络不通故也。

用此方治疗31例老年性瘙痒，痊愈28例，好转2例。

清肝止衄汤 (《中医治法与方剂》)

【药物组成】青黛10g　焦栀子10g　瓜蒌壳15g　黄芩10g　丹皮12g　青蒿20g

【制剂用法】水煎服。青蒿后下。

【病机治法】肝火犯肺。清肝止衄法。

【适应证候】鼻衄如注，舌红，脉象弦数。

【证析方解】鼻衄当分寒热，此证兼见舌红、苔黄、脉象弦数，病性自然属热。是因肝火旺盛，木火刑金，肺窍络损，遂呈鼻衄如注。

此种肝火犯肺之证，治宜清热凉肝，令火不刑金，血不为热所迫，则衄血自止，是为澄本清源之法。方中青黛凉血力量颇强，走肝以凉泻血分邪热，得善清肝经气分邪热之栀子、黄芩，凉血散血之丹皮为助，清热凉血作用大为增强。木火刑金，本是金不制木，火随气升，故用瓜蒌壳降泄肺气，恢复肺气肃降之权；鼻衄多由暑热内逼，青蒿清暑之功素著，故选此药清透血分邪热，合而用之，能呈较强清热凉肝功效。

【临床运用】审其确属热证即可投此，或加大黄引血下行，或加牡蛎潜阳镇逆，或加生地黄、玄参凉血滋阴，或加小蓟、白茅根标本同治。唯湿热不宜投此，投此亦应加入芦根、滑石之流，才合法度。

病案：1976年夏天在温江和盛镇办学，一杨姓老妪年近八旬，鼻窍出血一月不止，邀陈老往诊。观其舌红、脉数，当是暑热侵入血分，热迫血溢使然，遂书此方付之，二剂即止。继呈心区绞痛难忍，因思失血日久，而呈心痛，当是失血过多，心包脉络挛急使然。改书一贯煎加芍药、甘草付之，也是数剂痛止。从此每遇此证，纯热无湿即用此方，若系湿热，即用蒿芩清胆汤，投之即效。

柴桂五苓汤 (《中医治法与方剂》)

【药物组成】 柴胡 25g 黄芩 10g 半夏 10g 生姜 15g 人参 15g 甘草 10g 大枣 10g 桂枝 15g 白芍 15g 白术 15g 茯苓 15g 泽泻 20g 丹皮 15g 牡蛎 20g

【制剂用法】 水煎服。1 日 1 剂，连服数剂。

【病机治法】 精血渐衰，营卫不和，升降失常。调和营卫，和解少阳法。

【适应证候】 妇女绝经前后诸证。妇女停经前后，时呈发热汗出，胸前头颈汗多，自觉热气上冲，甚则面红潮热，或兼心烦易怒，痞闷不舒，舌体微胖，舌尖微红，脉象正常，或微弦、微数。

【证析方解】 女子经血每月一行，有赖肝经应时疏泄。肝经之能主持气血津精疏泄，是肝主筋膜，而五脏经隧均由筋膜构成有关。如已年逾四十，冲任渐衰，精血渐少，营卫失衡，气血津液升降出入异常，升多于降，津血随气上冲，颜面潮红证象见矣！此证停经以后亦常有之，甚至年逾花甲偶亦有之。细究其理，仍因气血津液疏泄失常，降少升多使然。其基本病理是：时届暮年，精血日损，营弱卫强，致肝气升降异常，津血升多于降，而成为此证。

精血渐衰，卫强营弱，以致脉外卫气与脉内营血上升太过，身半以上汗出、颜面潮红，治宜调其阴阳，和其升降。此方是由小柴胡汤、桂枝汤、五苓散三方加减而成。方用桂枝、生姜、柴胡宣发阳气出表，削弱卫；芍药、甘草、大枣益阴和里，强其营，令其营卫和谐。重用柴胡发少阳三焦卫气，发多于升，使无上升太过之虞；黄芩清其气热，生姜、半夏降其津气，意在斡旋中焦，制其津气上升；人参、甘草、大枣益气实卫，旨在固护阴津，不使外泄，使其营卫和谐，则三焦升降和矣。然而上半身汗出、面红与其津血上升太过、营阴外泄有关，单调营卫、三焦，若不引导水津下行，上身汗出难以消除。桂枝与白术、茯苓、泽泻同用，功能化气行水，使其水津下行归肾，减少上升外泄；再配丹皮凉血调营，牡蛎潜阳固涩，制其气血上冲，阴津外泄，诸药同用，调和营卫，和解少阳，而使肝之疏泄正常，其证可愈。

或问：此方选药配方，旨在调理肝之疏泄，是否还有深义？五脏经隧是由肝系筋膜构成，其实肝系筋膜是由心包延伸而来，心包神筋才是经脉弛张运动发号施令中枢。由于《黄帝内经》将其心神之筋归属肝系，才谓肝主疏泄。

古人尝云汗为心液，其出入关夫肺肝，盖营分开合，为肝所司，卫分开合，为肺所主故也。今因肾系阴精有亏，阴不济阳，肝阳偏亢，血随气逆上冲而呈颜面潮红，津随气浮出表而呈外泄出汗，唯宜清营凉血制其冲逆，固其营卫，不使外泄，才是两全之策。丹皮擅长清热凉血，桂枝擅长降逆平冲，牡蛎擅长镇肝宁神，固护营阴，人参擅长益气实卫，使其营阴不受热蒸，营血不随气升，表卫得其气固，则热气上冲，上身汗出愈矣。

或谓：桂枝性温，恐有助热之嫌？凡事不能仅看一面。此证有冲气上逆、营卫有热、津随气逆三种机制并存，泄卫和营、平其冲逆、化气行水均唯桂枝是赖。因此才与丹皮相配，使其温性去而泄卫、平冲、行水之功仍存；况有黄芩清气分之热，实为有制之师。

【临床运用】湿不重者，可用丹栀逍遥散加牡蛎潜阳；舌质红者，再加生地黄凉血滋阴，冬桑叶止汗。

变通十味温胆汤 (《中医病机治法学》)

【药物组成】橘络9g　茯神15g　半夏12g　甘草3g　枳实6g　地黄15g　酸枣仁15g　远志6g　石菖蒲10g　竹沥3匙

【制剂用法】水煎服。竹沥（兑服）。

【病机治法】痰浊阻窍。涤痰开窍法。

【适应证候】精神痴呆，忽悲忽喜，哭笑无常，惊悸失眠。

【证析方解】生来即成痴呆，属于先天遗传，法在不治。如因病成痴，忽悲忽笑，哭笑无常，多是痰随气逆，闭阻神明使然。此方所治，即因痰浊阻窍所致。

此方是由温胆汤加减变化而成。神志痴呆是由痰浊蒙阻心包，法当涤痰泄浊，拔除病根，拨乱反正，令其清醒。方用半夏燥湿祛痰，竹沥清热涤痰，并配石菖蒲开窍，助其化浊，远志开窍，助其豁痰，四药相伍，成为涤痰开窍主药。痰随气升而上蒙清窍，法当降气而令痰随气降。故用橘络通络涤痰，畅其气机，枳实祛痰逐饮，降其逆气，二药既可增强祛痰效力，亦可引痰下行。复用生地黄凉血滋阴，补其心体，酸枣仁、茯神养心安神，强其心用，甘草矫味和中，可奏祛痰开窍，养心宁神功效。

【临床运用】审其舌苔滑腻，热象不显，可以选用此方。亦可与白金丸同用，增强祛痰力量。此方亦可治疗惊悸失眠，因有温胆汤通调三焦湿浊，令其阳气出入无阻，复有远志、石菖蒲交通心肾，酸枣仁宁心安神故尔。

青龙五苓汤 (《中医治法与方剂》)

【药物组成】麻黄10g　桂枝15g　干姜10g　细辛6g　白芍10g　甘草10g　半夏15g　五味子10g　白术20g　茯苓20g　猪苓20g　泽泻30g　紫菀15g　款冬花15g

【制剂用法】水煎服。

【病机治法】寒邪束表，气郁津凝。宣肺散寒，温阳化饮法。

【适应证候】风寒束表，咳嗽气喘，痰多清稀，兼见恶寒、鼻塞、流涕、喉痒，舌苔水滑，脉象浮紧或弦缓。

【证析方解】咳嗽、痰多，是本方主症；风寒束表，气郁津凝，是此证病机；其余证象，是其辨证依据。肺合皮毛，主表。风寒侵袭，肺卫首当其冲。表卫为御寒侵，毛窍收缩，则卫气不能外散，水津不能外泄，妨碍肺气宣降，气郁津凝，阻滞所属各部，从而出现肺卫、肺系、肺脏三类证象。表为寒闭，卫气不能外出则恶寒；毛窍收缩，汗液不能外泄则无汗；津凝成湿，湿滞体表则身软；脉络受寒，收引挛急则身痛；于是肺卫证象见矣！表卫闭郁，少阳三焦气郁津凝，阻于肺系，则呈鼻塞流涕，咽喉发痒；湿滞会厌，声带变厚，则呈声音重浊，声嘶声哑，于是肺系证象见矣！肺气不能正常宣降，气郁津凝，气道挛急，则呈咳嗽、气喘；水津渗入气管，则呈痰多清稀，于是肺脏证象又见矣！痰多清稀，责之肺脾肾三脏。因为水津运行有赖肺为宣降、脾为运输、肾为气化才能升降出入运行无阻。今因肺为寒郁，水津出入受阻，进而影响脾不输津，肾命气化，于是三焦同病，水液内停而痰多清稀证象见矣。综上所述，此证之基本病理是：风寒束表导致肺气宣降失常，脾胃运输失常，肾命气化失常，从而气郁津凝，成为咳嗽气喘，且痰多清稀。

寒邪束表，气郁津凝，三焦同病，法当宣肺气以散表寒，温脾阳以助脾运，温肾阳以复气化。是故方用麻黄、桂枝、细辛辛温解表，祛其寒邪；干姜、半夏、白术温运脾阳，恢复脾运；桂枝温肾阳以助气化，茯苓、泽泻渗泄已停之饮，令肺气宣、脾阳运、肾阳旺，则三焦理而痰饮消矣！咳嗽气喘虽因气郁津凝，气道挛急亦难逃其责，故用紫菀、款冬花、五味子止咳下气，细辛、白芍、甘草柔肝缓急，盖五脏经隧均由肝系筋膜构成，柔肝缓急实即缓解气道之急故也。诸药合用，能呈宣肺散寒，温阳化饮，解痉止咳功效。

【临床运用】此方由仲景小青龙汤与五苓散加味而成。小青龙汤证若见痰多即可投此增强运脾化气作用，杜绝痰涎再停。如兼胸腹胀满，再加杏仁、厚朴、陈皮双调津气，若兼胸胁胀痛，不思饮食，再加入枳实、柴胡，即青龙汤、胃苓汤与四逆散三方合用。陈老在临证使用此方甚多，效果甚佳。

宣上温下汤（《中医治法与方剂》）

【药物组成】麻黄 3~10g　细辛 3~6g　制附子 15~60g　干姜 10~30g　白术 10~20g　白芍 10~20g　茯苓 15~30g

【制剂用法】附子先煮 60 分钟去麻味，余药后下，汤成，去滓，分 3 次，温服。

【病机治法】肺气失宣，肾失气化。宣上温下，肺肾同治法。

【适应证候】

（1）阳虚水肿，舌体淡胖有齿痕。

（2）咽中如有物阻，日久不愈。

（3）失音声嘶、舌体淡者。

【证析方解】本方所治诸证，都是肺气失宣，肾失气化所致。水液运行，有赖肺气宣降，脾气运输，肾阳气化，心阳温煦，肝为疏调。如果五脏功能衰弱引起水液运行受阻，即会停聚成为水肿。少阴经脉循于咽喉，如果肺气闭郁不宣，肾阳衰而不振，津气凝结，阻于咽部夹层，即呈咽中如有物阻。如果骤感寒邪，肺气闭郁不宣，肾阳气化不及，津凝气闭，会厌（声带）松弛、变厚，又可呈为暴哑失音。

此方是由真武汤与麻附细辛汤两方相合而成。方中附子上温心阳可以增强血运，下温肾阳可以增强气化；干姜、白术温运脾阳，可以增强脾胃运化水湿；麻黄、细辛开宣肺气，可使气宣津布；白芍柔肝缓急，可缓经隧痉挛；茯苓淡渗利湿，可祛已停积水，合而成方，善调五脏功能，令其恢复正常。故用此方治疗水肿，能呈宣肺行水，培土制水，温阳行水功效。由于此方具备上宣肺气，中健脾运，下温肾阳，专开津气痹阻之功，故治咽中如有物阻以及暴哑失音亦有良效。治疗暴哑失音，加入桔梗泄肺利咽，其效更佳。

【临床运用】

（1）主症以外，兼见舌体淡胖，即可使用本方。治疗水肿，可与五皮饮或已椒苈黄丸合用，增强行气利水之功；加入活血之品促进肾系血液循环，可以治疗肾功衰竭；治疗咽中如有物阻，可加半夏、厚朴增强通降津气作用；治疗暴哑失音，可加桔梗增强开宣肺气力量。

（2）此方治疗阳虚外感、痰饮喘咳、胸痹疼痛、风寒湿痹等证，用之得当，化裁得宜，亦可取效。

五通汤（《中医治法与方剂》）

【药物组成】 麻黄 10g　桂枝 10g　干姜 10g　半夏 15g　细辛 6g　白芍 10g　甘草 10g　陈皮 15g　厚朴 20g　枳实 15g　柴胡 15g　白术 20g　茯苓 20g　泽泻 30g　人参 10~20g

【制剂用法】 水煎 3 次，和匀分 3 次服用，1 日量。

【病机治法】 风寒束表，经脉挛急，气血津液郁结。温通五脏法。

【适应证候】 外感风寒，经脉挛急，气血津液郁结：①肺系受病则头身酸软重痛、鼻塞流涕、咽喉痒痛、声音嘶哑、喘咳痰白；②心系受病则心区憋闷、疼痛；③肝系胸胁胀痛；④脾系受病则脘痞腹胀，呕吐泄泻，胃痛腹痛，或大便不爽，便秘；⑤肾系受病则小便不利，水肿。上述证象仅见一症便可使用，不必悉具，但须以舌体淡胖为其辨证依据。

【证析方解】 近年综合仲景小青龙汤、理中丸、五苓散、四逆散四方加减，组成此方，意欲由博返约，便于掌握，治疗五系寒证。

仲景《伤寒论》方，是据外感风寒立论，多数属于津气郁结病变。由于受寒以后，必然引起心系血络挛急，成为气血津液同病。所以，外感寒邪，经隧因寒而挛，气血津液因寒而凝，见于一系有之，两系有之，五系同病亦常有之。五脏经隧是由肝系筋膜构成，其中心系血管与肝系三焦膜原、腠理遍布脏腑形骸，无处不有，是气血津液环流全身之路。《灵枢》《素问》谓其营行脉中，卫行脉外，其实谷精、肾精、胆液之类流动物质，也随气血水津运行血管内外。一旦感受寒邪，经脉挛急，气血津液运行不利，于是众多证象见矣！

寒邪束表，毛窍收缩，血络挛急，气血津液运行受阻，滞留肤腠之间，头身酸软重痛见矣；津气郁结，阻滞肺窍，鼻塞流涕见矣；阻于咽喉间隙，血络不通，咽喉痒痛见矣；津气阻于会厌，声带变厚，声音嘶哑见矣；肺脏宣降津气功能受阻，津气阻于气道夹层，渗入气道，喘咳痰稀见矣；津气阻于心系冠状动脉，或成心肌肥大，或成心包积液，心区憋闷或疼痛见矣；肝系经脉布于胸胁，胆管下连小肠，经脉挛急，气血水津郁结，胆液、胰液受阻，胸胁胀痛，不欲饮食见矣；脾胃纳运水谷，升降津气。胃肠夹层津气阻滞，脘痞腹胀见矣；胃肠痉挛，津气失调，吐泄腹痛见矣；津滞夹层日久，胃肠受湿而弛，传导功能减退，大便不爽见矣；水津不能反渗入肠，便秘见矣。肾为主水之脏，肾命气化不及州都，水津停滞，则成小便不利，或呈水肿。上述种种，要皆素体阳虚，或过食生冷，过用寒凉，阳气受损，复感外寒，经脉挛急，气血津液升降出入失常使然。

五脏功能衰退，复感寒邪，导致五脏经隧挛急，肺系宣降津气功能失常，脾胃升降功能失职，肾命化气行水功能不及，肝系疏泄功能受阻，津气滞于少阳三焦，遍及五系。遵循《黄帝内经》"其在皮者，汗而发之""中满者，泻之于内""其下者，引而竭之""肝苦急，急食甘以缓之"之训，法当外散寒邪，内温阳气，行气活血，通调津气，舒缓经脉，解其痉挛，才与病理相符。方中麻黄、桂枝有散寒解表作用，可祛外侵寒邪，消除病因；麻黄、细辛宣降肺卫津气，可以恢复肺系功能，乃治上焦药也。陈皮、枳实、厚朴，可降胃肠之气，使其肺气下行无阻；配以干姜、半夏、白术温运中焦，健脾化湿，柴胡、枳实升降中焦津气，畅通胆流，乃治中焦药也。桂枝有温肾阳之功，配以白术、茯苓、泽泻，可呈化气行水之效，乃为下焦而设也。桂枝擅长温通血脉，畅旺血行；细辛、白芍、甘草擅长舒缓五系经隧挛急，则为血行不利，经脉挛急设也。自身阳虚，温必兼补，故用人参益气，振衰起废之功，位居诸药之首，《神农本草经》谓其能"补五脏"者，盖五脏功能活动均赖气为动力故也。诸药合而成方，可呈外散寒邪，内温阳气，补其虚损，通其滞塞之效。因可通调五系气血津液，故以"五通"名之。

【临床运用】临证应用此方，当随不同证象加减。声音嘶哑者加桔梗泄肺利咽；阳虚阴盛者再加附片温其少阴阳气，增强心系血运与肾系化气行水作用。肺气上逆呈喘者可加桑皮、杏仁降其津气；或加大黄通泻大肠，成为脏病通腑、承气下行之法。咳嗽痰少者可加桔梗开宣肺气，五味子敛肺止咳，款冬花、白前解痉止咳；咳嗽痰多者加苍术、胆南星燥湿和脾，杜绝津凝成痰。脾系脘痞腹胀，气逆而哕，则重用陈皮并加旋覆花降其肺胃逆气，如因胃之贲门、幽门松弛，胆液随其胃液上逆，食管灼热冒酸，重用枳实促进胆管、幽门收缩，阻止胃液上逆，或加黄连、吴茱萸制酸，体现寒温同用之法。如果胸胁胀满，食欲减退，当是胆胰受阻，则宜重用枳实，加入木香、郁金畅通胆流。如果肝脏肿大，则宜加入当归、川芎活血行瘀，成为气血津液齐通。心区憋闷，心律不齐，减去厚朴、干姜换成生姜（即合《金匮要略》橘皮枳实生姜汤），令其津气下行；若津凝成痰，阻于心脏冠状动脉夹层，稍受寒侵或情绪激动则痛，则加瓜蒌、薤白涤痰泄浊。若系心包积液，心体肥大，则加苍术、猪苓增强燥湿利水作用。若系心功能衰惫，呈为心悸，则减去麻黄、厚朴、半夏，加入附子，配合人参温补心肾阳气。近年使用此方，疗效甚佳，以此奉献读者。

附录

六爱主人——陈潮祖

我家祖籍蜀南叙州，二爷彰德、爷爷彰维略懂华扁之术，如用自治钩虫丸为乡亲去痛疗疾，在家乡小有名气，受人尊重爱戴。

家父陈公潮祖(1929年2月12日~2018年11月21日)，字荣海，号展飞、伴兰、六爱主人，蜀南李场人。机敏聪颖，幼承庭讯，耳濡目染，医、文兼修，宜宾师范学校毕业后在乡里教私塾。因心有所属，钟情于岐黄之志，故弃文从医，随当地名医孙庭芳、陈

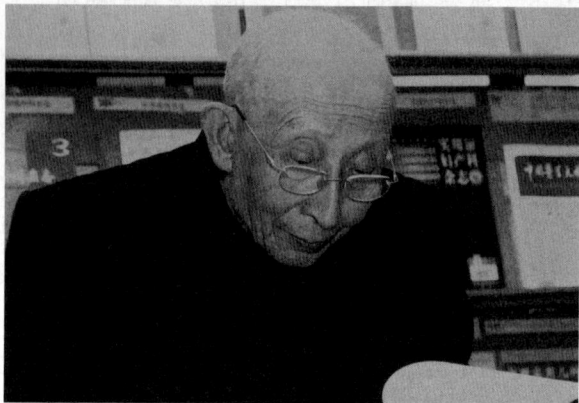

陈老潮祖翁

继戎（家父堂兄）等专心习医，学有小成，悬壶桑梓，医誉渐起。1957年考入成都中医学院（现成都中医药大学）深造，后留校任教、科研等，成为成都中医学院方剂学科之创始人。教学之余，他深入临床，临床之余，又精研理论，着力笔耕，数十年如一日，追求理论与实践并重，全面继承，大胆创新。教学上，他坚持以论明理，以案实论，理论实践紧密结合，做到论实理透，所讲内容生动具体，言辞雅畅清新，润物无声，沁人心脾，致远钩深，高尚又不失地气，令人茅塞顿开，被誉为"月下清泉，流于石上"。

他学验俱丰，是首批全国老中医药专家学术经验继承工作指导老师，享国务院政府特殊津贴，2017年获四川省卫生事业终身成就奖。其在中医病机与治法、治法与方剂的理论和临床研究领域造诣精深，为"跨世纪伟大的中医药学家之一"。著《中医治法与方剂》《中医病机治法学》《方理求真》等。其代表作《中医治法与方剂》，着眼临床，突出疗效，注重方剂结构、用法、特殊性等的疑点、难点、要点分析；阐明方用，强调方随法施，法因证立，证系于五脏，把理、法、方、药融为一体；并集古今灵机巧变之实例、当代科研成果以及临床心得，对众多医方作了切合临床实际的充实发挥，把方理研究推上了一个新高度。

他酷爱梅兰竹菊松荷之品质，故号"六爱主人"：如兰莲之高洁、梅竹之坚韧、松菊之淡泊。他六十载悬壶桑梓，六十载誉满杏林；不囿旧说，锐意创新，以身作则，高风亮节，仁爱不矜；以才教书，以德育人，影响一代代莘莘学子。他精于临床，勤于思考，另辟蹊径，创立以五脏为中心的辩证体系，提出五脏宜通、肝主筋膜、膜腠三焦理论，对当今中医界影响深远。他秉承原则，无贵无贱，广收博采，耽嗜经典，勤耕岐黄，精益求精，感而后作；对患者，惜孤怜贫，仁爱有加；对同道，谦谨容让，友爱互助；对后学，

奖挹提拔，不遗余力。

他一身傲骨，两袖清风，培育桃李满天下，百年志业，千古传承，留得方药济苍生；为中医药发展奋斗、贡献了一生！

（陈逸）